NUTROLOGIA
ESPORTIVA

NUTROLOGIA ESPORTIVA

EDITOR

Carlos Alberto Werutsky

3ª EDIÇÃO
revisada e atualizada

ABRAN
ASSOCIAÇÃO BRASILEIRA DE NUTROLOGIA

manole
editora

Produção editorial: Rosana Arruda da Silva
Projeto gráfico: Departamento de arte da Editora Manole
Editoração eletrônica e ilustrações: Estúdio Castellani
Capa: Ricardo Yoshiaki Nitta Rodrigues
Imagem de capa: www.freepik.com

CIP-BRASIL. CATALOGAÇÃO NA PUBLICAÇÃO
SINDICATO NACIONAL DOS EDITORES DE LIVROS, RJ

N97
3. ed.

Nutrologia esportiva / editor Carlos Alberto Werutsky. - 3. ed. - Barueri [SP] : Manole, 2024.
544 p. ; 23 cm.

ISBN 9788520465233

1. Medicina esportiva. 2. Nutrologia. 3. Atletas - Nutrição. I. Werutsky, Carlos Alberto.

CDD: 613.2024796
24-93699 CDU: 613.2:796

Meri Gleice Rodrigues de Souza - Bibliotecária - CRB-7/6439

Editora Manole Ltda.
Alameda Rio Negro, 967, cj. 717
06454-000 – Barueri – SP – Brasil
Tel.: (11) 4196-6000
www.manole.com.br
https://atendimento.manole.com.br

Impresso no Brasil
Printed in Brazil

Dedicatória

À Leila, minha esposa, pelo amor e compreensão nessa empreitada, e aos nossos queridos filhos, noras e netos, todos inspirados nos esportes.

Agradecimentos

À ABRAN, por ter ajudado a difundir essa área de concentração das especialidades médicas, a todos os colaboradores que tornaram possível a ampliação qualificada desta obra, e a todos os colegas-alunos com quem continuamos a aprender. Aos prefaciadores, Drs. Durval Ribas-Filho, da Nutrologia, e Dr. Ivan Pacheco, da Medicina do Exercício e do Esporte.

Editor

Carlos Alberto Werutsky
Médico graduado pela Faculdade de Medicina da Universidade Federal do Rio Grande do Sul (UFRGS). Especialista em Nutrologia pela Associação Brasileira de Nutrologia (ABRAN) e em Medicina Esportiva pela Sociedade Brasileira de Medicina do Exercício e do Esporte (SBMEE). Mestre pela UFRGS e Doutor pela Universidade de São Paulo (USP). Diretor do Departamento de Nutrologia Esportiva da ABRAN e coordenador da Pós-Graduação *lato sensu* MEC/CNNutroesportiva. Professor do Curso Nacional em Nutrologia – CNNUTRO/ABRAN. Diretor da Clínica Dr. Werutsky SC Ltda/RS. Médico do Centro de Medicina Especializada (CME) do Hospital Nove de Julho (SP).

Autores

Adriana Brondani
Bióloga, graduada pela Universidade Federal do Rio Grande do Sul (UFRGS). Mestrado e doutorado em Bioquímica e Biologia Molecular pela UFRGS. Ex-professora da graduação/pós-graduação da UFRGS. Ex-dirigente do Conselho de Informações sobre Biotecnologia (CIB). Docente do MBA em Agronegócio da Universidade de São Paulo (USP) e fundadora da Biofocus Hub. Professora convidada dos cursos de pós-graduação *lato sensu*/MEC em Nutrologia Esportiva.

Albina de Fátima Silva Ramalho Garcia
Graduada em Farmácia/Bioquímica pela Universidade de Cuiabá (Unic). Mestrado em Ciências pela Universidade Federal do Mato Grosso (UFMT). Doutorado e pós-doutorado em Clínica Médica pela Universidade Estadual de Campinas (Unicamp). Especialista em Manipulação Alopática Magistral pela Associação Nacional de Farmacêuticos Magistrais (Anfarmag). Docente da Universidade Anhembi Morumbi (SP). Coordenadora pedagógica na área de Saúde Estética do Instituto Arel Iuga de Educação (MT).

Alessandra Geisler Daud Lopes
Graduada em Medicina pela Universidade de Mogi das Cruzes (UMC). Especialista em Cardiologia Pediátrica pelo Instituto do Coração do Hospital das Clínicas da Faculdade de Medicina da Universidade de São Paulo (InCor-FMUSP). Pós-graduação em Nutrição Infantil pela Universidade de Boston (EUA). Gerente médica do Hospital Municipal Infantil Menino Jesus Santa Catarina (representante na Comissão de Residência Médica e Membro

do Comitê de Ética em Pesquisa) e Hospital Nove de Julho. Cardiologista pediátrica do Hospital Infantil Sabará (SP). Corpo clínico dos hospitais Israelita Albert Einstein, Sírio-Libanês, Samaritano e Leforte (SP).

Aline Rodrigues Zanetta
Médica Clínica, Pós-graduada em Nutrologia e em Síndrome Metabólica pela ABRAN. Responsável pela curadoria de artigos científicos do site da ABRAN. Membro do Comitê de Trabalhos Científicos do Congresso Brasileiro de Nutrologia (CBN).

Audie Nathaniel Momm
Graduado em Nutrição pela Universidade Federal do Paraná (UFPR) e em Medicina pela Universidade do Planalto Catarinense (Uniplac). Mestrado em Ciência e Tecnologia de Alimentos pela UEP. Professor/preceptor de Nutrologia do Instituto de Assistência Médica ao Servidor Público Estadual (Iamspe-SP). Professor/preceptor de Nutrologia Esportiva na BWS/Primum. Médico nutrólogo da Equipe Multiprofissional de Terapia Nutricional dos Hospitais Sancta Maggiore – Prevent Senior (SP).

Bruno Bassaneze
Graduado em Medicina pela Pontíficia Universidade Católica de Campinas (PUC-Campinas). Especialização em Clínica Médica pela Universidade Estadual Paulista (Unesp) e em Cardiologia Clínica pelo Instituto de Cardiologia Dante Pazzanese (IDPC). Mestre em Cardiologia do Esporte pelo IDPC. Emergencista do Hospital Santa Cruz (SP). Proprietário e gestor do site http://futebolpeneira.com.br/.

Carlos Alberto Werutsky
Médico graduado pela Faculdade de Medicina da Universidade Federal do Rio Grande do Sul (UFRGS). Especialista em Nutrologia pela Associação Brasileira de Nutrologia (ABRAN) e em Medicina Esportiva pela Sociedade Brasileira de Medicina do Exercício e do Esporte (SBMEE). Mestre pela UFRGS e Doutor pela Universidade de São Paulo (USP). Diretor do Departamento de Nutrologia Esportiva da ABRAN e coordenador da Pós-Graduação *lato sensu* MEC/CNNutroesportiva. Professor do Curso Nacional em Nutrologia – CNNUTRO/ABRAN. Diretor da Clínica Dr. Werutsky SC Ltda/RS. Médico do Centro de Medicina Especializada (CME) do Hospital Nove de Julho (SP).

Cosme Franklim Buzzachera
Graduado em Educação Física pela Universidade Federal do Paraná (UFPR). Mestre em Atividade Física e Saúde. Especialista em Fisiologia do Exercício pela UFPR. Doutor em Atividade Física e Saúde pela Universidade de Roma (Itália). Professor associado do Departamento de Saúde Pública, Medicina Experimental e Forense da Universidade de Pavia (UniPV, Itália). Membro titular do Programa de Doutorado em Saúde Pública e Estilo de Vida da UniPV. Membro do American College of Sports Medicine, American Physiological Society, The Physiological Society, European College of Sport Science e Società Italiana delle Scienze Motorie e Sportive.

Daniela Silvestre
Graduação em Medicina pela Faculdade de Medicina de Santo Amaro (SP). Residência médica em Cirurgia Geral no Hospital Cármino Caricchio (SP). Mestrado pela Universidade Federal de Santa Catarina (UFSC). Especialista em Cirurgia Pediátrica pela Associação Brasileira de Cirurgia Pediátrica/Associação Médica Brasileira (Cipe/AMB). Instrutora internacional do curso Advanced Wilderness Life Support (AWLS). International Diploma in Expedition and Wilderness Medicine pela Royal College of Physicians and Surgeons of Glasgow. Curso de Medicina de Montanha e Altitude no Nepal pela Wilderness Medical Society (WMS). Curso de Medicina Polar na Noruega pelo Royal College of Physicians and Surgeons of Glasgow. Autora do livro *Medicina em áreas remotas no Brasil* (Editora Manole). Professora convidada dos cursos de pós-graduação *lato sensu*/MEC em Nutrologia Esportiva.

Durval Ribas-Filho
Mestre e Doutor em Medicina pela Faculdade de Medicina de São José do Rio Preto (Famerp). Professor titular de Nutrologia da Faculdade de Medicina da Fundação Padre Albino/Faculdade de Medicina de Catanduva (Unifipa/Fameca). Professor de pós-graduação em Nutrologia no Instituto de Assistência Médica ao Servidor Público Estadual (Iamspe-SP). Especialista em Nutrologia, Clínica Médica e Endocrinologia – Conselho Federal de Medicina (CFM). Editor científico associado dos periódicos *Nutrition&Diabetes* (Nature) e *International Journal of Nutrology* (IJN). Presidente da Associação Brasileira de Nutrologia (ABRAN).

Emanuel Pereira Alves
Graduando de Medicina na Universidade Federal do Estado do Rio de Janeiro (Unirio). Aluno bolsista de iniciação científica (IC-Unirio). Membro do grupo de pesquisa Lorraine Protein Biochemistry Group.

Fernanda de Luca

Graduação em Medicina pela Universidade Federal Fluminense (UFF). Residência médica em Pediatria pelo Hospital Municipal Salgado Filho (RJ). Título de especialista em Pediatria pela Sociedade Brasileira de Pediatria (SBP) e em Nutrologia pela Associação Brasileira de Nutrologia (ABRAN). Docente das pós-graduações em Pediatria e Nutrologia Pediátrica da POSFG e do CNNutro da ABRAN. Presidente da Associação Brasileira dos Médicos Vegetarianos (ABMV). Professora convidada dos cursos de pós-graduação *lato sensu*/MEC em Nutrologia Esportiva.

Fernando Valente

Professor da disciplina de Endocrinologia da Faculdade de Medicina do ABC. Editor dos podcasts da Sociedade Brasileira de Diabetes (SBD). Membro da diretoria da SBD e do Comitê Central da Diretriz da SBD. Mestre em Ciências pela disciplina de Endocrinologia pela Universidade Federal de São Paulo (Unifesp). Especialista em Endocrinologia e Metabologia pela Sociedade Brasileira de Endocrinologia e Metabologia (SBEM).

Flavia Meyer

Graduada em Medicina pela Universidade Federal do Rio Grande do Sul (UFRGS). Residência médica em Pediatria pela UFRGS. Doutorado em Ciências da Saúde (subárea Fisiologia e Farmacologia) pela McMaster University (Canadá). Pós-doutorado no Programa Child Health & Exercise Medicine do Departamento de Pediatria da McMaster University. Professora titular aposentada da Escola de Educação Física, Fisioterapia e Dança (Esefid-UFRGS). Orientadora no programa de pós-graduação em Ciências do Movimento Humano da UFRGS. Participa de diretrizes internacionais, principalmente sobre desidratação, balanço hidroeletrolítico, reidratação, exercício na saúde e na doença. Professora convidada dos cursos de pós-graduação *lato sensu*/MEC em Nutrologia Esportiva.

Gabriela Tomedi Leites

Bacharelado em Fisioterapia pela Pontifícia Universidade Católica do Rio Grande do Sul (PUC-RS). Mestrado em Ciências do Movimento Humano pela Universidade Federal do Rio Grande do Sul (UFRGS). Doutorado em Ciências da Saúde pela McMaster University (Canadá). Pesquisadora na área de Pediatria, atuando principalmente nos seguintes temas: obesidade pediátrica, prescrição de exercício, regulação térmica, hidratação, performance e metabolismo durante o exercício em crianças; desenvolvimento motor: relação com gênero, prematuridade e contexto ambiental.

Gisele Maffei
Graduação em Odontologia pela Universidade Paulista (Unip). Especialização em Odontologia do Esporte pela Faculdade São Leopoldo Mandic. Mestre em Atividade Física: Gestão e Treinamento Esportivo pela Universidade do Estado do Amazonas (UEA). Membro da Academia Brasileira de Odontologia do Esporte (Abroe). Membro da European Academy for Sports Dentistry (EA4SD). Professora convidada dos cursos de pós-graduação *lato sensu*/MEC em Nutrologia Esportiva. Coordenadora do Departamento de Odontologia do São Paulo Futebol Clube (SPFC). COO da Odontofitness – empresa de gestão de departamentos odontológicos para clubes de alto rendimento.

Guilherme Florenzano Rizatto
Graduado em Educação Física pela Universidade Estadual Paulista (Unesp, campus de Rio Claro). Mestre em Educação Física pela Universidade Metodista de Piracicaba (Unimep). Doutor em Biodinâmica do Movimento e Esporte pela Universidade Estadual de Campinas (Unicamp). Antropometrista nível 3 pela International Society for the Advancement of Kinanthropometry (ISAK). Professor convidado dos cursos de pós-graduação *lato sensu*/MEC em Nutrologia Esportiva.

Gustavo Medeiros
Graduado em Medicina pela Universidade Estácio de Sá. Pós-graduado em Nutrologia pela Associação Brasileira de Nutrologia (ABRAN) e em Medicina do Exercício e do Esporte pela Universidade Veiga de Almeida (UVA), com aprimoramento em *cannabis* medicinal pela Universidade Federal de São Paulo (Unifesp). Membro do Comitê de Medicina Integrativa da Associação Panamericana de Medicina Canabinoide (APMC). Proprietário e diretor médico da Clínica NutroHealth (atuação em nutrologia, medicina do esporte e fisiologia do exercício).

João Manoel Theotonio dos Santos
Título de especialista em Clínica Médica pela Sociedade Brasileira de Endocrinologia e Metabologia (SBCM), em Cardiologia com área de atuação em Ecocardiografia pela Sociedade Brasileira de Cardiologia (SBC), em Medicina de Emergência pela Associação Brasileira de Medicina de Emergência (Abramede). Doutor em Ciências (Cardiologia) pela Faculdade de Medicina da Universidade de São Paulo (FMUSP). *Fellow* das sociedades internacionais American College of Cardiology (ACC), American Heart Association (AHA), European Society of Cardiology (ESC) e American College of Physicians (ACP). Docente na disciplina de Medicina de Emergência e

membro do núcleo docente estruturante do curso de Medicina de São José dos Campos (SP) – Universidade Anhembi Morumbi – Ânima Educação. Membro do Conselho Editorial da *Revista da SBCM*, do Conselho de Revisores dos *Arquivos Brasileiros de Cardiologia* (SBC) e do conselho editorial do *International Journal of Cardiovascular Sciences*.

José Kawazoe Lazzoli
Especialista em Cardiologia pela Sociedade Brasileira de Cardiologia (SBC) e em Medicina do Exercício e do Esporte pela Sociedade Brasileira de Medicina do Exercício e do Esporte (SBMEE). Mestre em Cardiologia pela Universidade Federal Fluminense (UFF). Professor associado do Instituto Biomédico da UFF (Niterói, RJ). Ex-presidente da Sociedade Brasileira de Medicina do Exercício e do Esporte (2009-2011). Presidente da Confederação Panamericana de Medicina do Esporte (Copamede). Secretário-geral da Federação Internacional de Medicina do Esporte (FIMS). Presidente da Comissão de Autorização para Uso Terapêutico (AUT) da Autoridade Brasileira de Controle de Dopagem (ABCD).

José Maria Santarem
Médico especialista em Fisiatria e Reumatologia. Doutor em Medicina pela Faculdade de Medicina da Universidade de São Paulo (FMUSP). Consultor científico da Sociedade Brasileira de Medicina do Exercício e do Esporte (SBMEE). Fundador do Centro de Estudos em Ciências da Atividade Física (Cecafi) junto à disciplina de Geriatria da FMUSP e ao curso de especialização em Fisiologia do Exercício e Treinamento Resistido na Saúde, na Doença e no Envelhecimento. Fundador do Instituto Biodelta, que coordena o curso de Treinamento Resistido para profissionais da área. É professor convidado dos cursos de pós-graduação em Nutrologia Esportiva. Professor convidado dos cursos de pós-graduação *lato sensu*/MEC em Nutrologia Esportiva.

Juliana Renofio Martins Schlaad
Médica pela Faculdade de Medicina da Universidade de São Paulo (FMUSP). Nutróloga pela Associação Brasileira de Nutrologia (ABRAN) e especialista em Terapia Nutricional pela Sociedade Brasileira de Nutrição Parenteral e Enteral (SBNPE). Mestre em Ciências pelo Hospital das Clínicas da Faculdade de Medicina da Universidade de São Paulo (HCFMUSP). Instrutora internacional e *course host* no Brasil do curso Advanced Wilderness Life Support (AWLS). International Diploma in Expedition and Wilderness Medicine pela Royal College of Physicians and Surgeons of Glasgow. Doutoranda no HCFMUSP. Editora e autora do livro *Medicina em áreas remotas no Brasil* (Editora Manole).

Ludmilla Renie Oliveira Rachid
Graduada em Medicina pelo Centro de Ensino Superior de Valença (RJ). Residência médica em Pediatria no Hospital Municipal Dr. José de Carvalho Florence (São José dos Campos, SP) e em Endocrinologia e Metabologia no Instituto da Criança do Hospital das Clínicas da Faculdade de Medicina da Universidade de São Paulo (ICr-HCFMUSP). Especialista em Endocrinologia Pediátrica pela Sociedade Brasileira de Endocrinologia e Metabologia (SBEM). Médica preceptora da Residência em Endocrinologia e Metabologia Pediátrica do ICr-HCFMUSP. Docente em Pediatria na Faculdade de Medicina Anhembi Morumbi (SP). Professora convidada dos cursos de pós-graduação em Nutrologia Esportiva. Professora convidada dos cursos de pós-graduação *lato sensu*/MEC em Nutrologia Esportiva.

Luciana Zauhy Garms
Graduação em Medicina pela Universidade Estadual Paulista (Unesp). Especialização em Ortopedia e Traumatologia do Esporte pela Universidade Federal de São Paulo (Unifesp) – Centro de Traumatologia Esportiva (Cete). Membro titular da Sociedade Brasileira de Ortopedia e Traumatologia (SBOT). Membro titular da Sociedade Brasileira de Artroscopia e Traumatologia Esportiva (SBRATE). Pós-graduação em Medicina Esportiva pela Associação Paulista para o Desenvolvimento da Medicina (SPDM/Unifesp). Instrutora do curso Advance Wilderness Life Support (AWLS).

Luiz Claudio Cameron
Professor convidado dos cursos de pós-graduação *lato sensu*/MEC em Nutrologia Esportiva. Cientista associado da University Health Network (Canadá). Líder do Lorraine Protein Biochemistry Group. Consultor internacional em *doping*. Professor titular e ex-chefe do Departamento de Genética e Biologia Molecular da Universidade Federal do Estado do Rio de Janeiro (Unirio). Idealizador do Laboratório Olímpico do Comitê Olímpico do Brasil (COB). Medalha ao mérito desportivo – Ministério da Defesa e Comitê Olímpico Italiano. Prêmio Bruce Alberts – American Society for Cell Biology.

Marcio Hiroshi Miname
Médico graduado pela Faculdade de Medicina da Universidade de São Paulo (FMUSP). Residência de Clínica Médica no Hospital das Clínicas da Faculdade de Medicina da Universidade de São Paulo (HCFMUSP). Residência de Cardiologia no Instituto do Coração do Hospital das Clínicas da Faculdade de Medicina da Universidade de São Paulo (InCor-HCFMUSP). Doutorado e

pós-doutorado em Ciências (programa de Cardiologia) pela FMUSP. Professor colaborador da FMUSP. Coordenador da Liga de Dislipidemias e Prevenção da Aterosclerose da FMUSP. Médico assistente da Unidade Clínica de Lípides do InCor-HCFMUSP. Médico do *check-up* do Hospital Sírio-Libanês. Suas áreas de pesquisa são: hipercolesterolemia familiar, dislipidemia, aterosclerose. Professor convidado dos cursos de pós-graduação em Nutrologia Esportiva. Professor convidado dos cursos de pós-graduação *lato sensu*/MEC em Nutrologia Esportiva.

Maria Antônia Simões Rego
Médica graduada pela Faculdade de Medicina da Universidade de São Paulo (FMUSP). Residência em Psiquiatria pela FMUSP. Atualmente é Psiquiatra do Instituto do Câncer do Estado de São Paulo (Icesp) e do Programa de Bulimia e Transtornos Alimentares (Ambulim) do Instituto de Psiquiatria do Hospital das Clínicas da Faculdade de Medicina da Universidade de São Paulo (IPq-HCFMUSP). Tem experiência na área de Transtornos Alimentares e Psico-Oncologia. Professora convidada dos cursos de pós-graduação em Nutrologia Esportiva. Professora convidada dos cursos de pós-graduação *lato sensu*/MEC em Nutrologia Esportiva.

Marjorie Hayashida Mizuta
Graduação em medicina pela Pontifícia Universidade Católica de Campinas (PUC-Campinas). Especialização em Cardiologia no Instituto do Coração do Hospital das Clínicas da Faculdade de Medicina da Universidade de São Paulo (InCor-HCFMUSP). Residência em Clínica Médica na PUC-SP. Experiência na fenotipagem clínica de pacientes portadores de dislipidemias e conhecimento de ferramentas analíticas genômicas.

Max Ferrão
Consultor de exercício físico para grupos especiais (CAN). Membro do grupo Lorraine Protein Biochemistry. Mestre em Motricidade Humana. Ex-professor assistente nas disciplinas de Fisiologia, Fisiologia do Exercício e Programas de Exercício para Grupos Especiais. Autor do livro *Emagrecimento*, coautor de outros livros na área de exercício físico, além de autor e coautor de artigos científicos.

Nabil Ghorayeb
Especialista em Cardiologia e Medicina do Esporte. Doutorado em Cardiologia pela Faculdade de Medicina da Universidade de São Paulo (FMUSP. Chefe da Seção Médica de Cardiologia do Exercício e Esporte (CardioEsporte) do

Instituto Dante Pazzanese de Cardiologia (IDPC). Professor da pós-graduação do CardioEsporte IDPC-USP e da Medicina do Esporte da Universidade Federal de São Paulo (Unifesp). Coordenador da Clínica de Medicina do Esporte e Exercício do Hospital do Coração (HCor). Delegado regional adjunto do Conselho Regional de Medicina do Estado de São Paulo (Cremesp). Membro da Câmara Técnica de Medicina do Esporte do Cremesp e do Conselho Federal de Medicina (CFM). *Fellow* da European Society of Cardiology (ESC) e Argentine Society of Cardiology – grader for abstracts to ESC Congress 2014/2015/2016/2017/18. Prêmio Jabuti em Ciências e Saúde. Professor convidado dos cursos de pós-graduacão em Nutrologia Esportiva e dos cursos de pós-graduação *lato sensu*/MEC em Nutrologia Esportiva.

Nairo Massakazu Sumita
Médico patologista clínico. Professor colaborador da disciplina de Patologia Clínica da Faculdade de Medicina da Universidade de São Paulo (FMUSP). Diretor do Serviço de Bioquímica Clínica da Divisão de Laboratório Central do Hospital das Clínicas da Faculdade de Medicina da Universidade de São Paulo – HCFMUSP (LIM 03 da Patologia Clínica). Consultor médico em Bioquímica Clínica do Fleury Medicina e Saúde. Consultor científico do Latin American Preanalytical Scientific Commitee (LASC). Diretor da World Association of Societies of Pathology and Laboratory Medicine (WASPaLM). Professor convidado dos cursos de pós-graduação em Nutrologia Esportiva. Professor convidado dos cursos de pós-graduação *lato sensu*/MEC em Nutrologia Esportiva.

Nelson Yucif Junior
Graduação em medicina, Mestrado e doutorado em Clínica Médica pela Faculdade de Medicina de Ribeirão Preto da Universidade de São Paulo (FMRP-USP). Título de especialista em Geriatria e Nutrologia pela Associação Médica Brasileira (AMB). Diretor do Departamento de Nutrologia Geriátrica da Associação Brasileira de Nutrologia (ABRAN). Docente da Faculdade de Medicina da Universidade de Ribeirão Preto (Unaerp). Docente do Curso Nacional de Nutrologia (CNNutro) da ABRAN.

Pedro Celso Braga Alexandre
Professor adjunto da disciplina de Farmacologia. Diretor do Instituto Biomédico da Universidade Federal do Estado do Rio de Janeiro (IB-Unirio). Pós-doutorado no Lorraine Protein Biochemistry Group.

Pérola Grinberg Plapler
Graduação em Medicina pela Fundação do ABC. Título de especialista em Fisiatria pela Sociedade Brasileira de Medicina Física e Reabilitação. Mestrado e doutorado em Medicina pelo Instituto de Ortopedia e Traumatologia do Hospital das Clínicas da Faculdade de Medicina da Universidade de São Paulo (IOT-HCFMUSP). Diretora da Divisão de Medicina Física do Instituto de Ortopedia e Traumatologia do HCFMUSP e médica do Hospital do Coração (HCor). Professora colaboradora da Faculdade de Medicina da Universidade de São Paulo (FMUSP). Atua na área médica com ênfase em reabilitação em temas de atividade física, doenças osteometabólicas, reabilitação do joelho e dor. Professora convidada dos cursos de pós-graduação *lato sensu*/MEC em Nutrologia Esportiva.

Renan Muniz-Santos
Cursando doutorado em Neurociências no Lorraine Protein Biochemistry. Médico graduado pela Universidade Federal do Estado do Rio de Janeiro (Unirio). Nutricionista graduado pela Universidade Estácio de Sá. Consultor em *doping – metabolic pathways*. Ex-diretor acadêmico da Associação Brasileira de Medicina de Áreas Remotas e Esportes de Aventura. Foi coeditor de Research Topic do periódico *Frontiers in Nutrition*.

Renier Pires
Graduação em Medicina pela Universidade do Grande Rio. Cardiologista pelo Instituto Nacional de Cardiologia – Ministério da Saúde/SUS. Título de Especialista em Cardiologia pela Sociedade Brasileira de Cardiologia (SBC). Mestrado em Ciências da Saúde pela Universidade Santo Amaro (Unisa). Docente do curso de pós-graduação em Cardiologia da Faculdade Ipemed de Ciências Médicas. Atuação focada em cardiologia baseada em evidências, principalmente em fatores de risco cardiovascular.

Ricardo Caponero
Graduação em Medicina pela Faculdade de Medicina da Universidade de São Paulo (FMUSP). Especialista em Oncologia Clínica com atuação no Centro Especializado em Oncologia do Hospital Alemão Oswaldo Cruz (SP). Mestre em Oncologia Molecular pelo Centro Nacional de Investigação Oncológica de Madrid (Espanha). Diretor científico da Associação Brasileira de Cuidados Paliativos. Presidente do Conselho Científico da Federação Brasileira de Instituições Filantrópicas de Apoio à Saúde da Mama (Femama) e do Instituto Viver Hoje. Diretor do Centro Avançado de Terapia de Suporte e Medicina Integrativa do Hospital Alemão Oswaldo Cruz. Professor convidado dos cursos de pós-graduação *lato sensu*/MEC em Nutrologia Esportiva.

Ricardo Munir Nahas (*in memoriam*)

Médico especializado em Medicina Esportiva, em Ortopedia e Traumatologia e em Fisiologia do Exercício pela Universidade de São Paulo (USP). Médico cirurgião ortopedista dos hospitais Ipiranga, Nove de Julho e Santa Rita. Médico do esporte do Laboratório Fleury. Membro titular eleito da Sociedade Brasileira de Ortopedia e Traumatologia (SBOT) e da Sociedade Brasileira de Medicina do Exercício e do Esporte (SBMEE). Membro da Câmara Técnica do Conselho Federal de Medicina (CFM), membro da Câmara Técnica do Conselho Regional de Medicina do Estado de São Paulo (Cremesp) e membro da Comissão Científica da Confederación Panamericana de Medicina del Deporte. Professor convidado dos cursos de pós-graduação *lato sensu*/MEC em Nutrologia Esportiva.

Roberto Teixeira Nahon Marinho

Mestre em Clínica Médica pela Universidade Federal do Rio de Janeiro (UFRJ). Doutor em Neurologia/Neurociências pela UFRJ. Ex-coordenador e ex-gerente de Ações Médicas (CMO) do Comitê Olímpico do Brasil (COB). Classificador paralímpico internacional nível II nas especialidades médico e técnico das confederações internacionais de remo e triatlo. Diretor da Sociedade Brasileira de Medicina do Exercício e do Esporte (SBMEE) e ex-presidente da Sociedade Paulista de Medicina Desportiva (SPAMDE). Membro da Interfederal Commission na Federação Internacional de Medicina do Esporte (FIMS). Professor convidado dos cursos de pós-graduação *lato sensu*/MEC em Nutrologia Esportiva.

Sueli Longo

Graduação em Nutrição pela Faculdade de Ciências da Saúde São Camilo. Especialista em Nutrição e Esporte pela Associação Brasileira de Nutrição (Asbran). Especialização em Nutrição em Cardiologia pela Sociedade de Cardiologia do Estado de São Paulo (Socesp). Especialização em Nutrição Clínica pelas Faculdades Integradas São Camilo. Mestre em Comunicação Social pela Universidade Metodista de São Paulo. Ex-vice-presidente da Associação Brasileira de Nutrição Esportiva (ABNE). Integrante da Comissão de Comunicação da Sociedade Brasileira de Alimentação e Nutrição (SBAN). Sócia-proprietária do Instituto de Nutrição Harmonie. Autora do livro *Manual de nutrição para o exercício físico*. Vencedora do Prêmio Dra. Eliete Salomon Tudisco, Destaque Profissional ao Nutricionista 2016 na categoria Nutrição Esportiva. Professora convidada dos cursos de pós-graduação *lato sensu*/MEC em Nutrologia Esportiva.

Tazue Hara Branquinho

Médica acupunturiatra pela Associação Médica Brasileira/Colégio Médico Brasileiro de Acupuntura (AMB/CMBA). Pós-graduação em Medicina Herbal Chinesa no Center for Kampo Medicine, Keio University School of Medicine (Japão). Médica assistente do Centro de Acupuntura do Instituto de Ortopedia e Traumatologia do Hospital das Clínicas da Faculdade de Medicina da Universidade de São Paulo (IOT-HCFMUSP). Professora convidada do curso de especialização Medicina Tradicional Chinesa Avançada – Fitoterapia da Faculdade de Medicina da Universidade de São Paulo (FMUSP) e do curso Introdução à Fitoterapia Chinesa, disciplina optativa da graduação em medicina da FMUSP.

Vanderli Marchiori

Nutricionista pela Faculdade de Ciências da Saúde do Centro Universitário São Camilo. Mestre em Nutrição pela Faculdade de Saúde Pública da Universidade de São Paulo (FSP-USP). Especialista em Fitoterapia e fundadora da Associação Paulista de Fitoterapia (Apfit) e da Associação Brasileira de Nutrição Esportiva (ABNE) e da Associação Brasileira de Nutrição e Saúde Mental (ABNUSM). Pioneira em estudos de fitoterapia no Brasil. *Stakeholder* da regulamentação do uso de plantas por nutricionistas.

William Ricardo Komatsu

Mestre e Doutor em Endocrinologia pela UNIFESP. Pós-Doutor pela UNIFESP/EPM. Fisiologista do Exercício da Newon Saúde e Performance. Fisiologista do Exercício e sócio fundador do IBTED Tecnologia e Educação em Diabetes. Orientador do Programa de Pós-Graduação Ciências da Saúde aplicada ao Esporte e Atividade Física da UNIFESP. Professor convidado dos cursos de pós-graduação *Lato sensu*/MEC em Nutrologia Esportiva.

Sumário

SEÇÃO 2
PROTOCOLO DE AVALIAÇÃO PRÉ-PARTICIPAÇÃO (APP) EM NUTROLOGIA ESPORTIVA

SEÇÃO 3
MANIPULAÇÃO DIETOTERÁPICA NOS ESPORTES

SEÇÃO 4
SUPLEMENTAÇÃO ALIMENTAR ERGOGÊNICA NOS ESPORTES

SEÇÃO 5
RECURSO TERAPÊUTICO DOS EXERCÍCIOS NAS NUTROPATIAS

SEÇÃO 6
AMBIENTE E GENÉTICA NOS ESPORTES

Prefácio 1

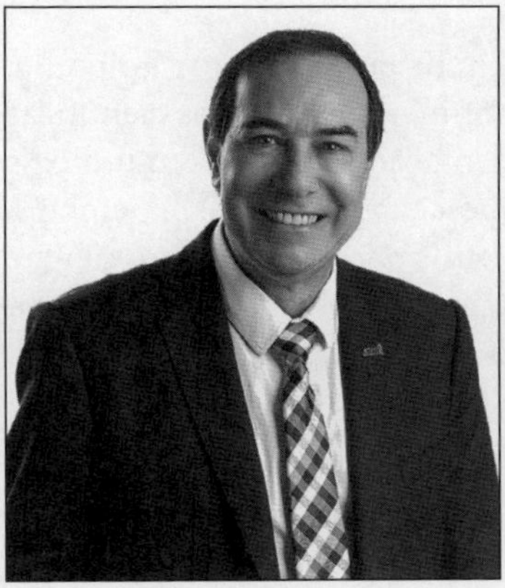

A reflexão tem sido um momento de pausa essencial, quando se volta o olhar para o que todos nós – independentemente de idade, classe social, religião, raça – vivenciamos na pandemia da Covid-19 e como nossa saúde se mostrou fragilizada diante de um inimigo desconhecido.

Foram milhares de mortes. Ilustres profissionais em suas áreas, pessoas comuns e atletas, que se imaginava terem uma resistência física quase que inabalável. Porém, somos humanos e nosso organismo reage de forma diferente no enfrentamento das doenças. Uns mais resistentes, outros menos, mas o cuidado com a saúde nunca esteve tão em evidência e se alimentar bem e até se valer de uma suplementação passaram a ter uma atenção especial, com o propósito ainda maior de se proteger e assegurar uma imunidade mais ampla.

Foi nesse momento que se viu a vitamina D virar "estrela", na tentativa de aumentar nossas defesas biológicas. E aqui vale mais uma reflexão: um organismo saudável e bem nutrido deve sempre fazer parte de nossas prioridades. Tentar correr às farmácias em busca de uma solução milagrosa e imediatista – diante de uma ameaça de saúde pública – pode até contribuir, mas dificilmente será bem-sucedida.

Por isso, como médico e nutrólogo, acredito ser este o nosso principal papel: de mentores de uma alimentação adequada sempre, rica em nutrientes, e de atividades físicas regulares – seja no dia a dia, seja na preparação para provas esportivas – para que possamos estar aptos para nos precaver de imprevistos e atingir nossas metas.

Se nos concentrarmos no atleta, o desafio na pandemia foi ainda maior, pois envolveu o adiamento de uma Olimpíada, a de Tóquio – de 2020 para 2021 –, e a incerteza em saber se, depois de uma longa pausa e tantas mudanças no mundo, seu corpo despertaria de novo para um treinamento ainda mais intenso e que pudesse colocá-lo de volta no sonho de brilhar em uma disputa e alimentar expectativas para as futuras competições.

Diante dessa exigência de um corpo em perfeita harmonia, a nutrologia esportiva tem se mostrado cada dia mais eficaz, como uma ferramenta que contribui para que o organismo esteja pronto e atinja a performance esperada.

E neste vaivém de ponderações é sempre um prazer saber que um profissional de saúde dedicado, como o Prof. Dr. Carlos Alberto Werutsky, que abraçou a nutrologia e focou seu trabalho na área esportiva, "alimenta" seus sonhos e lança a terceira edição deste livro.

Seu conteúdo é de extremo valor para quem disputa um lugar no pódio, mas também para destacar a nutrologia e as inúmeras evidências científicas que apontam sempre em direção a uma alimentação saudável, em um país extremamente sedentário, com um número crescente de obesos. E, embora sejam aspectos preocupantes, os atletas brasileiros parecem levar no sangue o instinto de não desistirem e, por isso, têm conquistado tantas medalhas em competições pelo mundo afora e despertado orgulho nos amigos, família, treinadores e especialistas em saúde, que os estimulam e acompanham nessa jornada.

A todos, uma boa leitura e fôlego para absorver um pouco mais de conhecimento a favor da saúde.

Prof. Dr. Durval Ribas-Filho
Mestre e doutor em medicina pela Faculdade de Medicina de São José do Rio Preto (Famerp). Professor titular de Nutrologia da Faculdade de Medicina da Fundação Padre Albino/Unifipa/Fameca. Professor de pós-graduação em Nutrologia no Instituto de Assistência Médica ao Servidor Público Estadual (SP). Especialista em Nutrologia, Clínica Médica e Endocrinologia – Conselho Federal de Medicina. Editor científico associado dos periódicos *Nutrition & Diabetes* (*Nature*) e *International Journal of Nutrology* (IJN). Presidente da Associação Brasileira de Nutrologia (ABRAN).

Prefácio 2

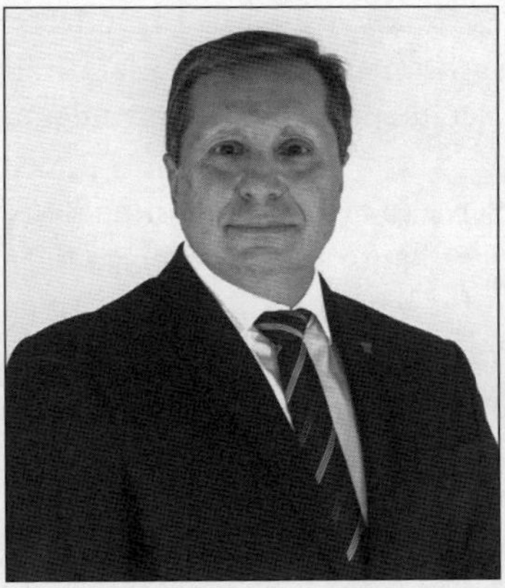

No universo do esporte, muitas vezes o caminho para o sucesso vai além do talento inato e do treinamento árduo. *Nutrologia esportiva* busca elucidar um componente frequentemente subestimado, mas crucial para o rendimento atlético: a nutrição. Este livro é um recurso indispensável para atletas tanto profissionais quanto amadores que aspiram a uma performance superior e a uma saúde duradoura.

Ao folhear estas páginas, você encontrará uma abordagem científica e prática sobre como os alimentos e suplementos interagem com o corpo e, especificamente, como podem melhorar a capacidade esportiva e de praticar exercícios. Desde os macronutrientes básicos até a complexidade dos micronutrientes, passando por suplementação e dietas, este livro oferece uma visão holística que integra nutrição, treinamento e recuperação.

Sua missão é tornar acessíveis os avanços mais recentes em pesquisas e práticas, desmistificando jargões e tornando a ciência aplicável em sua rotina diária. Ao adotar os princípios aqui delineados, você estará não apenas otimizando seu rendimento esportivo, mas também investindo em seu bem-estar a longo prazo.

Seja você um profissional da área da saúde, seja um atleta de elite buscando aquele pequeno ganho marginal ou mesmo um entusiasta do esporte procurando melhorar sua qualidade de vida, este livro será seu companheiro essencial na jornada para o auge físico e mental.

Neste aspecto, no campo dinâmico e multifacetado do esporte, a excelência é frequentemente o resultado de uma alquimia complexa entre treinamento, habilidade e uma série de fatores bioquímicos que operam silenciosamente por trás das cenas. A nutrologia esportiva serve como uma ponte crítica entre a ciência da nutrição e a prática da medicina esportiva, oferecendo *insights* profundos e orientações práticas para melhorar o desempenho atlético e a saúde geral.

Este livro não é apenas uma lista de "alimentos que devem ser consumidos" ou "suplementos a serem tomados". Trata-se de um guia abrangente que explica os mecanismos subjacentes pelos quais a nutrição afeta o desempenho atlético, a recuperação e a prevenção de lesões. Aqui, você encontrará discussões detalhadas sobre tópicos como o *timing* da ingestão nutricional, a importância dos micronutrientes e o papel da hidratação, todos respaldados por evidências científicas e experiência clínica.

Compreender essa nutrologia dentro do contexto esportivo é vital para médicos do esporte, nutrólogos, preparadores físicos, treinadores e atletas. Ela se preocupa em otimizar a performance e minimizar os riscos à saúde ao longo de uma carreira esportiva. Este livro é projetado para ser uma ferramenta valiosa nesse esforço contínuo.

Seja você um profissional envolvido com exercício ou esporte competitivo, em busca de atualizações baseadas em evidências, ou um atleta comprometido em alcançar seu potencial máximo, este livro fornece o conhecimento e as estratégias necessárias para tomar decisões nutricionais informadas e eficazes. Aproveite esta jornada para desvendar como a ciência da nutrição pode transformar sua abordagem ao desempenho atlético e bem-estar.

Ivan Pacheco, PhD
Presidente da Sociedade Brasileira de
Medicina do Exercício e do Esporte (SBMEE).

Apresentação

O principal desafio enfrentado pelas olimpíadas de Tóquio foi o surto da pandemia global de Covid-19, que forçou o adiamento dos jogos por um ano. Tóquio 2020 apresentou mais um desafio para atletas e organizadores do evento: o clima quente e úmido (estresse térmico). Mesmo assim, a competência dos organizadores do evento conseguiu proteger a saúde e a segurança dos mais de 11 mil atletas.

Aliás, a pandemia de Covid-19 obrigou a uma avaliação pré-participação dos atletas que foram contaminados ou vacinados para o retorno aos treinos convencionais. Os casos de miocardites, pericardites e morte súbita nos esportes (miocardiopatia hipertrófica) em 2021 foram significativamente maiores que no período 2001-2020. A disbiose aliada ao *overtraining* pode ter contribuído para imunodepressão e debilidade ao agente infeccioso.

Nos Jogos Olímpicos de Paris 2024, mais uma modalidade esportiva estreou: o *breaking*, uma competição que inclui gingado, movimentos atléticos de força, ritmo, agilidade e habilidades técnicas. E outra novidade: a maratona "pública" para atletas amadores, no mesmo percurso dos Jogos Olímpicos.

Em cada olimpíada existe uma busca por ultrapassar limites humanos. A esportômica identifica as repercussões dos esportes no nível celular de cada atleta *in loco*, permitindo alterações na dieta, nas estratégias de treino e na recuperação para evolução da performance.

Longe do movimento olímpico estão os doentes contemporâneos fisicamente acomodados. Segundo dados da Organização Mundial da Saúde (OMS), o Brasil é o país mais sedentário da América Latina e ocupa a quinta posição no *ranking* mundial. Conforme dados do Instituto Brasileiro de Geografia e Estatística (IBGE), cerca de 47% dos brasileiros são sedentários.

O sedentarismo continua sendo um dos fatores de maior impacto na prevalência mundial da pandemia da diabesidade. Isso ocorre apesar dos avanços terapêuticos, como os agonistas de incretinas, agonistas triplos de receptores neuroendócrinos ou, ainda, anticorpos monoclonais humanos, que bloqueiam os receptores de ativina tipo II com a alegação de emagrecimento com ganho de massa magra.

Cresce também a prevalência de síndrome metabólica, cânceres e doenças cardiovasculares associadas aos maus hábitos de vida, todos fatores modificáveis.

"Por que os médicos são tão rápidos em aceitar dados de pesquisa sobre medicamentos caros, enquanto ignoram dados essenciais, e ainda mais fortes, sobre os benefícios da atividade física, que estão no centro do programa Exercício é Remédio?", questiona Robert Sallis, ex-presidente do American College of Sports Medicine (ACSM) e presidente do conselho consultivo da iniciativa Exercise is Medicine® (https://www.exerciseismedicine.org).

A nutrologia esportiva investe no conhecimento médico sobre aconselhamento de recursos terapêuticos insubstituíveis, como a nutroterapia e o programa de exercícios regulares, na prevenção e no tratamento de muitas doenças.

E no atleta de alta performance, guardadas as proporções, não é diferente, porque o tripé do bom desempenho se sustenta em alimentação, treinamento e descanso adequados.

Portanto, a Nutrologia Esportiva tem sido considerada uma das áreas de maior aplicabilidade na prática clínica.

Boa leitura!

Prof. Dr. Carlos Alberto Werutsky

SEÇÃO 1

Base fisiológica em Nutrologia Esportiva

1

A nutrologia esportiva sob especialidades médicas

Carlos Alberto Werutsky

A Nutrologia Esportiva é uma área de concentração de estudos nas especialidades médicas Nutrologia e Medicina Esportiva.

Nutrologia e Medicina Esportiva são especialidades médicas reconhecidas pelo Conselho Federal de Medicina (CFM), de acordo com a Resolução CFM n. 2.005/2012, que celebra o convênio de reconhecimento de especialidades médicas firmado entre o CFM, a Associação Médica Brasileira (AMB) e a Comissão Nacional de Residência Médica (CNRM).[1]

Nutrologia é o estudo da fisiopatologia, do diagnóstico e tratamento dos problemas médicos relacionados aos nutrientes.

A Medicina Esportiva estuda a influência do exercício, do treinamento e da prática esportiva em pessoas sadias ou doentes, produzindo resultados importantes na prevenção, no tratamento e na reabilitação de doenças e performance do atleta.

A Nutrologia Esportiva ou Nutrologia Médico-Esportiva, interdisciplinarmente, associa a influência do tipo de trabalho muscular (sistema musculoesquelético) sobre a necessidade do aporte de nutrientes (agente) em quantidade, qualidade, harmonia e adequação, influenciando reciprocamente na capacidade de rendimento físico.

Atualmente, a Nutrologia Esportiva tem curso *lato sensu* em nível de especialização autorizado pelo Ministério da Educação (MEC), de acordo com as Resoluções CNE/CES n. 5, de 25 de setembro de 2008, e n. 1, de 6 de abril de 2018.[2,3]

REFERÊNCIAS

1. Conselho Federal de Medicina (CFM). Resolução CFM n. 2.005/2012. Disponível em: https://sistemas.cfm.org.br/normas/visualizar/resolucoes/BR/2012/2005. Acesso em 18 jul. 2024.
2. Ministério da Educação. Pós-graduação. Disponível em: http://portal.mec.gov.br/pec-g/180-estudantes-108009469/pos-graduacao-500454045. Acesso em 18 jul. 2024.
3. Cadastro Nacional de Cursos e Instituições de Educação Superior e-MEC. Disponível em: http://emec.mec.gov.br/. Acesso em 18 jul. 2024.

2

Alimentação, nutrição e trabalho muscular

Carlos Alberto Werutsky

A alimentação é um processo natural, seguido da nutrição, que representa um processo vital, pela introdução de nutrientes no organismo, os quais chegam aos músculos para a produção de energia na forma de adenosina trifosfato (ATP).

A alimentação é um processo natural (escolha, seleção de alimentos) que atende às Leis da Alimentação do professor Pedro Escudero. A nutrição é um processo vital, a partir da introdução do nutriente (absorção) até a sua utilização (transporte) e excreção dos produtos inaproveitáveis. Portanto, alimentação e nutrição são processos dependentes mas diferentes, porque o consumo adequado de alimentos pode não representar um estado nutricional saudável. As capacidades absortiva e de utilização do nutriente pelas células (fatores intrínsecos) devem ser combinadas com o tipo de processamento no preparo do alimento, o teor de nutrientes, a proporção entre eles e a adequação às necessidades do organismo (fatores extrínsecos).[1]

Para o planejamento e a avaliação de dietas de indivíduos saudáveis, existem recomendações dos níveis de ingestão alimentar suficiente ou IDR (ingestão dietética de referência) para cobrir as necessidades quanto ao sexo, à faixa etária e ao estado fisiológico (Tabelas 1 e 2).[2]

Carboidratos, gorduras e proteínas são consumidos diariamente para prover a energia necessária para a manutenção das funções celulares no repouso e durante o exercício. A energia gerada pela "quebra" dos macronutrientes da alimentação serve para fosforilar a adenosina difosfato (ADP), gerando o composto rico em ATP (Figura 1).

TABELA 1 Ingestão dietética de referência (IDR): necessidade estimada de energia (NEE) para homens e mulheres de 30 anos de idade[a]

Altura	NAF[b]	Peso para IMC[c] de 18,5 kg/m (kg)	Peso para IMC de 24,99 kg/m (kg)	NEE, homem[d] (kcal/dia)		NEE, mulher[d] (kcal/dia)	
				IMC de 18,5 kg/m	IMC de 24,99 kg/m	IMC de 18,5 kg/m	IMC de 24,99 kg/m
1,50 m	Sedentário	41,6	56,2	1.848	2.080	1.625	1.762
	Pouco ativo			2.009	2.267	1.803	1.956
	Ativo			2.215	2.506	2.025	2.198
	Muito ativo			2.554	2.898	2.291	2.489
1,65 m	Sedentário	50,4	68,0	2.068	2.349	1.816	1.982
	Pouco ativo			2.254	2.566	2.016	2.202
	Ativo			2.490	2.842	2.267	2.477
	Muito ativo			2.800	3.296	2.291	2.489
1,80 m	Sedentário	59,9	81,0	2.301	2.635	2.015	2.211
	Pouco ativo			2.513	2.884	2.239	2.459
	Ativo			2.782	3.200	2.519	2.769
	Muito ativo			3.225	3.720	3.855	3.141

Food and Nutrition Board, Institute of Medicine, National Academies.

[a]Para cada idade abaixo de 30 anos, adicione 7 kcal/dia para mulheres e 10 kcal/dia para homens. Para cada idade acima de 30 anos, subtraia 7 kcal/dia para mulheres e 10 kcal/dia para homens.

[b]NAF: nível de atividade física.

[c]IMC: índice de massa corporal.

[d]Obtidas a partir da seguinte equação, baseada na água duplamente marcada:

Homem adulto:

NEE = 662 - 9,53 × idade (anos) = AF × (15,91 × peso [kg] + 539,6 × altura [m])

Mulher adulta:

NEE = 354 – 6,91 × idade (anos) = AF × (9,36 × peso [kg] + 726 × altura [m])

Onde AF se refere ao quociente para NAF

NAF = despesa total de energia + despesa de energia basal

AF = 1,0 se NAF ≥ 1,0 < 1,4 (sedentário)
AF = 1,12 se NAF ≥ 1,4 < 1,6 (pouco ativo)
AF = 1,27 se NAF ≥ 1,6 < 1,9 (ativo)
AF = 1,45 se NAF ≥ 1,9 < 2,5 (muito ativo)

Fonte: Ingestão Dietética de Referência para Energia (2002).

TABELA 2 Ingestão dietética de referência (IDR): ingestões recomendadas para indivíduos, macronutrientes

Categoria	Água total[a] (L/d)	Carboidrato (g/d)	Fibras totais (g/d)	Ácido linolênico (g/d)	Ácido alfalinolênico (g/d)	Proteína[b] (g/d)
Sexo masculino						
9-13 anos	2,4*	**130**	31*	12*	1,2*	**34**
14-18 anos	3,3*	**130**	38*	16*	1,6*	**52**
19-30 anos	3,7*	**130**	38*	17*	1,6*	**56**
31-50 anos	3,7*	**130**	38*	17*	1,6*	**56**
51-70 anos	3,7*	**130**	30*	14*	1,6*	**56**
> 70 anos	3,7*	**130**	30*	14*	1,6*	**56**
Sexo feminino						
9-13 anos	2,1*	**130**	26*	10*	1,0*	**34**
14-18 anos	2,3*	**130**	26*	11*	1,1*	**46**
19-30 anos	2,7*	**130**	25*	12*	1,1*	**46**
31-50 anos	2,7*	**130**	25*	12*	1,1*	**46**
51-70 anos	2,7*	**130**	21*	11*	1,1*	**46**
> 70 anos	2,7*	**130**	21*	11*	1,1*	**46**

Food and Nutrition Board, Institute of Medicine, National Academies.

Nota: esta tabela apresenta as cotas diárias recomendadas (CDR) em negrito e ingestões adequadas (IA) nos números com asterisco. CDR e IA podem ambas ser usadas para atingir a ingestão individual.

[a]Água total inclui toda a água contida nos alimentos, bebidas e água pura.

[b]Baseado no peso corporal (0,8 g/kg de peso corporal).

CDR, nível de ingestão alimentar suficiente para cobrir as necessidades de quase todos os indivíduos saudáveis, por faixa etária, estado fisiológico e sexo.

IA, nível de ingestão de nutrientes a ser utilizado quando não houver dados suficientes para estabelecer a CDR.

Essa energia é usada para "puxar" os filamentos de actina através dos filamentos de miosina, causando o encurtamento do músculo. Sem a quantidade adequada de ATP, a contração muscular e, por conseguinte, o trabalho muscular (movimento humano) não podem ser realizados.

Para atender às necessidades de energia, o músculo esquelético é confrontado com processos complexos relacionados ao abastecimento de combustíveis e oxigênio, bem como ao controle dos processos energéticos. O ajuste da taxa de regeneração de ATP para os requisitos de energia é muito preciso e envolve tanto a alimentação como os mecanismos de controle da ressíntese das reservas pela realimentação.[3]

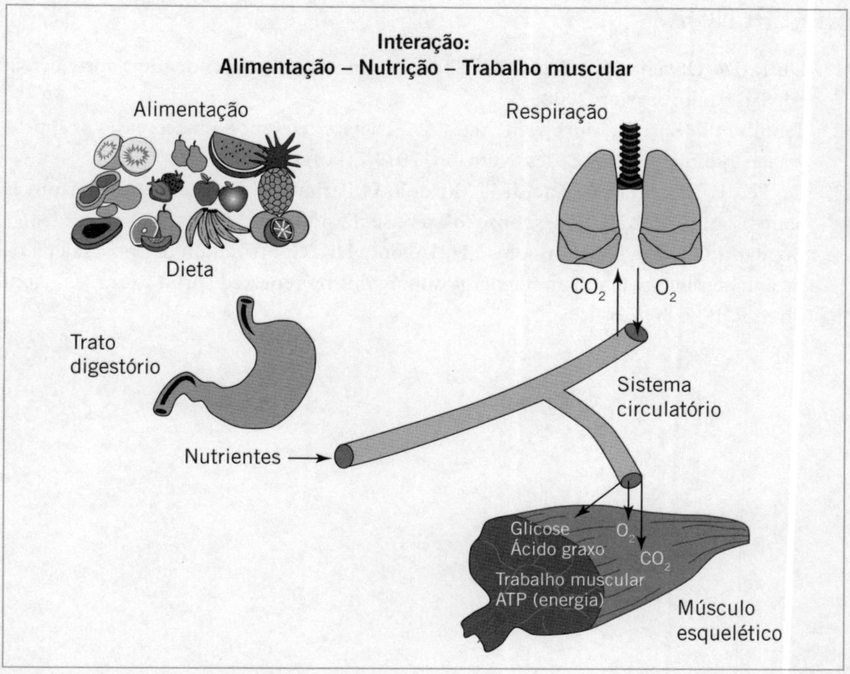

FIGURA 1 Interação: alimentação-nutrição-trabalho muscular.

As concentrações de ATP são limitadas e devem, portanto, ser reabastecidas de forma contínua.

A hidrólise da ATP é a fonte de energia mais imediata para quase todos os processos que requerem energia da célula:

ATP + H_2O > ADP (adenosina difosfato) + Pi (fosfato inorgânico) + energia

O músculo esquelético é um tecido único em termos da grande variação de volume de energia. A transição do repouso para o exercício envolve um aumento drástico na demanda de energia, e a taxa de utilização da ATP pode aumentar mais de 100 vezes. Isso corresponde à utilização de todo o armazenamento de ATP no músculo em 2 a 3 segundos. Para manter uma concentração constante de ATP no músculo, o que é necessário para a homeostase celular, a taxa de regeneração de ATP deve ser igual à sua taxa de utilização. O ciclo ATP-ADP constitui uma característica básica do metabolismo energético em todas as células e é um intermediário entre a energia e a utilização de processos que consomem energia.[4]

REFERÊNCIAS

1. Dutra-De-Oliveira JE, Marchini JS. Ciências nutricionais, aprendendo a aprender. 2. ed. São Paulo: Sarvier; 2008.
2. Trumbo PR, Barr SI, Murphy SP, Yates AA. Dietary reference intakes: cases of appropriate and inappropriate uses. Nutr Rev. 2013;71(10):657-64.
3. De Feo P, Di Loreto C, Lucidi P, Murdolo G Parlanti N, De Cicco A, Piccioni F, Santeusanio F. Metabolic response to exercise. J Endocrinol Invest. 2003;26:851-4.
4. Bogdanis GC, Nevill ME, Boobis LH, Lakomy HK. Contribution of phosphocreatine and aerobic metabolism to energy supply during repeated sprint exercise. J Appl Physiol. 1996;80:876-84.

3

Demandas nutrológicas do movimento humano

Carlos Alberto Werutsky

O movimento implica um trabalho muscular de exigência energética do tipo mais aeróbio (utilização de gordura) ou mais anaeróbio (utilização de carboidrato). A intensidade e a duração do trabalho muscular vão alternando a prevalência da utilização dos substratos energéticos. O controle adequado da mobilização dessas reservas *versus* a sua reposição dependerá do treinamento físico, do repouso e do tipo de alimentação.

METABOLISMO ENERGÉTICO

A fonte básica de energia é o alimento. A alimentação é um processo natural de escolha no qual substâncias (alimentos) são incorporadas ou não ao organismo (nutrientes), exercendo a função de nutrição, através do processo vital (absorção, transporte, utilização e excreção). A energia dos nutrientes é transferida e armazenada em moléculas trifosfato de adenosina (ATP) com ligações químicas ricas em energia. A contração muscular é uma transformação de energia química em energia cinética ou mecânica (movimento), que também gera calor (dissipado pela pele), e produtos como o gás carbônico, o qual é expirado pelos pulmões, e a água extra, removida pelo suor e/ou pela urina (Figura 1).

Interconversões predominantes

Carboidratos	>	Lipídios ou aminoácidos não essenciais
Lipídios	>	Aminoácidos não essenciais
Proteínas	>	Carboidratos ou lipídios

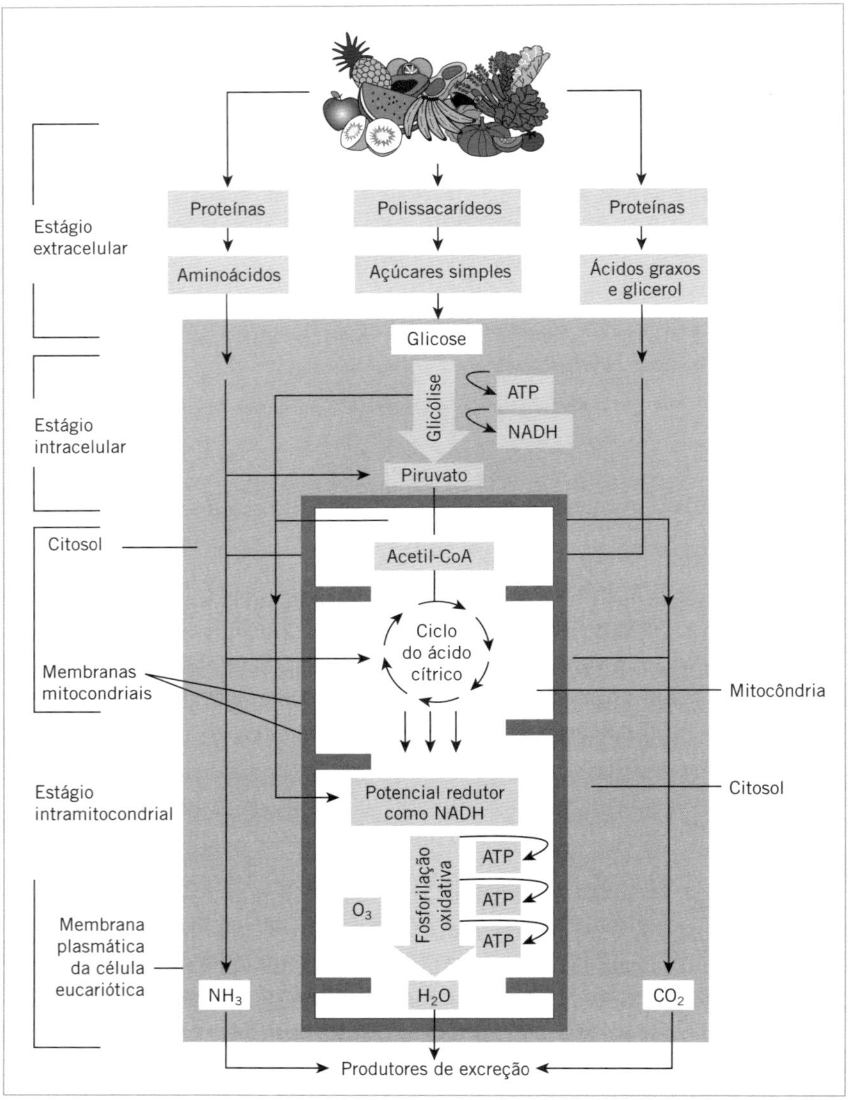

FIGURA 1 Ciclo do ácido cítrico. Diagrama simplificado dos estágios de transformação do alimento até a formação de energia na forma de ATP e produtos de excreção. No estágio intracelular, há pouca formação de ATP sem consumo de oxigênio (condições anaeróbias). No estágio intramitocondrial, há maior formação de ATP na presença de oxigênio (condições aeróbias). CoA: coenzima A; NADH: nicotinamida adenina dinucleotídeo (forma reduzida).

CARBOIDRATOS

Os carboidratos existem como monossacarídeos (p. ex., glicose/frutose), dissacarídeos (p. ex., sacarose/maltose), oligossacarídeos (p. ex., maltodextrina) e polissacarídeos (p. ex., celulose/amido). Sob condições de repouso, fígado e músculos captam a glicose e a transformam em uma forma de reserva denominada glicogênio (Tabela 1).

Durante o exercício, o glicogênio é "quebrado" em glicose (glicogenólise) para ser usada como fonte de energia para a contração muscular. Os estoques de glicogênio hepático e muscular podem ser depletados em poucas horas de exercício ("ponto morto do atleta"). Dietas com altos teores de carboidratos aumentam a síntese de glicogênio, enquanto dietas pobres em carboidratos podem prejudicar a restauração das reservas adequadas de glicogênio.

A glicose se constitui na principal fonte energética para a maioria das células. Ao contrário da gordura e da proteína, os carboidratos são os únicos macronutrientes cuja fonte de energia pode ser usada tanto aeróbia como anaerobiamente.[1]

A "quebra" ou degradação da glicose é prevalentemente anaeróbia até ácido pirúvico, em um processo denominado glicólise (intensidade de exercícios > 80% do VO_2m). Essa via glicolítica é mantida pela reoxidação da NADH em NAD pela enzima desidrogenase pirúvica (LDH), em uma reação química que transforma o ácido pirúvico em ácido lático. Esse metabólito intermediário é

TABELA 1 Depósito de substratos energéticos em homens de 70 kg com 12% de gordura corporal

Substrato	Peso (gramas)		Energia (kcal)	
Carboidratos	Treinados	Destreinados	Treinados	Destreinados
Glicose plasmática	18	15	74	62
Glicogênio hepático	120	80	492	328
Glicogênio muscular	400	250	1.640	1.025
Total (aproximado)	538	345	2.206	1.415
Gorduras	Treinados	Destreinados	Treinados	Destreinados
Subcutâneas	6.000	8.000	55.880	74.000
Intramusculares (TGIM)	300	50	2.790	465
Total (aproximado)	6.300	8.050	58.670	74.465
Proteínas	Treinados	Destreinados		
	7.000	6.000		

capaz de transferir energia entre fibras musculares que trabalham tanto aeróbia como anaerobiamente e, ainda, ser metabolizado pelos neurônios, ao invés da glicose, durante a atividade. Enfim, a "quebra" completa de uma molécula de glicose pode produzir 36 ou 38 moléculas de ATP (mais água e CO_2), dependendo do sistema de transporte utilizado para o NADH ingressar na mitocôndria.

GORDURAS

A reserva de gordura corporal se constitui no mais abundante potencial de energia (70.000-110.000 kcal) a ser usado em exercícios prolongados. Comparativamente, os estoques de carboidratos (glicogênio) atingem somente 2% em relação aos estoques de gorduras corporais. As gorduras fontes de energia para os músculos são estocadas na forma de triglicérides (Figura 2). Durante o exercício, os triglicérides são "quebrados" em ácidos graxos livres (AGL) e glicerol no tecido adiposo, através da enzima lipase hormônio-sensível (LHS). No sangue, os AGL são transportados em ligação com a albumina até os músculos, onde são armazenados como triglicérides intramusculares (TGIM). No músculo, esses ácidos graxos são transportados para dentro da mitocôndria, onde serão convertidos em acetilcoenzima A, em um processo denominado betaoxidação (cada molécula de AGL fornece 12 moléculas de ATP). A partir desse ponto, o metabolismo das gorduras segue o mesmo caminho dos carboidratos, quando a acetilcoenzima A ingressa no ciclo de Krebs e na cadeia de transporte de elétrons.

PROTEÍNAS

As proteínas, compostas de cadeias de subunidades – os aminoácidos –, não são consideradas substrato energético para as células musculares. No caso de severa depleção, fome ou *endurance* volume aumentado (*triathlons*), as proteínas podem servir de fonte energética entre 5 e 10% do total despendido.

Dessa forma, os aminoácidos (principalmente leucina, isoleucina e valina) são desaminados no fígado, convertidos em acetilcoenzima A, ingressam no ciclo do ácido tricarboxílico, ou podem ser convertidos em glicose no processo de neoglicogênese ou, ainda, ressintetizar glicogênio.

MÉTODOS DE AVALIAÇÃO DAS RESERVAS ENERGÉTICAS DO MÚSCULO ESQUELÉTICO

Sob anestesia local, as amostras de músculo podem ser extraídas com agulha em até 15 segundos do término do exercício. Essas amostras são congeladas em nitrogênio líquido para posterior análise histológica do tipo de fibra muscular, ou determinar a concentração de glicogênio muscular (Figura 2).

Recentemente, técnicas de imagem combinadas com isótopos traçadores, como a tomografia por emissão de pósitrons (PET), utilizam radioisótopos emissores de pósitrons de meia-vida curta, como o isótopo 15 do oxigênio (meia-vida de 123 segundos). O traçador é injetado na circulação como O-H_2O, e as imagens são obtidas pelo tomógrafo com o músculo em exercício isométrico contínuo ou intermitente, produzido por um dinamômetro adaptado. Esse exame permite avaliar índices metabólicos (p. ex., consumo de glicose), além da distribuição de substratos de reserva muscular, como o glicogênio, gordura e creatina em cada ciclo de contração muscular (Figura 3 A e B).[2]

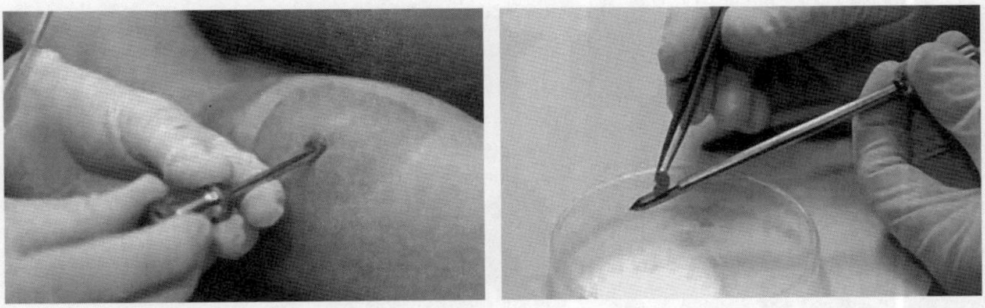

FIGURA 2 Métodos de avaliação das reservas energéticas do músculo esquelético.

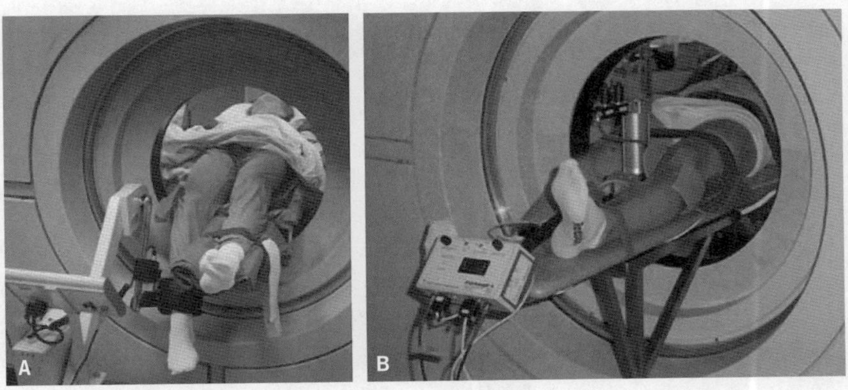

FIGURA 3 Técnica de imagem da perfusão de radioisótopos por tomografia de emissão de pósitrons (PET, do inglês *Positron Emission Tomography*) para avaliação do metabolismo muscular. Uso do PET em uma perna durante exercício isométrico (A) e exercício dinâmico (B) utilizando dinamômetro adaptado.

RELAÇÃO INTENSIDADE-TEMPO-METABOLISMO DO TRABALHO MUSCULAR

Como o suprimento de ATP é muito limitado, há necessidade de ressíntese rápida, proporcionada pelo sistema fosfocreatina (CP) em exercícios muito intensos, com duração de até 10 segundos (anaeróbio alático), e pela glicose em exercícios intensos de até 2 minutos (anaeróbio lático). Os exercícios de maior duração e menor intensidade utilizam prevalentemente os ácidos graxos (aeróbio) (Figura 4).

O processo aeróbio de produção de ATP é principalmente derivado dos ácidos graxos (triglicérides de cadeia longa – 18 carbonos) e, em menor escala, do piruvato a partir dos carboidratos. Esses "combustíveis" são degradados em rotas separadas à acetil-CoA dentro da mitocôndria, sendo catabolizados no ciclo do ácido tricarboxílico para gerar ATP, em exercícios de intensidade moderada ($\pm$ 65% do $VO_{2máx}$) na dependência do O_2.

A produção anaeróbia de ATP é realizada por três processos em geral, a intensidades da ordem de > 80% do $VO_{2máx}$:

1. Glicólise a partir do glicogênio
   3 ADP + 3 Pi + unidades glicosil (glicose) → 3 ATP + 2 lactato + 2 H+
2. "Quebra" da fosfocreatina (PCr)
   ADP + PCr + H+ → ATP + Cr
3. Fusão do ADP
   ADP + ADP → ATP + AMP (adenosina monofosfato)

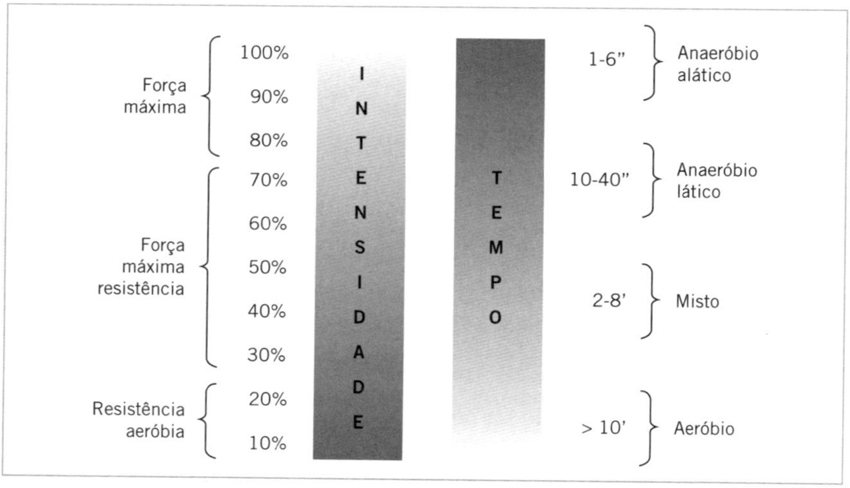

FIGURA 4 Relação intensidade-tempo-metabolismo.

Essa reação pode ser resultante das altas concentrações de ADP em condições de deficiência energética muscular. A AMP pode ser degradada irreversivelmente a inosina-monofosfato (IMP) e amônia (NH3).[3,4]

A participação de cada substrato na produção de ATP em quantidade ou velocidade de resposta é comparativamente apresentada nas Figuras 5 e 6.

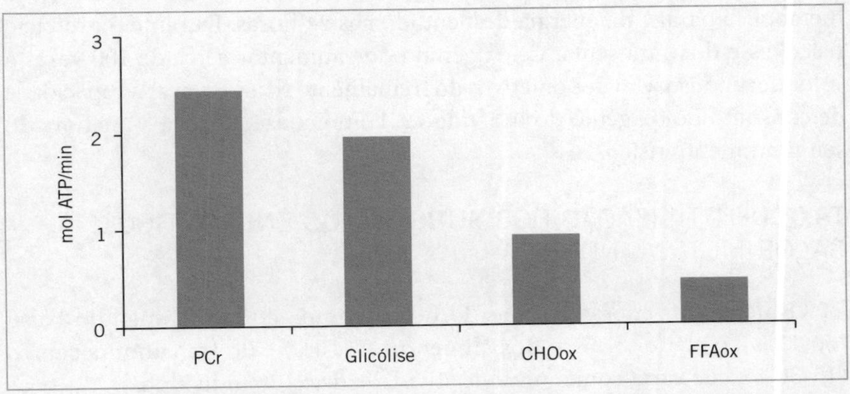

FIGURA 5 Velocidade relativa da produção de ATP no músculo esquelético. CHOox: pela oxidação de carboidratos; FFAox: pela oxidação de ácidos graxos; PCr: pela fosfocreatina.

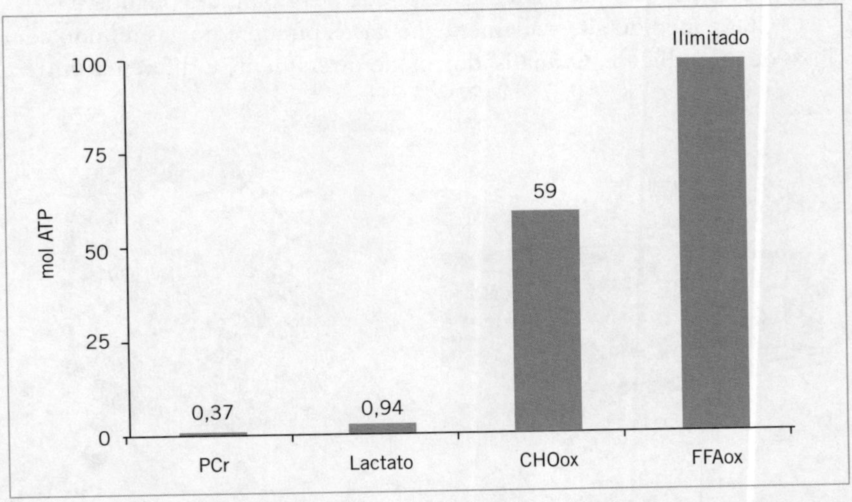

FIGURA 6 Quantidade relativa de ATP produzida no músculo esquelético. CHOox: pela oxidação de carboidratos; FFAox: pela oxidação de ácidos graxos; PCr: pela fosfocreatina.

A demanda de oxigênio para converter a energia do alimento em ATP para a utilização no trabalho muscular denomina-se $VO_{2máx}$ (consumo máximo de oxigênio).

Estima-se que o músculo esquelético tenha um consumo de oxigênio da ordem de 2,2 mL/kg/min, o que corresponderia a 30% de todo o metabolismo corpóreo. Logo, a massa muscular é considerada a maior determinante da taxa metabólica basal e da energia despendida nas 24 horas. Durante o exercício físico, esse fluxo muscular de oxigênio pode aumentar cerca de 100 vezes o valor de repouso. Um dos objetivos do treinamento físico é elevar a capacidade de consumo do oxigênio do indivíduo e, como consequência, a melhora do seu rendimento físico.

TAXA DE UTILIZAÇÃO DOS SUBSTRATOS ENERGÉTICOS: CALORIMETRIA INDIRETA

O dispêndio energético das 24 horas compreende o dispêndio basal (60-75%), o efeito térmico dos alimentos (± 10%) e do trabalho mecânico (15-30%), que varia com o nível de atividade física do indivíduo.

A calorimetria indireta é um método não invasivo que determina as necessidades nutricionais e a taxa de utilização dos substratos energéticos a partir do consumo de oxigênio (1 litro de O_2 = 4,83 kcal) e da produção de gás carbônico obtidos por análise do ar inspirado e expirado pelos pulmões (Figura 7).[5]

O CO_2 é medido alternadamente no gás expirado e no gás diluído com fluxo de ar ambiente. O analisador mede diretamente a diferença entre a

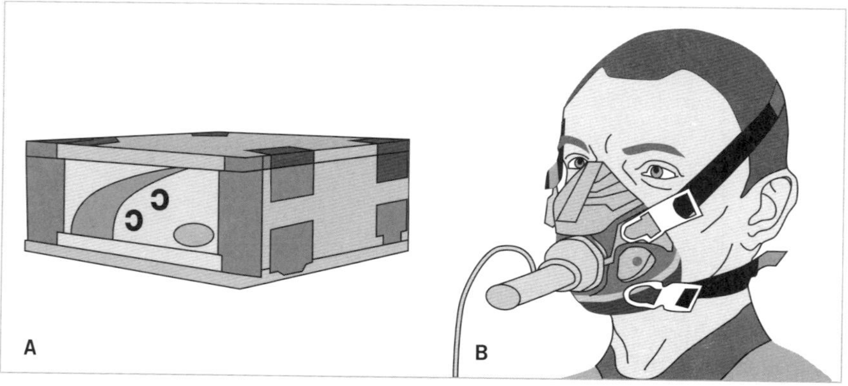

FIGURA 7 Sistema de análise espirométrica portátil. A: módulo contendo analisadores de gases e transdutores de pressão diferencial para espirometria; B: bocal e sensor de fluxo.

concentração de O_2 no gás inspirado e expirado, assim como a concentração de O_2 no gás inspirado.

As quantidades de energia produzida, de oxigênio consumido (VO_2) e de gás carbônico produzido (VCO_2) por grama de substrato metabólico oxidado são mostradas na Tabela 2.

A relação entre o volume de CO_2 expirado e de O_2 inspirado (VCO_2/VO_2) é referida como quociente respiratório (QR), e pode ser empregada para conhecer o tipo de substrato que está sendo oxidado (consumido) pelo nível de atividade física do indivíduo.

Carboidratos (glicose $C_6 H_{12} O_6$)

I mol glicose + 6 moL $O_2 \rightarrow$ 6 mol H_2O + 6 mol CO_2

RQ = 1

Gorduras (ácido palmítico $C_{15} H_{31}$ COOH)

I mol ácido palmítico + 23 mol $O_2 \rightarrow$ 16 mol H_2O + 16 mol CO_2

RQ = 0,7

A taxa de oxidação de substratos é dada pelas seguintes fórmulas:

$$\text{Glicose oxidada (g/min)} = 4{,}585 \times VCO_2 - 3{,}226 \times VO_2$$
$$\text{Lipídios oxidados (g/min)} = 1{,}695 \times VO_2 - 1{,}701 \times VCO_2$$

A unidade de VO_2 e VCO_2 é dada em L/min.

TABELA 2 Equivalentes calóricos obtidos pela oxidação dos substratos *in vivo*

Substrato	CO_2 produzido por grama de substrato L/g	O_2 consumido por grama de substrato L/g	QR	Calor produzido por grama de substrato kcal/g	Calor produzido por litro de O_2 consumido kcal/L
Glicogênio	0,829	0,829	1,00	4,18	5,05
Sacarose	0,786	0,786	1,00	3,96	5,04
Glicose	0,746	0,746	1,00	3,74	5,01
Lipídio	1,427	2,019	0,70	9,46	4,69
Proteína	0,774	0,966	0,80	4,32	4,48

Para estimar aproximadamente o QR durante o exercício e, portanto, a demanda relativa de carboidratos e gordura, pode ser usada a seguinte equação, com os dados de consumo de O_2/min fornecidos pelo calorímetro:

$$QR = 0{,}81 + 0{,}04 \times O_2 \text{ consumido em L/min (durante o exercício).}$$

A equação pode ilustrar a demanda crescente de carboidratos à medida que aumenta a intensidade do exercício. Por exemplo, em uma intensidade de 200 W (cicloergômetro), o calorímetro registra o consumo em O_2 em 2,8 L/min, ou seja, pela fórmula, um QR de 0,92 (70% de carboidratos e 30% de gorduras oxidadas ou, ainda, a combustão de 134 g de carboidratos e 26 g de ácidos graxos). Da mesma forma, a intensidade de 250 W consumirá 192 g de carboidratos e 22 g de ácidos graxos, e assim sucessivamente, até o atingimento de limiares de lactato ("esgotamento").

A Tabela 3 representa o resumo do teste calorimétrico (ergoespirométrico) em esteira ergométrica, de um atleta com especialidade 5.000-10.000 metros

TABELA 3 Teste ergoespirométrico de atleta

Estágio (km/h)	Tempo (min)	FC (bpm)	VE (L/min)	VO_2 (L/min)	VCO_2 (L/min)	VO_2/FC (L/min)	Carboidratos (kcal)	Gorduras (kcal)	Total (kcal)
6	1	86	39,65	1,00	1,18	11,65	5,10	0,00	5,10
8	2	87	39,70	1,52	1,37	17,46	5,30	2,23	7,53
9	3	102	45,36	2,18	1,66	36,10	2,23	8,13	10,40
10	4	97	54,00	2,52	2,06	26,23	4,80	7,33	12,13
11	5	109	57,56	2,63	2,06	24,46	3,76	8,90	12,66
12	6	127	65,10	2,83	2,37	22,30	6,86	7,06	13,72
13	7	123	68,63	2,96	2,51	23,90	7,50	6,96	14,46
14	8	117	73,10	3,14	2,67	26,96	7,83	7,46	15,29
15	9	142	80,90	3,48	2,88	24,56	7,56	9,30	16,86
16	10	141	86,63	3,63	3,10	25,80	9,50	8,16	17,66
17	11	142	96,93	3,97	3,41	28,16	10,70	8,70	19,40
18	12	129	101,56	4,19	3,68	32,46	12,50	8,03	20,53
19	13	152	111,80	4,53	3,98	28,16	13,70	8,46	22,16
20	14	158	125,80	4,90	4,51	31,10	18,60	8,73	24,33
21	15	160	141,00	5,15	4,93	32,20	22,70	3,06	25,76
22	16	178	140,00	4,50	4,45	25,30	22,00	0,00	22,00
23	16,06	178	140,70	4,10	4,20	23,00	20,70	0,00	20,70

FC: frequência cardíaca; VE: volume de ar ventilado; VCO_2: volume de gás carbônico; VO_2: volume de oxigênio.

de corrida. Nesse teste, o consumo de carboidratos ultrapassa o de gorduras no estágio de velocidade 15 km/h (limiar aeróbico). No estágio de velocidade 19 km/h, a produção de lactato começa a ser superior à sua remoção, e o VO_2/FC passa a cair (limiar anaeróbico), até o "esgotamento" nos estágio finais de velocidade 22-23 km/h, onde não é detectado gasto calórico por consumo de gorduras.[6]

REFERÊNCIAS

1. Micheli LJ, Pigozzi F, Chan KM, Frontera WR, Bachl N, Smith AD, Alenabi ST. FIMS team physician manual. 3. ed. New York: Routledge; 2013.
2. Kalliokoski KK, Scheede-Bergdahl C, Kiaer M, Bouschel R. Muscle perfusion and metabolic heterogeneity: insights from noninvasive imaging techniques. Exerc Sports Sci Rev. 2006;34(4):164-70.
3. Chih CP, Lipton P, Roberts EL Jr. Do active cerebral neurons really use lactate rather than glucose? Trends Neuroci. 2001;24(10):573-8.
4. Åstrand PO, Rodahl K, Dahl HA, Stromme SB. Tratado de fisiologia do trabalho: bases fisiológicas do exercício. Porto Alegre: Artmed; 2006.
5. Diener JCR. Indirect calorimetry. Rev Assoc Med Bras. 1997;43(3):245-53.
6. Milani M, Milani JGO, Cipriano GFB, de Castro I, Cipriano Junior G. Reference standards for cardiorespiratory fitness in Brazil: a pooled analysis and overview of heterogeneity in national and international studies. J Cardiopul Reab Prev. 2022;42(5):366-72.

4

Aspectos metabólicos das fibras musculares

Carlos Alberto Werutsky

A fibra muscular é o local de produção de energia do nosso corpo. A massa muscular (55% do peso corporal) é constituída por diferentes tipos de fibras musculares; a fibra oxidativa lenta recruta mais gordura para produzir adenosina trifosfato (ATP), enquanto a fibra glicolítica rápida recruta mais carboidrato para produzir ATP. As alterações na proporção desses tipos de fibras musculares podem ser produzidas pelo tipo de treinamento físico. A contração do músculo esquelético produz secreções proteicas bioativas (miocinas) que regulam sua função e a de outros órgãos.[1]

A fibra muscular é uma célula multinucleada, altamente alongada, caracterizada pela enorme relação do seu comprimento (p. ex., 15 cm) pelo diâmetro (p. ex., 50 µm = micrômetro). Na vida adulta, as variações desse diâmetro resultam na hipertrofia ou atrofia. Apresenta todas as características básicas de outras células, com exceção de não ser capaz de sofrer divisão mitótica, embora existam evidências de que o número de fibras musculares pode aumentar ao longo da vida, como resultado da hiperplasia. O conjunto dessas células forma o músculo esquelético, que representa cerca de 55% da massa corporal do indivíduo.

Representa um papel vital na locomoção, produção de calor durante períodos de estresse pelo frio e metabolismo global (Figura 1).[2]

A membrana que circunda a célula muscular denomina-se sarcolema, que contém proteínas reguladoras influenciadas por hormônios como adrenalina e insulina, cujas concentrações no sangue determinarão a utilização dos substratos energéticos musculares.

O sarcoplasma contém proteínas, organelas e miofibrilas. Essas miofibrilas são compostas pelos dois tipos maiores de proteínas, a actina (filamento fino) e a miosina (filamento espesso), cujas unidades repetidas regularmente formarão o sarcômero, a estrutura contrátil do músculo (Figura 2).

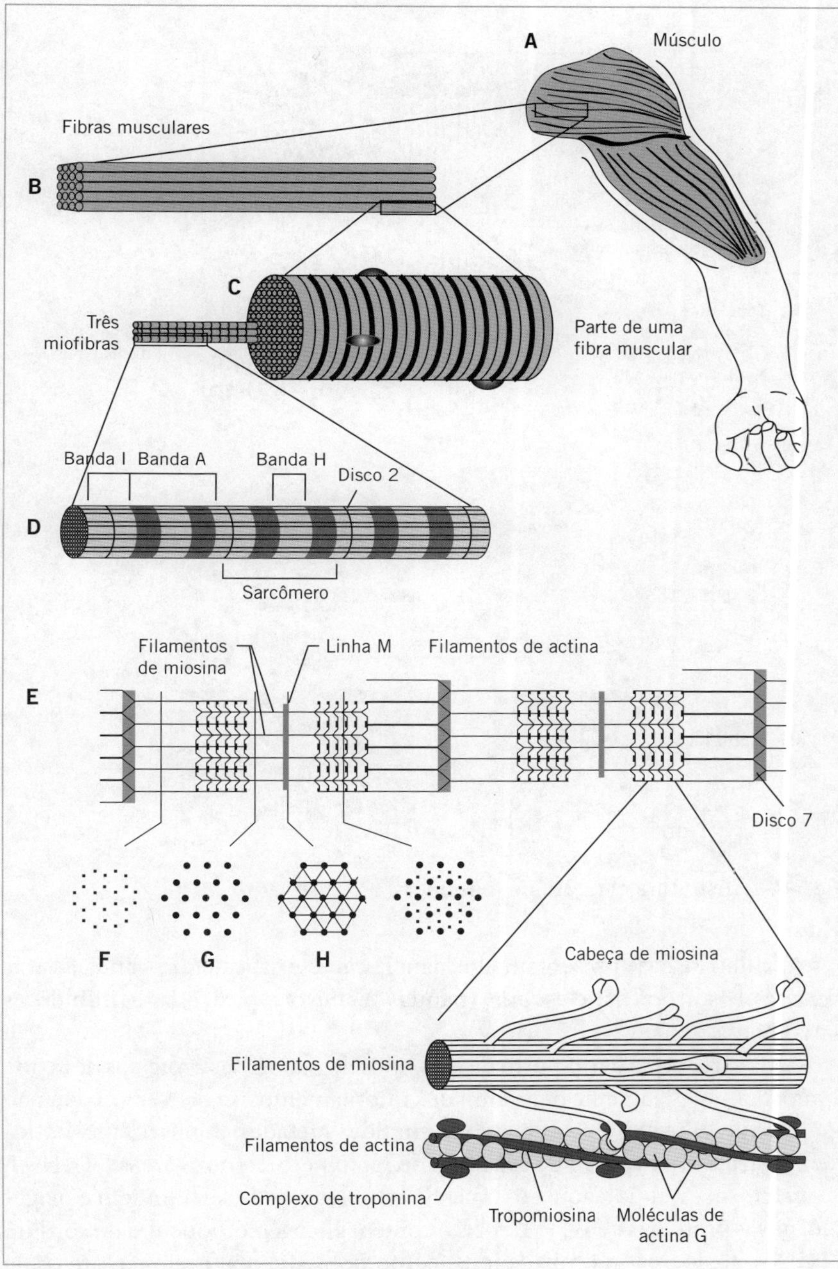

FIGURA 1 Anatomia do músculo esquelético.

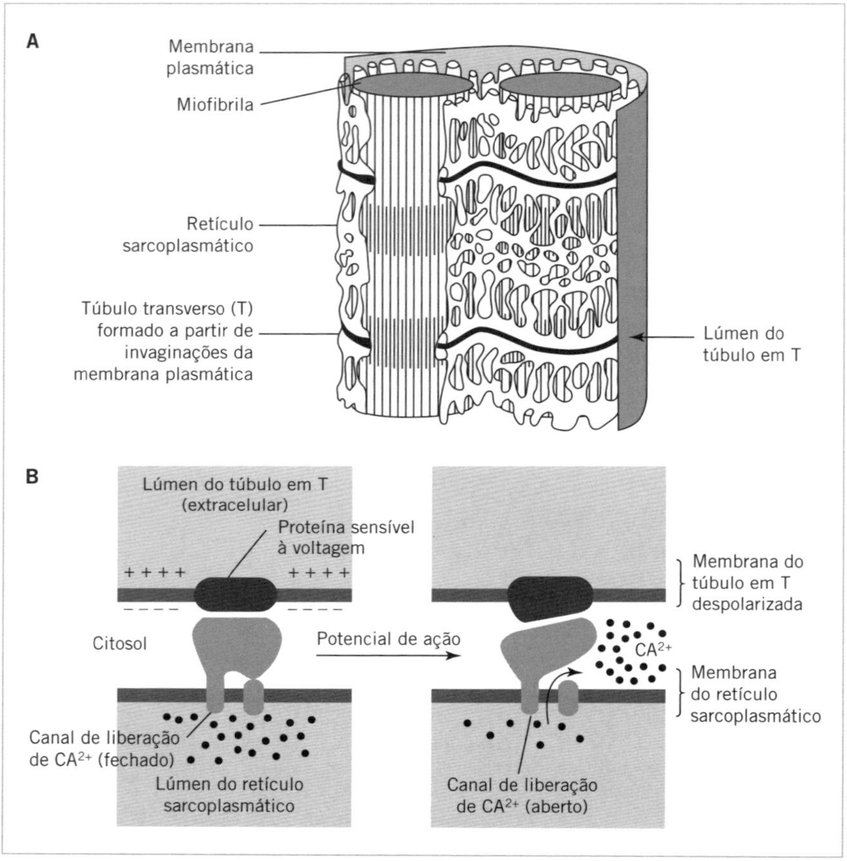

FIGURA 2 Estrutura contrátil do músculo.

As miofribrilas apresentam alternância característica entre bandas claras (bandas I-isotrópicas) e escuras (bandas A-anisotrópicas), constituindo os sarcômeros.

Cada sarcômero é composto de dois tipos de filamentos proteicos de actina e miosina, coletivamente denominados miofilamentos. O disco Z (do alemão *Zwischen* = entre) divide as bandas I em duas metades. A microscopia ótica demonstrou outras partes da estrutura do sarcômero, como as áreas F, G, H e I.

O citosol é o fluido aquoso da célula muscular, onde se difundem o oxigênio, novas proteínas e a ATP. Também contém glicogênio, gotículas de gordura (TGIM), fosfocreatina, vários íons, como potássio, magnésio e cloretos, e, ainda, numerosas enzimas.

As mitocôndrias das células musculares contêm enzimas oxidativas, que consomem oxigênio durante o exercício. No seu interior, há conversão de energia química contida na gordura e carboidrato em ATP, fonte de energia que será usada diretamente pela célula para suportar a contração muscular.

A Tabela 1 apresenta as características diferenciais dos tipos de fibras musculares.[3,4]

FATORES QUE DETERMINAM O TIPO DE FIBRA MUSCULAR

O músculo esquelético embrionário é composto, na sua maior parte, de fibras lentas e indiferenciadas em 50% após o nascimento. Depois do primeiro ano de vida, as fibras indiferenciadas caem para 2% e, após a puberdade, já estão diferenciadas (tipos I e II), e não são observadas grandes diferenças em proporção condicionadas pelo sexo (Figura 3). As alterações na proporção dos tipos de fibras musculares dependerão do tipo de treinamento físico.

TABELA 1 Características contráteis, enzimáticas, morfológicas e metabólicas dos tipos de fibras musculares

Características	Fibras oxidativas lentas	Fibras oxidativas rápidas (A)	Fibras glicolíticas rápidas (B)
Contratibilidade			
Tempo para o pico de tensão Ca^{2+}	1,0	0,4	0,4
miosina-ATPase	1,0	3,0	3,0
Mg^{2+} actinomiosina-ATPase	1,0	2,8	2,8
Atividade enzimática			
Creatinofosfoquinase	1,0	1,3	1,3
Fosfofrutoquinase	1,0	1,5	2,1
Glicogênio fosforilase	1,0	2,1	3,1
Citratosintase	1,0	0,8	0,6
Morfologia			
Densidade capilar	1,0	0,8	0,6
Densidade mitocondrial	1,0	0,7	0,4
Metabolismo			
Potencial oxidativo	1,0	0,7	0,2
Potencial glicolítico	1,0	1,5	2,0
[Fosfocreatina]	1,0	1,2	1,2
[Glicogênio]	1,0	1,3	1,5
[Triacilglicerol)	1,0	0,4	0,2

Todos os valores são expressos em relação à máxima atividade das fibras oxidativas.

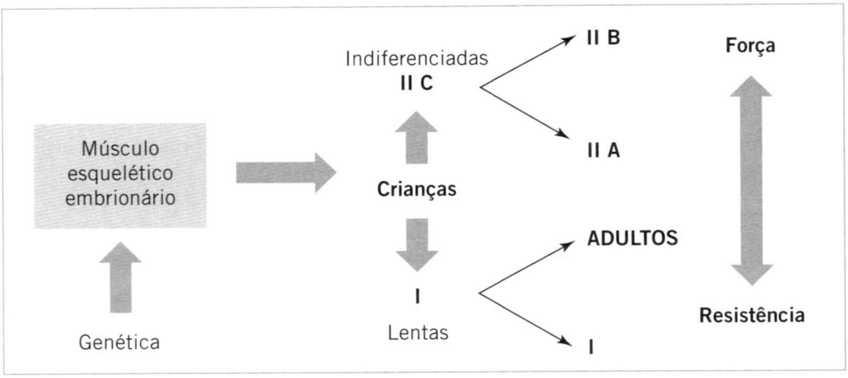

FIGURA 3 Interconversão dos tipos metabólicos de fibras musculares.

Existe uma proporção média de tipos de fibras musculares em todos os grupamentos musculares do corpo. Por exemplo, o músculo sóleo (membros inferiores) tem 75% de fibra tipo I (oxidativas lentas/vermelhas), 15% de fibras tipo IIA (oxidativas rápidas A/vermelhas) e 10% de fibras tipo 11B (oxidativas rápidas B/brancas) ou IIX, de acordo com Ennion e colaboradores. Ao contrário, o músculo tríceps braquial (membros superiores) tem 67% de fibras tipo IIB e 33% de fibras tipo I.

Há uma grande variabilidade das fibras do tipo I (10-95%), com grande tendência desse tipo para os músculos antigravitacionais.

Parece haver uma combinação entre fatores genéticos (45%) e ambientais ou de treinamento (40%) para a proporção dos tipos de fibras musculares.

Um estudo sobre a porcentagem de fibras tipo I em determinadas modalidades esportivas, comparada com a de estudantes não atletas, mostrou uma porcentagem de 80% em corredores de longa distância (fibras tipo I = prevalência de substrato gordura) em relação a 25% em corredores de velocidade (predomínio de fibras tipo IIA = prevalência de substrato carboidrato).

A Figura 4 mostra a porcentagem de fibras musculares do tipo I no músculo vasto lateral em diferentes tipos de atletas e em estudantes aleatoriamente selecionados. Os atletas de modalidades esportivas de *endurance* possuem a maior porcentagem de fibras do tipo I em relação aos atletas de esportes de força ou "explosão" musculares.

A concentração de glicogênio é semelhante nos dois tipos principais de fibras musculares, enquanto o conteúdo de triglicérides nas fibras do tipo I é de 2 a 3 vezes maior do que nas fibras do tipo II. A mudança de comportamento metabólico de uma fibra muscular provocada pelo tipo de treinamento (transformação de um tipo de fibra muscular em outro), e o aumento da seção

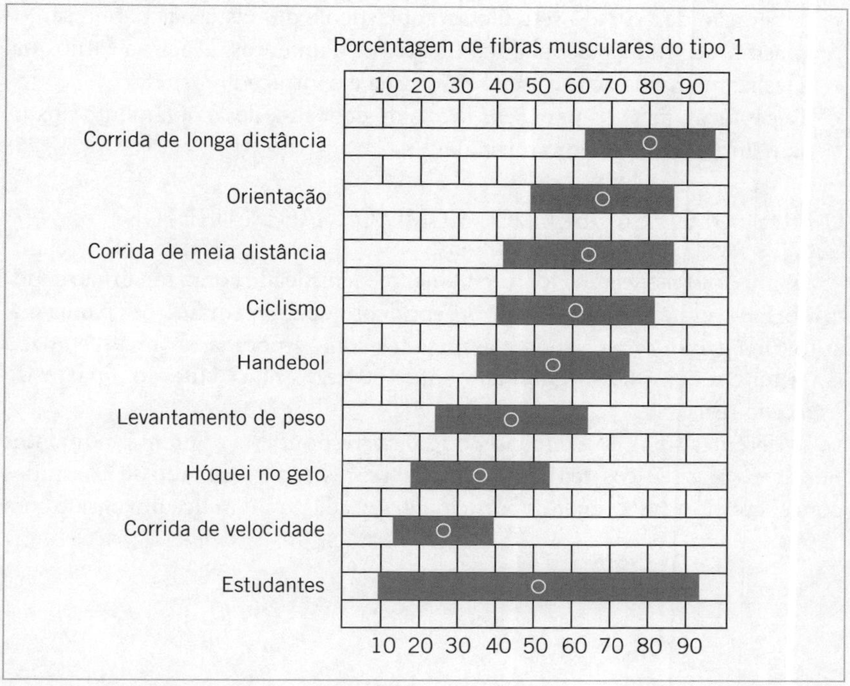

FIGURA 4 Porcentagem de fibras musculares do tipo 1.

transversal da fibra e de sua superfície (resultado da especificidade do treinamento), é que concorrerão para o maior rendimento esportivo.[5]

As mitocôndrias das células musculares contêm enzimas oxidativas, as quais consomem oxigênio durante o exercício. No seu interior, há conversão de energia química contida na gordura e carboidrato em ATP, fonte de energia que será usada diretamente pela célula para suportar a contração muscular.

A contração muscular é o resultado de uma sequência de fenômenos que podem ser resumidos nas seguintes etapas:

- Chegada de um impulso nervoso até a junção neuromuscular ou placa motora, estrutura pela qual se transmite a ordem de contração do nervo até o músculo.
- Liberação da mensagem (pacotes de acetilcolina), que chega até a membrana da fibra muscular, o sarcolema.
- Alteração de permeabilidade do sarcolema para diferentes íons e despolarização, produzindo a excitação da fibra muscular.

- Liberação de Ca^{++} do retículo sarcoplástico e das cisternas para o sarcoplasma, seguida do acoplamento entre os filamentos de actina e miosina.
- Deslizamento da actina sobre a miosina e contração muscular.
- Recaptação de Ca^{++} para seus locais de depósito, desacoplamento dos filamentos e relaxamento muscular.

O MÚSCULO ESQUELÉTICO COMO ÓRGÃO SECRETOR

O músculo esquelético foi recentemente identificado como um órgão endócrino. Ele secreta citocinas e outros peptídeos que exercem funções parácrina, autócrina e endócrina, sendo classificados como miocinas. A mais estudada é a interleucina-6 (IL-6), que aumenta 100 vezes na circulação a partir do exercício físico.

Diferentes tipos de exercício podem corresponder a diferentes aumentos nos níveis plasmáticos de IL-6. A Figura 5 representa o resultado de 73 estudos com exercício e ± 800 sujeitos participantes. Cada ponto indica um ensaio com

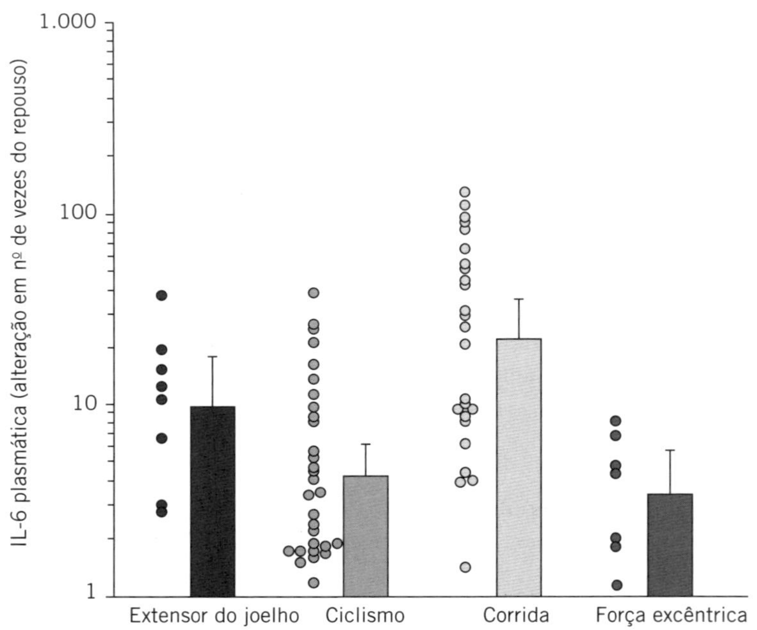

FIGURA 5 Diferentes tipos de exercícios e o correspondente aumento das níveis plasmáticos de IL-6.

exercício; as barras representam as médias geométricas correspondentes com intervalos de confiança de 95%. Embora diversos modos de exercício estejam associados com diferentes níveis de danos musculares, o aumento no plasma dos níveis de IL-6 pós-exercícios é um resultado consistente.[6]

Esses níveis plasmáticos aumentados de IL-6, resultantes da contração muscular, foram associados aos aumentos da sensibilidade à insulina e da lipólise no tecido adiposo.

A IL-6 pode aumentar os níveis de fatores anti-inflamatórios, como a IL-10 e a IL-1 no fígado, e é antagonista do fator pró-inflamatório (fator de necrose tumoral alfa (TNF-alfa).

Os baixos níveis plasmáticos de IL-6 estão associados com o comportamento sedentário e a síndrome metabólica.

Além da IL-6, outras miocinas, como fator neurotrófico derivado do cérebro (BNDF), fator de crescimento de fibroblastos 21 (FGF-21) e IL-15, aumentam a oxidação de gordura ou a captação de glicose no músculo esquelético.

Exercício agudo e regular eleva a expressão do peroxissoma receptor gama coativador-1 alfa, ativado pelo proliferador (PGC-1), com consequente aumento da secreção de irisina do músculo para a circulação. A irisina age sobre o tecido adiposo branco, estimulando seu metabolismo à semelhança do tecido adiposo marrom (redução da adiposidade induzida pelo exercício).

Têm sido sugeridos efeitos autócrinos e parácrinos no músculo esquelético de outras miocinas, como o fator inibitório da leucemia (LIF), fator semelhante à folistatina-1 (Fstl-1) e o fator de crescimento semelhante à insulina I (IGF-I), os quais contribuem para a hipertrofia muscular.

A Tabela 2 apresenta as principais miocinas com suas funções em órgãos-alvo.[6-8]

TABELA 2 Proteínas bioativas secretadas pelo músculo esquelético em resposta ao exercício

Proteína	Funções	Órgão secretor
IL-6	Metabolismo da glicose-ácido graxo; secreção insulínica; anti-inflamatória	Músculo esquelético; tecido adiposo, hepático, intestinal; neutrófilos
IL-15	Metabolismo da glicose-ácido graxo; hipertrofia muscular	Músculo esquelético
BDNF	Metabolismo da glicose	Músculo esquelético

continua

TABELA 2 Proteínas bioativas secretadas pelo músculo esquelético em resposta ao exercício (*continuação*)

Proteína	Funções	Órgão secretor
FGF-21	Metabolismo da glicose	Músculo esquelético, fígado e tecido adiposo
Irisina	Metabolismo do ácido graxo	Tecido adiposo
LIF	Hipertrofia muscular	Músculo esquelético
IGF-I	Hipertrofia muscular; osteogênese	Músculo esquelético e tecido ósseo
Fst/Fstl-1	Hipertrofia muscular; função endotelial	Músculo esquelético; endotélio
Miostatina	Anti-hipertrofia muscular	Músculo esquelético

ESTRUTURA DO TENDÃO

Durante o exercício, com movimento musculoesquelético coordenado, os tendões são fundamentais na transmissão de força dos músculos para permitir o movimento dos ossos.

Os tendões são metabolicamente ativos e submetidos à remodelação complexa, que pode melhorar a resistência à tração e o aumento do *turnover* de colágeno com o exercício de longo prazo.

Os tendões são compostos predominantemente de colágeno do tipo I e, em menor quantidade, do colágeno do tipo III, sendo o restante da estrutura composto por uma matriz extracelular complexa, fechada no endotendíneo ao lado de vasos sanguíneos, vasos linfáticos e nervos (Figura 6).

Quando os marcadores séricos de degradação do colágeno [telopeptídeo carboxiterminal (ICTP) e propeptídeo carboxiterminal (PICP)] são medidos (avaliação bioquímica do tendão), observa-se uma degradação do colágeno imediatamente pós-exercício (até < 36 horas), seguida de um aumento significativo no volume de colágeno, cuja ressíntese pode durar até 72 horas.

Como o exercício aumenta tanto a degradação como a síntese do colágeno, o treinamento de alta intensidade realizado por atletas de elite exige programas de recuperação, após estresse dos tendões, para atingir um balanço anabólico de colágeno. Logo, a recuperação ineficiente antes do período de supercompensação pode resultar em degeneração da matriz, predispondo o tendão a lesões.

A síntese de colágeno do tecido peritendíneo em humanos se dá em resposta à produção da miocina IL-6 pelo músculo durante o exercício.

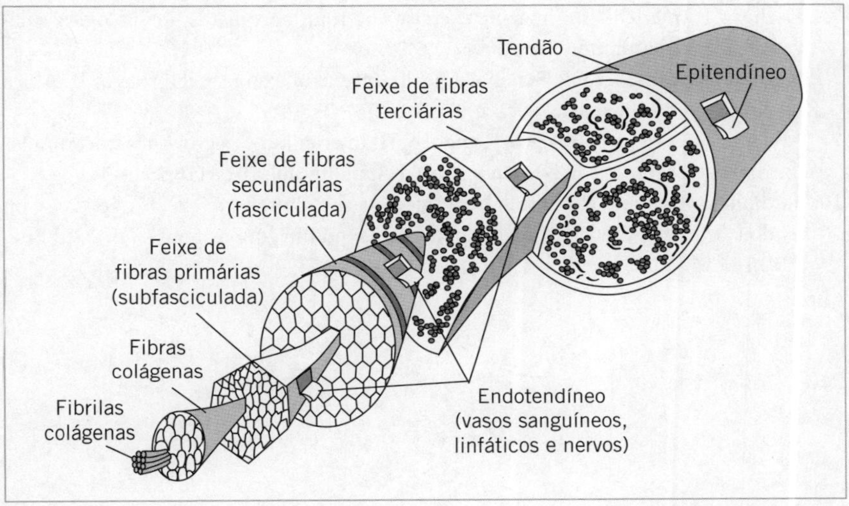

FIGURA 6 Estrutura básica do tendão.

Epitendíneo: tecido conjuntivo que envolve cada tendão; permite deslizar suavemente nas estruturas adjacentes. Endotendíneo: encerra fibras que levam vasos sanguíneos, vasos linfáticos e nervos.

Os marcadores de síntese do colágeno no soro, como o procolágeno tipo I NH2-terminal pró-peptídeo (PINP), podem aumentar até 3 dias após exercício prolongado, retornando ao nível basal em 5 dias.[9,10]

REFERÊNCIAS

1. Astrand PO, Rodahl K, Dahl HA, Stromme SB. Tratado de fisiologia do trabalho: bases fisiológicas do exercício. Porto Alegre: Artmed; 2006.
2. Ennion SJ. Pereira JS, Sargeant AJ, Young A, Goldspink G. Characterization of human skeletal muscle fibres according to the myosin heavy chains they express. J Muscle Res Cell Motil. 1995;16:35-43.
3. Simoneau JA, Bouchard C. Genetic determinism of fiber type proportion in human skeletal muscle. FASEB J. 1995;9:1091-5.
4. Zierath JR, Hawley JA. Skeletal muscle fiber type: influence on contractile and metabolic properties. PLoS Biol. 2004;2(10):1523-7.
5. Jorgenson KW, Phillips SM, Hornberger TA. Identifying the structural adaptations that drive the mechanical load-induced growth of skeletal muscle: a scoping review. Cells. 2020;9(7):1-32.
6. Liu X, Zhang N, Sun B, Wang B. Time-specific effects of acute eccentric exercise on myostatin, follistatin and decorin in the circulation and skeletal muscle in rats. Physiol Res. 2022;71:783-90.

7. Fischer CP. Interleukin-6 in acute exercise and training: what is the biological relevance? Exercise Immunol Rev. 2006;12:6-33.
8. Pedersen BK, Fischer CP. Beneficial health effects of exercise: the role of IL-6 as a myokine. Trends Pharmacol Sci. 2007;28:152-6.
9. Andersen MB, Pingel J, Kiaer M, Langberg H. Interleukin-6: a growth factor stimulating collagen synthesis in human tendon. J Appl Physiol. 2011;110:1549-54.
10. Tardiolli A, Malliaras P, Maffulli N. Immediate and short-term effects of exercise on tendon structure: biochemical, biomechanical and imaging responses. Br Med Bull. 2012;103:169-202.

5

Modulação nutrológica dos substratos energéticos musculares durante o exercício

Carlos Alberto Werutsky

Nos exercícios de intensidade leve a moderada, há mobilização (oxidação) prevalente de triglicérides intramusculares; à medida que aumenta a intensidade, aumenta também a oxidação de glicose, gerando um ambiente ácido muscular (H+ pela glicólise/ácido lático), que passa a bloquear o transporte de ácidos graxos para o interior da mitocôndria.

O controle recíproco entre o metabolismo energético da glicose e do ácido graxo recebeu o nome de ciclo da glicose-ácido graxo ou ciclo de Randle. Em exercícios de intensidade leve a moderada, a glicose é poupada e redirecionada à síntese de glicogênio. Com o bloqueio da piruvato desidrogenase (PDH), o piruvato e o lactato são poupados como precursores da gliconeogênese e, ainda, se o piruvato em excesso é carboxilado (porque excede a capacidade oxidativa mitocondrial), passa a ser usado na rota de anaplerose para formar oxaloacetato, que restabelece o ciclo intermediário (produto intermediário) do ácido cítrico (Figura 1).[1]

À medida que a intensidade do exercício vai aumentando, a acetil-CoA (de baixo para cima) (Figura 2) é carboxilada em ACC-acetil-CoA-carboxilase (intensidade do trabalho muscular), que aumenta a concentração de malonil-CoA (com simultânea desinibição da rota glicose>piruvato), a qual bloqueia o transporte dos ácidos graxos de cadeia longa para o interior da mitocôndria (diminui ou quase cessa a betaoxidação) e, ainda, passa a ocorrer a reesterificação dos ácidos graxos de cadeia longa (em triglicérides intramusculares) pela atividade da FAS-sintase do ácido graxo.

O acúmulo de piruvato, com o desbloqueio da PDH, acelera a glicólise no ciclo do ácido cítrico.

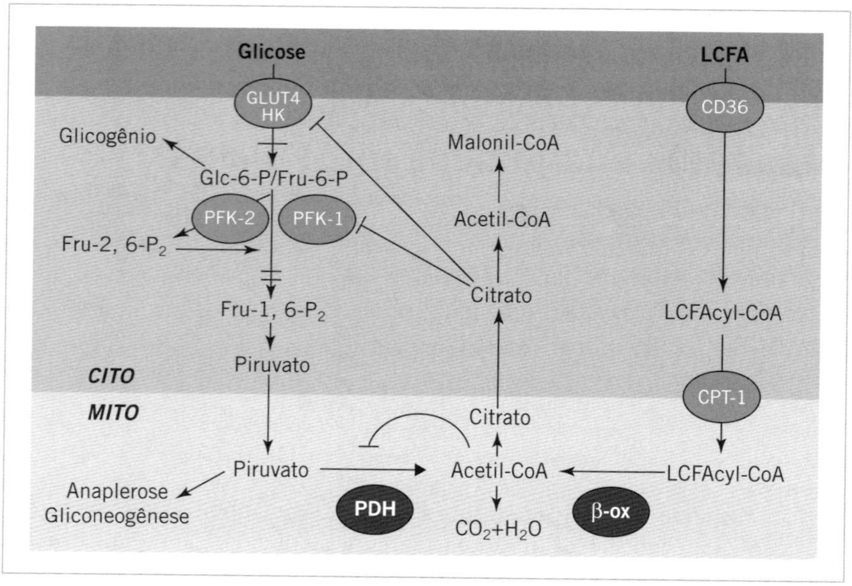

FIGURA 1 Mecanismo de inibição da utilização de glicose pelo ácido graxo.
CD-36: transportador do ácido graxo; CITO: citosol; CPT-1: camitina-palmitoiltransferase 1; Frut-6-P: frutose-6-fosfato; Glc-6-P: glicose-6-fosfato; GLUT4: transportador de glicose 4; HK: hexoquinase; LCFA: ácido graxo de cadeia longa; MITO: mitocôndria; PDH: piruvato desidrogenase; PFK-1 e PFK-2: fosfofrutoquinase 1 e 2.

No exercício com incremento de intensidade, a produção de ácido lático vem sendo contrabalançada pela capacidade de remoção, que é limitada ("metabolismo aeróbio-anaeróbio") (limiar aeróbio) (Figura 3). Ao atingir o nível crítico de tamponamento, a produção de lactato passa a aumentar rapidamente, gerando o segundo ponto da curva (limiar anaeróbio ou ponto de compensação respiratório), a partir do qual o lactato se acumula nas células musculares, podendo levar ao chamado "ponto morto do atleta" (exaustão).

Indivíduos não treinados podem chegar a esse segundo ponto de deflexão em torno de 50 a 60% do $VO_{2máx}$, enquanto os atletas de *endurance* podem alcançá-lo em torno de 80 a 90% do $VO_{2máx}$.

É importante ressaltar que outros combustíveis alternativos podem fornecer energia aeróbica nas células durante o exercício, incluindo aminoácidos, acetato, triglicerídeos de cadeia média, as cetonas beta-hidroxibutirato e ácido acetoacético. Embora esses combustíveis possam ser usados para poupar o uso de gordura e carboidrato em algumas situações de exercícios de intensidade moderada, ou na produção de energia anaeróbica na ausência de oxigênio,

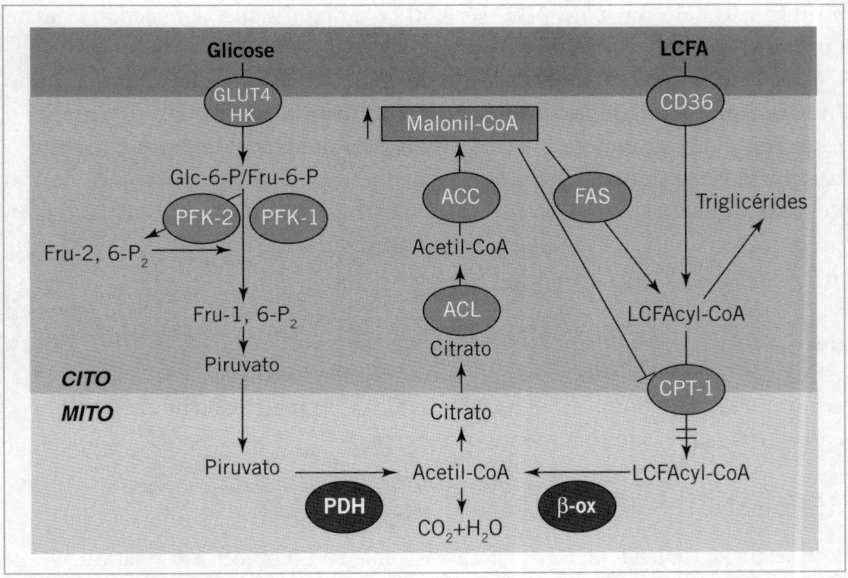

FIGURA 2 Mecanismo de inibição da oxidação do ácido graxo pela glicose.

ACC: acetil-CoA-carboxilase; ACL: ATP-citrato-liase; CD-36: transportador de ácido graxo; CITO: citosol; CPT-1: carnitino-palmitoiltransferase 1; FAS: sintase do ácido graxo; Frut-6-P: frutose-6-fosfato; Glc-6-P: glicose-6-fosfato; GLUT4: transportador de glicose 4; HK: hexoquinase; LCFA: ácido graxo de cadeia longa; MITO: mitocôndria; PDH: piruvato desidrogenase; PFK-1 e PFK-2: fosfofrutoquinase 1 e 2.

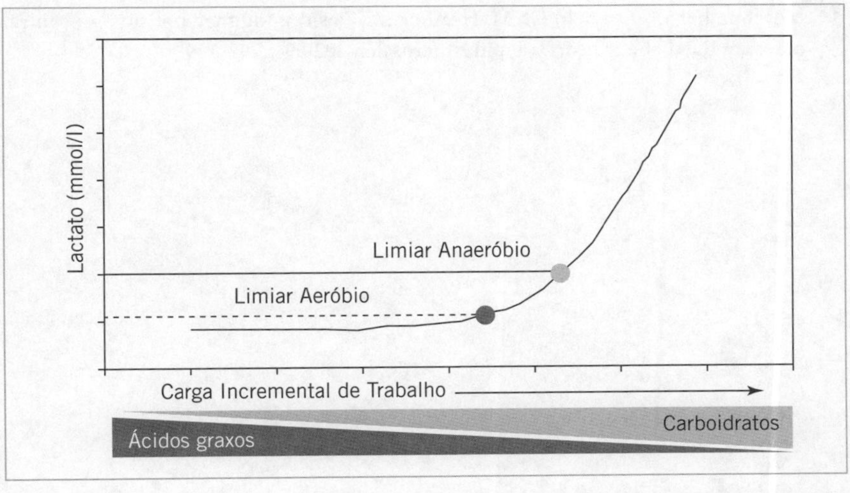

FIGURA 3 Modelo da curva de limiares do lactato durante o suprimento de energia para o exercício incremental.

a utilização pelo músculo pode ser lenta e a quantidade armazenada desses combustíveis pode ser baixa.[2]

A compreensão do fornecimento de energia do exercício, a regulação do metabolismo e o uso de combustíveis de gordura e carboidrato durante o exercício aumentaram ao longo de mais de 100 anos, com base em estudos usando vários métodos, incluindo calorimetria indireta, amostras de tecido de músculo esquelético em contração, amostragem de traçadores metabólicos, preparações de músculo esquelético isolado e análise de amostras de sangue arteriovenoso de corpo inteiro e regional.

Recentemente, as abordagens da espectroscopia de ressonância magnética integrada ao uso das ciências ômicas podem fornecer novos *insights* sobre a regulação molecular do metabolismo muscular pelo exercício. No entanto, em praticamente todas as áreas da regulação do metabolismo de gorduras e carboidratos não são totalmente conhecidas.[3,4]

REFERÊNCIAS

1. Randle PJ, Garland PB, Hales CN, Newsholme EA. The glucose fatty-acid cycle. Its role in insulin sensitivity and the metabolic disturbances of diabetes mellitus. Lancet. 1963;1:785-9.
2. Hue L, Taegtmeyer H. The Randle cycle revisited: a new head for an old hat. Am J Physiol Endocrinol Metab. 2009;297(3):E578-E591.
3. Hargreaves M, Spriet LL. Skeletal muscle energy metabolism during execise. Nature Metabol. 2020;2:817-28.
4. Mereweather LJ, Aparicio CNM, Heather LC. Positioning metabolism as a central player in the diabetic heart. J Lipid Atheroscler. 2020;9(1):92-109.

6

Intensidade das atividades

Carlos Alberto Werutsky

Cada categoria de atividade física tem uma taxa de energia despendida, cuja unidade é o equivalente metabólico (MET). Essa energia aumenta o consumo de oxigênio. Os testes e programas de treinamento se baseiam em exercícios de intensidades progressivas, relacionadas a valores múltiplos do MET e/ou $VO_{2máx}$, adaptados à capacidade funcional do atleta.[1,2]

A unidade MET (Metabolic EquivalenT) é definida como a energia despendida de quem está sentado sossegadamente, cuja média para adultos é de aproximadamente

$$3{,}5 \text{ mL } O_2 \cdot kg^{-1} \text{ de peso corporal} \cdot min^{-1}$$

ou

$$1 \text{ kcal} \cdot kg^{-1} \text{ de peso corporal} \cdot h^{-1}$$

$$1 \text{ kcal} = 4 \text{ kJ}; 1 \text{ L } O_2 = 4{,}83 \text{ kcal}$$

O consumo de energia de um ciclista de 60 kg, pedalando por 40 minutos, é calculado como segue:

Ciclismo = 4 METs

$$4 \text{ METs} \cdot 60 \text{ kg} \cdot (40 \text{ min}/60 \text{ min}) = 160 \text{ kcal}$$
$$160 \text{ kcal}/40 \text{ min} = 4 \text{ kcal/min}$$

Alguns valores de METs são apresentados na Tabela 1.

TABELA 1 Energia necessária para atividades físicas selecionadas

Atividades	MET
LEVE	
Caminhada (passeio)	2,5
Vôlei (não competitivo)	2,9
Tocar piano	2,3
Tocar violino	2,5
Golfe (com carro)	2,5
Dança de salão	2,9
Bilhar	2,4
MODERADA	
Ciclismo (passeio)	3,5
Golfe (sem carro)	4,4
Notação (*slow*)	4,5
Caminhada (rápida)	3,3
Caminhada (marcha)	4,5
VIGOROSA	
Escalar morro (sem carga)	4,9
Escalar morro (com carga de 5 kg)	6,9
Cortar lenha	4,9
Ciclismo moderado	5,7
Dança aeróbia ou balé	6,0
Jogging (~6 min/km)	10,2
Patinação (*roller*)	6,5
Patinação (gelo)	5,5
Squash	12,1
Surfe	6,0
Natação (esportiva)	7,0
Tênis (duplas)	5,0

continua

TABELA 1 Energia necessária para atividades físicas selecionadas (*continuação*)

Atividades	MET
ATIVIDADES COTIDIANAS	
Jardinagem	4,4
Afazeres domésticos	3,5
Lavar carro	3,0
Passear com o cachorro	3,0
Dirigir o carro	1,0

Uma classificação simples da intensidade das atividades físicas considera LEVE < 3,0 METs, MODERADA 3,0-6,0 METs e VIGOROSA > 6,0 METs.

O Compêndio de Atividades Físicas de Adultos 2024 apresenta a atualização dos custos energéticos da inatividade, lazer, transporte, esportes e condicionamento físico, em ambientes domésticos e ocupacionais, medidos em METs (usando calorimetria indireta), disponível em https://pacompendium.com.[3]

A natureza do impacto dos exercícios (estresse sobre os ossos e as articulações) e sua intensidade (METs) são consideradas os dois maiores fatores determinantes da frequência das lesões musculoesqueléticas na prática desportiva.

O Relatório Científico da American Heart Association (AHA) sobre Padrão de Exercícios para Teste e Treinamento reuniu em uma tabela informações sobre tipo (aeróbio, anaeróbio), intensidade, frequência, duração e progresso, pelos dados de $VO_{2máx}$, $FC_{máx}$, METs e percepção subjetiva do esforço em adultos saudáveis de várias faixas etárias (Tabela 2).[4]

A Escala de Percepção Subjetiva do Esforço (RPE), desenvolvida por Borg, classifica em escala as percepções somatossensoriais de esforço em trabalho físico pesado. Esse esforço percebido em várias cargas de trabalho pode ser comparado com respostas fisiológicas como frequência cardíaca (teste ergométrico) e concentração de lactato no sangue.[5]

A Escala de Borg foi projetada para crescer linearmente com a intensidade do exercício e a frequência cardíaca para o trabalho na bicicleta ergométrica. Por exemplo, em um teste de esforço progressivo a percepção "um tanto difícil" (13 na escala) não necessariamente vai corresponder a uma frequência cardíaca de 130 bpm, ou seja, a intensidade subjetiva pode variar com a intensidade física.

TABELA 2 Classificação da intensidade da atividade física

Intensidade	Atividade de *endurance*								Exercício de força/ intensidade relativa*
	Intensidade relativa			Intensidade absoluta em adultos saudáveis (idade), METs					
	$VO_{2máx}$ %	Freq. cardíaca máxima %	RPE†	Jovens (20-39)	Meia-idade (40-64)	Idosos (65-79)	Muito idosos (80+)	RPEt	Contração voluntária máxima %
Muito leve	< 20	< 35	< 10	< 2,4	< 2,0	< 1,6	< 1,0	< 10	< 30
Leve	20-39	35-54	10-11	2,4-4,7	2,0-3,9	1,6-3,1	1,1-1,9	10-11	30-49
Moderada	40-59	55-69	12-13	4,8-7,1	4,0-5,9	3,2-4,7	2,0-2,9	12-13	50-69
Pesada	60-84	70-89	14-16	7,2-10,1	6,0-8,4	4,8-6,7	3,0,4,25	14-16	70-84
Muito pesada	≥ 85	≥ 90	17-19	≥ 10,2	≥ 8,5	≥ 6,8	≥ 4,25	17-19	≥ 85
Máxima‡	100	100	20	12,0	10,0	8,0	5,0	20	100

* Baseado em 8 a 12 repetições/série para pessoas < 50-60 anos, e 10 a 15 repetições/série para pessoas ≥ 50-60 anos.

† RPE Escala de Borg (Escala de Percepção Subjetiva do Esforço) de 6-20.

‡ Valores máximos são médias atingidas durante o exercício máximo por adultos saudáveis. Os valores máximos para mulheres são ~1 a 2 METs mais baixos do que aqueles atingidos pelos homens.

REFERÊNCIAS

1. Ainsworth BE, Haskell WL, Herrmann SD, Meckes N, Bassett DR Jr, Tudor-Locke C, et al. 2011 Compendium of Physical Activities: a second update of codes and MET values. Med Sci Sports Exerc. 2011;43(8):1575-81.
2. Meneghelo RS, Araújo CGS, Stein R, Mastrocolla LE, Albuquerque P, Serra S. III Diretrizes da Sociedade Brasileira de Cardiologia sobre teste ergométrico. Arq Bras Cardiol. 2010;95(Suppl. 1):1-26.
3. Herrmann SD, Willis EA, Ainsworth BE, Barreira TV, Hastert M, Kracht CL, Schuna JM Jr, et al. 2024 Adult Compendium of Physical Activities: A third update of the energy costs of human activities. J Sport Health Sci. 2024;13:6-12.
4. Fletcher GF, Ades PA, Kligfield P, Arena R, Balady GJ, Bittner VA, et al. Exercise standards for testing and training: a scientific statement from the American Heart Association. Circulation. 2013;128(8):873-934.
5. Borg G. Psychophysical scaling with applications in physical work and the perception of exertion. Scand J Work Environ Health. 1990;16(Suppl. 1):55-8.

7

Metabolismo dos carboidratos durante o exercício

Carlos Alberto Werutsky

A adenosina trifosfato (ATP) é produzida mais rapidamente pela via anaeróbia (glicólise ou glicogenólise). A depleção de glicogênio muscular está associada à fadiga e ao risco de degradação proteica muscular (níveis críticos de glicogênio muscular e/ou ácido lático). A ressíntese de glicogênio muscular depende do teor de carboidratos da refeição de recuperação e do tempo (*timing*) em que essa ingestão se inicia após o término dos exercícios.[1]

A utilização de glicose no músculo em atividade (trabalho muscular) é aumentada por meio da maior entrega e captação de glicose plasmática e do aumento da glicogenólise.

O transporte de glicose através das membranas do sarcolema e T-tubular é determinado pela quantidade de contração muscular e da proteína transportadora de glicose (GLUT4), dependente da insulina na membrana externa. Essa magnitude de resposta do transporte de glicose se correlaciona com a intensidade de trabalho muscular, sugerindo o envolvimento de quinases como proteinoquinase ativada por AMP (AMPK) e proteinoquinases semelhantes a AMPK, como a p38 MAPK e a SNARK, além do Ca^{2+}.

A mobilização de glicogênio está aumentada pela atividade da glicogênio-fosforilase (GP) e pela ressíntese da glicogênio-sintase (GS) simultaneamente durante o exercício. A GP é regulada pela disponibilidade de glicogênio e bloqueada pela glicose-6-fostato (G-6-P), que estimula a GS (Figura 1).[2]

O metabolismo da glicose envolve a produção de energia (catabolismo) via piruvato no ciclo do ácido tricarboxílico, podendo ser convertida em gordura (reserva por longo período) e glicogênio (reserva por curto período) como depósitos de substratos energéticos (anabolismo), como mostra a Figura 2.

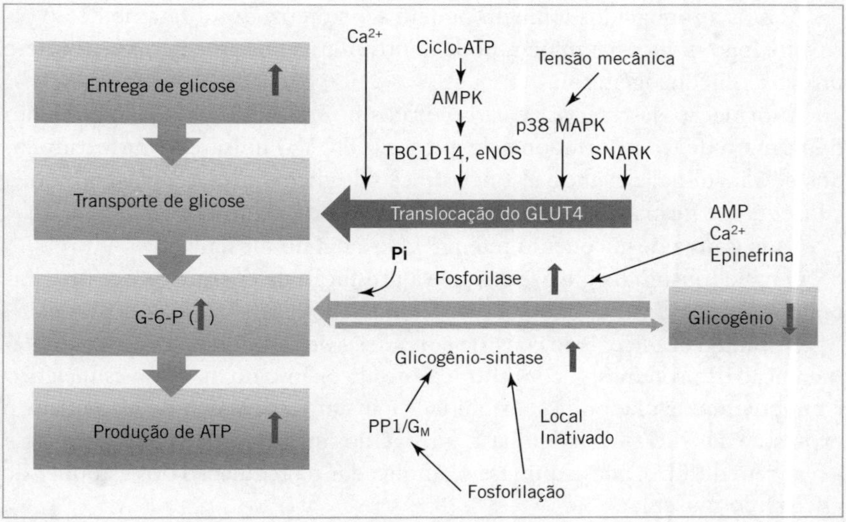

FIGURA 1 Utilização da glicose durante o exercício.

AMPK: proteinoquinase ativada por AMP; eNOS: sintase do óxido nítrico; p38, MAPK e SNARKs: proteinoquinases semelhantes à AMPK que se relacionam à contração; PP1/GM: proteína fosfatase, que ativa a GS; TBC1D1/4: proteinoquinase semelhante à AMPK, mediadores da translocação do GLUT4.

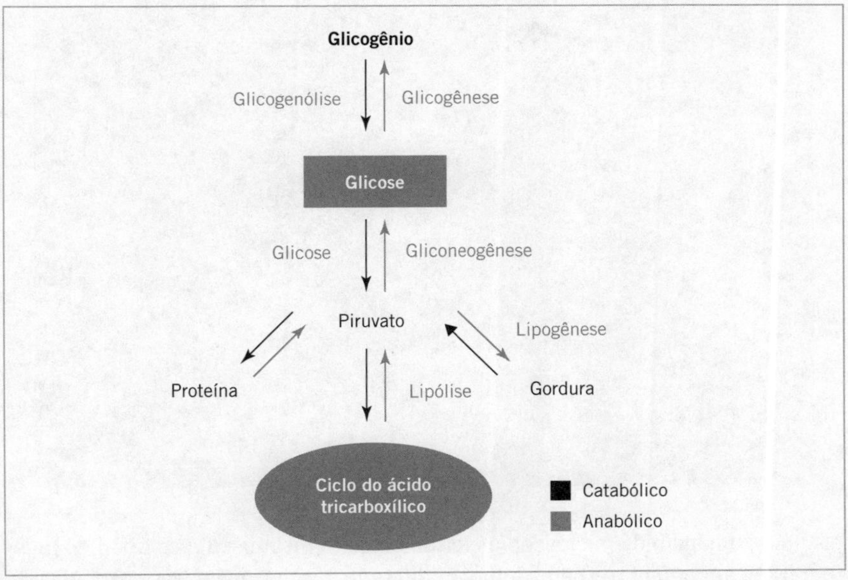

FIGURA 2 Anabolismo e catabolismo da glicose.

Alguns aminoácidos também podem ser sintetizados diretamente do piruvato; logo, a glicose também pode contribuir indiretamente para a síntese proteica (gliconeogênese).

A formação da reserva de carboidratos no músculo se dá pelo aumento do número de transportadores de glicose (GLUT4) no sarcolema, estimulados pela insulina, elevando a concentração de glicose no sarcoplasma, com a consequente formação de grânulos de glicogênio (Figura 3).[3]

Cada grama de glicogênio retém 3 g de água no músculo.

O metabolismo da glicose envolve a produção de energia (processo catabólico) e o consumo de energia (processo anabólico).

O grânulo de glicogênio consiste em cadeias de carboidratos e uma complementação de proteínas. A concentração de glicogênio no músculo esquelético é um potente regulador da sensibilidade à insulina, bem como da atividade e expressão da GLUT4, hexoquinase, glicogênio sintetase, glicogênio fosforilase e piruvato desidrogenase quinase 4, implicadas na regulação dos estoques de glicogênio muscular.

O grânulo de glicogênio é conhecido por estar associado com a actina citoesquelética, que facilita seu movimento.

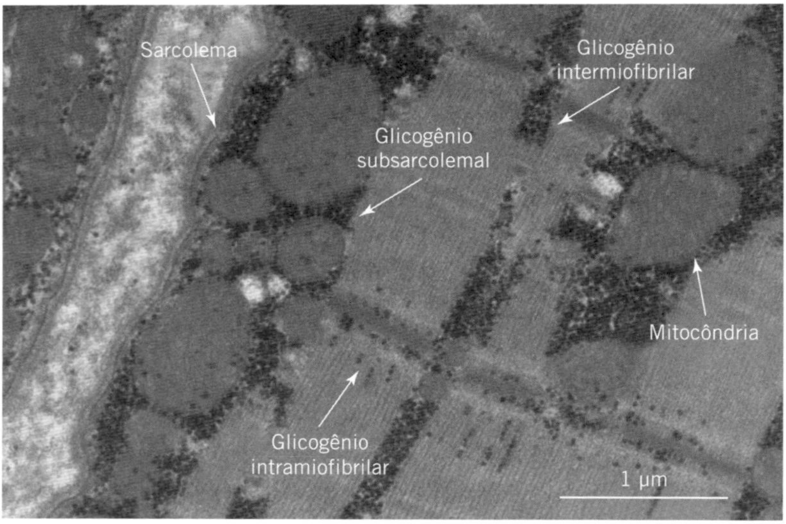

FIGURA 3 Imagem da microscopia eletrônica de fibras musculares tipo I do músculo triceps braquial. As setas indicam diferentes localizações das partículas de glicogênio (pontos pretos).

Sob condições normais, cada grânulo individual está associado com um grupamento de enzimas, as quais representam de 66 a 80% do seu peso total. Essa "maquinaria metabólica" ou "estrutura tipo organela" também é denominada glicossoma (Figura 4).

Exercícios de força (> 80% do $VO_{2máx}$) depletam o glicogênio muscular (Figura 5).

Após a depleção de glicogênio, a sensibilidade à insulina é aumentada até 2 horas após o exercício, quando o carboidrato é disponibilizado, mas pode permanecer elevada por 48 horas se os estoques de glicogênio não forem repostos. Esse mecanismo estimulou estratégias de "carregamento" de glicogênio muscular, a partir de seu "esvaziamento" ou depleção prévios, obtidos pelo aumento da carga de exercícios e/ou dieta com baixos teores de carboidratos. Entretanto, estudos subsequentes demonstraram que altas concentrações de glicogênio muscular podem ser atingidas (24-36 h de alta ingestão de carboidrato em repouso) sem a fase de depleção e, ainda, sem o risco do possível prejuízo da qualidade do treino na fase de depleção.[4]

O glicogênio tem sido sugerido como um "protetor" da excitabilidade da fibra muscular, pois baixas concentrações musculares de glicogênio, consequentes à fadiga, estão associadas com a liberação reduzida de Ca^{2+} no retículo sarcoplástico. Nessa situação, a degradação de proteínas musculares pode ser aumentada, pela ativação da enzima oxoácido de cadeia ramificada desidrogenase, que aumenta a oxidação de aminoácidos.

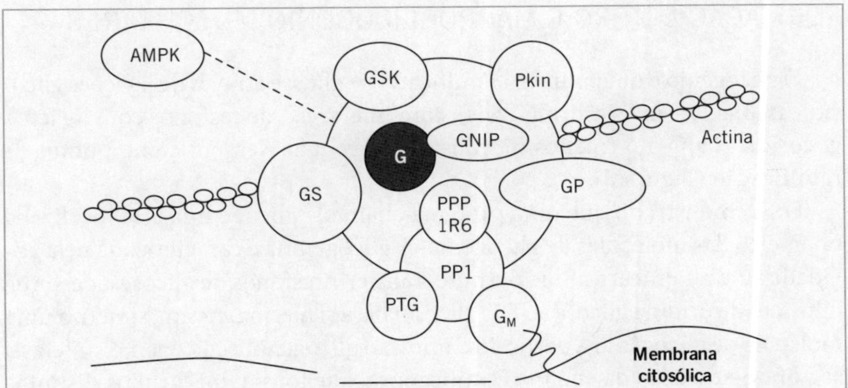

FIGURA 4 Diagrama do grânulo de glicogênio.

AMPK: proteinoquinase ativada por AMP; G: glicogenin; G_M: proteína ligada do glicogênio; GNIP: proteína de interação do glicogênio; GP: glicogênio-fosforilase; GS: glicogênio-sintase; GSK: glicogênio quinase sintase; Pkin: inibidor da proteinoquinase; PP1: fosfatase proteica-1; PPP 1R6: proteína fosforilada ribossomal; PTG: proteína-alvo do glicogênio.

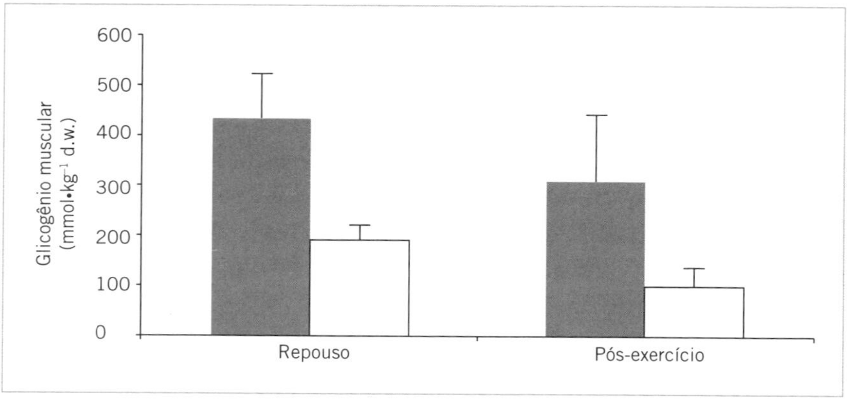

FIGURA 5 Concentração de glicogênio muscular antes e imediatamente depois de uma sessão de exercícios de força (5 séries/8 repetições de 80% da repetição máxima), com conteúdo normal de glicogênio (barras escuras) e baixo (barras claras). Diferença significativa entre o repouso e o pós-exercício ($P < 0,01$).

Alterações plasmáticas de glicose e ácidos graxos não esterificados livres, concentrações de insulina e catecolaminas consequentes ao aumento da ingestão de carboidratos e gorduras podem modular os efeitos da disponibilidade de glicogênio sobre a elevação da glicose.

FORMAÇÃO DO PRÓ E MACROGLICOGÊNIO MUSCULARES

O glicogênio é um polímero ramificado de glicose através de ligações glicosídicas alfa-1,4 (mais hidrolisáveis), com interseção de resíduos com ligações glicosídicas alfa-1,6 (menos hidrolisáveis), as quais servem como pontos de ramificação (Figura 6).[5]

Foi demonstrado que uma proteína chamada glicogenina está localizada no núcleo das moléculas de glicogênio. A glicogenina é caracterizada pela atividade autocatalítica, que lhe permite transferir resíduos de glicose a partir de difosfato de uridina glicose (UDP-glicose) para si mesma. Assim, sintetiza uma molécula de glicogênio a partir do complexo glicogenina-glicogênio sintetase, seguindo-se à ação da enzima ramificadora, que forma dois grupos distintos de glicogênio, fisiologicamente: proglicogênio partícula pequena (4×10^5 Da) e macroglicogênio partícula maior (10^7 kDa) (Figura 7).

Tem sido relatado que o proglicogênio é mais sensível ao carboidrato da dieta, e é sintetizado mais rapidamente após a depleção de glicogênio pós-exercício, atingindo um patamar após 24 horas.

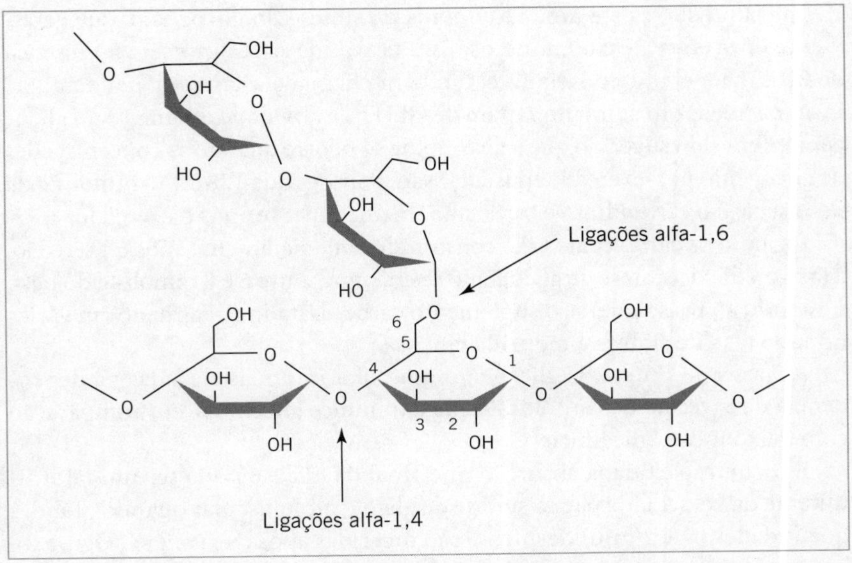

FIGURA 6 Estrutura do glicogênio. Polimerização da cadeia pelas ligações glicosídicas alfa-1,4 e ramificações pelas ligações glicosídicas alfa-1,6.

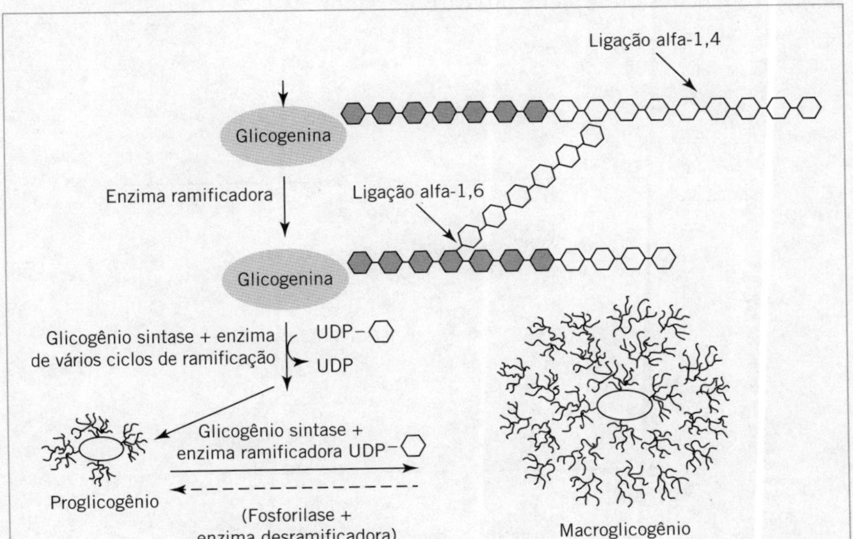

FIGURA 7 Representação esquemática da síntese de glicogênio muscular esquelético.

Inicialmente, existe uma fase rápida de síntese do glicogênio, que geralmente dura entre 30 e 60 minutos. Essa fase pode se realizar sem a presença de insulina e é, por conseguinte, também chamada a fase independente da insulina, mas com aumento rápido de GLUT4 e atividade da sintase do glicogênio. Tem sido sugerido que a fase rápida só ocorre quando as concentrações de glicogênio pós-exercício muscular são menores que 128 a 150 mmol/kg de peso seco, e o carboidrato é fornecido imediatamente após o exercício.

Quando os carboidratos são consumidos imediatamente após o exercício, a taxa média da síntese de glicogênio se encontra entre 6 e 8 mmol/kg do peso úmido/h, ao passo que, se o suplemento carboidratado é retardado em várias horas, a taxa de síntese é reduzida em 50%.

As taxas de síntese de glicogênio muscular são mais elevadas na dependência da ingestão de carboidratos de alto índice glicêmico, em comparação com baixo índice glicêmico.

Em contrapartida, a absorção intestinal da glicose pode ser um fator limitante da velocidade para a síntese de glicogênio muscular quando grandes quantidades (> 1 g/min) de glicose são ingeridas após o exercício (Figura 8).

Assim, para atingir uma taxa máxima de armazenamento do glicogênio muscular, são recomendados de 75 a 90 g de carboidrato (1,2 g/kg) imediatamente após o exercício, repetido a cada hora, em até 6 horas, na forma de pequenos lanches ou suplemento carboidratado.

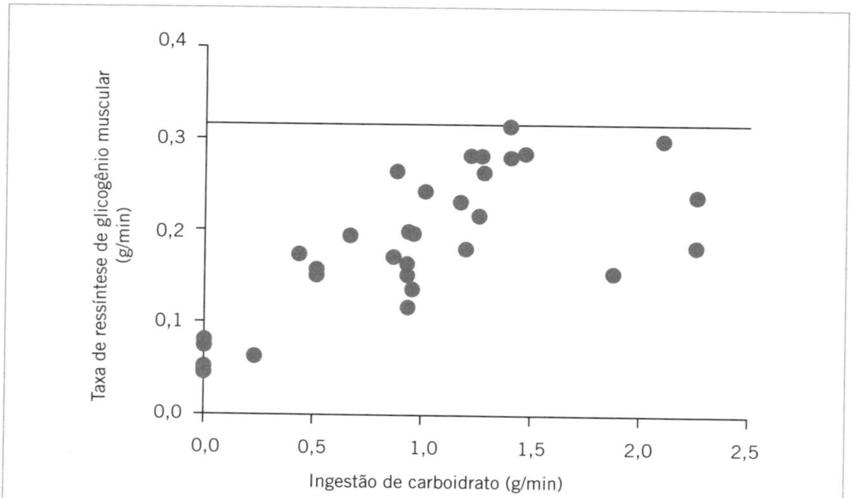

FIGURA 8 Taxas de síntese do glicogênio muscular *versus* taxas de ingestão de carboidratos.

Por outro lado, a síntese do macroglicogênio é relativamente lenta e mais constante e pode durar pelo menos 48 horas pós-exercício, dependendo da ingestão de carboidrato e da magnitude da concentração de glicogênio.

A fase lenta de síntese de glicogênio muscular é caracterizada por um aumento marcado na sensibilidade da captação de glicose muscular e pela síntese de glicogênio pela insulina, que provoca 50% da resposta máxima por todo aquele período.[5]

A reserva de macroglicogênio também é efeito da supercompensação de glicogênio, observada quando uma dieta rica em carboidrato é consumida nos dias que se seguem ao período de depleção do glicogênio muscular pelo exercício e/ou dieta pobre em carboidratos.

Os mecanismos regulatórios exatos da concentração muscular esquelética dos dois tipos de glicogênios são em grande parte desconhecidos.

A maioria dos estudos relata concentrações de glicogênio "total" do músculo esquelético, não distinguindo entre proglicogênio e macroglicogênio, e nos fatores que regulam esse equilíbrio, como a glicogenina.

O treinamento físico induz várias adaptações ao nível muscular, as quais podem contribuir para aumentar a sensibilidade à insulina, como o aumento do conteúdo de GLUT4, a melhora da sinalização à insulina e o aumento do fluxo sanguíneo.

Essas adaptações favoreceriam a absorção de glicose e podem levar a maior síntese de glicogênio muscular. Portanto, é provável que os atletas treinados tenham taxas de síntese de glicogênio mais elevadas que os indivíduos sedentários.[5]

DEGRADAÇÃO E RESSÍNTESE DE GLICOGÊNIO MUSCULAR COM OS EXERCÍCIOS

Em exercícios com intensidade maior que 65% do $VO_{2máx}$, há predomínio da oxidação de carboidratos (glicogenólise e glicólise) para produzir ATP. Durante esses exercícios, a mobilização dos grânulos de glicogênio no tecido muscular se dá de forma variada em relação a sua localização. Há uma utilização significativamente maior do glicogênio intramiofibrilar em comparação aos glicogênios intermiofibrilar e subsarcolemal do glicogênio total.

No exercício incremental, o esforço crescente começa a aumentar as concentrações de lactato (limiar aeróbico ou de carboidrato), até um "ponto de quebra" ou limiar anaeróbico, em que a produção de lactato excede sua remoção (acidose metabólica), que pode significar valores entre 2,5 e 4 mmol/L. O limiar de fosfocreatina seria a máxima ou supramáxima intensidade do exercício incremental sem a produção de lactato, mas a de menor duração (Figura 9).[6]

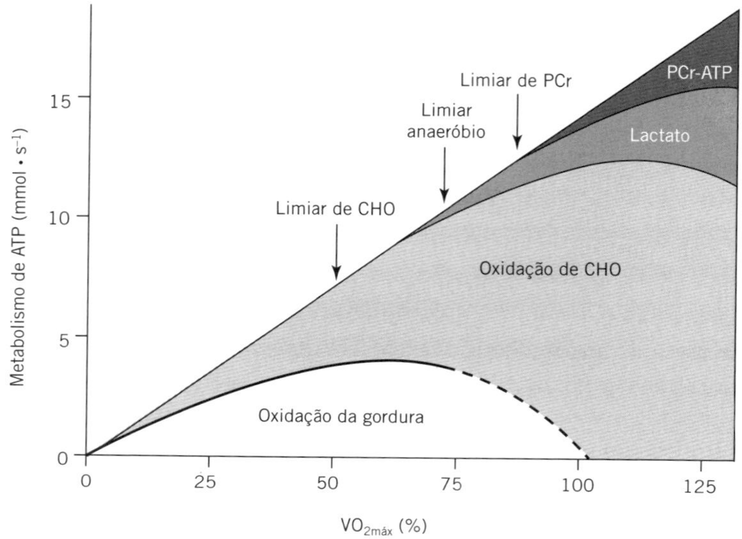

FIGURA 9 Utilização majoritária de carboidratos pela intensidade do exercício na produção de ATP.
ATP: adenosina-trifosfato; CHO: carboidrato; PCr: fosfocreatina.

O lactato produzido transfere substratos energéticos de uma célula a outra. Ele pode ser reoxidado até piruvato, ou reconvertido em glicogênio muscular.

Por que o glicogênio muscular é necessário para exercícios de moderada a alta intensidade? A sugestão é de que a glicogenólise supre a necessidade de ATP em milissegundos da contração muscular, e entre cada uma delas ainda há ressíntese de glicogênio (glicogênese).

Os níveis de glicogênio muscular alcançam baixos níveis com o aumento da intensidade dos exercícios (60% de depleção). Níveis críticos podem chegar a 3 g/kg de músculo (níveis normais = 11-18 g/kg de músculo).

Bergström e Hulrman[8] realizaram um experimento no qual uma pessoa se exercitava com a perna esquerda, e a outra pessoa simultaneamente com a perna direita, no mesmo cicloergômetro. Depois de várias horas de exercício, a perna exercitada de cada um dos participantes foi quase exaurida de glicogênio. A outra perna, em descanso, ainda mantinha a quantidade normal. A alimentação pós-exercício com dieta rica em carboidratos não influenciou os depósitos do membro em repouso. Na perna exercitada, contudo, o conteúdo de glicogênio aumentou rapidamente, até que os valores fossem duas vezes mais altos que os da perna não exercitada. Esses mesmos autores mostraram que, sob intensidade de trabalho muscular ≥ 75% do $VO_{2máx}$, quanto maiores as reservas de glicogênio muscular, maior tempo o indivíduo mantinha o exercício sob essa intensidade de carga.

Fadiga durante exercício prolongado é sempre associada à depleção de glicogênio muscular, cujos estoques suficientes são essenciais à ótima performance esportiva.

Concentrações máximas de glicogênio muscular são desejáveis para a qualidade de treino/competição. Para atletas com treinos intervalados, repetitivos e em dias consecutivos, a rápida restauração dos estoques de glicogênio muscular é essencial. As taxas de restauração do glicogênio muscular são da ordem de 5 a 6 mmol/h (equivalente a 90-108 mg/h) em até 24 horas, para a normalização dos estoques depletados. Tem sido bem investigado qual o tipo e a quantidade do carboidrato e ainda o *timing* dessa ingestão, que assegurariam a melhor ressíntese do glicogênio muscular seguida à sua depleção.

A recomendação de carboidratos da dieta não deve ser fornecida em percentuais do valor energético total, mas baseada na massa de músculo ativo e carga do exercício (Tabela 1).[5]

TABELA 1 Necessidades diárias de carboidratos para repleção/depleção de glicogênio muscular por atletas

Atividade	Carga	Quantidade de CHO	*Timing*
Leve	Baixa intensidade	3-5 g/kg/dia	CHO da alimentação/dia
Moderada	–1 h/dia	5-7 g/kg/dia	CHO da alimentação/dia
Intensa	1-3 h/dia	6-10 g/kg/dia	CHO da alimentação/dia
Muito intensa	4-5 h/dia	8-12 g/kg/dia	CHO da alimentação/dia

O glicogênio muscular é o principal substrato durante o exercício de moderada a alta intensidade, e grandes reduções podem ocorrer após sessões de treinos relativamente curtas.

Além disso, o glicogênio muscular é armazenado de forma heterogênea e, de forma semelhante, exibe um padrão de depleção heterogêneo e específico do tipo de fibra, com utilização predominante em fibras de contração rápida, e com taxa mais lenta nas fibras tipo 1.

Em exercícios intermitentes e de alta intensidade, a relação entre o glicogênio muscular e a fadiga tem sido atribuída a uma taxa de ressíntese do ATP diminuída pela reserva crítica de glicogênio, aliada a um possível acoplamento excitação-contração com excitabilidade muscular e cinética de cálcio alteradas.[7]

REFERÊNCIAS

1. Adeva-Andany MM, Gonzalez-Lucán M, Donapetry-Garcia C, Fernández-Fernández C, Ameneiros-Rodríguez E. Glycogen metabolism in humans. BBA Clinical. 2016;5:85-100.
2. Jensen TE, Richter EA. Regulation of glucose and glycogen metabolism during and after exercise. J Physiol. 2012;590(5):1069-76.
3. Nielsen J, Holmberg H-C, Schrøder HD, Saltin B, Ortenblad N. Human skeletal muscle glycogen utilization in exhaustive exercise: role of subcellular localization and fibre type. J Physiol. 2011;589:2871-85.
4. Burke LM, Hawley JA, Wong SHS, Jeukendrup AE. Carbohydrates for training and competition. J Sports Sci. 2011;29(S1):S17-S27.
5. Thomas DT, Erdman KA, Burke LM. American College of Sports Medicine Joint Position Statement. Nutrition and athletic performance. Academy of Nutrition and Dietetics, and Dietitians of Canada. Med Sci Sports Exerc. 2016;48(3):543-68.
6. Kerksick CM, Arent S, Schoenfeld BJ, Stout JR, Campbell B, Wilborn CD, et al. International Society of Sports Nutrition position stand: nutrient timing. J Int Soc Sports Nutr. 2017;14(33):1-21.
7. Haller N, Behringer M, Reichel T, Wahl P, Simon P, Krüger K, et al. Blood-based biomarkers for managing workload in athletes: considerations and recommendations for evidence-based use of established biomarkers. Sports Med. 2023;53(7):1315-33.
8. Bergström J, Hultman E. Muscle glycogen synthesis after exercise: an enhancing factor localized to the muscle cells inman. Nature. 1966;210(5033):309-10.

8

Procedimentos em nutrologia para maximizar a ressíntese de glicogênio muscular

Carlos Alberto Werutsky

O glicogênio muscular é um importante "combustível", de estoque limitado, usado durante exercício prolongado extenuante. A depleção de glicogênio muscular pode produzir fadiga, com queda no rendimento esportivo. Por isso, o carboidrato de alto índice glicêmico deve ser ingerido o mais cedo possível no período pós-exercício (15-30 min), a uma taxa mínima de 1 g/kg/h, preferencialmente adicionado de > 0,3 g/kg/h de proteína de rápida absorção, com a finalidade de maximizar a taxa de síntese do glicogênio muscular.[1]

A ressíntese de glicogênio muscular para formar estoques adequados à demanda de exercícios mais intensos tem ocupado muitas linhas de pesquisa. Evidências atuais sugerem um papel direto do glicogênio nas atividades de excitação-contração dependente do Ca^{2+} no retículo sarcoplasmático da fibra muscular. Baixas concentrações de glicogênio muscular têm trazido prejuízo da função mecânica do aparato miofibrilar.

TIMING DA INGESTÃO DE CARBOIDRATOS E RESSÍNTESE DE GLICOGÊNIO MUSCULAR

Ivy et al.[2] mostraram que a ingestão de carboidratos imediatamente após o término de uma prolongada sessão de exercícios tem efeito significativo sobre a ressíntese do glicogênio muscular nas 6 a 8 horas seguintes, quando comparados a uma demora de 2 a 4 horas para iniciar a ingestão de carboidratos. Já Parkin et al.[3] mostraram que a ressíntese de glicogênio muscular por um longo período, de 8 a 24 horas, não é influenciada pelo consumo de carboidratos de forma imediata ou demorada (2 horas) após a sessão

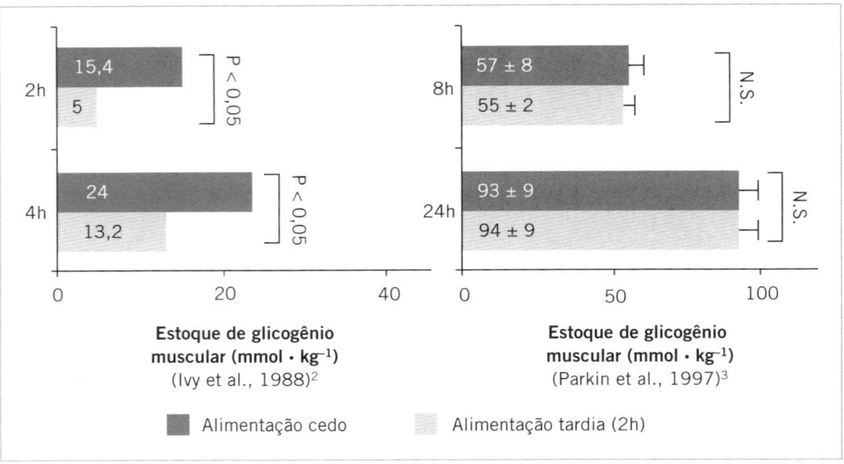

FIGURA 1 *Timing* da ingestão de carboidratos e o estoque de glicogênio.

prolongada de exercícios (Figura 1). Esse *timing* para a recuperação do glicogênio muscular é uma estratégia que pode ser utilizada em modalidades esportivas, com intervalos curtos ou longos entre as sessões de treino ou competição.

Como a taxa de ressíntese do glicogênio é de apenas ± 5%/h, a ingestão precoce de carboidratos durante o período de recuperação (± 1,2 g/kg/h durante as primeiras 4-6 horas) é mais eficaz na maximização do tempo de restauração dos estoques de glicogênio.

O conteúdo de carboidratos de cada alimento pode ser obtido pela consulta a tabelas de composição de alimentos. A Tabela de Composição de Alimentos (TACO), do Núcleo de Estudos e Pesquisa em Alimentação (NEPA) da Universidade Estadual de Campinas (Unicamp), apresenta dados de carboidratos totais, o que inclui a fração fibra alimentar, além de dados de energia, macronutrientes, vitaminas e minerais dos alimentos considerados representativos do hábito alimentar dos brasileiros.[4]

ÍNDICE GLICÊMICO, CARGA DE CARBOIDRATOS E RESSÍNTESE DE GLICOGÊNIO MUSCULAR

Carboidratos com moderados a altos índices glicêmicos contribuem para a ressíntese mais imediata de glicogênio muscular (proglicogênio), embora a "carga" de carboidratos seja mais decisiva para sustentar a recuperação mais completa dos estoques de glicogênio muscular (macroglicogênio).

A carga glicêmica (CG) é um produto do índice glicêmico (IG) e da quantidade de carboidrato presente na porção de alimento consumido, comparado com o alimento-padrão.

$$\mathbf{CG = IG/100 \times P \times peso\ do\ alimento}$$

P é a proporção de carboidrato disponível no alimento.

A tabela de alimentos com diferentes índices glicêmicos pode ser acessada pelo *link* https://www.tbca.net.br.

Uma proposta de maximização dos estoques de glicogênio muscular *versus* o impacto glicêmico pela ingestão dos diferentes tipos de carboidratos em treinos/competições é apresentada no esquema a seguir:

Antes	Durante	Depois
CG média (CG alta?)	CG média?	CG baixa/1ª fase
IG baixo?	IG baixo	IG alto/1ª fase

1ª fase = primeiros 30 minutos (maior velocidade de ressíntese do glicogênio).

A manipulação da CG e do IG sobre as adaptações musculares e o efeito sobre a performance ainda mostram resultados inconsistentes a partir de um número limitado de estudos.

Parece haver vantagem na performance final de atletas que vinham consumindo previamente dietas com altos teores de carboidratos (8-12 g/kg/dia), em comparação com dietas com teores moderados de carboidratos (4-7 g/kg/dia).

As estratégias para alcançar a supercompensação do glicogênio evoluíram lentamente desde a descrição desse fenômeno nos estudos pioneiros de Bergström et al.[5] Eles mostraram que vários dias de uma dieta com baixo teor de carboidratos (CHO), seguidos por um período semelhante de alta ingestão de CHO, resultaram em altas concentrações de glicogênio muscular, que haviam sido previamente esgotadas pelo exercício.

A partir desses estudos surgiu o modelo "clássico" de 7 dias de carga de CHO, envolvendo uma fase de "esgotamento" de 3 a 4 dias de treinamento intenso e baixa ingestão de CHO, terminando com uma fase de "carga" de 3 a 4 dias de alta ingestão de CHO e diminuição gradual do exercício. As derivações desse modelo são mostradas na Figura 2.

Trabalhos mais recentes sugerem que a supercompensação ocorre em 24 a 48 horas de redução gradual e alta ingestão de CHO em indivíduos bem treinados, constituindo-se em um modelo mais prático, que evitaria a fadiga.[6]

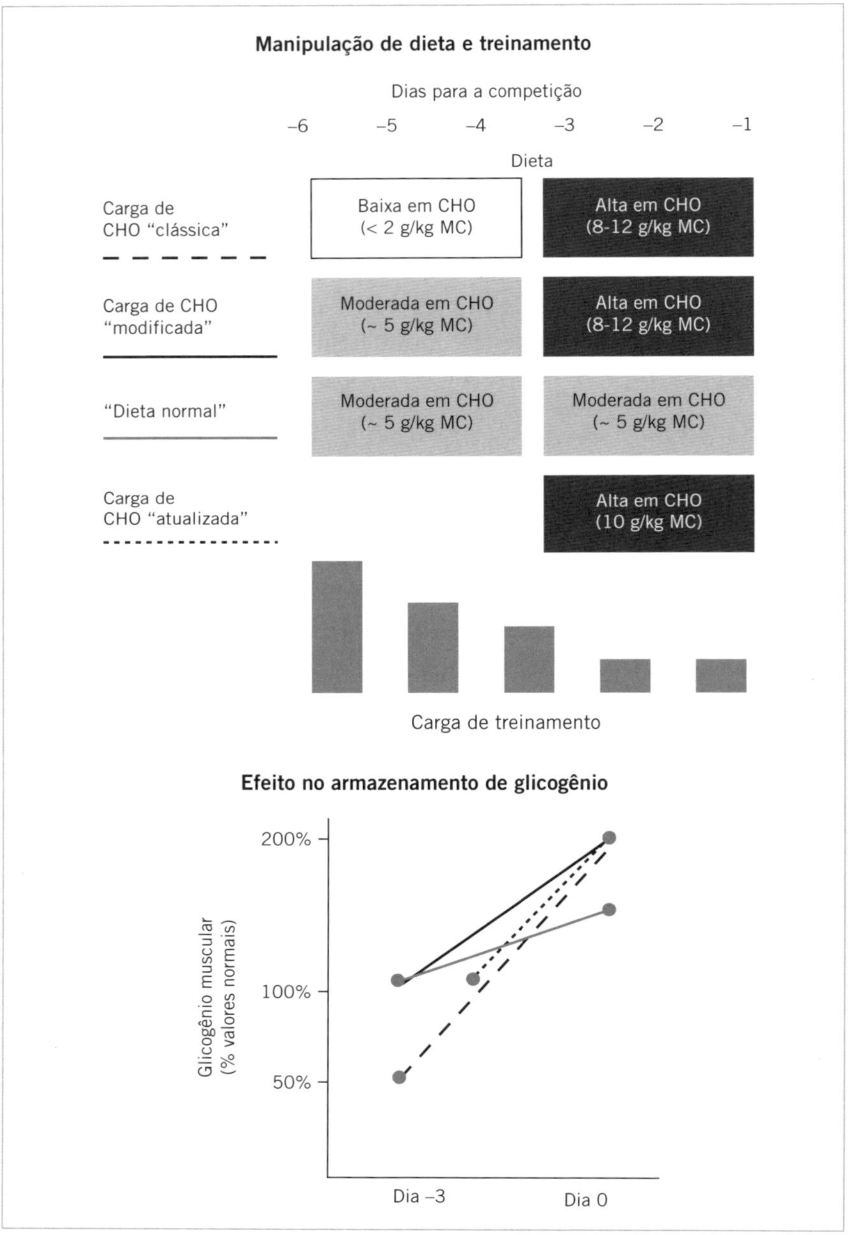

FIGURA 2 Modelos de supercompensação de glicogênio.
MC: massa corporal; CHO: carboidrato.

Após exercícios prolongados, o consumo mais frequente de *snacks* que se inicie imediatamente após o exercício (fase de recuperação) pode trazer benefícios diretos para a ressínteses do glicogênio muscular, em comparação com uma grande refeição rica em carboidratos, que pode levar ao desconforto intestinal. A Tabela 1 resume as estratégias de consumo de carboidratos para ótima performance.

TABELA 1 Resumo dos *guidelines* do consumo de carboidratos por atletas

Estratégias de abastecimento de reservas	Situação	Quantidade de carboidratos	Tipos de carboidratos
Abastecimento geral	Preparação para < 90 min de exercícios	7-12 g/kg/dia	Carboidrato pobre em fibras
Carga de carboidrato	Preparação para > 90 min de exercícios	36-48 h de 10-12 g/kg/dia	Carboidrato pobre em fibras e de digestibilidade rápida
Reabastecimento rápido	< 8 h de recuperação entre 2 sessões de exercícios	1-1,2 g/kg/h nas primeiras 4 h	Pequenos lanches e bebidas carboidratadas
Abastecimento pré-exercício	Antes do exercício > 60 min	1-4 g/kg consumido 1-4 h antes do exercício	Baixo índice glicêmico durante o exercício; evitar gorduras/proteínas/fibras
Durante exercício breve	< 45 min	Sem necessidade	Hidratação
Durante exercício de alta intensidade	45-75 min	Pequenas quantidades, incluindo "bochechos"	Bebidas esportivas ou géis para "bochecho" estimulam SNC, bem-estar e performance
Durante *endurance*, incluídos períodos de "intermitência"	1-2,5 h	30-60 g/h	Bebidas esportivas, barras, géis adaptados às metas individuais e conforto intestinal
Durante *ultraendurance*	> 2,5-3 h	Até 90 g/h	Produtos que fornecem *blend* de carboidratos com diferentes transportadores para atingir altas taxas de oxidação durante o exercício

MISTURA DE CARBOIDRATOS DURANTE EXERCÍCIO PROLONGADO (> 2 HORAS)

Inúmeros estudos têm mostrado que a ingestão de carboidratos simples durante exercício prolongado de moderada a alta intensidade pode aumentar a performance. Esse efeito é devido à prevenção da hipoglicemia e às altas taxas de oxidação dos carboidratos ingeridos (oxidação exógena), em momentos do exercício nos quais os estoques de glicogênio (oxidação endógena) estão depletados. Quando grandes quantidades de glicose ou de polímeros de glicose são ingeridas (> 1,2 g/min), os transportadores intestinais de glicose tornam-se saturados, prejudicando a absorção e a oxidação exógena. A frutose livre ou a frutose liberada da hidrólise da sacarose usa um transportador intestinal diferente da glicose (GLUT5). Estudos de perfusão intestinal com bebidas contendo glicose e frutose resultam em uma taxa de absorção cerca de 65% maior, se comparada com a solução isoenergética de glicose. Com base nesses estudos prévios, Jentjens e Jeukendrup[7] submeteram ciclistas treinados a 150 minutos de ciclismo a 68% do $VO_{2máx}$, com prévia depleção do glicogênio muscular, em três diferentes ocasiões (consumindo 150 mL/15 min de água, ou bebida a 9,2% de glicose, ou bebida a 9,2% de glicose + 9,2% de frutose). Os autores avaliaram as taxas de oxidação exógena por espectometria de massa (carbono isótopo) e calorimetria indireta. Os resultados demonstraram que, quando uma mistura de glicose e frutose é ingerida a taxas de 1,8 a 2,4 g/min, durante 150 minutos de ciclismo, as taxas de oxidação exógena são significativamente maiores que a ingestão só de glicose. A significativa diminuição da oxidação endógena (glicogênio) é observada entre a água e os *trials* com carboidratos simples, prolongando a performance (Figura 3).

Um desenho semelhante de estudo utilizando água, maltodextrina (11,25%) e maltodextrina + frutose (2:1), mostrou uma taxa de oxidação dessa última mistura significativamente maior em comparação à maltodextrina.Também foi observada significativa diminuição da oxidação endógena (glicogênio) dos *trials* com carboidratos, em comparação à água, prolongando a performance (Figura 4).

MAIOR CONSUMO DE CARBOIDRATOS ESTÁ ASSOCIADO COM MAIOR DESEMPENHO

O *timing*, a quantidade e o tipo de alimentos e bebidas ricos em carboidratos devem ser escolhidos de acordo com as necessidades práticas do treino/competição (natureza de cada esporte), para que as metas de abastecimento e reabastecimento musculares de glicogênio sejam atingidas.

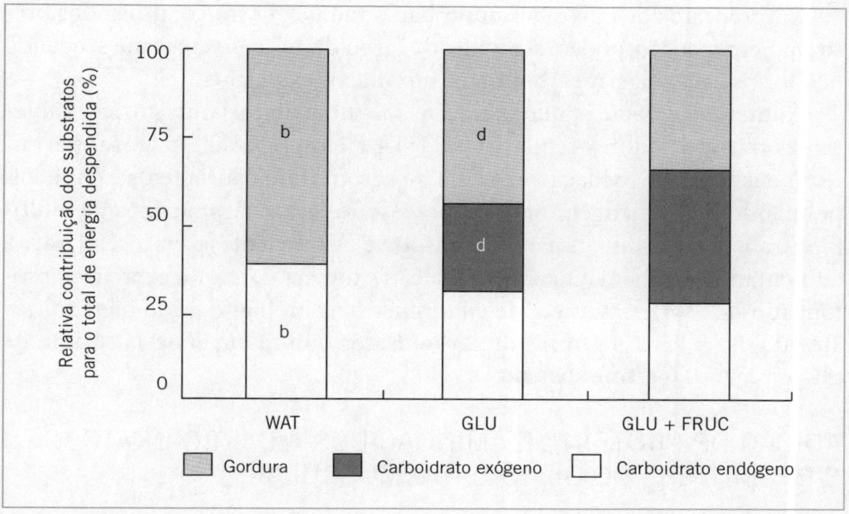

FIGURA 3 Relativa contribuição dos substratos energéticos para o total de energia despendida.

b: diferença significativa entre WAT e CHO ($P<0,05$); d: diferença significativa entre GLU e GLU + FRUC ($P<0,05$); GLU: glicose; GLU + FRUC: glicose + frutose; WAT: água.

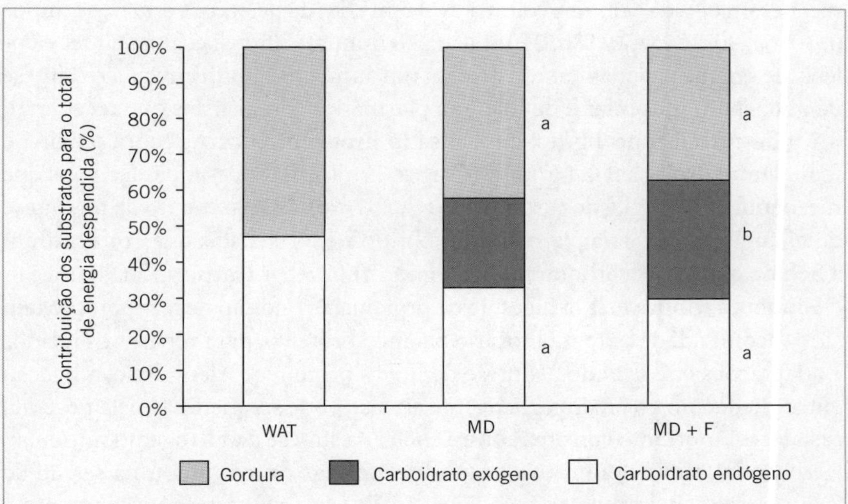

FIGURA 4 Contribuição dos substratos para o total de energia despendida.

a: diferença significativa de WAT ($P<0,05$); b: diferença significativa de MD ($P<0,05$); MD: maltodextrina; MD + F: maltodextrina + frutose; WAT: água.

Carboidratos de baixo ou muito baixo índice glicêmico, utilizados pré--treino/competição, podem ser fontes de carboidratos mais constantes, quando não for possível ingerir carboidratos durante os exercícios.

Alimentos e bebidas que ofereçam misturas de carboidratos com diferentes transportadores celulares (GLUT4/glicose, GLUT5/frutose) permitem altas taxas de oxidação exógena de carboidratos durante os exercícios, poupando mais glicogênio muscular. Esse *blend* de carboidratos de múltiplos transportadores aumenta o transporte de nutrientes para a célula-alvo, aumentando também a taxa de oxidação exógena. Durante exercícios prolongados (2-3 h), um atleta de *endurance* bem treinado pode metabolizar até 90 g/h (± 1,5-1,8 g/min) de carboidratos ou um *blend* de 1,2 g/min de glicose mais 0,6 g/min de frutose.

ADIÇÃO DE PROTEÍNA E AMINOÁCIDOS A CARBOIDRATOS, E RESSÍNTESE DO GLICOGÊNIO MUSCULAR

Além da ingestão de carboidratos, a presença de proteínas nas refeições ou de pequenos lanches (*snacks*) pode melhorar a ressíntese total de glicogênio muscular. Essa maximização da ressíntese de glicogênio muscular foi demonstrada por van Loon et al.,[8] quando submeteram ciclistas treinados a um protocolo de exercícios para depletar o glicogênio muscular e, a seguir, receberam bebidas em um volume de 3,5 mL/kg de peso corporal nos tempos 0, 30, 60, 90, 120, 150, 180, 210, 240 e 270 minutos. Biópsias musculares e coletas de sangue seriadas demonstraram um aumento significativo da ressíntese de glicogênio muscular e de insulina plasmática nos ciclistas que receberam 0,8 g de carboidrato/kg/h + hidrolisado proteico da carne (com leucina e fenilalanina isoladas) 0,4 g/kg/h (Carb + Pro *trial*), em comparação aos que receberam só 0,8 g/kg de carboidrato (Carb *trial*). Esse aumento da ressíntese de glicogênio muscular também foi obtido pelos ciclistas que consumiram a bebida com mais carboidratos (1,2 g/kg/h) (Carb + Carb *trial*) (Figura 5).

Embora controversa, a ingestão de proteína na refeição de recuperação tem sido recomendada para melhorar o balanço proteico, para reparar os tecidos e adaptações envolvendo a síntese de novas proteínas. Além disso, a ligação entre glicogênio e a enzima glicogênio sintase pode ser mediada pela proteína fosfatase-1, portanto considerada essencial na síntese do glicogênio muscular.

Ivy et al. submeteram três grupos de ciclistas treinados a uma sessão de 2 horas de cicloergômetro a 65-75% do $VO_{2máx}$, mantendo previamente a mesma dieta mista.

Imediatamente após o exercício (10 min), ingeriram 472 mL de um suplemento nutricional contendo 80 g de carboidrato + 28 g de proteína (CHO-Pro),

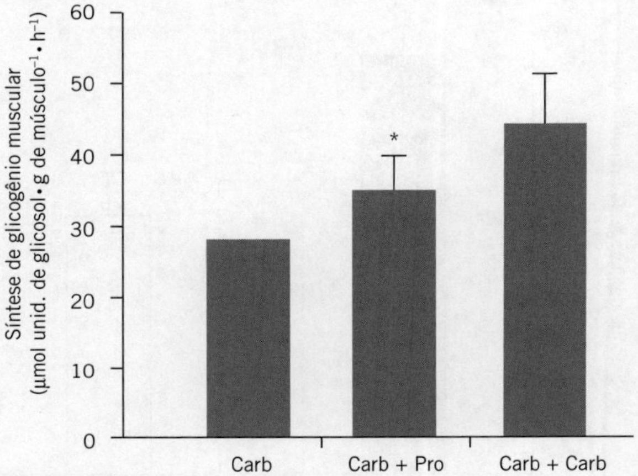

Média (± SEM) da taxa de síntese de glicogênio, após protocolo de exercício de depleção, seguido de ingestão de bebida controle (somente carboidrato; **Carb > 0,8 g • kg^{-1} • h^{-1}**) e bebida contendo carboidrato + hidrolisado de proteína animal + leucina + fenilalanina (**Carb + Pro > 0,4 g • kg^{-1} • h^{-1}**) ou uma quantidade isoenergética de carboidrato (**Carb + Carb > 1,2 g • kg^{-1} • h^{-1}**).
*Significativo aumento em relação ao Carb, $P < 0,05$ (teste t pareado com correção Bonferroni).

FIGURA 5 Maximizando a síntese de glicogênio muscular pós-exercício.

ou 108 g de carboidrato + 6 g de gordura (HCHO) ou, ainda, 80 g de carboidrato + 6 g de gordura (LCHO), repetindo a mesma dose por atleta 2 horas depois. As concentrações de glicogênio muscular (espectroscopia por ressonância magnética) foram significativamente maiores em até 240 minutos depois do exercício nos atletas que consumiram CHO-Pro (Figura 6).

Quando a ingestão de carboidrato é insuficiente para a adequada ressíntese de glicogênio muscular pós-exercício (< 1,2 g/kg/h), a adição de proteína (± 20 g) melhora essa ressíntese (Figura 7). Alterações do sono (p. ex., altas doses de cafeína) ou altas doses de creatina (p. ex., aumento do peso corporal) podem prejudicar a adequada ressíntese do glicogênio muscular.

As mudanças no conteúdo de água muscular secundárias às mudanças nos fluidos de todo o corpo experimentadas pelos atletas (ou seja, hiperidratação e, mais comumente, hipoidratação e desidratação) também podem alterar a síntese de glicogênio em razão de mudanças na osmolaridade celular e no volume celular (1 g de glicogênio se liga a ~4 g de água).[9,10]

Também o consumo de grandes quantidades de álcool (~120 g) no período pós-competição, principalmente em esportes coletivos, reduziu a ressíntese de glicogênio muscular, provavelmente pelo deslocamento da atividade metabólica/energética do CHO de uma dieta de recuperação padronizada.[10]

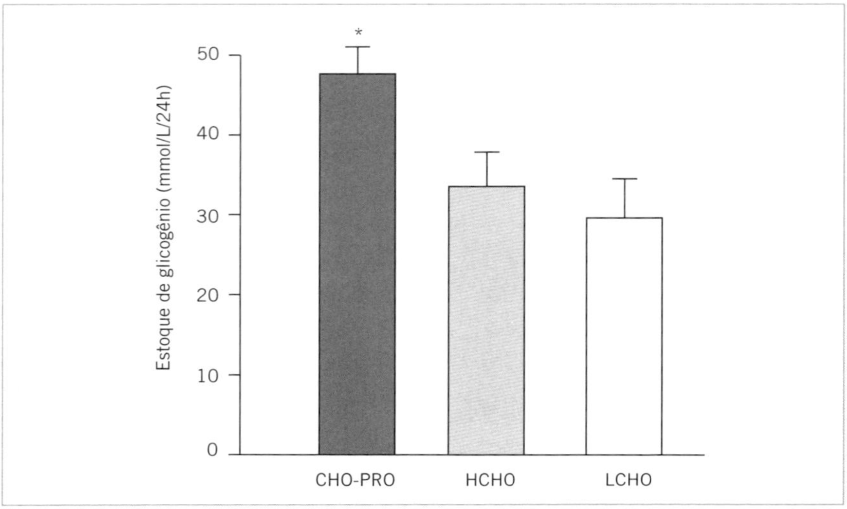

FIGURA 6 Estoque de glicogênio no músculo vasto lateral durante 4 horas de recuperação do ciclismo intenso.
* Significativamente diferente de HCHO e LCHO ($P < 0,05$).

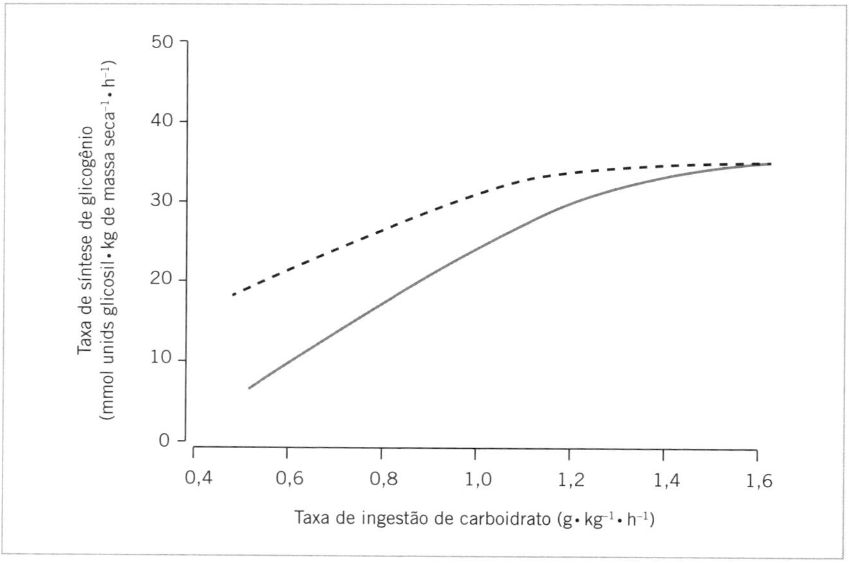

FIGURA 7 Taxas de ressíntese do glicogênio muscular pós-exercício (2-6 h) relativas a taxas de ingestão de carboidratos com (-----) ou sem (_) coingestão de proteínas.

REFERÊNCIAS

1. Thomas DT, Erdman KA, Burke LM. American College of Sports Medicine Joint Position Statement. Nutrition and Athletic Performance. Med Sci Sports Exerc. 2016;48(3):543-68.
2. Ivy JL, Goforth Jr HW, Damon BM, McCauley TR, Parsons EC, Price TB. Early postexercise muscle glycogen recovery is enhanced with a carbohydrate-protein supplement. J Appl Physiol. 2002;93:1337-44.
3. Parkin JA, Carey MF, Martin IK, Stojanovska L, Febbraio MA. Muscle glycogen storage following prolonged exercise: effect of timing of ingestion of high glycemic index food. Med Sci Sports Exerc. 1997;29:220-4.
4. Núcleo de Estudos e Pesquisa em Alimentação (NEPA). Tabela de Composição de Alimentos (TACO). Disponível em: http://www.nepa.unicamp.br. Acesso em 23 nov. 2023.
5. Bergström J, Hermansen L, Hultman E, Saltin B. Diet, muscle glycogen and physical performance. Acta Physiol Scand. 1967;71:140-50.
6. Maughan RJ, Burke LM, Dvorak J, Larson-Meyers DE, Peeling P, Phillips SM, et al. IOC consensus statement: dietary supplements and the high-performance athlete. Br J Sports Med. 2018;52:439-55.
7. Jentjens RLPG, Jeukendrup AE. High rates of exogenous carbohydrate oxidation from a mixture of glucose and fructose ingested during prolonged cycling exercise. Br J Nutr. 2005;93:485-92.
8. van Loon LJC, Saris WH, Kruijshoop M, Wagenmakers AJ. Maximizing postexercise muscle glycogen synthesis: carbohydrate supplementation and the application of amino acid or protein hydrolysate mixtures. Am J Clin Nutr. 2000;72:106-11.
9. Burke LM, van Loon LJC, Hawley JA. Postexercise muscle glycogen resynthesis in humans. J Appl Physiol. 2017;122:1055-67.
10. Hargreaves M, Spriet LL. Skeletal muscle energy metabolism during exercise. Nat Metab. 2020;2:817-28.

SEÇÃO 2

Protocolo de Avaliação Pré-Participação (APP) em Nutrologia Esportiva

9

Avaliação clínica pré-participação em nutrologia esportiva

Carlos Alberto Werutsky

INTRODUÇÃO

A participação em programas de exercícios/treinos (tipo, duração, intensidade, frequência semanal e ciclos de treinos/competição) recomenda uma avaliação médica prévia para identificar as condições clínicas que possam restringi-la, redirecionando para uma modalidade esportiva de menor risco, ou identificar as condições clínicas que possam prejudicar o desempenho esportivo.[1]

O trabalho interdisciplinar do médico nutrólogo começa com a anamnese, que inclui a identificação e as histórias do problema atual, médica pregressa, familiar, psicossocial e desportiva.

O sedentário que deseja se submeter a um programa de exercícios deve ser avaliado quanto aos fatores de risco de doenças crônico-degenerativas (obesidade, hiperinsulinemia, diabetes, hipertensão arterial, dislipidemias, hiperuricemia, artrose, osteoporose, degeneração do sistema nervoso), além de dependências ao álcool, fumo e outras drogas. Normalmente, a atividade física regular, de intensidade leve a moderada, por 30 minutos diários, preferencialmente todos os dias da semana, não traz riscos de descompensação de doenças prévias. O sedentarismo, esse sim, é considerado um fator isolado de alto risco para doença cardiovascular.

Esportistas ou atletas podem apresentar sintomas de perda de apetite, perda de peso e energia, apatia (diminuição da libido e insônia), câimbras e contraturas musculares, fadiga muscular localizada, fadiga geral (debilidade geral), sensação de esgotamento episódico e dificuldades de recuperação após treinos ou competições esportivas.[2]

Portanto, a elegibilidade para a prática esportiva dependerá:

- Da identificação das condições clínicas que possam prejudicar o desempenho.
- Da identificação das condições clínicas que possam predispor às lesões.
- Da identificação das condições clínicas que possam restringir a participação nos esportes.
- Da avaliação e readequação do plano alimentar usual.
- Da avaliação clínica e funcional.

Os componentes do exame pré-participação em nutrologia esportiva (Quadro 1) são uma proposta de protocolo de atendimento ambulatorial dos cursos de pós-graduação *lato sensu* em nutrologia esportiva.[3]

QUADRO 1 Protocolo de Avaliação Pré-Participação (APP) em nutrologia esportiva

Classificação dos esportes: macrociclos de treinos/competições
Ficha da História Médica e Ficha do Exame Físico
Avaliação clínica e funcional: nível de treinabilidade ($VO_{2máx}$)
Análise do plano alimentar habitual. Avaliação do GER/METs/GET
Avaliação odontológica. Odontologia esportiva
Suplementos alimentares e/ou drogas lícitas/ilícitas
Avaliação da composição corporal. Métodos indiretos/duplamente indiretos
Maturidade biológica. Estimativa da estatura final
Análise bioquímico-hormonal e de imagem

GER: gasto energético de repouso; GET: gasto energético total; MET: equivalente metabólico.

REFERÊNCIAS

1. Neder JA, Nery LE. Fisiologia clínica do exercício: teoria e prática. São Paulo: Artmed; 2003.
2. Sandoval AEP. Medicina do esporte: princípios e prática. Porto Alegre: Artmed; 2006.
3. Micheli LJ, et al. Team physician manual (FIMS). 3. ed. New York: Routledge; 2013.

10

Classificação dos esportes (modalidades esportivas)

Carlos Alberto Werutsky

Pela metodologia do treinamento esportivo, os esportes que formam cada grupo têm em comum aspectos bioenergéticos que interessam à nutrologia esportiva, embora dentro de cada grupo de esportes possam existir exigências metabólicas diferentes (natação de fundo ou 1.500 m, e de velocidade ou 100 m).[1]

A partir da classificação do esporte de origem do atleta,[2] de sua modalidade esportiva/especialidade e da informação básica da periodização de treinos/ competições (microciclo: 1 semana de treinos; mesociclo: vários microciclos pré-competição; macrociclo: várias semanas/meses de treinos pré-competição), pode-se identificar a prevalência do tipo de reserva energética muscular utilizada, as necessidades de repleção, variações de energia e macronutrientes adequados aos períodos de máxima intensidade/volume de treinamento, queda no rendimento e risco de lesões mais comuns naquele esporte.

Uma classificação aceita para os esportes é aquela que reúne capacidades funcionais motoras semelhantes, como os exemplos a seguir.[2]

FORÇA RÁPIDA E VELOCIDADE

Esta categoria inclui levantamento de peso ou halterofilismo, áreas de lançamento (martelo, dardo), velocidade e saltos de campo e pista, ciclismo de pista.

Os planos de treinamento geralmente possuem periodização de curta duração e máximo esforço físico. Podem oscilar entre 2 e 4 meses por temporada, dependendo da modalidade e do nível competitivo. Por sua expressão competitiva, são muito reativos.

Possuem duas tendências: o predomínio da força e/ou da velocidade. A especialidade deve ocorrer entre os 13 e os 15 anos.

COORDENAÇÃO E ARTES COMPETITIVAS

Categoria que inclui ginástica artística e rítmica, salto de trampolim ou saltos ornamentais, nado sincronizado, tiro esportivo, tiro com arco e velas.

A periodização do treinamento reflete estruturas similares em seus meios e duração, geralmente entre 6 e 8 meses.

Necessitam de vários anos de trabalho para sua especialização; inicia-se precocemente aos 8 anos e especializa-se, em geral, aos 12 anos.

Predominam reações psicomotoras em sua coordenação, assim como a elegância e a criatividade.

ESPORTES DE COMBATE

Incluem judô, caratê, boxe, lutas livre e greco-romana, esgrima, *taekwondo* etc. Em geral, possuem duas periodizações e são modalidades de esforços variáveis e acíclicos, apresentando a combinação de esforços aeróbico e anaeróbico.

Predominam a informação visual, proprioceptiva e o pensamento tático. Geralmente, sua especialização é iniciada entre 12 e 14 anos.

JOGOS COM BOLA E DE EQUIPE

Incluem-se nesta categoria futebol, vôlei, basquete, handebol, beisebol, polo aquático, hóquei, tênis, tênis de mesa, entre outros.

Dependendo do nível competitivo, podem ser realizadas de 1 a 3 periodizações por temporada. Os esportes com longas temporadas, como o futebol, têm uma periodicidade principal de um campeonato de 6 a 8 meses.

Parecem-se com os esportes de combate pelos esforços variáveis e acíclicos, utilizando as reservas aeróbica-anaeróbica para obtenção de energia.

Predomina a informação visual e proprioceptiva, mas o pensamento tático é de grande importância nessas modalidades esportivas.

De modo geral, a especialização inicia-se entre 10 e 12 anos.

RESISTÊNCIA

Fazem parte desta categoria natação, atletismo de fundo e semifundo, canoagem, remo, ciclismo, triatlo e esqui de fundo.

Em geral, possuem duas periodizações, embora na natação de alto nível de competição possam existir até quatro periodizações.

Caracterizam-se por esforços de longa duração, predominando o metabolismo aeróbico e de grandes gastos energéticos para sua realização.

Geralmente, os atletas começam sua especialização entre 13 e 14 anos. A natação inicia seu treinamento em idades precoces, como 7 ou 8 anos, e a especialização de uma técnica determinada do nado (velocidade, borboleta, peito etc.) pode ser alcançada entre 13 e 14 anos de idade.

Nesses grupos de esportes, o predomínio das diferentes capacidades funcionais motoras, determinados aspectos morfológicos, psicopedagógicos, complexidade do gesto esportivo e do sistema competitivo, determinam a necessidade de avaliações e intervenções de natureza interdisciplinar.

REFERÊNCIAS

1. Hollmann W, Hettingert T. Medicina do esporte: fundamentos anátomo-fisiológicos para a prática esportiva. Barueri: Manole, 2005.
2. Sandoval AEP. Medicina do esporte: princípios e prática. Porto Alegre: Artmed; 2005.

11

Ficha da História Médica e do Exame Físico

Carlos Alberto Werutsky

O preenchimento desse questionário (Ficha da História Médica)[1] pelo paciente na sala de espera pré-consulta ajuda na identificação de doenças, lesões e cirurgias presentes ou passadas na história do esportista/atleta. Além disso, poderá ter desdobramentos na sua aptidão física.

Pode ser identificada nessa história mais da metade dos problemas que teriam repercussão na saúde e/ou desempenho esportivo do esportista/atleta.

Além da História Médica, o Exame Físico[1] é um dos mais importantes componentes da Avaliação Pré-Participação (APP). A partir do Exame Físico Geral (olhos/nariz/ouvidos/garganta/linfonodos/pulmões/abdomen/genitália/pele),, a exploração mais específica dos sistemas cardiovascular e musculoesquelético pode prevenir lesões e até evitar a morte súbita nos esportes.

FICHA DA HISTÓRIA MÉDICA

Data da avaliação: ____________________ Médico avaliador: ____________________
Nome: ____________________
Sexo: __________ Idade: __________ Data de nascimento: __________
Responsável (menores de 18 anos): __________ Grau de parentesco: __________
Endereço: ____________________
Telefones: ____________________

1. Você já teve alguma doença ou lesão que requereu tratamento médico? ☐ Sim ☐ Não
   Descrição: ____________
2. Você tem alguma doença crônica? ☐ Sim ☐ Não
   Descrição: ____________
3. Você já realizou alguma cirurgia? ☐ Sim ☐ Não
   Descrição: ____________
4. Você está tomando algum remédio com ou sem prescrição médica (via oral, injetável ou inalável)? ☐ Sim ☐ Não
   Descrição: ____________
5. Você tem tomado alguma vitamina, suplemento para ganhar ou perder peso, ou para melhorar a performance? ☐ Sim ☐ Não
   Descrição: ____________
6. Você tem/teve alergias (ex.: pólen, picada de inseto, medicamentos ou alimento)? ☐ Sim ☐ Não
   Descrição: ____________
7. Você já teve erupção ou urticária durante e/ou após os exercícios? ☐ Sim ☐ Não
   Descrição: ____________
8. Você já desmaiou durante ou após os exercícios, ou teve tontura, ou dor no peito? ☐ Sim ☐ Não
   Descrição: ____________
9. Você já cansou mais rapidamente que seus amigos durante os exercícios? ☐ Sim ☐ Não
   Descrição: ____________
10. Você já sentiu palpitações ou o seu pulso "disparou" mais do que o normal em repouso ou nos treinos regulares? ☐ Sim ☐ Não
    Descrição: ____________
11. Você teve alguma elevação da pressão arterial, ou colesterol aumentado, ou sopro cardíaco? Você tem algum familiar que teve problema cardíaco ou acidente vascular cerebral antes dos 50 anos? ☐ Sim ☐ Não
    Descrição: ____________
12. Você teve restrição de participação no esporte por algum problema cardíaco, infecção bacteriana (miocardite) ou viral (mononucleose) mais recentemente? ☐ Sim ☐ Não
    Descrição: ____________
13. Você teve algum problema de pele ("comichão", bolhas, "rashes", acne ou fungos)? ☐ Sim ☐ Não
    Descrição: ____________
14. Você tem dor de cabeça (enxaqueca), teve algum traumatismo na cabeça, perdeu a memória, ficou inconsciente ou teve convulsão? ☐ Sim ☐ Não
    Descrição: ____________
15. Você tem dormência ou formigamento dos braços, mãos, pernas ou pés? "Repuxo" de nervo, "choque" ou "queimação"? ☐ Sim ☐ Não
    Descrição: ____________
16. Você já adoeceu por fazer exercícios no calor? ☐ Sim ☐ Não
    Descrição: ____________
17. Você teve muita tosse, "chiado" no peito ou dificuldade de respirar após os exercícios? ☐ Sim ☐ Não
    Descrição: ____________
18. Você tem asma? ☐ Sim ☐ Não
    Descrição: ____________
19. Você tem alergia em alguma época do ano em que precisa usar medicação? ☐ Sim ☐ Não
    Descrição: ____________
20. Você usa qualquer equipamento de proteção ou corretivo especial ou dispositivos que não são normalmente utilizados para o seu esporte ou equipamentos esportivos (p. ex., joelheira, "colar" para imobilização do pescoço, órteses de pé, protetor nos dentes, aparelho auditivo)? ☐ Sim ☐ Não
    Descrição: ____________
21. Você tem algum problema com os olhos ou a visão? ☐ Sim ☐ Não
    Descrição: ____________
22. Você usa óculos de "grau", lentes de contato ou óculos de proteção? ☐ Sim ☐ Não
    Descrição: ____________
23. Você já teve alguma fratura, deslocamento de articulação, entorse ou lesão muscular com inchume? ☐ Sim ☐ Não
    Descrição: ____________
24. Você já teve outros problemas com a dor ou inchaço nos músculos, tendões, ossos ou nas articulações? Se sim, marque a caixa apropriada e faça a descrição abaixo.

Cabeça	☐ Sim ☐ Não	Mão	☐ Sim ☐ Não
Pescoço	☐ Sim ☐ Não	Dedos	☐ Sim ☐ Não
Peito	☐ Sim ☐ Não	Quadril	☐ Sim ☐ Não
Ombro	☐ Sim ☐ Não	Coxa	☐ Sim ☐ Não
Braço	☐ Sim ☐ Não	Joelho	☐ Sim ☐ Não
Antebraço	☐ Sim ☐ Não	Tornozelo	☐ Sim ☐ Não
Cotovelo	☐ Sim ☐ Não	Pé	☐ Sim ☐ Não
Pulso	☐ Sim ☐ Não		

    Descrição: ____________
25. Você já pesou mais ou menos do que você pesa agora? Você precisa obrigatoriamente perder peso para a sua modalidade esportiva? ☐ Sim ☐ Não
    Descrição: ____________
26. Você se sente estressado? ☐ Sim ☐ Não
    Descrição: ____________
27. Você foi vacinado? [datas]: ☐ Sim ☐ Não
    Caxumba: ________ Hepatite B: ________
    Coqueluche: ________ Tétano: ________
    Descrição: ____________

Só para mulheres:

28. Quando foi seu primeiro período menstrual (idade/menarca)? ☐ Sim ☐ Não
    Descrição: ____________
29. Em quantos dias você estima o seu ciclo menstrual normal? ☐ Sim ☐ Não
    Descrição: ____________
30. Qual a duração maior entre os períodos menstruais no último ano? ☐ Sim ☐ Não
    Descrição: ____________

Declaro que, tanto quanto é do meu conhecimento, minhas respostas para as perguntas acima são completas e corretas.
Ass. do atleta: ____________ Ass. pais/responsável: ____________ Data: ________

REFERÊNCIA

1. International Federation of Sports Medicine (FIMS). Team physician manual. In: Micheli LJ, Pigozzi F, Chan KM, Frontera WR, Bachl N, Smith AD, Alenabi ST, eds. The pre-participation examination. 3. ed. New York: Routledge; 2013. p.10-32.

12

Exame físico ortopédico

Ricardo Munir Nahas (*in memoriam*)

Capítulo de maior ocorrência correlata com atividade física e esportes, a traumatologia esportiva merece atenção especial de todos os que atuam com seus praticantes ocasionais e regulares.

A abordagem deve ser iniciada pelo interrogatório sobre antecedentes individuais e familiares, com destaque principalmente para lesões traumato-ortopédicas, relacionadas ou não a atividade física e esportes. Essa etapa deve receber destaque, atenção e paciência do médico, para obter informações relevantes na prevenção, tratamento e orientação para o candidato, ou praticante regular, de exercícios e esportes.[1]

Os dados de destaque sobre antecedentes para a história médica são:

- Idade.
- Lado dominante.
- Atividades habituais de trabalho e lazer.
- Atividade física atual. Retornos de interrupção por qualquer motivo recebem destaque, e a anotação deve especificar sua duração.

O interrogatório específico sobre lesões traumáticas e ortopédicas obedece aos seguintes critérios:[2]

- Há quanto tempo as lesões ocorreram? Especificar de maneira precisa: anos, meses e dias.
- Houve recidiva dessa lesão? Quantas vezes?
- Procurou atendimento médico? Foi especializado?
- Permaneceu imobilizado no primeiro episódio e/ou nos demais? Por quanto tempo?

- O tratamento foi cirúrgico? Se sim, especifique qual, se houve implante e como foi a recuperação, da maneira mais detalhada possível.
- Após o tratamento da lesão, você retornou à atividade física e esporte praticado no mesmo nível de antes?
- Anote as dificuldades e restrições tratadas para o retorno após lesão, caso tenham ocorrido.
- Faz uso de medicação regular para tratamento de doenças crônicas? Quais medicações e doenças?
- Anote os suplementos habituais e sua formulação, especificando se manipulados ou industrializados.

Sobre a queixa atual, lesão traumática aguda ou crônica, deve-se obter os seguintes dados:

- Qual a natureza do trauma: direto ou indireto? Há quanto tempo ocorreu? Em qual região do corpo?
- Conseguiu prosseguir no esporte/exercício ou foi obrigado(a) a interromper parcial ou totalmente quando da ocorrência da lesão?
- Consegue precisar onde está a dor? É em local específico ou irradiada para uma região ou mesmo o membro acometido como um todo?
- A dor impede sua participação nos esportes e exercícios? Impede seus afazeres do dia a dia?
- O sintoma relatado é de natureza crônica ou aguda?
- Quando a região apontada na queixa é movimentada, é acompanhada de crepitação e estalido dolorosos ou sensação de bloqueio ou falseio?

Colhidos os dados relatados anteriormente, inicia-se o exame físico propriamente dito, dirigido à queixa do paciente.

Aqui vale enfatizar que todo exame ortopédico é feito de maneira comparativa, ou seja, no local e membro da lesão e no membro e região contralateral, útil principalmente nas alterações sutis de algumas patologias:

A. Inspeção, sempre de maneira comparativa com o contralateral. Observar:[2]

1. Deformidades, com destaque para aquelas que comprometem as articulações.
2. Edema, hematoma e rubor da pele. Observe que nem sempre ocorrem no local da lesão, podendo estar em locais mais distantes por ação da gravidade, principalmente os hematomas.

3. Presença de feridas, abertas ou não, escoriações e escaras.
4. Observar a postura, ou seja, o esqueleto axial, à procura de eventuais assimetrias, antálgicas ou estruturadas por deformidades.

B. Palpação, também comparativa:

1. Alterações na temperatura local que traduzem processos inflamatórios ativos.
2. Espasmos musculares no local ou nas atitudes antálgicas das articulações próximas.
3. Observar o turgor da pele, mais tensa ou não, friável, infectada, edemaciada. Palpar tumorações e formações císticas e calcificadas.

C. Mobilidade articular e função muscular: as principais articulações a serem examinadas pelo médico assistente e alguns testes específicos obrigatórios no exame físico:

Ombro:

1. Rotação externa (Figura 1A).
2. Rotação externa com o braço em 90 graus de abdução (Figura 1B).
3. Rotação interna com 90 graus de abdução (Figura 1C).
4. Rotação interna (Figura 1D).
5. Teste de Neer: elevação passiva do braço no plano da escápula com o ombro em flexão de 90 graus. Será positivo, demonstrando impacto, quando produzir dor (Figura 2).
6. Avaliar a força dos músculos do manguito rotador e abdutor: subescapular, supraespinhal, infraespinhal e redondo menor.

Cotovelo:

1. Articulação em dobradiça, vai da extensão completa até cerca de 150 graus de flexão. Responsável também pelo antebraço em pronação e supinação.
2. Ângulo do carregamento, formado entre braço e antebraço, medindo de 5 a 20 graus de valgo, sendo maior nas mulheres (Figura 3).
3. Teste de O'Driscoll (teste do gancho) para a palpação do tendão distal do músculo bíceps braquial (Figura 4).

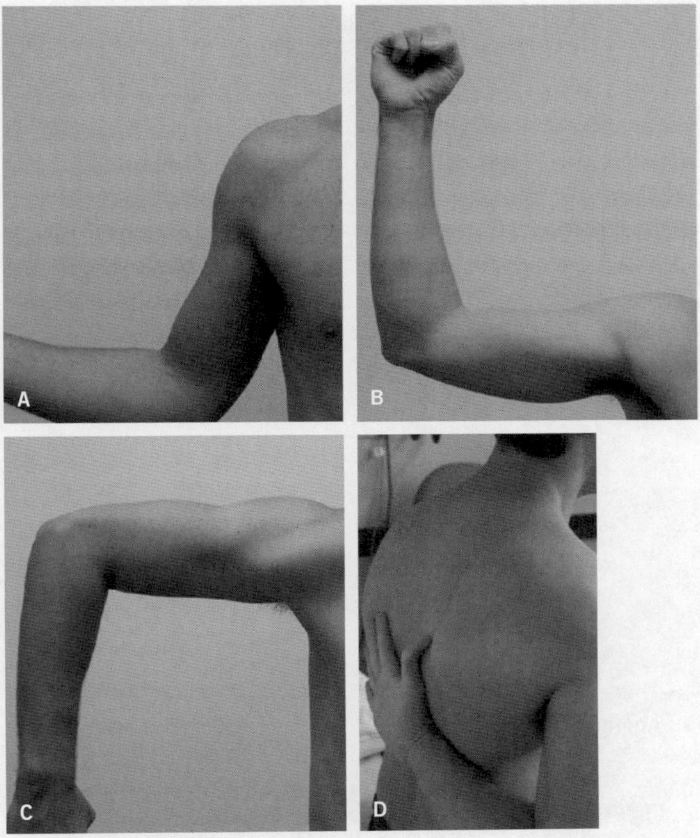

FIGURA 1 Mobilidade do ombro.

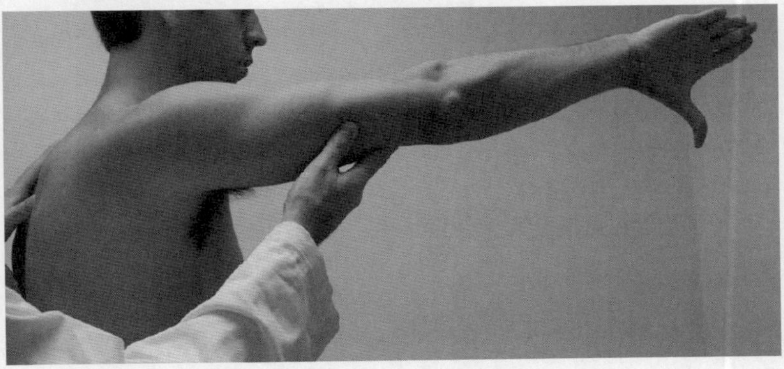

FIGURA 2 Teste de Neer.

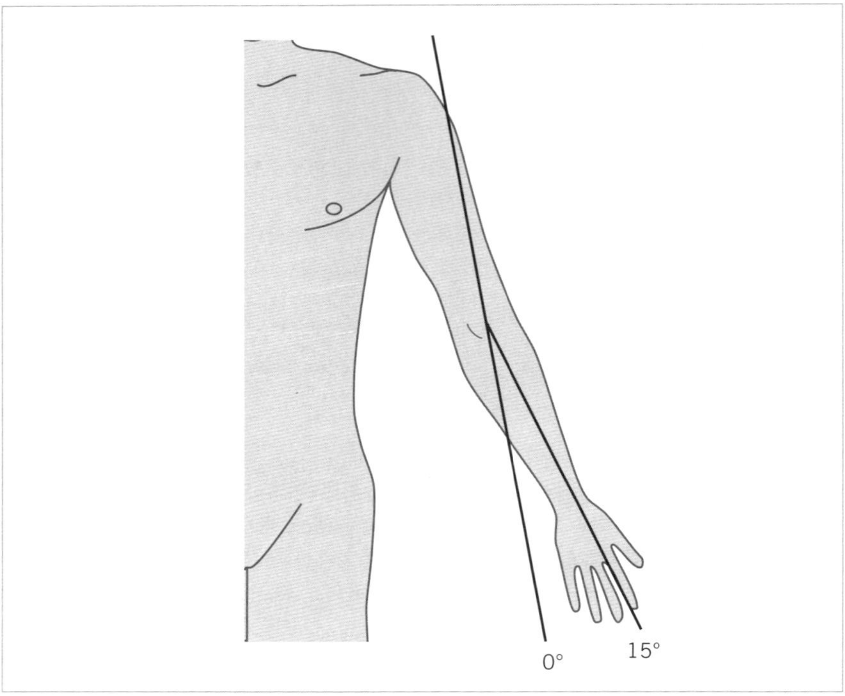

FIGURA 3 Ângulo do carregamento.

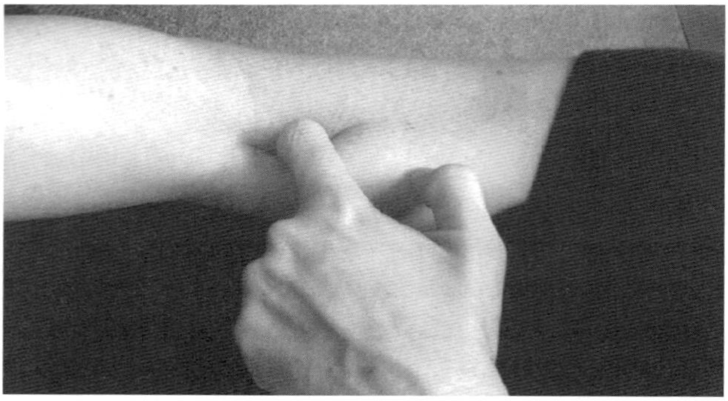

FIGURA 4 Teste do gancho.

Punho e mão:

1. Palpação do osso escafoide em sua localização anatômica no punho, entre o estiloide radial, tendões dos músculos abdutor longo do polegar e extensor curto do polegar (Figura 5). Em uma lesão desse osso, a dor nesse sítio anatômico por vezes antecede os achados nos exames de imagem.
2. Teste do escafoide (Watson) para hipermobilidade: manobra provocativa que se inicia com o punho em desvio ulnar e o examinador exercendo pressão sobre a proeminência volar do escafoide, passando em seguida para desvio radial e flexão do punho, aliviando a pressão exercida pelo polegar e retornando à posição inicial (Figura 6). Será positivo se houver um ressalto e estalido.

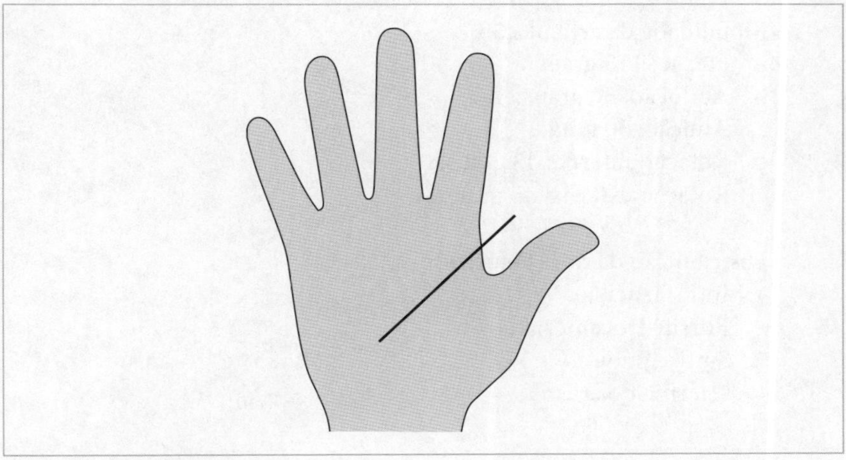

FIGURA 5 Localização do osso escafoide.

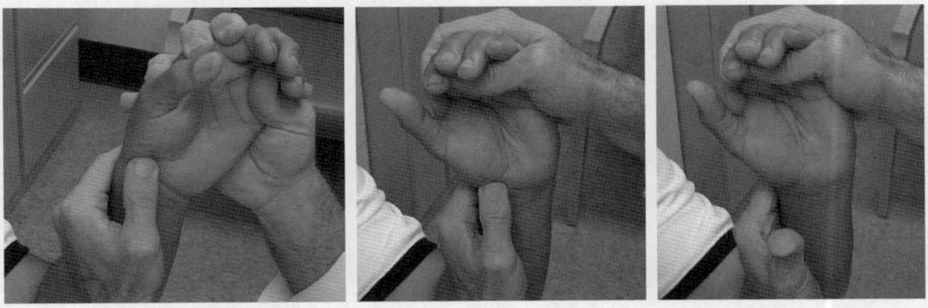

FIGURA 6 Teste do escafoide.

3. Teste de Allen para perfusão arterial da mão (Figura 7): compressão das artérias radial e ulnar no punho que serão aliviadas separadamente, observando-se o território de irrigação da mão, ulnar e radial, respectivamente.

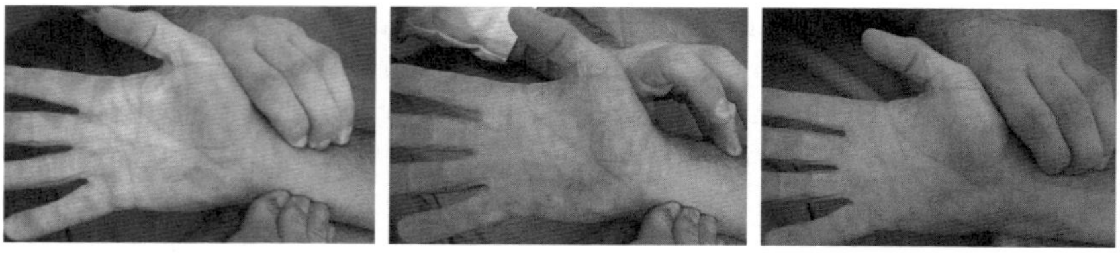

FIGURA 7 Teste de Allen.

Quadril:[3]

1. Mobilidade da articulação:
   a. Flexão: 115 graus.
   b. Abdução: 50 graus.
   c. Adução: 30 graus.
   d. Rotação interna: 45 graus.
   e. Rotação externa: 45 graus.

2. Distribuição da dor (Figura 8):
   1. Intra-articular.
   2. Bursite trocanteriana.
   3. Sínfise púbica.
   4. "Hérnia do atleta".

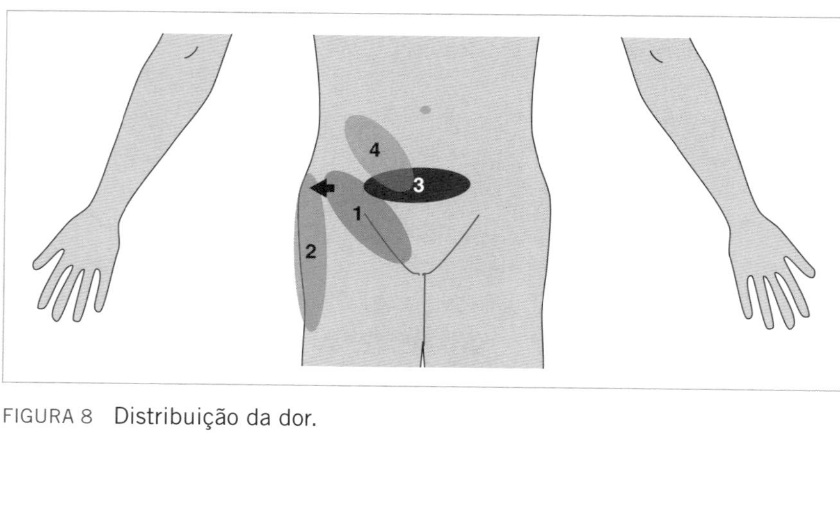

FIGURA 8 Distribuição da dor.

Joelho[4]

Maior articulação do corpo humano e a mais comprometida individualmente nas mais variadas atividades físicas e esportes.

1. Avaliação ligamentar: a lesão leva a uma instabilidade articular, traduzindo-se em sensação de falseio. Alguns testes para verificação diagnóstica:

   a. Colateral medial (Figura 9): em flexão de 30 graus e extensão completa quando a avaliação inclui cápsula e ligamento cruzado anterior.
   b. Colateral lateral (Figura 10): em flexão de 30 graus e extensão completa quando inclui avaliação da cápsula articular.
   c. Ligamento cruzado anterior (Figura 11): anteriorização da tíbia com o joelho fletido a 90 graus (teste da gaveta anterior) ou a 30 graus (teste de Lachman).
   d. Ligamento cruzado posterior (Figura 12): posteriorização da tíbia com o joelho fletido a 90 graus, teste da gaveta posterior.

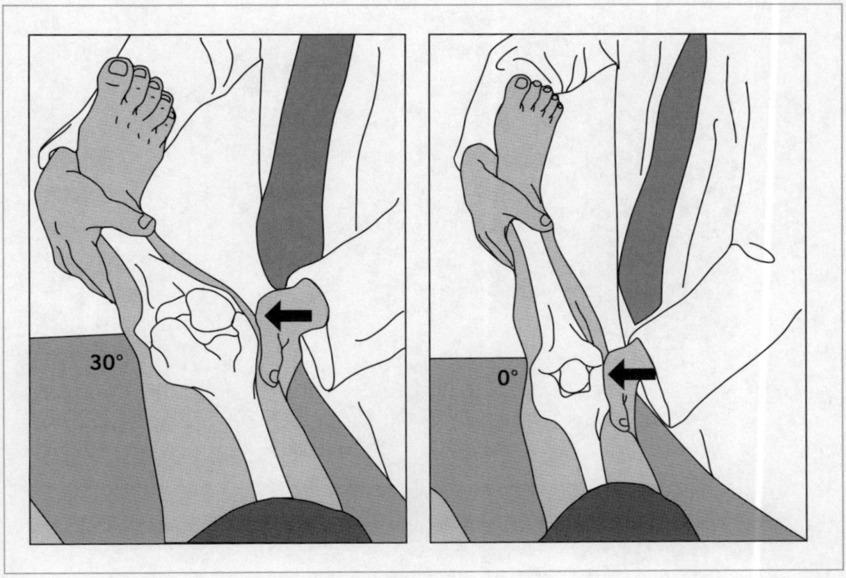

FIGURA 9 Avaliação do ligamento colateral medial.

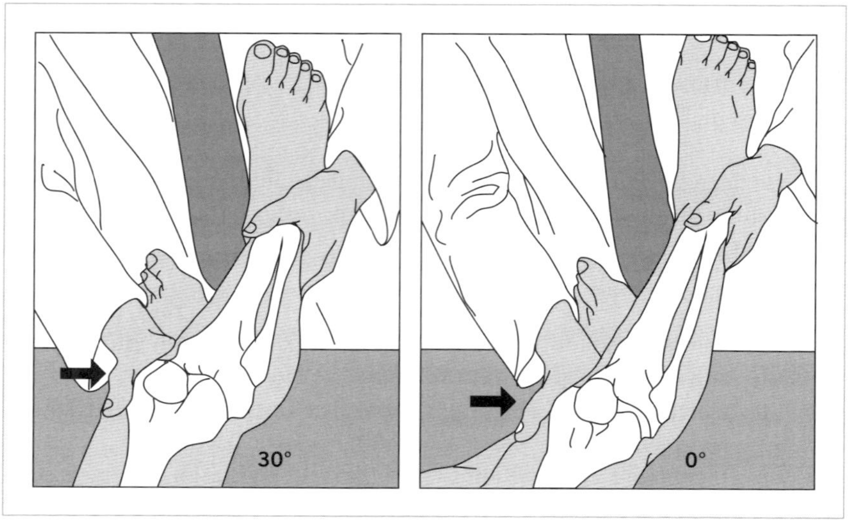

FIGURA 10 Avaliação do ligamento colateral lateral.

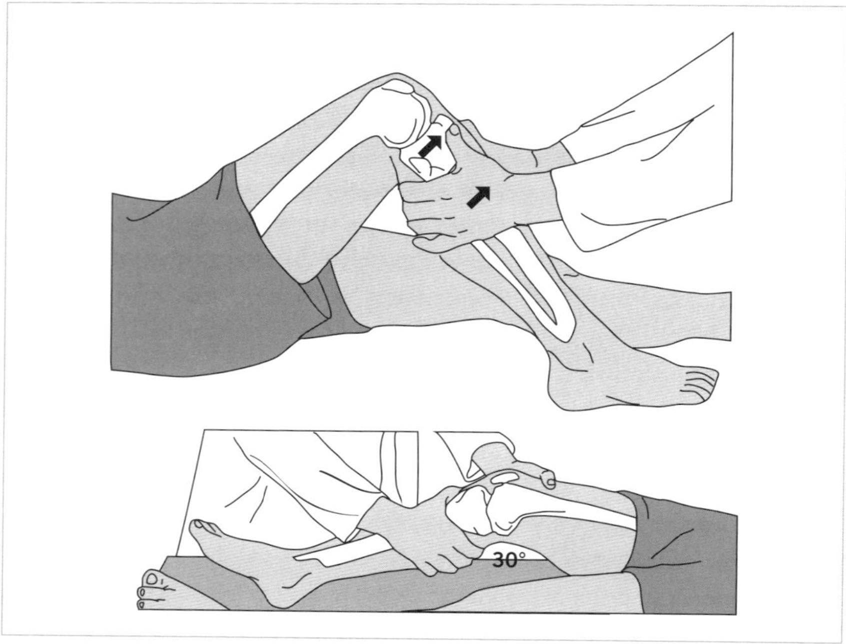

FIGURA 11 Avaliação do ligamento cruzado anterior.

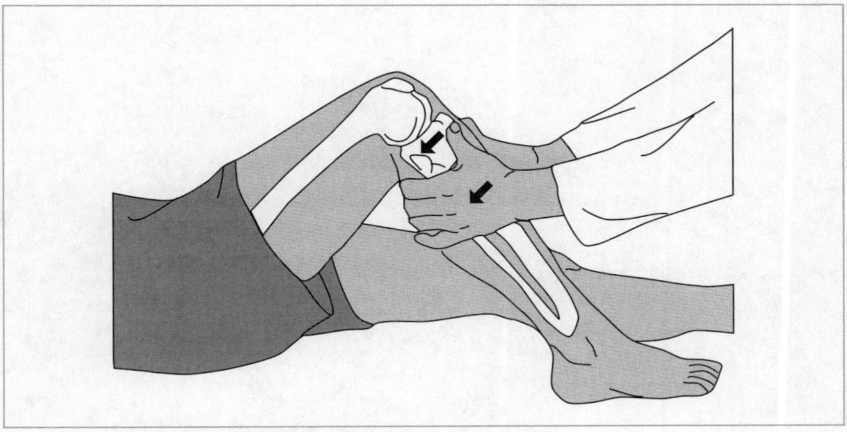

FIGURA 12 Avaliação do ligamento cruzado posterior.

2. Lesões dos meniscos: a queixa predominante é de bloqueio, ou seja, o paciente relata não conseguir a extensão completa, que também é dolorosa. Alguns testes para avaliação:[5]

   a. Agachamento: o paciente, em pé, flete os joelhos encostando o calcanhar nas nádegas com dor lateral ou medial referida ou mesmo não conseguindo executar o movimento. Sendo negativo, pode-se pedir para o paciente se deslocar nessa posição, avaliação que será positiva se o movimento provocar dor.
   b. Teste de Apley (Figura 13): com o paciente em decúbito ventral, joelho fletido a 90 graus, faz-se pressão vertical a partir do calcâneo comprimindo os meniscos no platô tibial de encontro aos côndilos femorais, provocando dor interna para o menisco medial e externa para o lateral à medida que se promove a rotação da tíbia sobre o côndilo femoral.
   c. Teste de McMurray (Figura 14): paciente em decúbito dorsal horizontal, joelho fletido a 90 graus, faz-se a rotação medial ou lateral, testando menisco lateral ou medial, e em seguida extensão do joelho provocando ressalto (lateral ou medial) geralmente doloroso, quando o teste é considerado positivo.

3. Derrame articular: presente nos traumas intra-articulares e processos inflamatórios de joelho nos quais a cápsula permanece íntegra, podendo ser:[6,7]

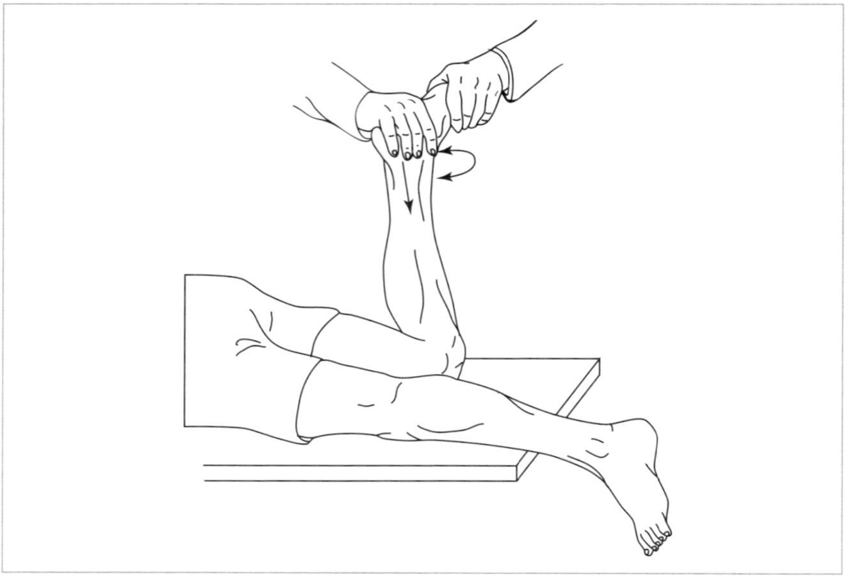

FIGURA 13 Teste de Apley.

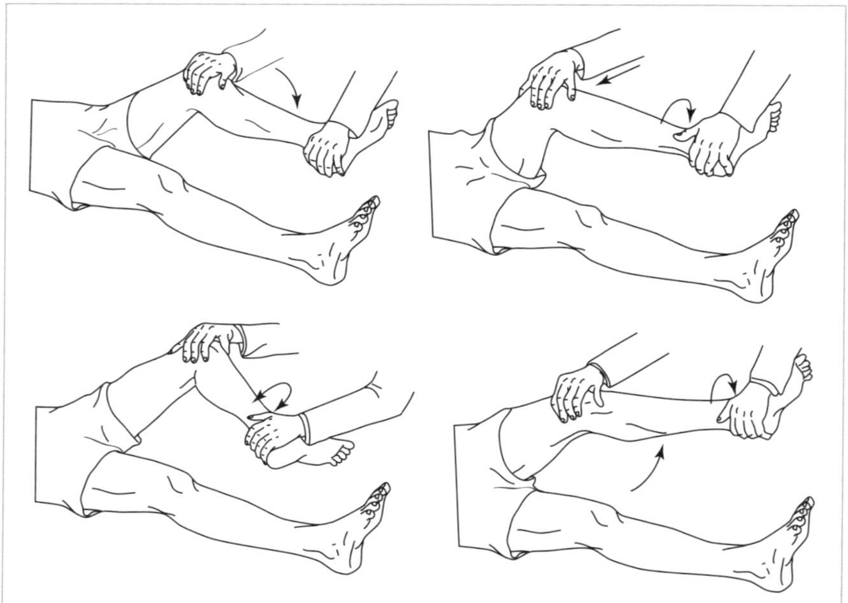

FIGURA 14 Teste de McMurray.

a. Sanguinolento, na lesão do ligamento cruzado anterior, por exemplo.
b. Sangue com gotículas de gordura, revelando fratura articular.
c. Inflamatório, reacional.
d. Purulento.

A propedêutica para diagnóstico é feita por meio do teste do rechaço ou da tecla, no qual o examinador comprime a patela de encontro ao fêmur e percebe a interposição líquida pelo rechaço produzido, ou efeito similar ao de uma tecla de piano (Figura 15).

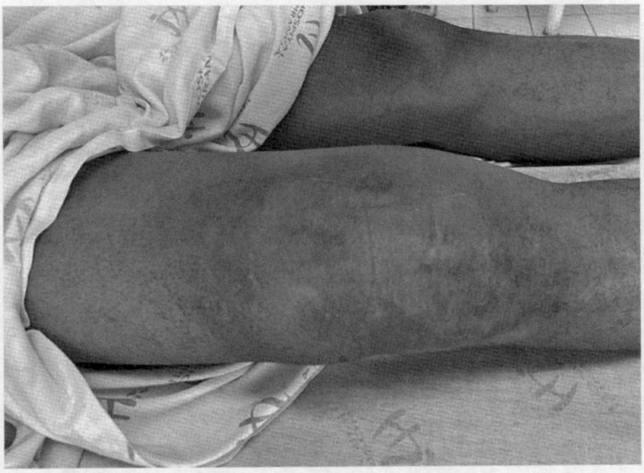

FIGURA 15 Teste do rechaço.

Tornozelo e pé: quando somadas as lesões traumáticas, sua frequência se assemelha em incidência às da articulação do joelho:[8]

1. Tendão calcâneo: é o maior tendão do corpo humano. As rupturas são frequentes (agudas), bem como as tendinites, principalmente nos exercícios e esportes. Identificar a lesão aguda e iniciar tratamento precoce otimiza o tratamento e o retorno da função:

    a. Palpação pesquisando a continuidade do tendão (Figura 16). O *gap*, quando presente, revela a ruptura completa do tendão.
    b. Teste de Thompson (Figura 17): com o paciente em decúbito ventral e joelho fletido a 90 graus, o examinador faz a compressão da panturrilha. Será considerado positivo, e sinal de ruptura do tendão calcâneo, se o pé não realizar a flexão plantar e negativo se a flexão plantar ocorrer.

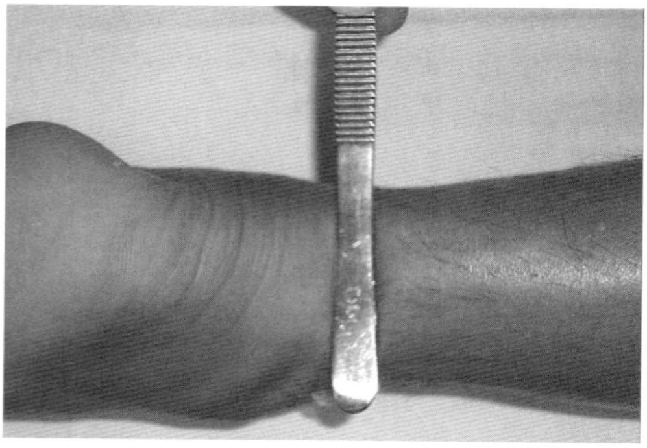

FIGURA 16 Pesquisa de continuidade do tendão calcâneo.

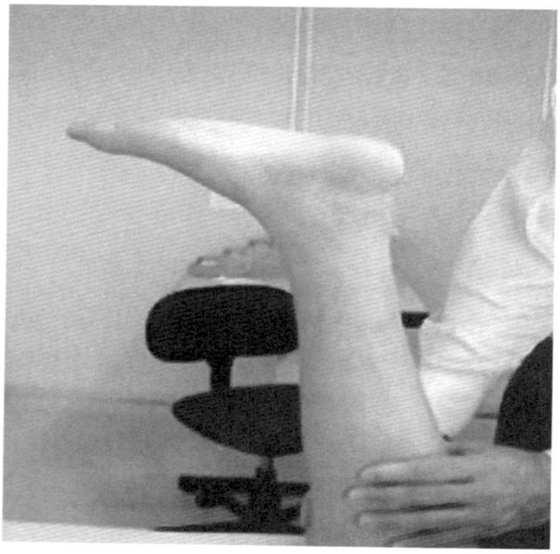

FIGURA 17 Teste de Thompson.

2. Estabilidade ligamentar do tornozelo: lesão ligamentar frequente, principalmente do complexo lateral. Os ligamentos fíbula-talar anterior e fíbula-calcâneo devem ter a integridade testada:

   a. Teste da gaveta anterior: com o paciente sentado, o examinador estabiliza o terço distal da tíbia e com a outra mão faz a gaveta testando o ligamento fíbula-talar (Figura 18).
   b. *Tilt test* ou teste da inclinação subtalar (Figura 19): o examinador estabiliza a tíbia com uma das mãos e com a outra faz movimento de supinação do pé, testando a integridade do ligamento fíbula--calcâneo.

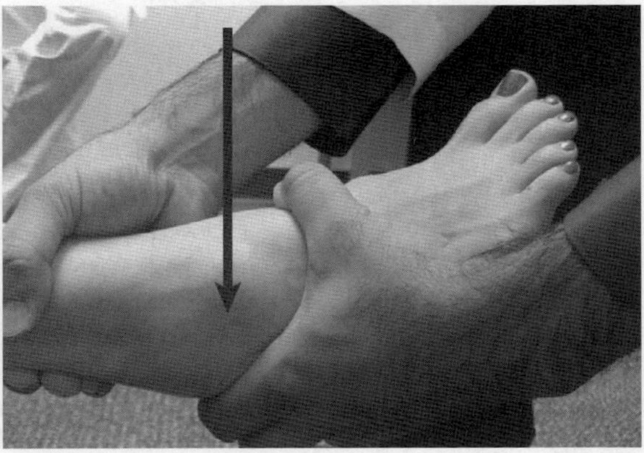

FIGURA 18 Teste da gaveta anterior.

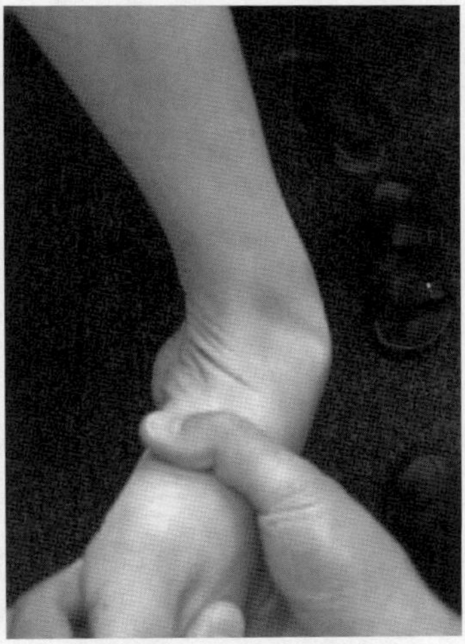

FIGURA 19 *Tilt test* ou teste da inclinação subtalar.

REFERÊNCIAS

1. Maiorana AJ, Williams AD, Askew CD, Levinger I, Coombes J, Vicenzino B, et al. Exercise professionals with advanced clinical training should be afforded greater responsibility in pre-participation exercise screening: a new collaborative model between exercise professionals and physicians. Sports Med. 2018;48:1293-302.
2. Riebe D, Franklin BA, Thompson PD, Garber CE, Whitfield GP, Magal M, Pescatello LS. Updating ACSM's recommendations for exercise preparticipation health screening. Med Sci Sports Exerc. 2015;47:2473-9.

3. Larkins LW, Baker RT, Baker JG. Physical examination of the ankle: a review of the original orthopedic special test description and scientific validity of common tests for ankle examination. Arch Rehabil Res Clin Transl. 2020;2(3):100072.
4. D'Ambrosi R, Meena A, Raj A, Ursino N, Hewett TE. Anterior knee pain: state of the art. Sports Med Open. 2022;8(1):98.
5. Palermi S, Annarumma G, Spinelli A, Massa B, Serio A, Vecchiato M, Demeco A, et al. Acceptability and practicality of a quick musculoskeletal examination into sports medicine pre-participation evaluation. Pediatr Rep. 2022;14:207-16.
6. Whittaker JL, Roos EM. A pragmatic approach to prevent post-traumatic osteoarthritis after sport or exercise-related joint injury. Best Pract Res Clin Rheumatol. 2019;33(1):158-71.
7. Lamplot JD, Pinnamaneni S, Swensen-Buza S, Lawton CD, Dines JS, Nawabi DH, et al. The virtual shoulder and knee physical examination. The Orthop J Sports Med. 2020;8(10):2325967120962869.
8. O'Kane JW, Toresdahl BG. The evidenced-based shoulder evaluation. Curr Sports Med Rep. 2014;13(5):307-13.

13

Exame físico cardiológico – avaliação funcional

Bruno Bassaneze
Renier Pires
João Manoel Theotonio dos Santos
Albina de Fátima Silva Ramalho Garcia
Alessandra Geisler Daud Lopes
Nabil Ghorayeb

INTRODUÇÃO

O impacto da morte súbita (MS) durante a atividade esportiva exigiu que a comunidade médica desenvolvesse e aplicasse um modelo de avaliação padronizado que efetivamente reduzisse a ocorrência desse drástico evento. A Avaliação Pré-Participação esportiva (APP), especialmente cardiológica, surgiu com o intuito de identificar os atletas com esse risco potencial, mesmo antes do desenvolvimento de sintomas e alterações ao exame clínico. A despeito dos debates sobre o impacto de falsos-positivos e da custo-efetividade, essa é uma ferramenta em constante evolução, cuja aplicação se faz necessária para minimizar riscos à saúde de atletas, sendo recomendada por diretrizes nacionais e internacionais.[1-3]

A AVALIAÇÃO PRÉ-PARTICIPAÇÃO ESPORTIVA E OS MODELOS DE AVALIAÇÃO EM ATLETAS JOVENS

A diretriz brasileira em cardiologia do esporte conceitua de forma muito clara a APP como "avaliação médica sistemática, uniformizada, capaz de abranger a ampla população de esportistas e atletas antes da realização de exercício regular moderado a intenso",[1] cujos objetivos principais são: "a prevenção do desenvolvimento de doenças do aparelho cardiovascular (DCV) e a detecção precoce de doenças causadoras de morte súbita (MS) cardíaca".[1]

Em outras palavras, trata-se de uma ferramenta que busca fundamentalmente identificar condições que possam desencadear o desfecho mais drástico no esporte, que é a MS em "campo", muitas vezes transmitida ao vivo para milhões de pessoas e que frequentemente ocorre em indivíduos previamente assintomáticos vítimas da associação de uma doença cardiológica silente e não diagnosticada com o gatilho gerado pelo exercício de alta intensidade.

A despeito das controvérsias com relação ao modelo a ser empregado, resultado do questionamento sobre a custo-efetividade da APP, do impacto de avaliações falso-positivas/negativas e da falta de estudos randomizados sobre o tema, as sociedades internacionais concordam com sua rotineira aplicação (Tabela 1).

TABELA 1 Modelos de APP preconizado pelas respectivas diretrizes.

SBC/SBMEE	AHA	ESC
Anamnese	Anamnese	Anamnese
Exame físico	Exame físico	Exame físico
ECG		ECG

AHA: American Heart Association; ECG: eletrocardiograma; ESC: European Society of Cardiology; SBC: Sociedade Brasileira de Cardiologia; SBMEE: Sociedade Brasileira de Medicina do Esporte e do Exercício.

O modelo americano, recomendado pela American Heart Association (AHA), orienta a realização de anamnese e exame clínico, com investigação adicional, caso seja identificado algum indício na avaliação inicial.[3] A despeito dessa orientação geral, algumas organizações locais nos Estados Unidos, como a NBA, já exigem o eletrocardiograma de 12 derivações como parte integrante da *screening* inicial de seus atletas[4] (Tabela 2).

Já o modelo europeu, orientado pela Sociedade Europeia de Cardiologia (ESC – Figura 1)[5,2] e seguido por diversas sociedades de cardiologia locais e pelo Comitê Olímpico Internacional (COI), além do modelo brasileiro (SBC/SBMEE),[1] preconiza a realização de anamnese, exame físico e eletrocardiograma de 12 derivações como avaliação inicial obrigatória para atletas com idade inferior a 35 anos.

A obrigatoriedade do eletrocardiograma (ECG) nesses protocolos se deu, em boa parte, pelo grande impacto dos resultados de um clássico trabalho italiano, feito por Corrado et al.,[6] que identificou a redução de ~90% da mortalidade em atletas que realizaram APPs periódicas, inclusive atingindo valores inferiores aos de sedentários que não faziam avaliação médica (população geral), em acompanhamento de 25 anos (Figura 2).

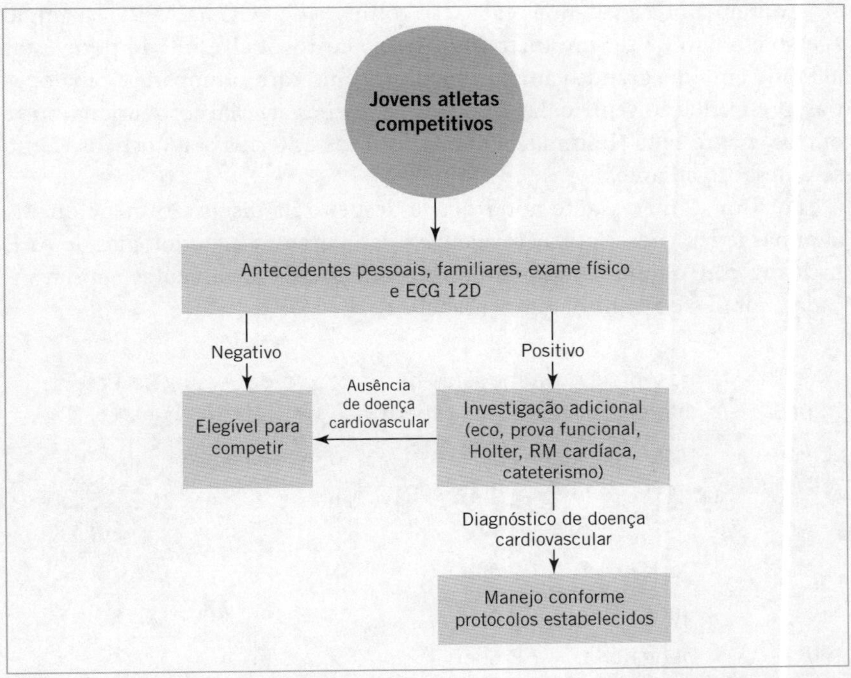

FIGURA 1 Apresentação de modelo esquemático da Avaliação Pré-Participação preconizada pela ESC.[6] ECG: eletrocardiograma; RM: ressonância magnética.

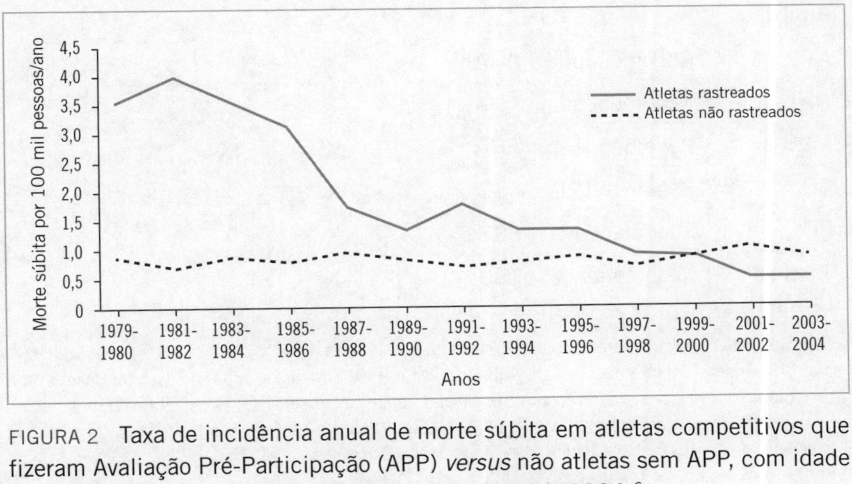

FIGURA 2 Taxa de incidência anual de morte súbita em atletas competitivos que fizeram Avaliação Pré-Participação (APP) *versus* não atletas sem APP, com idade entre 12 e 35 anos, no Vêneto (Itália), entre 1979 e 2004.[6]

Contam ainda a favor da realização rotineira de ECG na APP[4] seu amplo acesso e o fato de ser um método de baixo custo. Seu resultado pode estar alterado em uma grande gama de doenças, como cardiomiopatias, canalopatias, pré-excitação ventricular, miocardite, doença arterial coronariana, entre outros, e apresenta contínua evolução dos seus critérios diagnósticos, como será descrito adiante.

Por fim, é interessante notar que, a despeito da discussão mencionada, algumas federações esportivas valem-se de diferentes metodologias de APP, inclusive com algumas adotando o uso rotineiro de ferramentas mais avançadas, como o ecocardiograma[4] (Tabela 2).

TABELA 2 Apresentação de modelos de protocolo de Avaliação Pré-Participação em diferentes federações esportivas

Federação esportiva	Recomendada ou obrigatória	Protocolo empregado	Avaliação inicial			
			Anamnese	Exame físico	ECG	Ecocardiograma
Uefa	Obrigatória	Próprio	X	X	X	X
Fifa	Obrigatória	Próprio	X	X	X	X
FIA	Obrigatória	Próprio	X	X	X	X
FIB	Recomendada	Próprio	X	X	X	
NBA	Recomendada	Próprio	X	X	X	
World Rugby	Recomendada	Próprio	X	X	X	
NFL	Recomendada	AHA	X	X		
NHL	Recomendada	AHA	X	X		
MLB	Recomendada	AHA	X	X		
COI	Recomendada	ESC	X	X	X	
CPI	Recomendada	ESC	X	X	X	
Triathlon Brasil	Recomendada	ESC	X	X	X	

COI: Comitê Olímpico Internacional; CPI: Comitê Paralímpico Internacional; ECG: eletrocardiograma; FIA: Federação Internacional de Automobilismo; FIB: Federação Internacional de Boxe; Fifa: Federação Internacional de Futebol; MLB: Major League Baseball; NBA: National Basketball Association; NFL: National Football League; NHL: National Hockey League; Triathlon Brasil: Federação Brasileira de Triathlon; Uefa: União das Associações Europeias de Futebol.
Fonte: modificada de Mont et al., 2017.[4]

ETAPAS DA AVALIAÇÃO PRÉ-PARTICIPAÇÃO

Anamnese e exame físico

A anamnese é item essencial dentro da APP. Inicialmente, a **identificação** do paciente fornece informações básicas, mas que geram impacto na avaliação empregada (p. ex., a avaliação do atleta jovem difere da avaliação do atleta máster), bem como na interpretação dos achados encontrados (p. ex., alterações do coração da mulher atleta, ou de indivíduos da etnia negra).

Outros dados iniciais de suma importância são a naturalidade e a procedência do atleta. Existem doenças que podem levar à MS, como a doença de Chagas e a cardiomiopatia arritmogênica (antiga displasia arritmogênica do ventrículo direito), relacionadas a locais de maior prevalência, como o Norte/Nordeste brasileiro e a região do Vêneto, na Itália, respectivamente.

Na sequência, além de informações da anamnese padrão realizada para não atletas, é importante caracterizar aspectos específicos relacionados à prática esportiva,[1] como:

- Modalidade praticada, nível competitivo, tempo total de prática esportiva, posição em quadra/campo.
- Carga semanal de treinos e períodos de repouso.
- Uso, tempo e dose de recursos ergogênicos e de esteroides anabolizantes ou outras substâncias dopantes.
- Presença de sintomas, sendo os mais relevantes: palpitações, síncope, dor precordial ou desconforto torácico, dispneia aos esforços, tontura/lipotimia e correlação com momento da prática esportiva (p. ex., se estão relacionados com pico do esforço).
- História familiar de morte súbita, especialmente em indivíduos jovens (< 35 anos), questionando ativamente se o familiar relatou sintomas no dia do óbito, se foi realizado atendimento médico e exame necroscópico (esta pode ser a chave da sua avaliação!).

Na sequência, é fundamental ressaltar que o exame físico deve ser feito de forma atenta e completa, utilizando-se as mesmas manobras e testes feitos para não atletas, com especial atenção a dois aspectos principais:

- Busca por alterações que possam afetar a performance, como sinais clínicos de anemia.
- Identificação de alterações clínicas que apontem ou façam o diagnóstico de doenças genéticas ou adquiridas, especialmente daquelas que podem cursar com MS, como é o caso da síndrome de Marfan.

Dessa forma, dentro da avaliação merecem destaque: avaliação de sinais de anemia, identificação de focos infecciosos (p. ex., dentários), sinais de doenças sistêmicas ou infecciosas graves [asma brônquica, dislipidemia, obesidade, diabetes, hipertensão arterial], características físicas de síndrome de Marfan ou de outras doenças da aorta (p. ex., síndrome de Loeys-Dietz) e propedêutica cardiovascular completa, com avaliação de sopros, bulhas patológicas, estalidos valvares, alterações na palpação de pulsos e simetria de PA (realizar nos dois braços na primeira avaliação).[1]

Exames complementares

Eletrocardiograma

A prática regular e intensa do exercício físico pode provocar alterações cardíacas fisiológicas em níveis estrutural, funcional e elétrico.[1] Mais de 80% dos atletas de alto rendimento apresentam achados no ECG que refletem adaptações cardíacas induzidas pelo exercício, resultado de alterações intrínsecas do automatismo e da condução atrioventricular, assim como do aumento do tônus vagal e do remodelamento de câmaras cardíacas.[7]

Ao longo dos anos, buscou-se ativamente a uniformização da interpretação do ECG do atleta, por meio de critérios que permitissem a distinção entre alterações fisiológicas, relacionadas exclusivamente ao exercício realizado, de alterações patológicas e que pudessem ser marcadores de doenças do coração.

Os critérios internacionais para interpretação do ECG do atleta, publicados em 2017 por Drezner et al., são o documento mais atual sobre o tema, em que a presença de pelo menos dois achados limítrofes (*borderline*) ou um achado anormal indica investigação adicional (Figura 3).

Ecocardiograma

O ecocardiograma é uma ferramenta que apresenta contínua evolução desde sua criação, com novas técnicas cada vez mais acuradas e que permitem avaliação de elementos do coração de atleta (p. ex., hipertrofia ventricular excêntrica), diagnóstico e estratificação de doenças (identificação de marcadores de risco) e identificação de condições que cursem com MS em atleta assintomático, com ECG normal, como origem anômala de coronárias e doenças da aorta.[9]

A despeito de sua aplicabilidade importante na avaliação de atletas, até o presente momento não há recomendação amparada por diretrizes para sua realização de rotina, especialmente em nível populacional, em indivíduos sem alterações à APP inicial.[1-3]

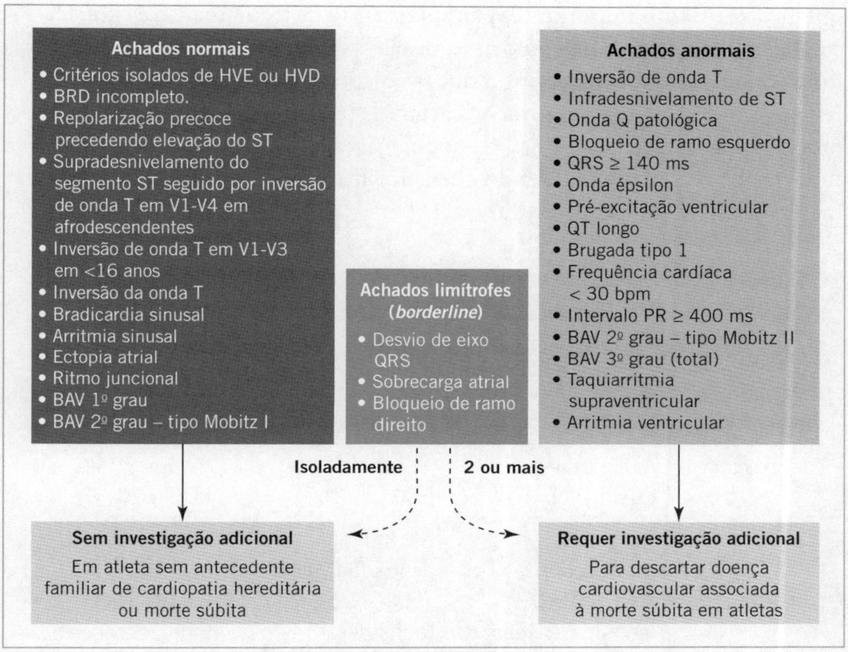

FIGURA 3 Critérios internacionais para interpretação do ECG do atleta. BAV: bloqueio atrioventricular; BRD: bloqueio de ramo direito incompleto; HVD: hipertrofia ventricular direita; HVE: hipertrofia ventricular esquerda.
Fonte: adaptada de Drezner et al., 2017.[8]

Apesar dessa recomendação, há um debate atual sobre custo-efetividade da implementação do ecocardiograma (ECO) de rotina na avaliação de atletas.[8] Algumas federações esportivas definiram o uso dessa ferramenta como obrigatória em seus protocolos próprios[4] (Tabela 2). É possível que novidades sobre esse tema sejam incorporadas nos próximos anos.

Prova funcional (teste ergométrico/cardiopulmonar)

A realização de prova funcional não deve ser uma barreira para a liberação de prática esportiva (alta/muito alta intensidade) por indivíduos jovens e assintomáticos, sem fatores de risco cardiovascular e com APP inicial sem alterações.

Por outro lado, a realização do exame pode ser recomendada como parte da estratégia de identificação precoce de doença cardiovascular, especialmente em indivíduos sedentários e de alto/muito alto risco cardiovascular que desejam praticar atividade física de alta intensidade.[2] Além disso, a prova permite a obtenção de dados importantes para prescrição de treinamento e caracterização de aptidão cardiorrespiratória. Ou seja, é uma avaliação que proporciona uma série de dados interessantes que, se disponível, deve ser utilizada.

Após os 35 anos, como a doença arterial coronariana (DAC) assume papel preponderante de causa de MS na população de atletas, a realização de prova funcional é recomendada, sendo obrigatória após os 60 anos, independentemente do nível competitivo (Tabela 3).[1]

TABELA 3 Recomendações da Diretriz Brasileira de Cardiologia do Esporte[1] para Avaliação Pré-Participação segundo faixa etária e nível competitivo

	Lazer	Amadores	Profissionais
Criança/ adolescente	Av. inicial + ECG 12 D	Av. inicial + ECG 12 D	Av. inicial + ECG 12 D
18-35 anos	Av. inicial + ECG 12 D	Av. inicial + ECG 12 D	Av. inicial + ECG 12 D
35-59 anos	Av. inicial + av. risco DAC + ECG 12 D (considerar teste funcional)	Av. inicial + av. risco DAC + ECG 12 D (considerar teste funcional)	Av. inicial + av. risco DAC + ECG 12 D (considerar teste funcional)
> 60 anos	Av. inicial + ECG 12 D + teste funcional	Av. inicial + ECG 12 D + teste funcional	Av. inicial + ECG 12 D + teste funcional

Av.: avaliação; DAC: doença arterial coronariana; ECG 12 D: eletrocardiograma em repouso de 12 derivações.

Outros exames em cardiologia

A realização de outros exames cardiológicos será indicada de acordo com alterações na APP em curso, seguindo diretrizes específicas para manejo da condição em suspeita diagnóstica.

São ferramentas do arsenal rotineiro do cardiologista/médico do esporte: Holter de 24 h, MAPA, ecocardiograma com estresse, cintilografia do miocárdio, angiotomografia de coronárias, ressonância magnética de coração e provas invasivas como a cineangiocoronariografia.

Exames laboratoriais

Exames laboratoriais, a princípio, não são obrigatórios. Sua solicitação deve decorrer dos dados clínicos obtidos, com ênfase nos aspectos cardiocirculatórios.[1]

Entre os exames laboratoriais de rotina visando à saúde, destacam-se: hemograma completo, glicemia de jejum, ureia, creatinina, sódio e potássio, perfil lipídico completo, ácido úrico, transaminase glutâmico-oxalacética (TGO), transaminase glutâmico-pirúvica (TGP), gamaglutamil transpeptidase (gama-GT), bilirrubinas, tempo de protrombina/relação normalizada internacional (TP/RNI), exame de urina 1.[1] A depender da procedência do atleta, pode ser indicada avaliação sorológica para doença de Chagas.

CONQUISTAS E DIREÇÕES FUTURAS

Há contínuo esforço da comunidade científica em prol da otimização da APP. Algumas já foram estabelecidas, como: obrigatoriedade de avaliação, com história e exame físico, incorporação do ECG (exceção aos EUA[3]), com aprimoramento de critérios para minimizar falsos-positivos.[10]

Outros estão em progresso, como a melhor definição da periodicidade da avaliação, determinação da idade para iniciar a APP, indicação de testes adicionais de forma rotineira e padronização da condução de casos de atletas com anormalidades.[10]

Por fim, para futuro próximo há necessidade de definição de critérios eletrocardiográficos para atletas com idade inferior a 12 anos e redução programática de custos da APP, a fim de universalizar o acesso de uma ferramenta cada vez mais custo-efetiva, que seja capaz de minimizar riscos para a população de atletas e esportistas.[10]

CONCLUSÃO

A APP desempenha um papel fundamental na promoção da segurança e saúde dos praticantes esportivos. Ao implementar procedimentos abrangentes e individualizados, é possível criar um ambiente esportivo mais seguro, contribuindo para a saúde a longo prazo e o aprimoramento do desempenho atlético. A integração efetiva dessa avaliação nas práticas esportivas é uma medida preventiva que beneficia tanto atletas amadores quanto profissionais.

REFERÊNCIAS

1. Ghorayeb N, Stein R, Daher DJ, Silveira AD, Ritt LEF, Santos DFP, et al. Atualização da Diretriz em Cardiologia do Esporte e do Exercício da Sociedade Brasileira de Cardiologia e da Sociedade Brasileira de Medicina do Esporte – 2019. Arq Bras Cardiol. 2019;112(3):326-68.

2. Pelliccia A, Sharma S, Gati S, Bäck M, Börjesson M, Caselli S, et al. 2020 ESC Guidelines on sports cardiology and exercise in patients with cardiovascular disease. Eur Heart J. 2021;42:17-96.
3. Maron BJ, Levine BD, Washington RL, Baggish AL, Kovacs RJ, Maron MS; American Heart Association Electrocardiography and Arrhythmias Committee of Council on Clinical Cardiology, Council on Cardiovascular Disease in Young, Council on Cardiovascular and Stroke Nursing, Council on Functional Genomics and Translational Biology, and American College of Cardiology. Eligibility and disqualification recommendations for competitive athletes with cardiovascular abnormalities: Task Force 2: preparticipation screening for cardiovascular disease in competitive athletes. A scientific statement from the American Heart Association and American College of Cardiology. Circulation. 2015;132:e267-e72.
4. Mont L, Pelliccia A, Sharma S, Biffi A, Borjesson M, Brugada Terradellas J, et al. Pre-participation cardiovascular evaluation for athletic participants to prevent sudden death: position paper from the EHRA and the EACPR, Q2 Q3 branches of the ESC. Endorsed by APHRS, HRS, and SOLAECE. Eur J Prev Cardiol. 2017;19:139-63.
5. Corrado D, Pelliccia A, Bjørnstad HH, Vanhees L, Biffi A, Borjesson M, et al. Cardiovascular preparticipation screening of young competitive athletes for prevention of sudden death: proposal for a common European protocol. Consensus Statement of the Study Group of Sport Cardiology of the Working Group of Cardiac Rehabilitation and Exercise Physiology and the Working Group of Myocardial and Pericardial Diseases of the European Society of Cardiology. Eur Heart J. 2005;26:516-24.
6. Corrado D, Basso C, Pavei A, Michieli P, Schiavon M, Thiene G. Trends in sudden cardiovascular death in young competitive athletes after implementation of a preparticipation screening program. JAMA. 2006;296(13):1593-601.
7. Scharhag J, Löllgen H, Kindermann W. Competitive sports and the heart: benefit or risk? Dtsch Arztebl Int. 2013;110(1-2):14-23.
8. Drezner JA, Sharma S, Baggish A, Papadakis M, Wilson MG, Prutkin JM, et al. International criteria for electrocardiographic interpretation in athletes: consensus statement. Br J Sports Med. 2017;51:704-31.
9. Halasz G, Capelli B, Nardecchia A, Cattaneo M, Cassina T, Biasini V, et al. Cost-effectiveness and diagnostic accuracy of focused cardiac ultrasound in the pre-participation screening of athletes: the SPORT-FoCUS study. Eur J Prev Cardiol. 2023,9; 30(16):1748-57.
10. Beach CM, Lampert R. Optimizing pre-participation screening to prevent tragedy in young athletes: moving from if to how. Eur Heart J. 2023;44(12):1093-5.

14

Análise do plano alimentar habitual – avaliação nutroterápica (balanço energético)

Audie Nathaniel Momm

A avaliação do plano alimentar habitual ou usual do esportista ou atleta objetiva identificar erros alimentares quanto a quantidade, qualidade, harmonia e adequação (leis da alimentação de Pedro Escudero) do que come. Especialmente no esporte, a lei da adequação merece destaque. Um plano alimentar habitual inadequado pode prejudicar o rendimento esportivo por falta de reserva energética muscular, nos períodos de maior volume ou de maior intensidade dos treinos, como no futebol (Figura 1); o pico de

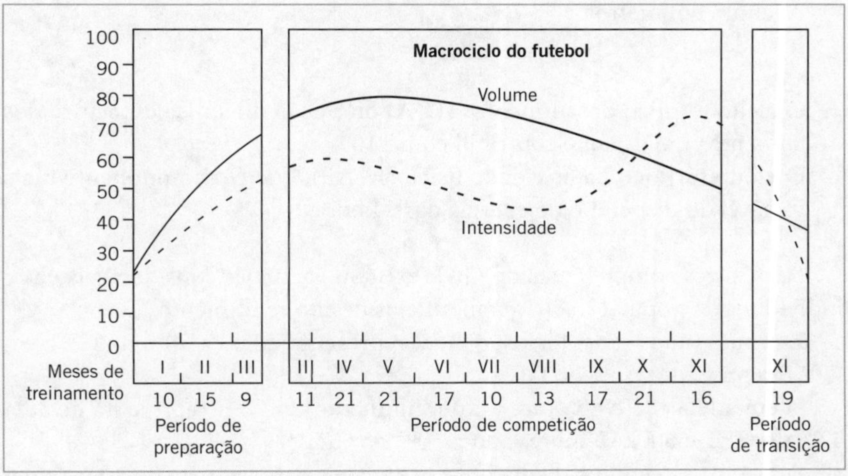

FIGURA 1 Representação gráfica relacionada ao planejamento e ao controle do treinamento esportivo.

volume exigirá adequação calórica (p. ex., +1.000 kcal/dia), enquanto o pico de intensidade implica a adequação de macronutrientes (ex.: > 10 g/kg/dia de carboidratos).

Os períodos de preparação e de transição do macrociclo, assim como o período de reabilitação (destreino), podem significar alterações da composição corporal como engorda, emagrecimento ou perda de massa muscular, tornando mais demorado o retorno aos treinos/competições.

RECOMENDAÇÕES DE ENERGIA E MACRONUTRIENTES

Para a população em geral, a energia despendida diariamente ou gasto energético total (GET) é representada por três principais componentes (Figura 2):

- A taxa metabólica de repouso (TMR) ou gasto energético de repouso (GER), que representa ±70% (equação de Harris-Benedict).

Homem

$$66{,}476 + 13{,}752 \cdot P + 5{,}003 \cdot A - 6{,}755 \cdot I$$

Mulher

$$655{,}095 + 9{,}563 \cdot P + 1{,}850 \cdot A - 4{,}646 \cdot I$$

Em que:
P: peso em kg.
A: altura em metros.
I: idade.

- O efeito térmico dos alimentos (ETA) ou a ação dinâmica específica dos alimentos (ADE), que contribui com ±10%.
- O efeito térmico da atividade física (ETAF), que é o componente mais variável do dispêndio de energia das 24 horas.

Nesses três componentes do GET, existem variações consideráveis entre indivíduos da população em geral e atletas de alto rendimento.

Em indivíduos sedentários, o GER representa de 60 a 80% do GET e o ETAF representa ±15% do GET.

Já em atletas de *endurance* (alto rendimento), o GER representa de 38 a 47% do GET e o ETAF representa > 50% do GET.

Portanto, a ingestão adequada de energia é a base da dieta do atleta, uma vez que suporta a função corporal ideal, determina a capacidade de ingestão de macro e micronutrientes e auxilia nas alterações da composição corporal

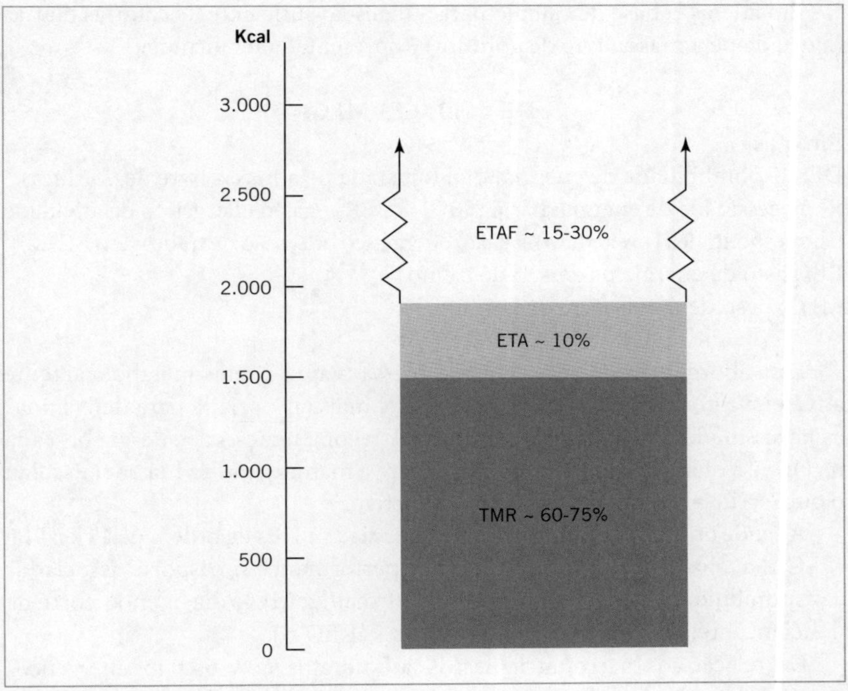

FIGURA 2 Gasto energético total (GET). ETA: efeito térmico do alimento; ETAF: efeito térmico da atividade física; TMR: taxa metabólica em repouso.

compatíveis com a modalidade esportiva. A necessidade de energia variará com a periodização dos treinos e os períodos de maior volume ou intensidade, em geral, obtidos por valores em equivalentes metabólicos (MET) padronizados para a TMR (GER), como 3,5 mL/kg/min equivalente a 1 MET.[1]

Para identificar em que condição é possível medir ou estimar o custo energético durante as atividades físicas, é fundamental considerar a intensidade, a duração e o tipo de exercício realizado. Existem diferentes métodos para medir ou estimar o gasto energético durante as atividades físicas, como a calorimetria indireta e dispositivos de monitoramento como os acelerômetros.

Os fatores que aumentam as necessidades de energia acima dos níveis basais/normais incluem exposição ao frio ou calor, medo, estresse, altitudes, cafeína, nicotina, aumento da massa magra e, possivelmente, a fase lútea do ciclo menstrual, diminuindo com a perda de massa magra (massa muscular).

Em atletas, a base de cálculo para a ingestão suficiente de calorias diárias (ajustada pela massa livre de gordura) é apresentada na fórmula:

$$\mathbf{DE = (EI - EE)/MLG}$$

Em que:
DE: disponibilidade de energia total (ajustada pela massa livre de gordura).
EI: necessidade de energia diária [GET = GER × gasto energético da atividade física espontânea (p. ex., 1,53) + gasto energético da sessão de treino (em METs)].
EE: gasto de energia da sessão de treino.
MLG: peso de massa livre de gordura.

Essa abordagem reconhece que a massa magra é mais metabolicamente ativa que a gordura corporal e, portanto, é mais apropriada para determinar as necessidades energéticas dos atletas. A recomendação de energia baseada na DE visa oferecer calorias suficientes para a manutenção da massa muscular, o que é crucial para o desempenho esportivo.[2]

A saúde ótima do(a) atleta tem sido associada a DEs da ordem de 45 kcal/kg MLG/dia, e os prejuízos para a saúde e performance no esporte associados à disponibilidade de energia abaixo de 30 kcal/kg MLG/dia, como ocorre na deficiência relativa de energia nos esportes (RED-S).

Em relação aos macronutrientes, os carboidratos são substratos energéticos versáteis, essenciais para o sistema nervoso central e periférico, contribuindo para as vias oxidativas e anaeróbicas em várias intensidades. As proteínas da dieta contribuem para a síntese das proteínas contráteis do músculo esquelético, tendões, cartilagens e ossos. A gordura, sob a forma de ácidos graxos livres no plasma, triglicérides intramusculares e tecido adiposo, proporciona um substrato de combustível, que é relativamente abundante e disponível para as provas de resistência aeróbica. A recomendação de cada um desses macronutrientes está disponível na Tabela 1.[2]

TABELA 1 Recomendações de macronutrientes para atletas

Macronutriente	Recomendação	Referência
Carboidrato	De 3-5 g/kg/dia (exercício de baixa intensidade) a 8-12 g/kg/dia (exercícios muito intensos)	Thomas et al., 2016[3]
Proteína	1,6-2,2 g/kg/dia	Maughan et al., 2018[4]
Gordura	≤ 10% do VET (gorduras saturadas) ≥ 20 a 30% do VET (gorduras totais)	Thomas et al., 2016[3]

VET: valor energético total.

MÉTODOS DE OBTENÇÃO DAS INFORMAÇÕES SOBRE O PLANO ALIMENTAR HABITUAL

Os padrões alimentares de atletas podem ser avaliados por métodos comumente usados como:[5]

- Recordatório alimentar (de 24 horas).
- Imagens de refeições/lanches.
- Recordatório múltiplo (semanal).
- Questionário de Frequência Alimentar (QFA).
- História de dietas atual/anterior.
- Diário alimentar.

Para exemplificar a aplicação de um dos métodos, escolhemos o QFA (Figura 3) que consta em um formulário com uma lista de alimentos (por grupo de alimentos) e um espaço no qual o indivíduo responderá com que frequência consome cada alimento e o grau de representatividade, levando em consideração a sazonalidade.[6]

Ao usar um QFA, é essencial considerar as preferências alimentares individuais e as práticas dietéticas específicas de cada atleta, levando em conta fatores culturais, restrições alimentares e necessidades nutricionais personalizadas.

ANÁLISE DO PLANO ALIMENTAR HABITUAL

Existem alguns programas informatizados (*softwares*) que realizam esses cálculos a partir das informações qualitativas e quantitativas pelo modelo de análise do plano alimentar habitual (p. ex., QFA). A seguir é executada a readequação do plano alimentar habitual, respeitando o quanto for possível as escolhas e preferências de alimentos contidas no QFA.

O uso de *softwares* de análise alimentar oferece várias vantagens, como:

1. **Eficiência:** os *softwares* automatizam muitos processos de análise, o que pode economizar tempo e esforço em comparação com métodos manuais.
2. **Precisão:** os *softwares* podem realizar cálculos complexos com precisão, reduzindo erros humanos na análise de dados alimentares.
3. **Escalabilidade:** os *softwares* permitem lidar com grandes conjuntos de dados, o que é essencial em estudos.
4. **Padronização:** o uso de *softwares* permite a aplicação de métodos padronizados de análise, garantindo consistência.[7]

I P lácteos	Frequência média									Quantidade				Sazonal
	Nunca ou < 1/mês	1-3/mês	1/sem	2-4/sem	5-6/sem	1/dia	2-3/dia	4-5/dia	6+/dia	Porção média	Menor	Igual	Maior	
1. Leite integral	●	○	○	○	○	○	○	○	○	1 xícara = 250 mL	○	●	○	■
2. Leite semidesnatado	●	○	○	○	○	○	○	○	○	1 xícara = 250 mL	○	●	○	■
3. Leite desnatado	●	○	○	○	○	○	○	○	○	1 xícara = 250 mL	○	●	○	■
4. Iogurte	●	○	○	○	○	○	○	○	○	Um = 125 g	○	●	○	■
5. Queijo prato, minas frescal	●	○	○	○	○	○	○	○	○	Uma fatia = 30 g	○	●	○	■
6. Sobremesas lácteas: pudim *flan.*	●	○	○	○	○	○	○	○	○	Um ou 1 prato de sobremesa	○	●	○	■
7. Sorvetes	●	○	○	○	○	○	○	○	○	1 ou 2 bolas	○	●	○	■

FIGURA 3 Modelo de Questionário de Frequência Alimentar (QFA) – lácteos.

A Tabela 2 é o resultado da análise do plano alimentar habitual (valores porcentuais do valor energético total (VET) do caso clínico de JFS, sexo masculino, 18 anos, atleta do futebol competitivo, de 176 cm de altura, 63 kg, 10% de gordura corporal e 56 kg de massa livre de gordura (massa magra).

TABELA 2 Resultado da análise do plano alimentar habitual diário a partir do processamento de dados obtidos do Questionário de Frequência Alimentar

	Valores absolutos	Valores percentuais
	3.305 kcal	100%
Carboidratos	372 g	45%
Gorduras	84,5 g	23%
Proteínas	240 g	29%
Fibras	24,8 g	3%

READEQUAÇÃO DO PLANO ALIMENTAR HABITUAL

A nutroterapia compreende um plano alimentar readequado a partir da identificação das repercussões fisiopatológicas da alimentação habitual associadas com o risco de prejuízo do rendimento físico (atleta) ou de doença. A Tabela 3 apresenta a comparação do plano alimentar habitual do caso clínico com sua respectiva readequação:

TABELA 3 Dados comparativos do plano alimentar habitual e de sua respectiva readequação

Plano alimentar	Energia (kcal)	Carboidratos	Gorduras	Proteínas	Fibras	Disponibilidade de energia kcal/kg de MLG/d
Habitual (g)	3.305	372	84,5	240	24	35,42
Habitual (% do VET)		45	23	29		
Readequado (g)	3.910	586,5	108,6	146,6	40	46,23
Readequado (% do VET)		60	25	15		

Recomendação de fibras na dieta = 38 g/dia (homens: 19-50 anos). MLG: massa livre de gordura; VET: valor energético total.

As readequações do plano alimentar habitual que chamam a atenção neste caso clínico foram:

- O aumento da energia total de 3.305 kcal para 3.910 kcal (prevenção de prejuízo na repleção das reservas energéticas e proteico-musculares).
- O aumento de carboidratos de 45 para 60% do VET (restauração adequada do glicogênio muscular).
- O aumento no teor de fibras de 24 para 40 g diárias (balanço adequado da microbiota intestinal).
- O aumento da disponibilidade de energia de 35,42 para 46,23 kcal/kg de MLG/dia (evitar perda de peso e da massa magra).
- A diminuição do teor de proteínas de 29 para 15% para tornar possível a correção dos carboidratos.

Essa readequação do plano alimentar habitual deve atender à proporção de macronutrientes, baseada em um modelo de pirâmide alimentar para pessoas saudáveis, fisicamente ativas, esportistas e atletas (Figura 4).[8]

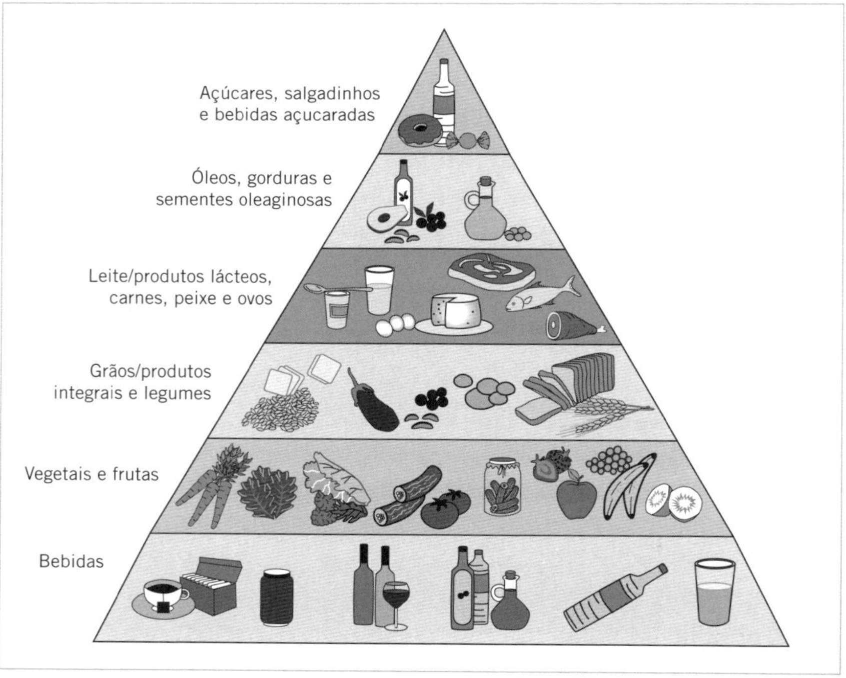

FIGURA 4 Pirâmide alimentar para atletas.

A proposta da pirâmide alimentar para atletas pela Sociedade Suíça de Nutrição está sendo indicada para adultos saudáveis que se exercitam 5 horas por semana ou mais. É o caso de esportistas/atletas com treinos de moderada intensidade ou mais forte, do tipo contínuo, como 2,5 km/h na natação ou 8 km/h na corrida ou, ainda, do tipo intermitente, como futebol, tênis etc.

A pirâmide é capaz de atender à ingestão suficiente de energia, hidratação e proporção adequada dos macronutrientes por meio de escolhas por grupo de alimentos a partir da recomendação individual do(a) esportista/atleta, com base na massa livre de gordura, e não no peso corporal, como nos modelos de pirâmides para a população em geral.[9]

O plano alimentar readequado às necessidades de energia, com distribuição harmônica de macronutrientes, previne a carência crônica vitamínico-mineral.

O QUE CONTA COMO UMA PORÇÃO DE ALIMENTO?

Porções diárias de alimentos

- **Grupo dos grãos:** 1 fatia de pão; 1 copo de cereal instantâneo (seco); 4 colheres (sopa) de arroz ou massa cozida.
- **Grupo das hortaliças:** 4 colheres (sopa) de legumes cozidos (p. ex., cenoura, couve-flor, beterraba); 1 prato (sobremesa) de folhas cruas picadas (p. ex., espinafre, agrião, alface).
- **Grupo das frutas:** 1 fruta média (p. ex., maçã, laranja, pera); 1 pote pequeno de frutas picadas cruas, cozidas, congeladas ou enlatadas (sem calda); 1 fatia média de mamão, melão ou melancia; 1 copo de suco de fruta.
- **Grupo do leite e substitutos:** 1 copo de leite ou iogurte; 2 fatias de queijo branco; 3-4 fatias de muçarela; 2 colheres (sopa) de queijo ralado.
- **Grupo das carnes e substitutos:** 2 colheres (sopa, 60 g) de carne moída, ave ou peixe; 2 ovos; 4 colheres (sopa) de oleaginosas ou sementes; 4 colheres (sopa) de ervilhas, feijão ou lentilha; 4 cubos de tofu; 4 colheres (sopa) de soja.
- **Grupo dos óleos e extras:** 1 colher (chá) de óleo (5 g) ou até 8 colheres (chá) de açúcar.

Normalmente, as recomendações de micronutrientes (minerais e vitaminas) e antioxidantes (ingredientes de vegetais de cores variadas) são atingidas pela readequação calórica, proporção de macronutrientes e de porções de cada grupo de alimentos da pirâmide alimentar para atletas.

Os testes de avaliação funcional de campo ou laboratório (esportômica), a lacticidemia, a ergoespirometria, a calorimetria indireta e a composição corporal são instrumentos valiosos no monitoramento da utilização das reservas energéticas para readequação periódica do plano alimentar habitual.[10]

REFERÊNCIAS

1. Herrmann SD, Willis EA, Ainsworth BE, Barreira TV, Hastert M, Kracht CL, et al. 2024 Adult Compendium of Physical Activities: a third update of the energy costs of human activities. J Sport Health Sci. 2024;13:6-12.
2. Costa AA, Silva JMF, Viebig RF. Atualização sobre estimativas do gasto calórico de atletas: uso da disponibilidade energética. Rev Bras Nutr Esp. 2017;11(66):788-94.
3. Thomas DT, Erdman KA, Burke LM. American College of Sports Medicine Joint Position Statement. Nutrition and athletic performance. Med Sci Sports Exerc. 2016;48(3):543-68.
4. Maughan RJ, Burke LM, Dvorak J, Larson-Meyer DE, Peeling P, Phillips SM, et al. IOC consensus statement: dietary supplements and the high-performance athlete. Br J Sports Med. 2018;52(7):439-55.
5. Larson-Meyer DE, Woolf K, Burke L. Assessment of nutrient status in athletes and the need for supplementation. Int J Sport Nutr Exerc Metab. 2018;28(2):139-58.
6. Godois ADM, Coelho-Ravagnani CF, Raizel R, Verly-Junior E. Development of a food frequency questionnaire for Brazilian athletes. Nutr Diet. 2020;77(2):260-7.
7. Zhao J, Li Z, Gao Q, Zhao H, Chen S, Huang L, et al. A review of statistical methods for dietary pattern analysis. Nutr J. 2021;20(1):37.
8. Almeida LR, Campbell GR, de Amorim Cruz MF. Estratégias e recomendações nutricionais de carboidratos para performance esportiva. Res Soc Dev. 2023;12(6):e21012642253.
9. Moore DR. Protein requirements for master athletes: just older versions of their younger selves. Sports Med. 2021;51(Suppl 1):13-30.
10. Kerksick CM. Requirements of proteins, carbohydrates, and fats for athletes. In: Bagchi D, Nair S, Sen CK. Nutrition and enhanced sports performance. San Diego: Academic Press; 2019. p.443-59.

15

Avaliação odontológica – odontologia do esporte

Gisele Maffei

A odontologia do esporte é uma área em crescimento, que apresenta significativa influência na saúde integral e no desempenho de atletas amadores e profissionais.

Condições bucais como cáries não tratadas, doenças periodontais e desalinhamento dos dentes interferem direta ou indiretamente no bem-estar de um indivíduo. Pesquisas demonstram a alta relação de bactérias bucais nos mais variados meios teciduais, com aumento de fator de risco para uma série de enfermidades sistêmicas. Marcadores inflamatórios envolvidos na etiopatogenia de doenças periodontais também podem ser encontrados na lesão muscular. Desequilíbrios no sistema mastigatório influenciam no sistema tônico postural e no equilíbrio do atleta.[1,2]

A ODONTOLOGIA E SUA RELEVÂNCIA NO ESPORTE

Atletas são expostos a problemas bucais que podem interferir na sua saúde e performance esportiva. Em um levantamento realizado na clínica odontológica dos Jogos Olímpicos de Londres 2012, constatou-se a baixa qualidade de saúde bucal dos atletas avaliados, resultando em um impacto substancialmente negativo em seu bem-estar, nas condições de treinamento e no próprio desempenho esportivo.[3]

Segundo a Academia Brasileira de Odontologia do Esporte (Abroe), a Odontologia do Esporte é uma área de atuação do cirurgião-dentista reconhecida como especialidade odontológica desde 2015 pelo Conselho Federal de Odontologia (CFO). Inclui segmentos teóricos e práticos da odontologia com o objetivo de investigar, prevenir, tratar, reabilitar e compreender a influência das doenças da cavidade bucal no desempenho dos atletas profissionais e amadores. Tem a finalidade de melhorar o rendimento esportivo e prevenir lesões, considerando as particularidades fisiológicas dos atletas, a modalidade que praticam e as regras do esporte.

A Sociedade Brasileira de Cardiologia e a Sociedade Brasileira de Medicina do Esporte, na Diretriz em Cardiologia do Esporte e do Exercício, reforçam a importância da avaliação odontológica pré-participação para esportistas em geral, atletas e paratletas.[4]

A Federação Internacional de Futebol (Fifa), instituição que dirige as associações de futebol, futebol de salão e futebol de praia, reconhece a importância da saúde bucal no bem-estar geral de um atleta e comenta que, embora a patologia oral raramente seja uma ameaça à carreira ou à vida, ela pode resultar em muitos dias/semanas por ano de treinamento perdido e, em alguns casos, exclusão da competição.

A AVALIAÇÃO ODONTOLÓGICA E O DESEMPENHO DO ATLETA

Assim como em outras áreas da saúde, o principal objetivo da avaliação pré-participação (APP) odontológica é identificar e prevenir doenças ou lesões no ambiente bucal.

RESPIRAÇÃO

Associações entre má oclusão e respiração bucal são relatadas na literatura.[5] O padrão de crescimento facial é um dos fatores etiológicos primários das más oclusões dentárias, podendo interferir na amplitude do espaço aéreo, na oxigenação, na resistência e no rendimento do atleta. O tratamento da obstrução nasal deve ser precoce, preferencialmente durante a fase de crescimento e, quando necessário, conjunto ao tratamento ortodôntico.[5]

SONO

O sono é essencial na regulação biológica e homeostática do organismo, e fundamental para a recuperação física e mental do atleta.

Alguns distúrbios respiratórios do sono, como o ronco e a apneia obstrutiva do sono, podem ter seus sintomas atenuados por meio de dispositivos intraorais ou cirurgias ortognáticas.

O bruxismo é atualmente classificado como um comportamento ou hábito, envolvendo atividade muscular mastigatória repetitiva de apertar, encostar ou ranger dos dentes, ou mesmo segurar ou empurrar a mandíbula.[6] Pode ocorrer durante o sono (bruxismo do sono) ou quando se está acordado (bruxismo de vigília), com características e tratamentos diferentes. O bruxismo classificado como protetivo do sistema acontece quando a atividade repetitiva dos músculos da mastigação é induzida como consequência de refluxo gastroesofágico, de forma a proteger o meio bucal da acidificação subsequente ao evento, estimulando a produção salivar.[6]

Entre os sinais e sintomas do bruxismo, pode-se encontrar desgaste dental anormal, dor de dente, dor ou fadiga nos músculos faciais, cefaleias na região temporal, hipertrofia dos músculos da mastigação e, quando acontece durante o sono, pode alterar sua qualidade.

INFLAMAÇÃO E SISTEMA IMUNOLÓGICO

Quadros inflamatórios e infecciosos presentes na cavidade bucal podem levar à disseminação de bactérias na corrente sanguínea, com diversas consequências, inclusive aumentando o risco de lesões musculares. Algumas condições bucais como gengivite, periodontite e problemas endodônticos podem resultar em processo inflamatório, sobrecarregar o sistema imunológico e diminuir a capacidade do corpo de se defender contra infecções. Estudos apontam a correlação entre parâmetros periodontais e diabetes tipo 2 e problemas cardiovasculares, dentre os quais a temida endocardite bacteriana.[7]

Em um estudo cujo objetivo foi analisar o impacto da doença periodontal associada ao exercício físico nos mediadores inflamatórios e no reparo muscular, observou-se que houve um aumento da concentração de leucócitos na região da inflamação. O resultado mostrou que níveis séricos de marcadores inflamatórios foram modificados pela doença periodontal e, quando combinados com o exercício, podem modular negativamente a inflamação e o processo de reparo muscular.

TRAUMAS DENTAIS E FACIAIS

O cirurgião-dentista trabalha diretamente nas fraturas ósseas e alveolares, dentais e lesões teciduais. Além disso, também atua em algumas frentes de proteção pré e pós-trauma, confeccionando e individualizando dispositivos como o protetor bucal e o protetor facial.

O protetor bucal minimiza os danos de um impacto na região, redistribui a carga de força recebida, reduz o índice de lacerações dos tecidos moles e diminui riscos de fraturas em dentes e estruturas alveolares. O protetor facial reduz o tempo de retorno às atividades pós-trauma, protegendo a região traumatizada e dissipando as cargas recebidas em caso de novo impacto.[8]

O dispositivo deve ser individualizado, garantindo adaptação, oferecendo resistência e conforto, além de não interferir na visão periférica.

EQUILÍBRIO

Nos atletas, o menor desequilíbrio pode ter repercussões negativas sobre seu rendimento. Pesquisas em um número crescente demonstram a influência do equilíbrio oclusal na performance esportiva.[9]

O desequilíbrio oclusal causa compensações na própria região ou em regiões distantes da boca, afetando a postura e aumentando o risco de lesões. O músculo da solicitação anormal consome glicogênio, esgota suas reservas e secreta ácido lático, tornando-se um músculo de mau rendimento, de diminuição da performance ou de sua não progressão, ou mesmo tornando-se o músculo dos acidentes nos atletas ocasionais ou constantes.

Atingir a estabilidade oclusal e dos músculos mastigatórios libera cadeias musculares e reduz o estresse neuromuscular, auxiliando no processo de equilíbrio geral e contribuindo para o rendimento esportivo. Exames instrumentais auxiliam o cirurgião-dentista na obtenção do equilíbrio e estabilidade oclusal, e, quanto maior a precisão das informações colhidas, melhor nível de equilíbrio pode ser atingido (Figura 1A).

A eletromiografia de superfície dos músculos mastigatórios fornece dados como torção, impacto e assimetrias no uso desses músculos e pode ser realizada de forma estática (encostando os dentes) ou dinâmica (mastigando) (Figura 1C). A análise digital da oclusão oferece informações importantes sobre a pressão mastigatória, a força e a sequência temporal da intercuspidação, e orienta o profissional no ajuste para a obtenção do equilíbrio oclusal desejado (Figura 1B).

INFLUÊNCIA DA DIETA NA EROSÃO DENTAL

A erosão dental é definida como a perda patológica de esmalte por influência química do ácido, sem envolvimento bacteriano. Pode provocar quadros de dor, alteração do equilíbrio oclusal e diminuição da eficiência mastigatória. Os ácidos responsáveis pelo desgaste erosivo da dentição não são nativos do ambiente oral; em vez disso, podem ser introduzidos extrínseca ou intrinsecamente.[10]

Estudo observacional do estado de saúde bucal de atletas de um time da série A do futebol profissional brasileiro apresentou como resultado a erosão dental presente em 50% dos atletas examinados (Tabela 1).

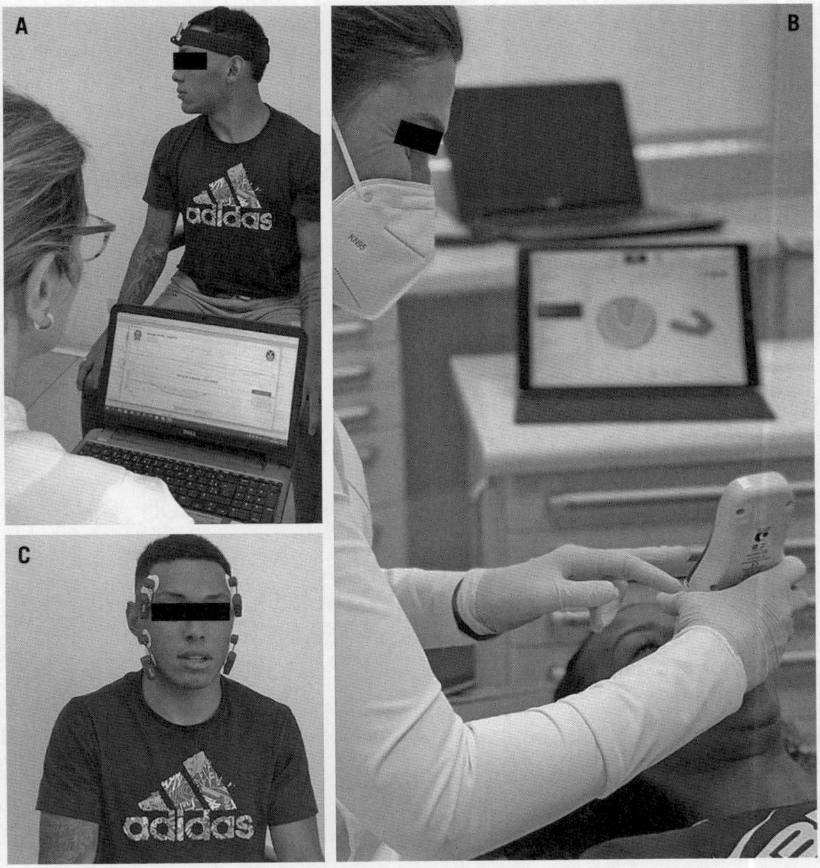

FIGURA 1 A: acelerômetro (para verificar a amplitude de movimentos de cabeça e pescoço). B: análise digital da oclusão. C: eletromiografia de superfície dos músculos temporais e masseteres.
Fonte: arquivo pessoal da autora.

TABELA 1 Prevalência de erosão dental, situação odontológica e hábitos parafuncionais em atletas de futebol profissional brasileiro da Série A*

Situação odontológica	Condição oral	Porcentagem dos atletas
Geral	Erosão dental	50%
Hábitos parafuncionais	Erosão dental	24%

*Os dados refletem o percentual de atletas afetados em cada categoria.
Fonte: Maffei et al., 2022.[2]

A erosão extrínseca é mais comumente de origem dietética. Refrigerantes ácidos, sucos, bebidas esportivas e energéticos, cada vez mais populares, são contribuintes regulares. A exposição da estrutura dentária às bebidas leva à desmineralização das superfícies de esmalte e dentina.

A erosão de natureza intrínseca é resultado do contato entre a estrutura do dente e os ácidos internos, mais notavelmente o ácido gástrico. Esse contato é tipicamente resultado de refluxo gastroesofágico, vômito recorrente ou regurgitação. A bulimia é um dos transtornos alimentares cujos sinais clínicos podem ser identificados na avaliação odontológica. Os mais comuns são erosão do esmalte dental, edema de glândulas parótidas e "flutuação" das restaurações existentes pela erosão mais rápida do esmalte.

Outra fonte de erosão para a dentição que afeta atletas de alguns esportes específicos é relacionada a piscinas inadequadamente cloradas, resultando em pH ácido e, portanto, nocivo ao esmalte dental (Figura 2).

INTERFERÊNCIA DA PRÁTICA ESPORTIVA NA PRODUÇÃO SALIVAR

A saliva tem como função umedecer a boca, diluir o alimento, proteger os dentes e prevenir infecções no ambiente oral. Na sua composição existem enzimas que iniciam o processo de digestão de carboidratos e lipídios. A saliva também é uma defesa biológica do nosso organismo, ajudando a combater a natureza ácida de alguns alimentos. Duas importantes funções de proteção da saliva são a capacidade de tampão e o fluxo salivar.

A presença da saliva auxilia na diluição de líquidos com potencial erosivo, como isotônicos e energéticos, bebidas comumente utilizadas por atletas, que

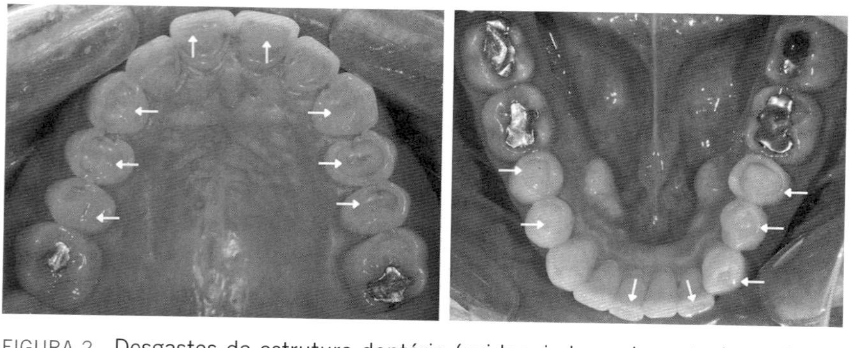

FIGURA 2 Desgastes da estrutura dentária (evidenciados pelas setas) em decorrência de processo de erosão, gerando alteração na forma dos dentes.
Fonte: arquivo pessoal da autora.

apresentam pH com valores abaixo de 4,5. Prolongados períodos de exercício levam a uma significativa diminuição de fluidos através da transpiração, causando a xerostomia, que é a diminuição do fluxo salivar. A xerostomia temporária após treinos e competições leva a uma menor capacidade de diluição e de tamponamento, reduzindo a microdureza do esmalte dos dentes, o que aumenta o risco de cáries e desmineralização.

O rápido diagnóstico e intervenção são fundamentais para mudar um comportamento que causa quadros de dor e desconforto e danos irreversíveis à dentição do atleta, além de impactar negativamente no processo digestivo.

CONCLUSÃO

A saúde bucal está intrinsecamente ligada ao bem-estar geral, afetando a qualidade de vida dos atletas. A odontologia desempenha um papel significativo no rendimento esportivo, atuando no conforto, na respiração, no equilíbrio, na recuperação e na bsorção de nutrientes. A doença periodontal deve ser prevenida e tratada, uma vez que pode afetar o metabolismo muscular. A integração da odontologia a uma equipe interdisciplinar é recomendada, como forma de otimizar o desempenho e a saúde de atletas, considerando a saúde bucal como parte integrante do regime de treinamento e nutrição.

REFERÊNCIAS

1. Julià-Sánchez S, Álvarez-Herms J, Cirer-Sastre R, Corbi F, Burtscher M. The influence of dental occlusion on dynamic balance and muscular tone. Front Physiol. 2020;10:1626.
2. Maffei G, Thomazotti Berard L, Ferreira G, Melo F, Araújo D, Ricardo J, et al. Evaluation of the oral health conditions of athletes from a soccer team. Eur Acad Res. 2022;10(3).
3. Needleman I, Ashley P, Petrie A, Fortune F, Turner W, Jones J, et al. Oral health and impact on performance of athletes participating in the London 2012 Olympic Games: a cross-sectional study. Br J Sports Med. 2013;47(16):1054-8.
4. Nóbrega ACL, Herdy AH, Sellera CAC, Baptista CAS, Araujo CGS, Moreira DAR, et al. Diretriz em Cardiologia do Esporte e do Exercício da Sociedade Brasileira de Cardiologia e da Sociedade Brasileira de Medicina do Esporte. Arq Bras Cardiol. 2013;100(1):1-41.
5. Gualberto de Abreu D, Mota R, Márcio Serqueira C, Lisboa G, Marques Gomes AL. A possível queda de performance aeróbica em atletas de futebol de 14 a 15 anos, causada pela respiração bucal. Fitness & Performance Journal. 2006;5(5):282-9.
6. Manfredini D, Ahlberg J, Aarab G, Bender S, Bracci A, Cistulli PA, et al. Standardised tool for the assessment of bruxism. J Oral Rehabil. 2024;51(1):29-58.

7. Bumm CV, Folwaczny M. Infective endocarditis and oral health-a narrative review. Cardiovasc Diagn Ther. 2021;11(6):1403-15.
8. Coto NP, Meira JB, Brito e Dias R, Driemeier L, de Oliveira Roveri G, Noritomi PY. Assessment of nose protector for sport activities: finite element analysis. Dent Traumatol. 2011;28(2):108-13.
9. Didier H, Assandri F, Gaffuri F, Cavagnetto D, Abate A, Villanova M, et al. The role of dental occlusion and neuromuscular behavior in professional ballet dancers' performance: a pilot study. Healthcare. 2021;9(3):251.
10. Imfeld T. Dental erosion. Definition, classification and links. Eur J Oral Sci. 1996;104(2):151-5.

16

Categorização dos suplementos alimentares

Carlos Alberto Werutsky

A suplementação de substâncias ergogênicas no esporte visa ao melhor desempenho do atleta, por meio da recuperação mais rápida da estrutura e das reservas energéticas musculares, melhora do transporte do oxigênio, do aumento da *endurance*, força e/ou potência musculares, que os atletas consideram efetivas, seguras e legais.[1]

O recurso ergogênico é considerado uma substância, processo ou procedimento capaz de aprimorar o desempenho físico (força, velocidade, *endurance*) e acelerar a recuperação. Tem ações na fibra muscular, na neutralização de produtos da fadiga, no sistema cardiorrespiratório e na neutralização dos efeitos inibitórios do sistema nervoso central sobre a contração muscular. Os agentes podem ser:

- Fisiológicos: oxigênio, condicionamento, técnicas de recuperação.
- Psicológicos: hipnose, sugestão, ensaios repetidos.
- Mecânicos: postura, vestimenta, equipamento.
- Nutricionais: tipos (carboidratos, proteínas, vitaminas, eletrólitos etc.).
- Forma (p. ex., comprimidos, em pó, alimentos ou bebidas).
- Disponibilidade (p. ex., visitações de representantes na clínica, via internet etc.).
- Evidência científica (p. ex., apoiada, sem suporte, inexistente).

Há uma quantidade e variedade cada vez mais crescente de suplementos alimentares para esportistas/atletas, facilmente acessíveis em lojas físicas ou virtuais.

Os profissionais do esporte que estão acompanhando o esportista/atleta devem aconselhá-lo sobre os possíveis benefícios e potenciais riscos para a saúde dos suplementos alimentares, não só pela ação ergogênica, mas também pelo risco do *doping* positivo.

Na Figura 1, são apresentadas as questões a considerar na decisão do uso do suplemento alimentar.

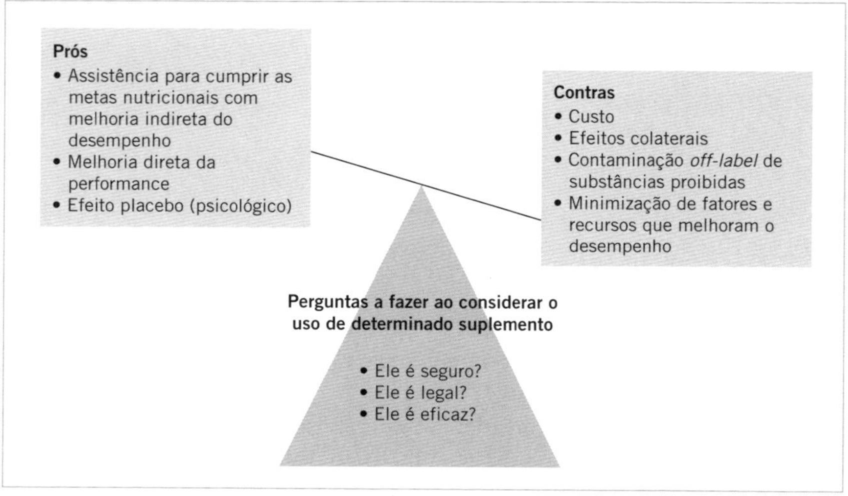

FIGURA 1 O que considerar na decisão do uso de suplemento alimentar.

A suplementação alimentar para atletas é considerada uma opção prática para atender a metas nutricionais no esporte, especialmente quando o consumo de alimentos e bebidas se torna difícil, seja pela falta de acesso aos alimentos convencionais, seja pela "janela" de oportunidades (p. ex., múltiplas competições no mesmo dia), seja ainda por preocupações gastrintestinais (p. ex., refluxo gastrintestinal).

A prevalência do uso de suplementos alimentares entre atletas tem sido estimada internacionalmente de 37 a 89%, com frequência as maiores entre atletas de elite e atletas mais velhos.[1]

As motivações para o uso de suplementos alimentares incluem melhoria do desempenho ou da recuperação, melhoria ou manutenção da saúde, aumento na energia, compensação para má nutrição, suporte imunológico e manipulação da composição corporal, mas poucos atletas recorrem previamente a uma avaliação dos seus hábitos alimentares com profissional especializado.[2]

Além disso, as práticas frequentes de suplementação entre atletas sofrem influência da família, de amigos, de companheiros, de treinadores, da internet e de varejistas, em vez da de profissionais especializados na área esportiva.[3]

Mesmo quando há uma expressiva literatura sobre um suplemento alimentar, este pode não cobrir todas as aplicações específicas para um evento, ambiente ou individualidade do atleta. O suplemento alimentar não deve substituir os defeitos de planos alimentares ou de treinamentos, muito menos da falta de descanso.

Relativamente, poucos suplementos podem reivindicar benefícios ergogênicos por serem apoiados por sólidas evidências.

Metodologias de pesquisa sobre a eficácia de suplementos desportivos são muitas vezes limitadas por amostras de pequenas dimensões, pela inclusão na pesquisa de indivíduos não treinados, inadequada representação dos atletas (como subpopulações de mulheres, atletas mais velhos, e atletas com deficiência etc.), que alteram os resultados da experimentação. Além disso, há a aplicação de testes de desempenho não confiáveis ou irrelevantes, o mau controle das variáveis de confusão, a não inclusão de práticas recomendadas de nutrição esportiva, ou a interação com outros nutrientes.[4,5]

Na legislação brasileira, de acordo com a Consulta Pública n. 60, de 13 de novembro de 2008, da Agência Nacional de Vigilância Sanitária (Anvisa), suplementos alimentares para atletas são considerados produtos especialmente formulados para auxiliá-los a suprir suas necessidades nutricionais adicionais, com o objetivo de rendimento. Esses produtos visam a complementar a alimentação do atleta e não devem ser utilizados como substitutos de refeições ou única fonte alimentar.

Pela Resolução da Diretoria Colegiada (RDC) n. 18, de 27 de abril de 2010, a Anvisa regulamentou o uso de alimentos para atletas.

O American College of Sports Medicine (ACSM) publicou um Guia Geral de Suplementos no Esporte, baseado no corpo de evidências sobre seus efeitos fisiológicos e ergogênicos no esporte.

A Australian Institute of Sport (AIS) adota essa classificação de suplementos pertencentes ao Grupo A (nível de evidência) para suporte do uso em situações específicas no desporto, por meio de protocolos baseados em evidências.

Esse guia não pretende defender o uso generalizado dos suplementos por atletas, e só deve ser considerado em situações bem definidas.

Protocolos específicos de utilização devem ser adaptados ao cenário do indivíduo, escolhendo produtos específicos e levando em consideração o risco de contaminação com substâncias perigosas ou ilegais para o esporte.[6]

Mais recentemente, o Comitê Olímpico Internacional (COI) classificou os suplementos ergogênicos em cenários específicos nos esportes, como os que alegam alterar a composição corporal ou prevenir a imunodepressão, dentre outros cenários dos esportes.

CONCLUSÃO

Há uma variabilidade intrínseca no desempenho esportivo na determinação da resposta real e significativa a um suplemento ergogênico. Essa variabilidade (–0,5 a +6,3%) inclui as respostas prejudiciais ao rendimento.[7]

O desempenho esportivo bem-sucedido é o produto de uma genética superior, treinamento a longo prazo, nutrição ideal, sono e recuperação adequados, equipamentos de ponta e uma atitude comprometida. Esses fatores não podem ser substituídos pelo uso de suplementos, muito menos pelo abuso, mesmo que a alegação do efeito ergogênico seja forte.[7]

As Boas Práticas de Fabricação (BPF) abrangem um conjunto de medidas que devem ser adotadas pelas indústrias de alimentos a fim de garantir a qualidade sanitária e a conformidade dos produtos alimentícios com os regulamentos técnicos. As BPF constam na RDC n. 275, de 21 de outubro de 2002, da Agência Nacional de Vigilância Sanitária (ANVISA).

REFERÊNCIAS

1. Thomas DT, Erdman KA, Burke LM. American College of Sports Medicine Joint Position Statement. Nutrition and Athletic Performance. Med Sci Sports Exerc. 2016;48(3):543-68.
2. Maughan RJ, Burke LM, Dvorak J, Larson-Meyer DE, Peeling P, Phillips SM, et al. IOC consensus statement: dietary supplements and the high-performance athlete. Br J Sports Med. 2018;52:439-55.
3. Orchard JW, Fricker PA, White SL, Burke LM, Healey DJ. 4. The use and misuse of performance-enhancing substances in sport. Med J Aust. 2006;184:132-6.
4. Australian Government. Australian Sports Commission. Supplements. Benefits and risks of using supplements and sports foods. Disponível em: www.ausport.gov.au/ais/nutrition/supplements. Acesso em 30 jul. 2024.
5. Shaw G, Slater G, Burke LM. Supplement use of elite Australian swimmers. Int J Sport Nutr Exerc Metab. 2016;26(3):249-58.
6. World Anti-Doping Agency (Wada). The prohibited list. Disponível em: www.wada-ama.org. Acesso em 30 jul. 2024.
7. Burke LM. Practical issues in evidence-based use of performance supplements: Supplement interactions, repeated use and individual responses. Sports Med. 2017;47(Suppl 1):79-100.

17

Drogas lícitas e ilícitas

José Kawazoe Lazzoli

Durante a avaliação pré-participação (APP) no esporte, é fundamental a preocupação com a questão do *doping*. Deve-se esclarecer o paciente-atleta a respeito dos conceitos fundamentais sobre *doping*, sobre a Lista de Substâncias Proibidas e sobre o conceito da "responsabilidade estrita", segundo o qual o atleta é responsável por toda e qualquer substância que venha a ser encontrada no seu organismo.

CONCEITO DE *DOPING*

O conceito de *doping* (alguns autores preferem o termo "dopagem" na língua portuguesa) envolve três itens:

1. Melhora artificial do desempenho esportivo.
2. Risco para a saúde do atleta.
3. Ser contrário aos valores do esporte.

Sempre que houver pelo menos duas dessas três características, uma substância ou um método podem ser considerados para inclusão na Lista de Substâncias Proibidas da Agência Mundial Antidoping (WADA, na sigla em inglês World Anti-Doping Agency) (Figura 1).

O "tripé" acima traz conceitos muito importantes: o conceito de vantagem ilícita, o conceito de prejuízo para a saúde do atleta e o conceito dos "valores do esporte". O objetivo é proteger os atletas honestos e íntegros.

É importante considerar que a Lista de Substâncias Proibidas é atualizada anualmente, estando disponível em inglês e em alguns outros idiomas no site da Wada (https://www.wada-ama.org/en/prohibited-list). A Autoridade Brasileira de Controle de Dosagem (ABCD) tem sido a responsável pela tradução da Lista para a língua portuguesa e pela disponibilização no seu site (www.abcd.gov.br).

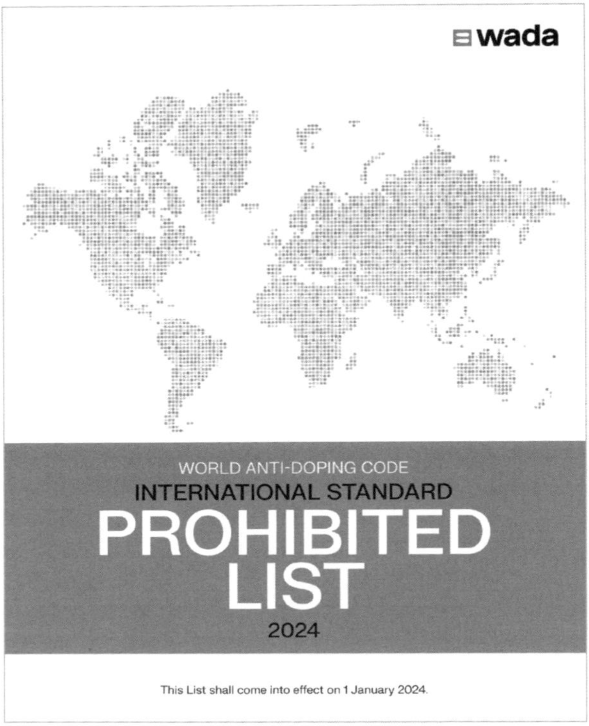

FIGURA 1 Lista de Substâncias Proibidas da Wada.[1]

A Lista de Substâncias Proibidas da WADA é composta por 11 grupos de substâncias e três grupos de métodos proibidos, que podem ser proibidos somente em competição ou o tempo todo (em competição e fora dela), conforme a Tabela 1.

O detalhamento das substâncias que compõem a Lista de Substâncias Proibidas da Wada pode ser obtido por meio do *download* da Lista. Recomendamos fortemente aos não especialistas que se familiarizem com a Lista, para terem ideia das classes terapêuticas ali contempladas, mantendo-a disponível para dúvidas que surgirem, diante da necessidade de prescrição médica para algum atleta sujeito ao controle *antidoping*.

TABELA 1 Substâncias e métodos proibidos

Substâncias proibidas em competição e fora de competição (*at all times*)	S0: substâncias não aprovadas S1: agentes anabolizantes S2: hormônios peptídicos, fatores de crescimento, substâncias relacionadas e miméticos S3: beta-2 agonistas S4: moduladores hormonais e metabólicos S5: diuréticos e agentes mascaradores
Substâncias proibidas somente em competição (*in-competition*)	S6: estimulantes S7: narcóticos S8: canabinoides S9: glicocorticosteroides
Substâncias proibidas em esportes específicos	P1: betabloqueadores
Métodos proibidos em competição e fora de competição (*at all times*)	M1: *doping* sanguíneo M2: manipulação química ou física da urina M3: *doping* genético

A recusa ou evasão após notificação para se submeter ao controle *antidoping* é considerada uma violação das regras *antidoping*, não havendo a possibilidade de o atleta "adiar" ou se recusar a coletar a amostra.

É importante lembrar que muitas das substâncias incluídas na Lista podem ser utilizadas para o tratamento de diferentes condições clínicas. Alguns exemplos são as insulinas, o hormônio do crescimento, os diuréticos, os betabloqueadores (para alguns esportes), alguns estimulantes utilizados no tratamento do transtorno do déficit de atenção e hiperatividade (TDAH), os corticosteroides e os beta-2 agonistas. O conhecimento das características da Lista é importante e auxilia o médico a selecionar as melhores opções terapêuticas para tratar as condições clínicas de seus pacientes que sejam atletas.

Como já visto, o atleta é inteiramente responsável por qualquer substância que venha a ser encontrada no seu organismo. Portanto, é necessário solicitar uma Autorização para Uso Terapêutico (AUT). Uma AUT permite que um atleta com uma condição clínica utilize uma substância ou um método proibido, por razões terapêuticas.

No Brasil, somente a ABCD tem a prerrogativa de constituir uma Comissão de AUT (Caut). O objetivo de uma Caut é autorizar tratamentos médicos que sejam legítimos, lícitos e baseados em evidências científicas, de acordo com o padrão internacional da Wada. O principal desafio de uma Caut é realizar a distinção entre um tratamento médico tecnicamente correto e uma tentativa de trapaça, sendo essa a razão pela qual são necessários médicos com *expertise* em medicina interna e várias outras especialidades médicas, incluindo naturalmente a medicina do exercício e do esporte.

Uma solicitação de AUT, para ter maior possibilidade de uma análise rápida e favorável, deve ser acompanhada de um relatório médico, tão completo e abrangente quanto possível, incluindo a documentação médica que permita aos membros da Caut ter convicção quanto à correção do diagnóstico e, por consequência, ao tratamento proposto. Trata-se de comunicação entre médicos, portanto, quanto mais completo e bem documentado estiver o caso de um determinado atleta, melhores condições técnicas uma Caut terá para analisar e julgar de forma adequada.

Em situações excepcionais, pode-se solicitar uma AUT retroativa, após a utilização efetiva da substância proibida. O exemplo típico é a emergência médica, na qual haveria risco de morte ou de sequelas irreversíveis. Naturalmente, trata-se de uma exceção, e os princípios fundamentais para a concessão de uma AUT também são válidos nessa situação.

BIBLIOGRAFIA SUGERIDA

1. World Anti-Doping Agency (Wada). The prohibited list. Disponível em: https://www.wada-ama.org/en/resources/world-anti-doping-code-and-international-standards/prohibited-list. Acesso em 30 jul. 2024.

18

Avaliação da composição corporal – método duplamente indireto: antropometria

Guilherme Florenzano Rizatto

INTRODUÇÃO

A antropometria tem raízes antigas, remontando aos primórdios do ser humano, quando comparações baseadas no corpo eram essenciais para julgar tamanhos, criar vestimentas e ferramentas. Com o tempo, essa prática evoluiu e ganhou destaque em disciplinas, como medicina, nutrição, ciências do esporte, educação física, antropologia e fisioterapia.

Segundo Lopes e Ribeiro,[1] sua origem oficial foi na arte clássica, em especial na Grécia Antiga, época em que os pensadores valorizavam a estética e proporção corporal. A escultura *Doríforo*, de Policleto (450-430 a.C.), é considerada a representação máxima do período (Figura 1). Ela é tida como o protótipo do homem bem formado em termos de estrutura, estética e proporção.

Atualmente, a Organização Mundial da Saúde (OMS)[2] reconhece a antropometria como uma técnica portátil, de aplicação universal, não invasiva e com baixo custo para avaliar o tamanho, as proporções e a composição corporal. Apesar disso, ela é pouco utilizada para guiar políticas de saúde pública e decisões clínicas. Desse modo, a seguir discutiremos os procedimentos, alcances e limitações da antropometria no contexto esportivo e clínico.

AVALIAÇÃO DA COMPOSIÇÃO CORPORAL

A avaliação da composição corporal é um dos procedimentos mais populares envolvendo a antropometria. Sua origem se dá em 1921, quando o médico e antropólogo Jindřich Matiegka publicou pela primeira vez o conceito de fracionamento do corpo humano em diferentes tecidos.

Atualmente, o modelo mais utilizado é o de Wang et al.[3] (Figura 2), propondo cinco níveis de complexidade em que o corpo pode ser dividido. Dentre eles,

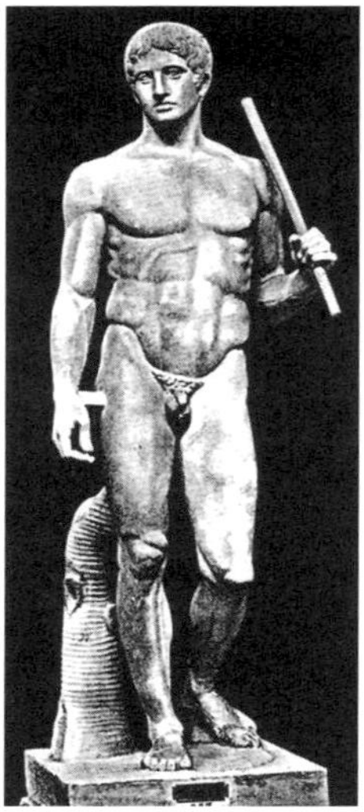

FIGURA 1 *Doríforo,* de Policleto.
Fonte: Wikimedia Commons.

destaca-se o nível 2 de complexidade (molecular), que abriga a maioria dos métodos de fracionamento da composição corporal. Aqui, eles quantificam basicamente os lipídios (massa gorda) e, depois, os demais componentes (massa magra).

Sobre os métodos utilizados para essa análise, eles são classificados em três grupos. O primeiro é o método direto, representado pela dissecação cadavérica; sua principal característica é o maior grau de exatidão e precisão de medidas. Porém, sua realização é inviável, o que causou a necessidade de criar outros métodos para superar tal limitação.

Assim, surgiram os métodos indiretos, como hidrodensitometria (popularmente conhecida por pesagem hidrostática), densitometria óssea (Dexa), pletismografia e outros. Tais métodos possuem alto grau de confiabilidade e reprodutibilidade de suas medidas. Mas, pelo elevado custo, complexa metodologia e necessidade de mão de obra especializada, são menos acessíveis para a maioria das pessoas.

Por fim, existem os métodos duplamente indiretos, compreendidos pela bioimpedância elétrica e pela antropometria. Suas principais vantagens são a facilidade de manusear seus materiais e o baixo custo, com validação pelos métodos indiretos, usualmente pelo Dexa.

Recentemente, um estudo[4] comparou esses diferentes métodos quanto à confiabilidade das medições, rapidez, custo e praticidade. Como resultado, a antropometria, em geral, apresentou as melhores avaliações, como mostra a Tabela 1.

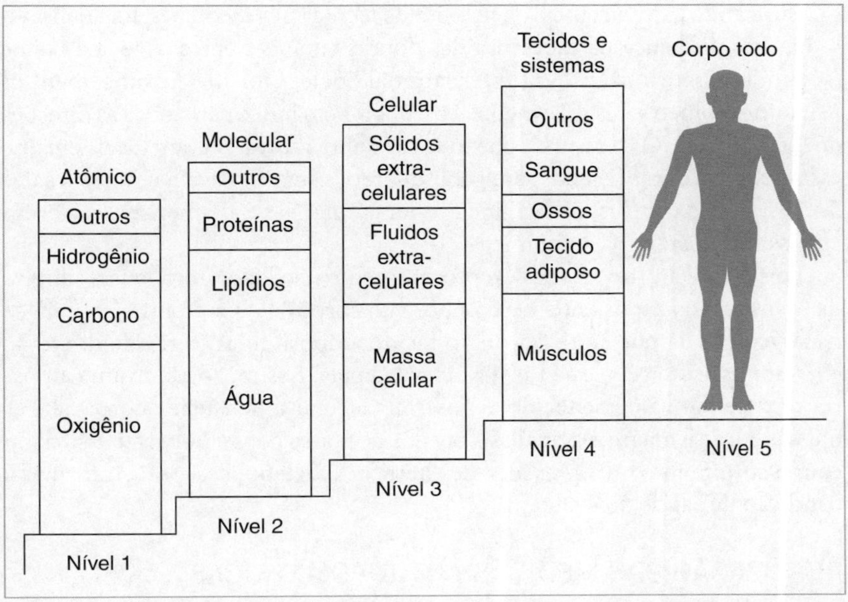

FIGURA 2 Modelo teórico de divisão da composição corporal proposta por Wang et al.
Fonte: adaptada de Wang et al.,1992.[3]

TABELA 1 Visão geral de diferentes métodos de análise da composição corporal. Os autores avaliaram cada método em uma série de requisitos importantes baseados na literatura científica

Método	Confiabilidade	Rapidez	Viabilidade financeira	Facilidade do método
Hidrodensitometria	***	**	**	**
Pletismografia	***	***	***	***
Bioimpedância	***	*****	***	**
Ultrassom	**	****	****	****
Escaneamento 3D	n/a	*****	***	n/a
Dexa	*****	****	*	**
Cineantropometria	****	****	*****	*****

As classificações variam entre 1 * (baixa) e 5 ***** (alta) estrelas. Deve-se notar que elas são baseadas em condições/equipamentos ideais, obtidos por um avaliador credenciado e devidamente treinado e com os melhores equipamentos disponíveis. * muito baixo; ** baixo; *** moderado; **** alto; ***** muito alto; n/a: dados indisponíveis na literatura.
Fonte: adaptada de Kasper et al., 2021.[4]

Ilustrando a importância da habilidade técnica nas medições, foi analisado se haveria diferença na espessura das dobras cutâneas entre os locais exatos (segundo a padronização da International Society for the Advancement of Kinanthropometry – Isak) e medições feitas a 1 cm longe para todas as direções do local correto. Observou-se que todas as dobras apresentaram locais em que essa distância era suficiente para gerar diferença significativa na espessura das dobras. Como conclusão, o valor das dobras cutâneas é altamente variável em curtíssimas distâncias anatômicas.

Portanto, a antropometria é o procedimento não laboratorial mais simples de mensurar a adiposidade e a composição corporal. Sua premissa baseia-se na suposição de que certa fração do tecido adiposo total (cerca de um terço em adultos saudáveis) está localizada sob a pele. Assim, ao obter uma amostra representativa desse tecido, é possível calcular a densidade corporal e as massas gorda e magra. Além disso, o valor de massa gorda, por estar associado com o surgimento ou a presença de alterações metabólicas, pode informar a condição de saúde do avaliado.

REALIZAÇÃO DAS MEDIDAS ANTROPOMÉTRICAS

Antes de iniciar uma avaliação antropométrica, é essencial localizar os pontos anatômicos (chamados *landmarks*).[5] Isso assegura a confiabilidade dos dados coletados. Considerando a padronização Isak restrita,[5] as medidas são divididas em quatro grupos: medidas básicas, dobras cutâneas, perímetros corporais e diâmetros ósseos. É válido ressaltar que as coletas devem ser feitas em duplicata e em ordem rotacional não consecutiva para minimizar erros. Além disso, verificando que a diferença entre a primeira e a segunda medida foi de até 7,5% para dobras e de até 1,5% para as demais, utiliza-se a média desses valores. Caso os exceda, realiza-se uma terceira medida e usa-se a mediana.

Para as medidas básicas, é importante que o avaliado faça suas necessidades fisiológicas previamente, vista roupas leves e esteja descalço. Ademais, utiliza-se uma balança devidamente calibrada, posicionada sobre uma superfície plana, rígida e estável para maior exatidão do resultado da massa. A seguir, por meio de um estadiômetro ou escala de parede, mede-se a estatura com o avaliado se posicionando em pé em frente à escala, e a medida é feita após uma inspiração.

A seguir, as dobras cutâneas são mensuradas por meio de um plicômetro, fornecendo o valor de suas espessuras em milímetros. Sobre a ferramenta, uma observação a ser feita remete ao modelo utilizado. Dentre elas, destaca-se a presença de uma dupla mola em angulação específica para que a pressão exercida pelas hastes permaneça entre 8 e 10 g/mm^2 ao longo de toda a sua abertura. Sua medição é feita destacando a dobra cutânea com a ponta dos dedos indicador e polegar no local marcado, inserindo as hastes aproximadamente 1 cm abaixo do local destacado e realizando a leitura após 2 s. A saber, as medidas realizadas pela Isak são tríceps, subescapular, bíceps, crista ilíaca, supraespinhal, abdominal, coxa e panturrilha.

Sobre os perímetros corporais, eles são medidos por meio de uma fita métrica, que deve atender a certas especificidades. Os requisitos são: ser de material flexível e não extensível (preferencialmente metal); possuir largura não superior a 7 mm e valor "0" afastado no mínimo 4 cm do início da fita (permitindo segurá-la sem cobrir sua numeração). Para manusear a fita, o valor "0" sempre deve estar posicionado abaixo e deve-se gerar tensão na fita ao redor do corpo sem comprimir o tecido subcutâneo. Ao fazer a leitura, não cruzar braços ou mãos e manter os olhos na altura da fita. A saber, as medidas realizadas pelo perfil restrito da Isak são braço relaxado, braço tensionado, cintura, quadril e perna.

Por fim, há os diâmetros ósseos, que requerem um paquímetro para mensurar a distância entre dois acidentes ósseos. As medidas realizadas pelo perfil restrito Isak são úmero (biepicondilar), punho (biestiloide) e fêmur (biepicondilar femural).

SELEÇÃO DA EQUAÇÃO PREDITIVA DE GORDURA RELATIVA CORPORAL

Após a coleta dos dados, a próxima etapa é selecionar o protocolo mais adequado para calcular a composição corporal. Esse processo pode causar dúvidas, já que há mais de 100 equações preditivas publicadas para estimar o percentual de gordura. Além disso, dados do mesmo avaliado podem gerar valores muito distintos entre essas equações. Por exemplo, se usarmos os dados de um atleta em uma equação desenvolvida para obesos, espera-se que o resultado esteja superestimado, mais próximo da realidade de um obeso.

Com o percentual de gordura, o dado é confrontado com alguma escala de referência, como a proposta por Lohman[6] (Tabela 2), diagnosticando o avaliado.

OUTRAS MEDIDAS ANTROPOMÉTRICAS

Somatório de dobras cutâneas

Como os valores de percentual de gordura são muito influenciados pelo protocolo e escala de referência utilizados, é possível recorrer aos valores brutos das espessuras das dobras para analisar a adiposidade corporal.

TABELA 2 Classificação de risco para a saúde mediante o valor de percentual de gordura corporal

Classificação	Homens	Mulheres
Risco[A]	≤ 5%	≤ 8%
Abaixo da média	6-14%	9-22%
Média	15%	23%
Acima da média	16-24%	24-31%
Risco[B]	≥ 25%	≥ 32%

[A] Risco de doenças e/ou distúrbios associados à desnutrição; [B] risco de doenças e/ou distúrbios associados à obesidade.
Fonte: adaptada de Lohman, 1992.[6]

Enquanto as equações podem gerar um resultado maior ou menor que o real, os dados brutos de dobras apresentam maior fidedignidade em seus valores.

Assim, após a coleta dos dados, somam-se alguns valores de dobras cutâneas para comparar o resultado a alguma tabela de referência. Convém salientar que há escalas publicadas que consideram diferentes quantias de dobras para avaliação. Dessa forma, cabe o avaliador somar os valores daquelas dobras contabilizados na referência e avaliar o diagnóstico do indivíduo.[7]

Massa muscular, massa óssea e índice músculo-ósseo

Outra crítica de Alan Martin foi a de que, ao lidar com atletas, não fazia sentido comparar percentuais de gordura, por eles apresentarem valores mais baixos que a média populacional. Em vez disso, dever-se-ia analisar outros tecidos (o muscular, em especial), mais relevantes para o desempenho e que poderiam diferenciar os competidores quanto ao esporte praticado. Por isso, ele propôs um cálculo para a quantificação da massa muscular,[8] utilizando valores de estatura e alguns perímetros corporais.

Massa muscular (g) = estatura (cm) × [perímetro corrigido da coxa^2 + 0,0987 × perímetro do antebraço^2 + 0,0331 × perímetro corrigido da panturrilha^2] – 2.445

Posteriormente, Martin[9] desenvolveu outra equação para estimar a massa óssea por meio de valores de estatura e de alguns diâmetros ósseos. Contudo, Holway[10] utilizou esses dois cálculos e propôs uma razão chamada índice músculo-ósseo (IMO). Trata-se de um indicador de desempenho biomecânico, pois a proporção entre os dois tecidos pode determinar a força capaz de ser gerada por um indivíduo. Em outras palavras, quanto maior for a proporção de músculo em relação ao osso, maior a capacidade de o corpo produzir trabalho mecânico, força e potência, sendo uma variável interessante na área esportiva.

Em paralelo, Holway quantificou o IMO de homens e mulheres argentinos, não atletas e com 20 a 30 anos, estabelecendo uma tabela de referência populacional nomeada Argoref (Tabela 3). Assim, observar valores baixos de IMO em uma pessoa pode indicar desnutrição proteica, enquanto valores muito elevados podem indicar suspeita do uso de substâncias anabólicas.

TABELA 3 Escala Argoref para valores de índice músculo-ósseo (IMO)

Valor de IMO	Homens	Mulheres
Muito baixo	< 3,4	< 2,7
Baixo	3,4-3,8	2,7-3,2
Normal	3,9-4,9	3,3-4,0
Alto	5,0-5,2	4,1-4,2
Muito alto	> 5,2	> 4,2

Fonte: adaptada de Holway, 2005.[10]

Índice de massa corporal

O índice de massa corporal (IMC), criado em 1833 por Lambert Adolphe Quételet, é provavelmente a razão biológica mais popular no mundo. Sendo nomeada primeiramente índice de Quételet, foi desenvolvido para comparar pessoas com diferentes biotipos sem influência da estatura ao longo do tempo. Para isso, utilizou-se a razão entre a massa corporal pelo quadrado da estatura do indivíduo. Porém, sua popularidade e relevância só foram consolidadas após muitos anos.

No início da década de 1970, foi constatado que o índice de Quételet era mais apropriado para classificar a obesidade do que outros métodos. A partir de então, a equação foi renomeada e passou a adquirir maior popularidade na área da saúde. Posteriormente, Bray conduziu um importante estudo que analisou a relação entre o IMC e a mortalidade por todas as causas. Observou-se que a relação entre essas variáveis apresenta um comportamento em formato de "J" (Figura 3), de modo que valores abaixo de 20 kg/m^2 indicam risco moderado de óbito associado à desnutrição. Valores entre 20 e 25, e entre 25 e 30 kg/m^2, estão na zona de muito baixo e baixo risco, respectivamente, considerados saudáveis para a população. Mas valores maiores que 30 kg/m^2 começam a

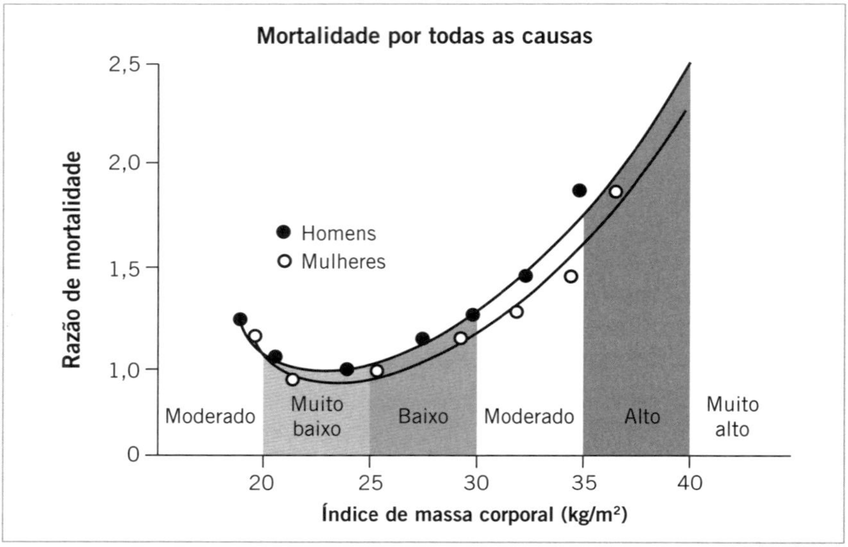

FIGURA 3 Relação entre IMC e risco de mortalidade por todas as causas.
Fonte: adaptado de Bray, 1992.

apresentar aumento progressivo no risco de mortalidade, principalmente por problemas associados a obesidade e distúrbios metabólicos. Com base nesses dados, a OMS passou a classificar os graus de obesidade segundo o IMC.

Apesar de o IMC ser um bom preditor de mortalidade, sobretudo para valores maiores que 30 kg/m^2, ele apresenta limitações quando usado isoladamente. A saber, verificou-se que a correlação entre IMC e o somatório de cinco dobras cutâneas era moderada, justificada pela existência de fatores de confusão na faixa de valores entre 25 e 30 kg/m^2, como atletas (população com grande massa muscular e baixa massa gorda, gerando valores elevados). Assim, o IMC tem maior credibilidade em valores maiores que 30 kg/m^2, pois dificilmente há atletas com tais números. Por isso, o IMC não é tão confiável para classificar a obesidade no nível individual, embora seja um excelente preditor de obesidade no nível populacional. Assim, deve-se considerar outras medidas para um diagnóstico preciso e confiável de obesidade.

Perímetro de cintura

O perímetro de cintura é uma das medidas com maior empregabilidade para avaliar a adiposidade e o risco de mortalidade por doenças associadas à obesidade. Na década de 1980, ela foi usada junto ao perímetro de quadril para calcular a razão cintura-quadril (RCQ), que pretendia predizer a quantia de gordura visceral e abdominal subcutânea. Porém, essa razão caiu em desuso por relevantes limitações. A principal delas é que, com o aumento ou a redução da adiposidade corporal, ambas as medidas tendem a variar similarmente,[4] o que reduz sua sensibilidade no diagnóstico de desordens metabólicas. Por exemplo, uma mulher com 72,5 cm de perímetro de cintura e 95 cm de quadril resulta em uma RCQ de 0,76. Ela passou por uma intervenção nutricional que aumentou sua adiposidade após três meses, elevando seus perímetros para 95 e 125 cm, respectivamente. Apesar de essa mulher ter "engordado", a RCQ continuou com valor de 0,76.

Por isso, sugere-se utilizar o perímetro de cintura isoladamente para avaliar o risco de problemas de saúde. Tanto que ele é um dos critérios utilizados para diagnosticar a síndrome metabólica. Além disso, estabeleceram-se pontos de corte para riscos elevado e muito elevado de doenças coronarianas. A saber, homens apresentam risco elevado a partir de 94 cm e risco muito elevado a partir de 102 cm. Em consonância, os pontos de corte para mulheres são de 80 e 88 cm, respectivamente. No entanto, essa medida pode não ser sensível para pessoas de baixa estatura. Assim, a literatura apresenta outra medida, de aplicação mais sensível, para monitorar o risco coronariano.

Razão cintura-estatura

Na década de 1990, foi proposta a razão cintura-estatura, uma medida que serviria como método de triagem primário de risco para saúde. Ela se destaca pelo baixo custo, facilidade de aplicação e possibilidade de ser usada em todos os públicos. Seu cálculo é simples: dividir o perímetro da cintura pela estatura do avaliado. Caso o resultado for superior ao ponto de corte (0,5), o avaliado apresenta maior risco de doenças cardiovasculares. Pela simplicidade do cálculo, até mesmo pessoas com menor grau de instrução podem aplicá-lo, lembrando-se da seguinte frase: "Mantenha sua cintura com menos da metade de sua estatura!".

Para elucidar sua eficácia, observemos a Figura 4. Nela apresentamos dois homens com mesmo valor de perímetro de cintura (85 cm): à esquerda, A possui 1,88 m de estatura; e à direita, B possui 1,47 m. Mas, ao calcularmos a razão cintura-estatura, A tem valor de 0,45 e B, 0,58. Com isso, B apresenta maior risco para doenças cardiovasculares. Para realçar a sensibilidade desse cálculo, podemos estimar o perímetro de cintura de B se ele tivesse a estatura do homem A e a razão de 0,58. Para isso, dividimos a estatura do homem A pela estatura de B e, depois, multiplicamos o resultado pela cintura de B. Com os cálculos, encontramos um perímetro de cintura estimado em 108,7 cm, valor acima do ponto de corte para risco de doenças coronarianas.

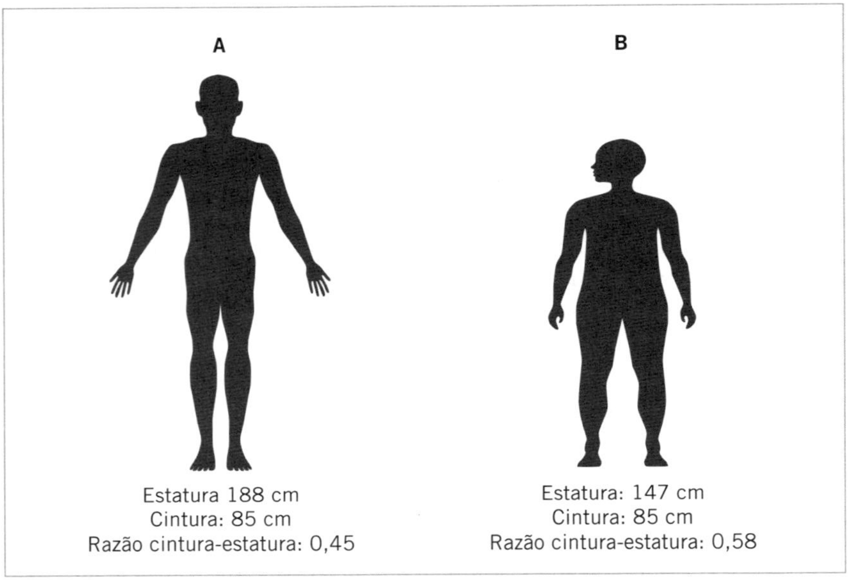

FIGURA 4 Ilustração para exemplificação da razão cintura-estatura.

CONCLUSÃO

A antropometria é uma técnica milenar para medir e comparar corpos. Trata-se de um procedimento de baixo custo, simples, acessível e eficiente para avaliar a composição corporal. Ela não se limita ao percentual de gordura, e deve ser incorporada em avaliações rotineiras de monitoramento da saúde, desempenho esportivo e prevenção de doenças.

REFERÊNCIAS

1. Lopes AL, Ribeiro GS. Antropometria aplicada à saúde e ao desempenho esportivo: uma abordagem a partir da metodologia ISAK. Rio de Janeiro: Rubio; 2014.
2. World Health Organization (WHO). Physical status: the use and interpretation of anthropometry, report of a WHO expert committee. World Health Organ Tech Rep Ser. 1995;845:1-452.
3. Wang ZM, Pierson Jr RN, Heymsfield SB. The five-level model: a new approach to organizing body-composition research. Am J Clin Nutr. 1992;56(1):19-28.
4. Kasper AM, Langan-Evans C, Hudson JF, Brownlee TE, Harper LD, Naughton RJ, et al. Come back skinfolds, all is forgiven: a narrative review of the efficacy of common body composition methods in applied sports practice. Nutrients. 2021;13(4):1075.

5. Esparza-Ros F, Vaquero-Cristóbal R, Marfell-Jones M. Protocolo Internacional para la Valoración Antropométrica. Perfil Restrito. Murcia: International Society for the Advancement of Kinanthropometry – ISAK; 2019.
6. Lohman TG. Advances in body composition assessment. Champaign: Human Kinetics; 1992.
7. Hume P, Marfell-Jones M. The importance of accurate site location for skinfold measurement. J Sports Sci. 2008;26(12):1333-40.
8. Martin AD, Spenst LF, Drinkwater DT, Clarys JP. Anthropometric estimation of muscle mass in men. Med Sci Sports Exerc. 1990;22(5):729-33.
9. Martin AD. Anthropometric assessment of bone mineral. In: Himes J, ed. Anthropometric assessment of nutritional status. New York: Wiley-Liss; 1991. p.185-96.
10. Holway F. Composición corporal en nutrición deportiva. In: Zeevaert CP, Moreno BB, ed. Nutrición aplicada al deporte. Madrid: McGraw-Hill Interamericana de España S.L.; 2011. p.195-225.

19

Avaliação da composição corporal – método duplamente indireto: bioimpedanciometria

Carlos Alberto Werutsky

A bioimpedanciometria (BIA), método duplamente indireto, utiliza a condutividade elétrica da água corporal e a relação desse volume total de água corporal com a massa magra e a gordura corporal.

É uma técnica de avaliação da composição corporal que mede a impedância do corpo, a qual reflete a oposição à passagem da corrente elétrica de baixa intensidade. Essa oposição (impedância) é gerada por **R, resistência** (substrato homogêneo) e **Xc, reatância** (membranas celulares = capacitores elétricos), originando-se uma resultante denominada **bioimpedância (Z)**. O princípio da BIA baseia-se no fato de que a bioimpedância relaciona-se ao volume do corpo como um cilindro ou condutor elétrico, tendo sido demonstrada correlação significativa entre água total corporal e massa livre de gordura (MLG) pela fórmula **altura (cm)^2/R.**[1]

Peso corporal - MLG = gordura corporal

Embora seja um método não invasivo, de rápida execução e determinação de vários parâmetros (% de gordura corporal, massa de gordura, massa magra, % de água corporal e % de água na massa magra, taxa metabólica basal, resistência e reatância), a precisão depende de fatores relacionados ao nível de hidratação, alimentação e prática de exercícios antes do teste, ciclo menstrual e a temperatura ambiente.

A bioimpedanciometria multifrequencial segmentar (BIA-MF) utiliza a tecnologia de análise segmentada e faz medições da impedância, utilizando sistema composto de oito eletrodos táteis, considerando o corpo como composto por cinco cilindros condutores (Figura 1).[1]

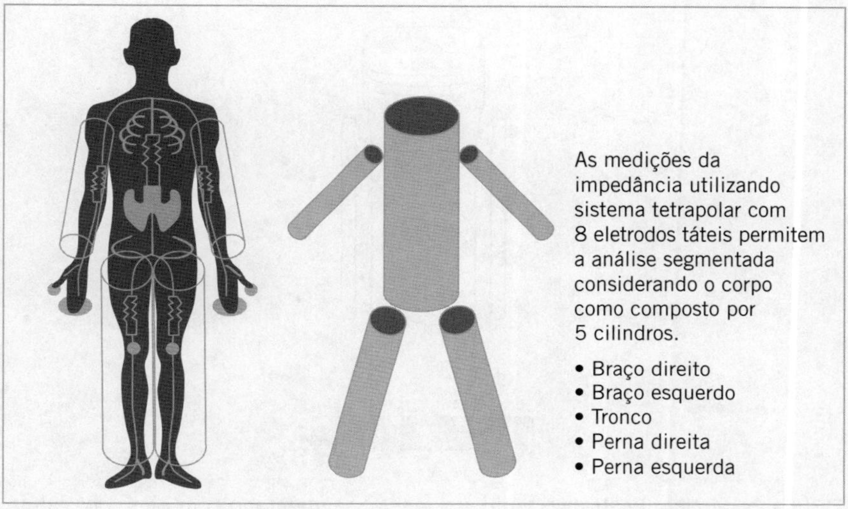

FIGURA 1 Bioimpedanciômetro com oito eletrodos (multifrequência).

O sistema de medição da BIA-MF com oito eletrodos táteis possibilita a obtenção da composição corporal segmentada (dos braços direito e esquerdo, das pernas direita e esquerda, e do tronco). A vantagem desse sistema é a precisão de medidas de cada segmento, principalmente do tronco, onde uma diferença de resistência da ordem de 2 a 3 Ohms não detectada implica erro significativo, afetando o resultado do exame. Os estudos de validação desse método foram realizados comparando com a pesagem hidrostática, densitometria (Dexa), ressonância magnética e por diluição da água marcada com isótopos.[2]

A avaliação da composição corporal por BIA-MF faz parte do Projeto Diretrizes da Associação Médica Brasileira (AMB).[3]

A multifrequência parece ser mais fidedigna para avaliar os conteúdos de água extracelular (< 50 kHz) e intracelular (> 200 kHz). Essa medição precisa da água corporal é a chave para a análise da composição corporal por BIA-MF. Esse sistema utiliza dois eletrodos táteis em cada uma das mãos e mais dois eletrodos em cada um dos pés (Figura 2).[4]

Quando a corrente elétrica alternada (250 miliampères) é aplicada entre a mão e o pé direitos, podemos obter voltagens (V) que, divididas pela intensidade da corrente (I), permitem obter R (Figura 3), assim:

- V entre a mão direita e mão esquerda = R do braço direito.
- V entre a mão esquerda e o pé esquerdo = R do tronco.
- V entre o pé direito e o pé esquerdo = R da perna direita.

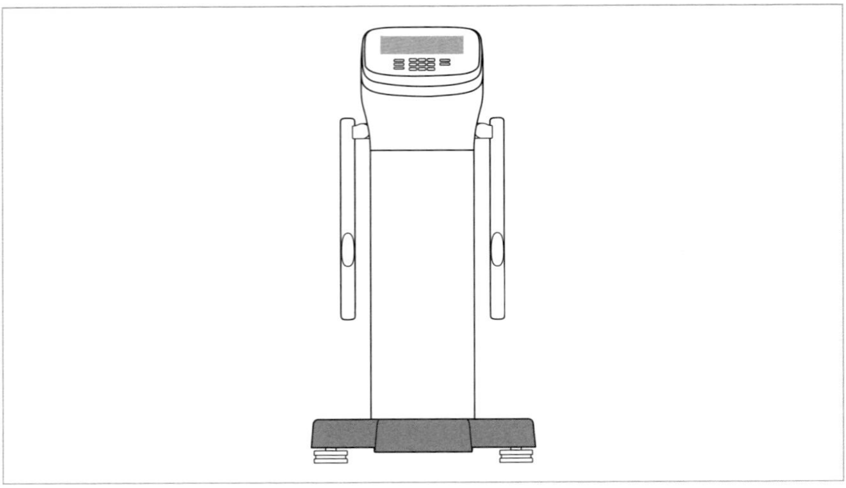

FIGURA 2 Modelo ilustrativo multifrequencial segmentado com eletrodos táteis. Consulte equipamentos de saúde em: https://www.ottoboni.com.br.

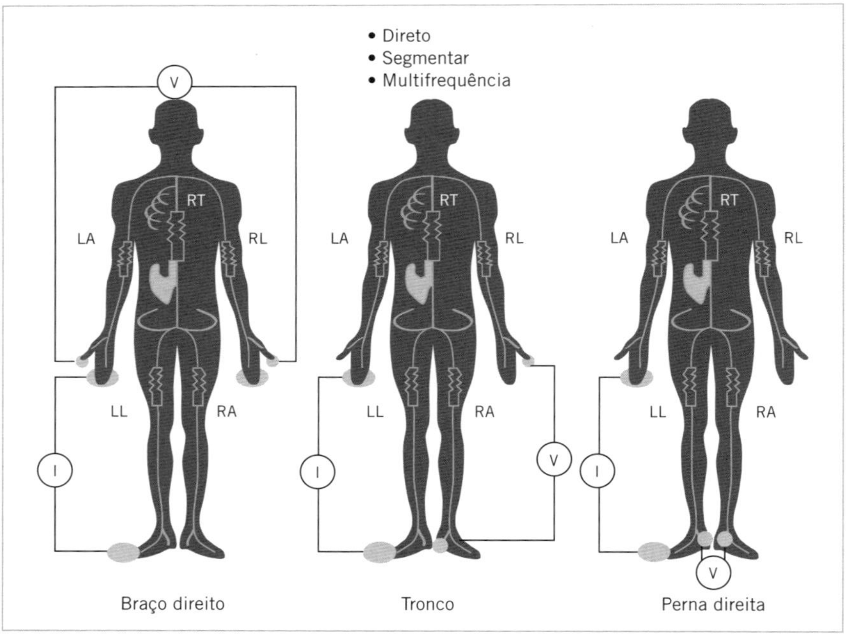

FIGURA 3 Medida da bioimpedanciometria multifrequência (segmentar).
V: diferença de potencial ou tensão; I: intensidade de corrente elétrica; R: resistência; RT: R do tronco; LA: R do braço esquerdo; RL: R do braço direito; LL: R da perna esquerda; RA: R da perna direita.

Dessa mesma forma, podemos obter as R dos segmentos à esquerda do corpo.

Na prática clínica, a avaliação da composição corporal por BIA-MF fornece informações sobre a redução acumulada de gordura localizada durante o processo de emagrecimento (pode estimar a área de gordura visceral abdominal), ou da perda de massa magra (sarcopenia) ou ganho de massa magra (hipertrofia muscular) em segmentos corporais, como parte do relatório do exame sobre a massa magra (Figura 4).

A Figura 5 mostra as diferenças de composição corporal que podem ser encontradas entre pessoas com semelhante IMC, mas com diferentes níveis de atividade física.

Em atletas, foi utilizada a BIA-MF, com 5, 20, 50, 100 e 500 kHz, como uma medida de campo para avaliar o estado de hidratação de lutadores de *wrestling* (luta greco-romana) para efeitos de certificação do peso mínimo antes da temporada competitiva. Quando se empregou a BIA-MF para avaliar o estado de hidratação, os resultados indicaram que as alterações na impedância são sensíveis a alterações agudas da desidratação (prévia às alterações plasmáticas/urinárias), após um período de 2 horas de reidratação.[5]

Como existe risco de hipoidratação crônica em muitos esportistas/atletas, mesmo com as recomendações prévias de preparação para o exame de BIA-MF, é útil a utilização da escala de Armstrong (Figura 6) para estimar o grau de hidratação antes do exame.[6]

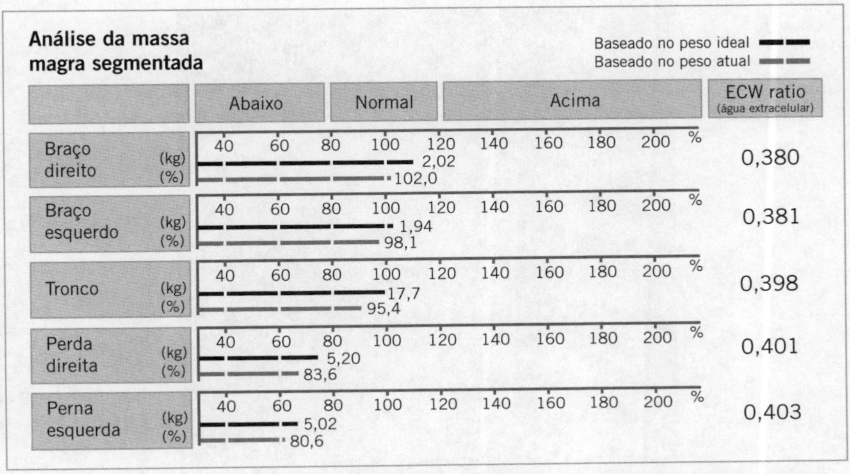

FIGURA 4 Parte do relatório do exame de paciente com insuficiência de massa magra nos membros inferiores, causando desbalanço entre massa magra de membros superiores e inferiores (p. ex., risco de lesão em joelhos).

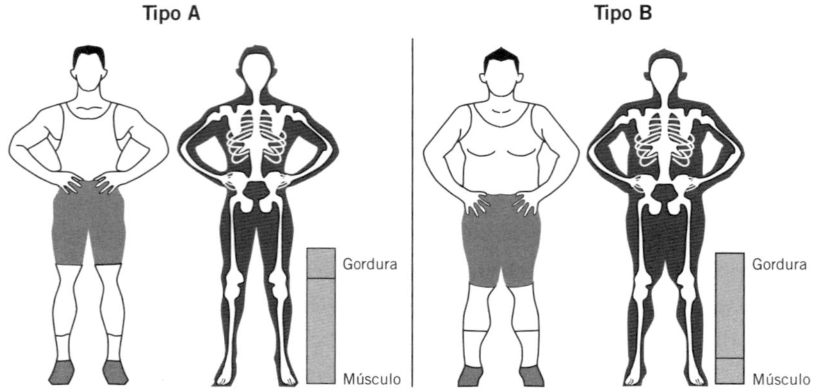

	Tipo A	Tipo B
Altura	1,78 cm	1,78 cm
Peso	83,6 kg	87 kg
IMC	26,9 kg/m²	27,5 kg/m²
% gordura	15%	24%

FIGURA 5 Índice de massa corporal.

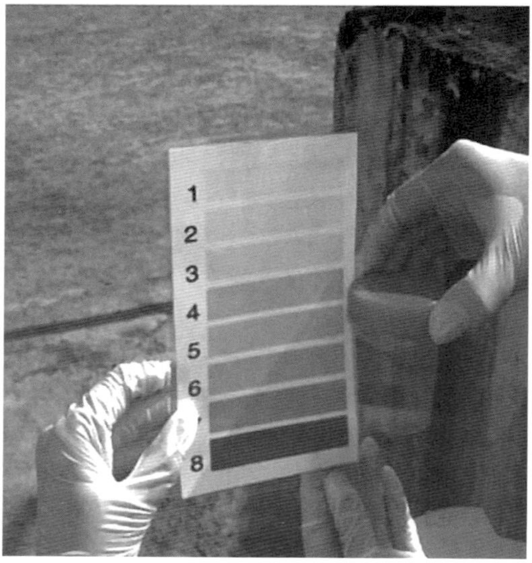

FIGURA 6 Avaliação do estado de hidratação.

REFERÊNCIAS

1. https://amb.org.br/wp-content/uploads/2021/09/AVALIACAO-CORPORAL-BIOIMPEDANCIOMETRIA-FINAL-2015.pdf.
2. Armstrong LE, Soto JA, Kacker Jr FT, Casa DJ, Kavouras SA, Maresh CM. Urinary indices during dehydration, exercise, and rehydration. Int J Sport Nutr. 1998;8(4):345-55.
3. Ottoboni. Disponível em http://www.ottoboni.com.br. Acesso em 31 jul. 2024.
4. Karelis AD, Chamberland G, Aubertin-Leheudre M, Durval C. Validation of portable bioelectrical impedance analyzer for the assessment of body composition. Appl Physiol Nutr Metab. 2013;38:27-32.
5. Bedogni G, Malavolti M, Severi S, Poli M, Mussi C, Fantuzzi AL, Battistini N. Accuracy of an eight-point tactile-electrode impedance method in the assessment of total body water. Eur J Clin Nutr. 2002;56(11):1143-8.
6. Utter AC, McAnulty SR, Riha BF, Pratt BA, Grose JM. The validity of multifrequency bioelectrical impedance measures to changes in the hydration status of wrestlers during acute dehydration and rehydration. J Strength Condic Res. 2012;26(1)9-15.

20

Maturidade biológica e estimativa da estatura final do jovem talento nos esportes

Ludmilla Renie Oliveira Rachid

INTRODUÇÃO

A adolescência é uma fase complexa da vida, na qual o crescimento e a puberdade desempenham papéis cruciais.

Além das variações individuais, a estatura também é influenciada por fatores geográficos, genéticos, nutricionais e socioeconômicos.

Por exemplo, a estatura média de homens e mulheres varia consideravelmente de acordo com a região. No Brasil, a média da estatura é de 173 cm para homens e 161 cm para mulheres, enquanto na Bolívia essas médias são de 166,6 cm e 155,4 cm, respectivamente. Por outro lado, no Canadá, a média é de 177,7 cm para homens e 163,3 cm para mulheres. Essa diversidade é um reflexo das complexas influências que afetam o crescimento humano.[1]

Na avaliação dos jovens atletas, uma questão que se coloca é a seguinte: o que é mais crucial, a estatura ou as habilidades esportivas?

A resposta a essa pergunta depende do esporte em questão. Em alguns casos, a composição corporal e a estatura podem ser fatores determinantes para o desempenho esportivo, enquanto em outros destreza, agilidade e outras habilidades específicas são mais relevantes.

É fundamental lembrar que a prática esportiva na infância e adolescência vai muito além do desempenho atlético. A Sociedade Americana de Pediatria destaca que o foco principal deve ser incentivar os benefícios reais que o esporte proporciona, como diversão, trabalho em equipe, desenvolvimento de espírito de liderança, socialização com os pares e aquisição de habilidades esportivas. A especialização precoce, por outro lado, pode acarretar riscos, como lesões por *overtraining* e *overuse*, *burnout*, carreiras esportivas mais curtas e problemas de saúde mental, como ansiedade e depressão.[2]

Neste capítulo, exploraremos o crescimento, a puberdade, os fatores influentes, os distúrbios do crescimento e puberdade e as opções de tratamento com um enfoque específico no contexto do jovem atleta.

CRESCIMENTO

Regulação do hormônio de crescimento

O hormônio de crescimento (GH) é secretado em pulsos, principalmente durante as fases III e IV do sono.

O GH exerce sua função de forma direta, ligando-se aos receptores de GH, e de maneira indireta, estimulando a síntese dos fatores de crescimento semelhantes à insulina (IGF) e de suas proteínas transportadoras no sangue (IGFBP). Tanto o GH quanto o tipo 1 (IGF-1) desempenham papéis essenciais no processo de crescimento.

Outros hormônios atuam na cartilagem de crescimento, que interferem na regulação do crescimento e no desenvolvimento ósseo. Os glicocorticoides têm um efeito negativo direto ao inibir a proliferação dos condrócitos, além de suprimir a ação do GH e a síntese do IGF-1 em níveis sistêmicos e locais. Os hormônios tireoidianos desempenham um papel essencial no desenvolvimento normal do esqueleto, estimulando a síntese de GH e IGF-1. Os esteroides sexuais, como os andrógenos, podem ser convertidos em estrogênio por meio da ação da enzima aromatase, com o estrogênio desempenhando um papel vital na maturação e fusão da cartilagem de crescimento. A vitamina D desempenha uma função importante ao estimular a absorção de cálcio no intestino, suprimir a expressão do gene do hormônio paratireoidiano (PTH) e regular a expressão de proteínas envolvidas na formação da matriz óssea.[3]

Velocidade de crescimento

A velocidade de crescimento (VC) é mais elevada no primeiro ano de vida após o nascimento e gradualmente desacelera, atingindo valores estáveis por volta dos 4 anos de idade. Durante a puberdade, um novo período de crescimento acelerado ocorre, acompanhado pelo aumento das concentrações de hormônios sexuais. Esse fenômeno acontece mais cedo em meninas e mais tarde em meninos, pela estimulação do eixo GH-sistema IGF, popularmente conhecido como "estirão puberal". O Quadro 1 descreve a VC ideal de acordo com cada faixa etária.

Fatores que influenciam o crescimento

Diversos fatores influenciam no crescimento infantil, incluindo nutrição adequada, ausência de doenças crônicas, qualidade do sono, níveis de atividade

QUADRO 1 Velocidade de crescimento de acordo com a faixa etária

Intrauterino: 60-100 cm/ano
0-1 ano: 25 cm/ano
1-2 anos: 12,5 cm/ano
2-4 anos: 7 cm/ano
4-6 anos: 6 cm/ano
6-puberdade: 5 cm/ano
Estirão puberal em meninas: 8-12 cm/ano Estirão puberal em meninos: 10-14 cm/ano

física, bem-estar emocional e outros aspectos. No entanto, o fator mais preponderante na determinação da estatura final de um indivíduo é a genética. Os outros fatores permitirão a maior ou menor expressão de seu potencial genético, se a criança ficará no limite superior ou inferior de seu alvo genético. Para estimar a altura-alvo com base na estatura dos pais e identificar o canal de crescimento de uma criança, utiliza-se a seguinte fórmula:

Sexo feminino: estatura do pai (cm) + estatura da mãe (cm) – 13 ÷ 2

Sexo masculino: estatura do pai (cm) + estatura da mãe (cm) + 13 ÷ 2

O resultado obtido é a estatura-alvo, com uma variação de 5 a 8 cm acima ou abaixo do valor.

Avaliação do crescimento

A avaliação do crescimento envolve parâmetros como altura, peso, índice de massa corporal (IMC) e VC. Após a aferição dos parâmetros, os dados devem ser plotados nas curvas de crescimento. A Organização Mundial da Saúde (OMS) disponibiliza dois programas gratuitos para *download*, Anthro e Anthro Plus, que fornecem o percentil e/ou o Z-escore em que o paciente se encontra.

Início da puberdade: diferenças de gênero

Genética, fatores psicológicos, ambientais, socioeconômicos e nutricionais, bem como a interação de neurotransmissores hipotalâmicos, influenciam no início da puberdade. No sexo feminino, a puberdade geralmente começa por volta dos 10,5 anos, embora variações possam ocorrer, abrangendo um intervalo de 8 a 12 anos. No sexo masculino, a idade média de início é por volta dos 11,5 anos, com variações entre 9 e 13 anos.

A puberdade que se manifesta antes dos 8 anos nas meninas e antes dos 9 anos nos meninos é considerada precoce e requer atenção médica. Da mesma forma, a ausência de quaisquer sinais de puberdade após os 13 anos nas meninas e 14 anos nos meninos é considerada uma situação de puberdade atrasada.

O eixo hipotálamo-hipófise-gonadal e o desenvolvimento sexual

O eixo hipotálamo-hipófise-gonadal (HHG) é primariamente ativado no feto, com uma subsequente queda progressiva da atividade até o nascimento. Após o nascimento, ocorre um novo aumento dos hormônios desse eixo, denominado "minipuberdade". Posteriormente, durante a infância, há uma inibição do eixo HHG, que permanece até ser reativado no início da puberdade.[4]

No sexo feminino, o aparecimento do tecido glandular mamário, conhecido como telarca, é o primeiro indicador de atividade estrogênica. Por outro lado, o desenvolvimento de pelos pubianos está relacionado à produção de andrógenos pela glândula adrenal, chamada de adrenarca. Hormônios como hormônio folículo-estimulante (FSH) estimulam o crescimento dos folículos ovarianos e, juntamente com o hormônio luteinizante (LH), induzem a produção de estradiol. No início da puberdade, o estradiol é responsável pelo desenvolvimento mamário e o crescimento ósseo, marcado por um aumento na velocidade de crescimento.[4]

No sexo masculino, o início da puberdade é indicado por um volume testicular de aproximadamente 4 cm^3. O LH estimula as células de Leydig a produzirem testosterona e, juntamente com o FSH, promove o crescimento dos túbulos seminíferos e o aumento do volume testicular. O aumento dos níveis de testosterona leva ao crescimento peniano, desenvolvimento de pelos, aumento da massa muscular e a mudanças na voz. Uma parte da testosterona é convertida em estradiol pela enzima aromatase, resultando em avanço na maturação óssea e aumento na taxa de crescimento.

Avaliação da puberdade

A evolução da puberdade em ambos os sexos pode ser caracterizada pelo método visual de estadiamento de Tanner, criado em 1962, por J. M. Tanner. O estadiamento de Tanner (Figura 1) padroniza e simplifica a descrição do exame físico, e pode permitir diagnósticos de patologias como puberdade precoce, rapidamente progressiva ou retardada.

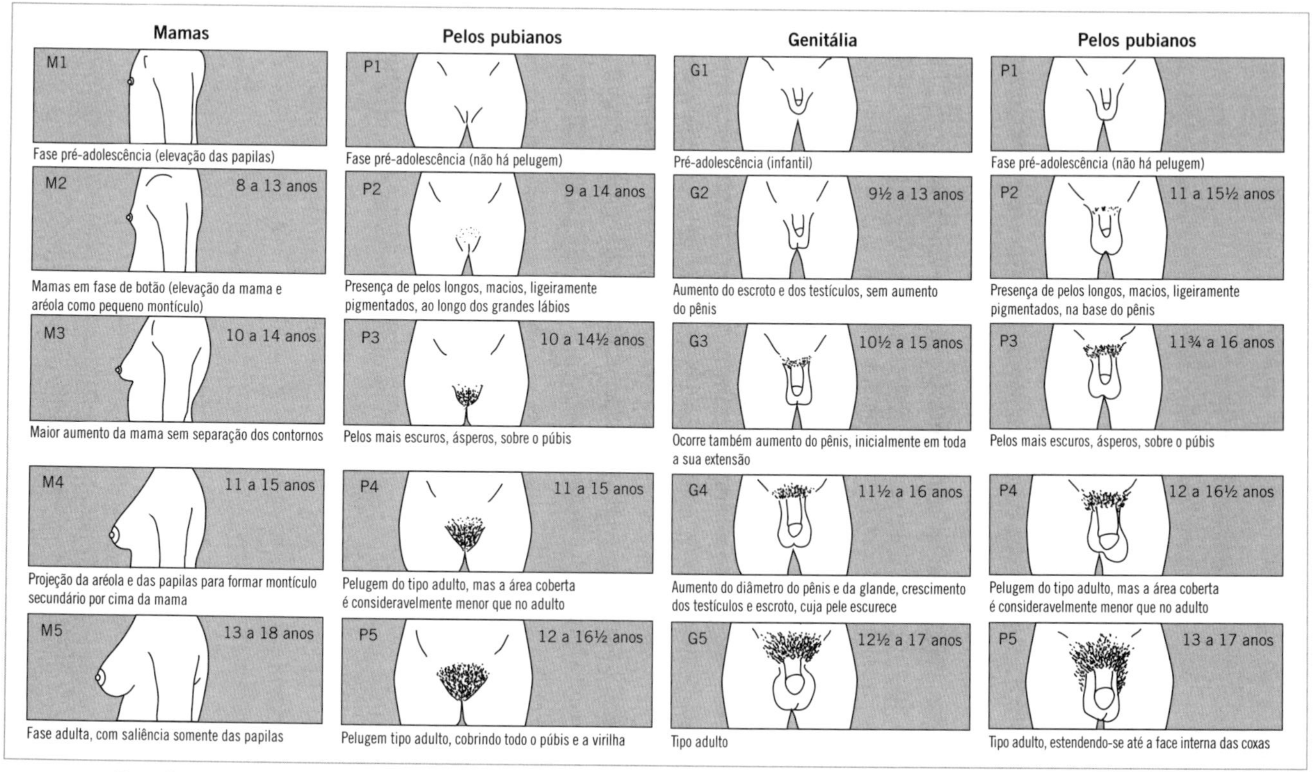

FIGURA 1 Estadiamento de Tanner no sexo feminino e no sexo masculino.[5]

Fonte: Sociedade Brasileira de Pediatria. Disponível em: https://www.sbp.com.br/fileadmin/user_upload/2016/10/EstgioPuberal.TannerMeninas.pdf e https://www.sbp.com.br/fileadmin/user_upload/2016/10/EstgioPuberal.TannerMeninos.pdf.

MATURAÇÃO BIOLÓGICA E SUA RELEVÂNCIA PARA O ATLETA JOVEM: AVALIAÇÃO DA IDADE ÓSSEA E ESTADIAMENTO PUBERAL DE TANNER

O estágio de maturação biológica pode variar significativamente entre indivíduos da mesma idade cronológica. Essas diferenças na maturação afetam composição corporal, força, resistência e capacidade de recuperação de um atleta. Atletas que atingem a maturação biológica mais cedo podem ter vantagens temporárias em relação aos seus colegas, pelo crescimento mais rápido e desenvolvimento muscular, enquanto aqueles que amadurecem mais tarde podem precisar de um apoio especial para otimizar seu desempenho.

A avaliação da idade óssea (IO), exame radiológico da mão e punho esquerdo oferece uma estimativa precisa do estágio de desenvolvimento esquelético. O crescimento ósseo pode não coincidir com a idade cronológica, e variações de ±1,5 a 2 desvios-padrão (DP) são consideradas normais. O crescimento linear efetivo ocorre até a IO de 14-15 anos nas meninas e 15-16 anos nos meninos. Posteriormente, ocorre um crescimento residual de IO até os 18 anos (Figura 2).

Além disso, o estadiamento puberal de Tanner ajuda a avaliar o desenvolvimento das características sexuais secundárias, que estão intimamente relacionadas à produção hormonal, conforme demonstrado. Sendo assim, é imperativo considerar a maturação biológica como fator-chave na avaliação do jovem atleta.

PREVISÃO DE ESTATURA FINAL: QUAL SERÁ A ESTATURA FINAL DO MEU ATLETA?

Ao considerar o desenvolvimento de crianças e adolescentes, pode-se utilizar diferentes métodos para estimar sua altura final, o que oferece uma visão valiosa do potencial de crescimento. Os três métodos mais utilizados são: Bayley-Pinneau (BP), Tanner-Whitehouse (TW II), ou simplesmente avaliar a altura-alvo familiar, conforme demonstrado anteriormente.

- **Método de Bayley-Pinneau (BP):** o método BP faz uso de tabelas de crescimento juntamente com a IO. Com base nesse grau de maturação, é possível calcular a previsão de estatura final (PEF).
- **Método de Tanner-Whitehouse (TW II):** o método TW II, assim como os outros, utiliza a IO. Com base na maturação, a PEF é estimada usando tabelas desenvolvidas por Tanner e Whitehouse.

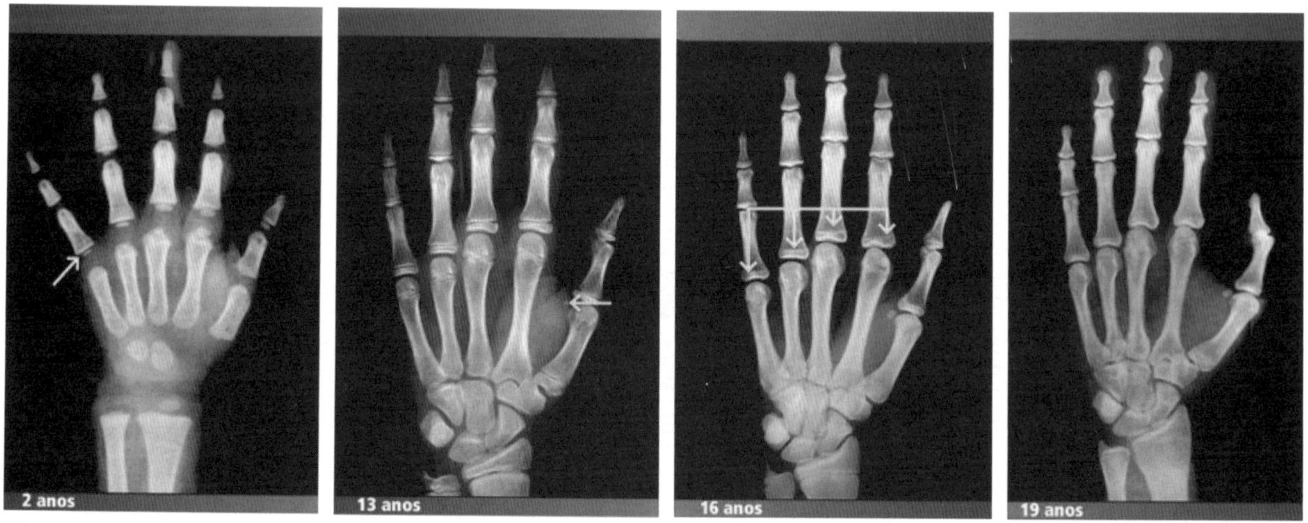

Elipses das falanges proximais do 2º ao 5º dedo nítidas

Ossificação do sesamoide

Fusão elipse-diáfise em todas as falanges proximais

Está completa a maturação óssea da mão e do punho

FIGURA 2 Evolução do fechamento da cartilagem de crescimento no sexo masculino.
Fonte: disponível em: https://cdbh.com.br/wp-content/uploads/2019/05/Atlas-Ossos-2018-NOVO-NORDISK-1906.pdf.

Uma ferramenta útil para essas avaliações é o *site* Bone Xpert®, que pode auxiliar na estimativa da IO e do crescimento. Ao acessar a página, informações como idade atual, sexo, idade óssea, estatura dos pais e idade do início da puberdade/menarca são necessárias para gerar a PEF.

A literatura destaca que o início do "estirão puberal" geralmente ocorre de 6 a 12 meses após os primeiros sinais puberais, como o broto mamário nas meninas e o aumento testicular nos meninos, e sua idade é determinada retrospectivamente, analisando dados de crescimento longitudinal ou medições frequentes de altura.[6]

ALTERAÇÕES ENDOCRINOLÓGICAS DO CRESCIMENTO E PUBERDADE

Alterações do crescimento: baixa estatura

O diagnóstico de baixa estatura (BE) é definido por Z-escore da estatura menor que –2 DP segundo a curva da OMS para sexo, idade ou grupo populacional; ou menor que –2 DP abaixo da estatura esperada pelo alvo familiar. A queda na VC acima de 0,3 DP/ano na curva da OMS ou persistentemente abaixo do P25 na curva da VC também deve ser investigada, assim como as crianças nascidas pequenas para a idade gestacional (< P10 para peso ou estatura) que não recuperaram o crescimento.

Os problemas de crescimento devem ser reconhecidos e tratados, preferencialmente, antes da puberdade. Aguardar o "estirão puberal" na tentativa de solucionar a baixa estatura é um equívoco. Diversas são as causas de BE, e algumas delas são detalhadas na Tabela 1.

TABELA 1 Etiologias da baixa estatura

Etiologia	Achados clínicos e laboratoriais
ACCP	Atraso no início da puberdade, com IO atrasada e VC adequada
BE familiar	Estatura dentro do canal familiar, com VC adequada
DGH	BE com baixa velocidade de crescimento, atraso da IO (> 2 DP), cabelos finos, voz estridente, dentição atrasada, história de hipoglicemia neonatal, micropênis
BEI	60-80% dos casos de BE. Sem alterações laboratoriais. Diagnóstico de exclusão

continua

TABELA 1 Etiologias da baixa estatura (*continuação*)

Etiologia	Achados clínicos e laboratoriais
Hipotireoidismo	Alterações dos hormônios tireoidianos, queda da VC, atraso da IO
Doença celíaca	AC positivos, anemia, queda da VC
Acidose tubular renal	Gasometria alterada, com alterações dos eletrólitos e urina 1
Síndromes genéticas/ mutações genéticas	Síndrome de Turner, síndrome de Noonan, síndrome de Prader-Willi, acondroplasia

ACCP: atraso constitucional do crescimento e puberdade; BE: baixa estatura; BEI: baixa estatura idiopática; DGH: deficiência da produção do hormônio de crescimento; DP: desvio-padrão; IO: idade óssea; VC: velocidade de crescimento.

Para o diagnóstico da etiologia da BE, é necessária uma investigação clínica e laboratorial detalhada. São exames relevantes para essa avaliação:

- **Exames laboratoriais:** hemograma, ferritina, TGO, TGP, ureia, creatinina, Na, K, gasometria venosa, urina tipo 1, cálcio total e iônico, fósforo, fosfatase alcalina total, paratormônio, 25-OH vitamina D, TSH, T4 livre, IGF-1, IGFBP-3, ACTH, cortisol, glicemia de jejum, cariótipo banda G, antitransglutaminase IgA ou antiendomísio, IgA, VHS, PCR, exame de fezes para síndromes disabsortivas.
- **Exames de imagem:** IO, ressonância nuclear magnética de hipófise com contraste.

O tratamento da BE é direcionado para a causa. As principais indicações formais do tratamento com o hormônio de crescimento recombinante humano (rhGH) são: deficiência da produção do hormônio de crescimento (DGH), criança nascida pequena para a idade gestacional (PIG) sem *catch-up*, baixa estatura idiopática (BEI), síndrome de Turner e síndrome de Prader-Willi. Outras situações devem ser avaliadas caso a caso, de acordo com o contexto clínico. Em 2023, a Agência Nacional de Vigilância Sanitária (Anvisa) aprovou as medicações semanais apenas para os pacientes com DGH.[7] A Tabela 2 descreve as medicações disponíveis no Brasil.

A segurança e eficácia do tratamento com GH foram extensamente investigadas. No entanto, os efeitos e riscos a longo prazo permanecem desconhecidos, pela disponibilização comercial do rhGH a partir de 1985. Os efeitos adversos relatados incluem dor nos membros, mialgias, artralgias, edema periférico, dor no local da injeção e reações no local da injeção. São

TABELA 2 Medicações disponíveis no Brasil

	Marca	Apresentação	Dispositivo	Frequência	Dose
Somatropina	Genotropin® Pfizer	5,3 e 12 mg	Caneta	1x/dia SC	0,03-0,06 mg/kg
	Norditropin® Novo Nordisk	5, 10 e15 mg	Caneta	1x/dia SC	0,03-0,06 mg/kg
	Saizen® Merck	6, 12 e 20 mg	Caneta	1x/dia SC	0,03-0,06 mg/kg
	Omnitrope® Sandoz	5, 10 e 15 mg	Caneta	1x/dia SC	0,03-0,06 mg/kg
	Criscy® Cristália	4 UI e 12 UI 30 UI	Ampola Caneta	1x/dia SC	0,1-0,2 UI/kg
	Hormotrop® Bérgamo	4 UI e 12 UI	Ampola	1x/dia SC	0,1-0,2 UI/kg
Somatrogona (DGH)	Genryzon® Pfizer	24 e 60 mg	Caneta	Semanal SC	0,66 mg/kg
Somapacitana (DGH)	Sogroya® Novo Nordisk	5 mg/1,5 mL	Caneta	Semanal SC	0,16 mg/kg

complicações raras e graves: hipertensão intracraniana, piora da escoliose, deslizamento epifisário na cabeça do fêmur, apneia obstrutiva do sono, e, por influenciar no metabolismo da glicose, pode aumentar a resistência à insulina.

Alterações da puberdade: puberdade precoce

A puberdade precoce é definida como o aparecimento dos caracteres sexuais secundários antes dos 8 anos no sexo feminino e antes dos 9 anos no sexo masculino. A puberdade precoce pode ser classificada em dois grupos:

- **Puberdade precoce central (PPC):** resulta da ativação prematura do eixo HHG, com aumento das gonadotrofinas. É mais comum em meninas, com a forma idiopática representando a maioria dos casos, frequentemente associada a fatores genéticos. No sexo masculino, a PPC em 40 a 70% dos casos é de origem patológica, relacionada a lesões no sistema nervoso central, como tumores hipotalâmicos.
- **Puberdade precoce periférica (PPP):** caracterizada pelo excesso de andrógenos ou estrogênios periféricos, muitas vezes produzidos pelas gônadas ou suprarrenais, ou de fontes externas, como tumores de células germinativas. Nestes casos, as gonadotrofinas permanecem suprimidas, mantendo o eixo gonadotrófico inativo.

As crianças que iniciaram a puberdade na idade adequada, mas que apresentam um ritmo de desenvolvimento muito rápido, podem apresentar a puberdade rapidamente progressiva, quadro clínico comum nos pacientes PIG, com perda parcial do "estirão puberal" e piora da PEF. Alguns casos precisam de tratamento.[8]

Para o diagnóstico da etiologia da puberdade precoce, é necessária uma investigação clínica e laboratorial detalhada. Os exames relevantes para essa avaliação estão listados a seguir:

- **Dosagens hormonais:** LH acima de 0,3 UI/L (quimioluminométrico) ou acima de 0,6 UI/L (imunofluorimétrico) sugere PPC. LH acima de 5,0 UI/L (quimioluminométrico) após estímulo com GnRH sugere PPC. O estradiol basal não é útil para diagnóstico puberal em meninas, e a testosterona acima de 19 ng/dL é indicativa de puberdade em meninos. Dosagem de andrógenos adrenais, hormônios tireoidianos e marcadores tumorais em meninos pode auxiliar no diagnóstico diferencial.
- **Exames de imagem:** IO ajuda a avaliar o avanço da maturação óssea. Ultrassonografia de pelve avalia características uterinas, ovarianas e padrão

Doppler de artérias uterinas, e ultrassonografia testicular em casos de assimetria, dor ou alteração testicular. Ressonância nuclear magnética de hipófise, para a avaliação anatômica do sistema nervoso central (detecção de tumores ou malformações), é indicada em meninos na puberdade precoce, meninas com menos de 6 anos ou suspeita de puberdade precoce periférica causada por tumores secretores de beta-HCG.

A terapia primária envolve o uso seguro de agonistas do GnRH. Em casos de desaceleração do crescimento, o GH pode ser considerado. É essencial salientar que a PEF, avaliada pelo método BP com base na IO, tende a ser superestimada, demandando um acompanhamento rigoroso para otimizar os resultados no tratamento da puberdade precoce.[9,10] A Tabela 3 descreve as principais medicações utilizadas.

O tratamento da PPP é feito de acordo com sua etiologia, e visa remover ou bloquear a produção excessiva e/ou a resposta exacerbada aos esteroides sexuais.

PAPEL DA NUTROLOGIA ESPORTIVA NO CRESCIMENTO E PUBERDADE

A nutrologia esportiva desempenha um papel fundamental na avaliação do crescimento e da puberdade em atletas jovens.

Um déficit calórico pode resultar em atrasos no crescimento, comprometendo o desempenho e a saúde. Os atletas jovens precisam de um equilíbrio adequado de macronutrientes, incluindo carboidratos, proteínas e gorduras, para sustentar o aumento na demanda energética decorrente do crescimento e do treinamento esportivo. Além disso, micronutrientes como cálcio, vitamina D e ferro desempenham um papel crucial no desenvolvimento ósseo e na prevenção de lesões.[11]

TABELA 3 Principais análogos do GnRH utilizados

	Marca	Apresentação	Frequência
Leuprorrelina	Lupron® (IM)	3,75 mg/7,5 mg	A cada 28 dias
		11,25 mg	A cada 84 dias
	Lectrum® (IM)	3,75 mg/7,5 mg	A cada 28 dias
	Eligard® (SC)	22,5 mg	A cada 84 dias
		45 mg	Semestral
Triptorrelina	Neo Decapeptyl® (IM)	3,75 mg	A cada 28 dias
		11,25 mg	A cada 84 dias
		22,5 mg	Semestral

Além disso, as mudanças hormonais durante a puberdade podem afetar a recuperação, a energia e o equilíbrio hormonal. Atletas envolvidos em treinamento intensivo podem experimentar mudanças hormonais relacionadas ao estresse físico, que, por sua vez, podem afetar o ciclo menstrual nas meninas e o desenvolvimento sexual nos meninos.

Portanto, é fundamental entender como a puberdade influencia o desempenho esportivo e a saúde dos atletas em crescimento. A nutrologia esportiva é responsável por garantir que esses atletas recebam orientações nutricionais adequadas para otimizar seu crescimento, desempenho e bem-estar geral.[12]

REFERÊNCIAS

1. Grasgruber P, Hrazdíra E. Nutritional, and socio-economic predictors of adult height in 152 world populations. Econ Hum Biol. 2020; 37:100848.
2. Brenner JS; American Academy of Pediatrics Council on Sports Medicine and Fitness. Overuse injuries, overtraining, and burnout in child and adolescent athletes. Pediatrics. 2007;119(6):1242-5.
3. Blum WF, Alherbish A, Alsagheir A, El Awwa A, Kaplan W, Koledova E, Savage MO. The growth hormone-insulin-like growth factor-I axis in the diagnosis and treatment of growth disorders. Endocr Connect. 2018;7(6):R212-R222.
4. Bangalore Krishna K, Fuqua JS, Rogol AD, Klein KO, Popovic J, Houk CP, et al. Use of gonadotropin-releasing hormone analogs in children: update by an international consortium. Horm Res Paediatr. 2019;91(6):357-72.
5. Malina RM, Rogol AD, Cumming SP, Coelho e Silva MJ, Figueiredo AJ. Biological maturation of youth athletes: assessment and implications. Br J Sports Med. 2015;49(13):852-9.
6. Costa KCM, Tomita I, Barbieri MA, Bettiol H, Del Ciampo LA. Comparison of methods for final height assessment in adolescents with a normal variant short stature. J Hum Growth Dev. 2017; 27(3): 288-93.
7. Danowitz M, Grimberg A. Clinical indications for growth hormone therapy. Adv Pediatr. 2022;69(1):203-17.
8. Cantas-Orsdemir S, Eugster EA. Update on central precocious puberty; from etiologies to outcomes. Expert Rev Endocrinol Metab. 2019;14(2):123-30.
9. Jayanthi NA, Post EG, Laury TC, Fabricant PD. Health consequences of youth sport specialization. J Athl Train. 2019;54(10):1040-9.
10. Mauras N, Ross J, Mericq V. Management of growth disorders in puberty: GH, GnRHa, and aromatase inhibitors: a clinical review. Endocr Rev. 2023;44(1):1-13.
11. Desbrow B. Youth athlete development and nutrition. Sports Med. 2021;51(Suppl 1):3-12.
12. Savarino G, Corsello A, Corsello G. Macronutrient balance and micronutrient amounts through growth and development. Ital J Pediatr. 2021;47(1):109.

21

Avaliação laboratorial – bioquímica

Roberto Teixeira Nahon Marinho

INTRODUÇÃO

Exames complementares podem ser entendidos como procedimentos realizados para obter informações adicionais sobre a saúde de um indivíduo ou o diagnóstico de uma doença. Usualmente na prática médica estes complementam raciocínios clínicos para traçar não somente a conduta, mas também o diagnóstico e sua evolução. A lógica de o exame complementar não ser solicitado antes de outros procedimentos está baseada na chance do erro. Quando mais se investiga o paciente antes da solicitação do exame complementar, mais confiável é a informação fornecida por esse exame e, quanto mais bem indicado for o exame, objetivamente menor será a chance de um falso-negativo ou falso-positivo. Dessa forma, o exame complementar deve ser solicitado após anamnese e exame físico, em que se constrói uma suspeita clínica, que é ou não confirmada por um teste (exame complementar). Mesmo que pareça uma forma simplista, é importante lembrar da origem e da lógica nas quais estão inseridos, visto que, ao fazer uso desses exames sem seguir essa lógica, há maior erro e, por conseguinte, a interpretação será mais difícil e eventualmente errônea.[1]

Além do já descrito sobre o que é conhecido e usado em situações clínicas, a complexidade aumenta ao avaliar variações no estado de saúde de quem pratica atividade física intensa. Essas variações podem superar as observadas em estados de doença. Além disso, desconhecem-se todos os estados metabólicos, respostas a diferentes estímulos, intensidades, treinamentos e adaptações prévias de cada indivíduo. Soma-se a isso a possibilidade de o praticante possuir doença, conhecida ou não. Portanto, para que se possa fazer qualquer inferência sobre o resultado de exames complementares na prática da medicina do exercício e do esporte, incluindo a nutrologia esportiva, é fundamental que nos guiemos pelo raciocínio clínico e pelo entendimento de que, quanto mais exames, mais dados, todavia há mais ruído e é maior a possibilidade de erro.[2]

COMO SOLICITAR EXAMES COMPLEMENTARES?

É fundamental o conceito de que não existe uma medicina para pacientes não atletas e outra para pacientes atletas. Isso porque os atletas inicialmente estão sujeitos à mesma gama de doenças e condições médicas que qualquer outra pessoa. Somente a partir dessa condição se soma o fato de que o atleta acumula os "riscos ocupacionais" da prática de sua atividade. Se, por um lado, existe o aumento do risco de um agravo à saúde durante a prática esportiva, por outro cronicamente muitos estados patológicos são amenizados pela prática esportiva, com diminuição da morbidade e mortalidade geral e específica para diversas doenças. E, mesmo sem a presença de uma doença, as características fisiológicas e psicológicas de um atleta são únicas e podem afetar significantemente os achados em exames laboratoriais.

Quando esse conceito é desconsiderado, podem ocorrer erros graves. Por exemplo, um atleta pode ser diagnosticado com uma doença cardíaca que não tem, simplesmente porque seus sintomas, seus resultados de exames de imagem e laboratoriais são diferentes dos de um paciente não atleta. Isso pode levar a tratamentos inadequados que podem prejudicar o desempenho atlético ou até mesmo causar danos permanentes à saúde. Outro exemplo poderia ser citado com a dificuldade de diagnóstico de doenças mentais em atletas, visto que alguns protocolos de diagnóstico, para algumas doenças psiquiátricas, simplesmente não se aplicam para essa população ou estão suscetíveis a um erro maior no diagnóstico.[3]

Logo, o paciente praticante de atividade física, ou atleta, apresenta características únicas que o distinguem do paciente não atleta. Essas características podem representar um desafio para os profissionais da saúde, que precisam estar preparados para atender às necessidades específicas desse público, desde o atendimento básico que visa tratar uma queixa principal até a visão de prática esportiva para saúde ou esporte, nisso focando a possível solicitação de exames complementares.

No caso do paciente praticante de atividade física, além de o quadro clínico apresentado poder ser diferente do habitual e os relatos menos claros, muitas vezes o paciente não apresenta nenhum sintoma ou queixa e, não raramente, pode não possuir nenhuma doença ou agravo à saúde. Ele pode procurar atendimento médico simplesmente para melhorar sua performance ou para obter um atestado médico para liberação para competição ou necessitar de uma avaliação pré-participação (APP).

A seguir são apresentadas algumas sugestões para o atendimento de pacientes praticantes de atividade física ou atletas antes de seguir para o caminho de pedirmos exames complementares indiscriminadamente:

- Fazer uma anamnese completa, incluindo informações sobre o nível de atividade física (esportes diferentes podem apresentar características de lesão e de demanda metabólica muito diferentes), o histórico de lesões e o uso de medicamentos ou suplementos.
- Realizar um exame físico completo, com atenção especial aos sistemas musculoesquelético e cardiovascular.
- Considerar a possibilidade de realizar exames complementares, como testes de desempenho físico ou exames de imagem, mas não os solicitar sem critério. É fundamental a formulação de uma hipótese para cada exame solicitado, com uma pergunta clara relacionada ao motivo da solicitação e aos possíveis resultados que virão.
- Desde a avaliação clínica até a solicitação de exames complementares, caso se tenha que optar por uma única avaliação, é importante que os pacientes praticantes de atividade física e atletas sejam submetidos a uma avaliação cardiológica. De acordo com o protocolo das Sociedades Brasileiras de Cardiologia (SBC) e de Medicina do Exercício e do Esporte (SBMEE), essa avaliação é necessária para identificar e tratar possíveis anormalidades cardiovasculares que estejam relacionadas principalmente com o aumento do risco de morte súbita.[4]

Essa primeira avaliação deve ser relacionada ao risco da prática da atividade física, também conhecida como APP. Aqui cabe a ressalva de que os exames conhecidos como "laboratoriais" ou de sangue não constam como os necessários para liberação.

QUAIS EXAMES LABORATORIAIS SOLICITAR?

Mais objetivamente, a interpretação de exames laboratoriais em atletas é uma tarefa complexa, que requer um conhecimento profundo das características físicas e fisiológicas desses indivíduos.

Comecemos por entender que o conceito de normalidade em exames laboratoriais é definido estatisticamente. O valor normal é o que se encontra dentro de um determinado intervalo, considerando a população geral. No entanto, os atletas representam uma população anormal quando comparados à população geral, fazendo com que muitos dos valores normais para atletas sejam anormais para não atletas e vice-versa. Dessa forma, esses resultados podem não estar associados a agravos à saúde.[5]

Atletas representam uma pequena parcela da população, menor ainda se forem considerados atletas de nível competitivo internacional, que pratiquem esportes com alta demanda metabólica. Como visto, essa população é anormal quando comparada à população geral. Mas esportes diferentes também apresentam modificações e adaptações diferentes.

Ainda mais complexo do que isso, tais adaptações podem ser diferentes de acordo com o ciclo de treinamento ou competição do indivíduo. Assim, não é simplesmente o fato de os atletas apresentarem um nível de aptidão física superior ao da população geral; é o resultado agudo do estímulo do treino, as adaptações crônicas do organismo ao treinamento contínuo e as interações de cada adaptação que resultam em alterações em diversos sistemas do corpo, incluindo cardiovascular, respiratório, musculoesquelético e endócrino.

Nesse sentido, é possível que os resultados de exames laboratoriais em atletas, mesmo que não possuam agravos à saúde, sejam anormais quando comparados aos resultados da população geral. No entanto, essas anormalidades devem ser avaliadas com cuidado. Adicionem-se a isso fatores de confundimento, como dietas ou ciclo hormonal, além do estresse competitivo ou outros agravos à saúde típicos dessa população.

São alguns exemplos:

- **Cálcio:** é muito pouco provável que um atleta assintomático apresente cálcio baixo no sangue, mesmo que a massa total de cálcio no organismo esteja baixa. Se por qualquer motivo a investigação desse analito for necessária, deve sempre estar associada com a densitometria óssea e a avaliação dos níveis de paratormônio (PTH) e da fosfatase alcalina. Assim, em um indivíduo sem nenhuma história clínica ou achado no exame físico, a solicitação do íon cálcio pode ser totalmente irrelevante para a investigação da massa geral de cálcio no corpo.
- **Glicose:** o valor de glicemia pode ser normal, por exemplo, em pessoas com resposta anormal à insulina. Como a prática de atividade física regular pode atrasar a identificação da elevação anormal da glicemia, caso esse exame esteja sendo utilizado como rastreio para o risco de diabetes, ele isoladamente não será uma boa opção, visto que sua positividade pode ser tardia quando aplicado em pessoas fisicamente ativas, principalmente porque os valores de normalidade foram avaliados em pessoas sedentárias. Testes como a curva insulinêmica ou o teste oral de tolerância à glicose são mais sensíveis e específicos para esse fim, nessa população.

Além dos exemplos citados, existem outras anormalidades que podem ser encontradas em exames laboratoriais de atletas.

É possível que modalidades esportivas diferentes causem respostas e adaptações fisiológicas diferentes. É esperado que, quanto mais intenso sejam o treinamento e a prática esportiva, maiores sejam as modificações e as adaptações causadas pelo desporto. Assim, para fins didáticos, consideraremos os exemplos de esportes de grande demanda metabólica, com componente dinâmico e cinético altos, como remo, esqui *cross-country* ou outros, nesse mesmo grupo.

A seguir, o texto discorrerá sobre as alterações e adaptações de alguns analitos considerando um indivíduo praticante de uma dessas modalidades em alto nível com treinamento regular. Quando alguma característica for específica de outra modalidade, esta será destacada.

ALANINA AMINOTRANSFERASE

A alanina aminotransferase (ALT), também conhecida como transaminase glutâmico-pirúvica (TGP), é uma enzima que está presente em vários tecidos do corpo, incluindo o fígado, o coração e os músculos. O aumento da ALT após o exercício é um fenômeno comum e deve ser inicialmente interpretado como secundário ao estresse em fibras musculares, não hepatócitos. Tal aumento é proporcional à intensidade e duração do exercício. Exercícios de alta intensidade ou de longa duração causam um aumento maior da ALT do que exercícios de baixa intensidade ou de curta duração.

Quanto menor a disponibilidade de oxigênio, maiores deverão ser os níveis de ALT para uma mesma carga de exercício. As maiores taxas de ALT são encontradas de 72 a 96 horas do exercício. O retorno aos valores basais pode levar até duas semanas.

O aumento da ALT após o exercício geralmente é considerado um fenômeno benigno ou sem significado clínico. No entanto, em alguns casos, o aumento da ALT pode ser um sinal de lesão hepática ou cardíaca.

Em atletas com doença hepática prévia, o aumento da ALT pode ser um indicador de progressão da doença. Em pacientes com doença cardíaca, o aumento da ALT pode ser um indicador de isquemia. Mais importante que os valores absolutos, é necessário que o atleta apresente uma relação da ALT com demais analitos, como será visto a seguir, para que se possa inferir se existe ou não algum significado clínico nesse achado.

ASPARTATO AMINOTRANSFERASE

A aspartato aminotransferase (AST), também conhecida como transaminase glutâmico-oxalacética (TGO), é uma enzima que está presente em vários tecidos do corpo, incluindo o fígado, o coração e os músculos. O aumento da AST após o exercício é um fenômeno comum e está relacionado com danos às células musculares ou hepáticas.

Na prática clínica, na procura de doenças, observamos que o estresse hepático pode causar um aumento da AST, que geralmente está acompanhado de aumento da ALT. Cabe a avaliação concomitante da fosfatase alcalina (ALP) e da gamaglutamiltransferase (GGT) para um diagnóstico mais preciso. As relações entre essas enzimas podem ajudar a avaliar o tamanho da lesão ou a localização (muscular ou hepática, hepatobiliar). Tais relações, como veremos a seguir, também se fazem necessárias para separarmos as alterações fisiológicas como resposta ao exercício e qualquer outra resposta deferente a esta.

A elevação isolada da AST é um marcador de injúria muscular, além de seu conhecido papel como marcador de dano hepático. Principalmente quando associada a elevação leucocitária, sem presença de infecção e com outros marcadores de lesão muscular, como creatinoquinase fração MM.

Atletas de *ultraendurance*, como ultramaratonistas e triatletas, podem apresentar valores elevados de AST de forma crônica, sem nenhum outro achado clínico.

GAMAGLUTAMILTRANSFERASE

A gamaglutamiltransferase (GGT) é uma enzima que está presente em vários tecidos do corpo, todavia seus níveis séricos se elevam, principalmente para lesões do tecido hepático e das vias hepatobiliares.

A resposta fisiológica ao exercício não deve alterar os níveis sanguíneos da GGT. Assim, a avaliação conjunta da GGT com outros marcadores, como AST e ALT, é fundamental para a inferência da origem dessa elevação.

BILIRRUBINA

No exercício, a bilirrubina pode aumentar transitoriamente, podendo ser uma resposta normal ao exercício de alta intensidade. Um dos motivos descritos para tal elevação associa-se à hemólise.

A hemólise pode ocorrer mais comumente em alguns exercícios ou atividades esportivas. Tal resposta é um fator de confundimento quando se utiliza esse analito como primeira referência na investigação de alguns diagnósticos desde anemias hemolíticas até hiperesplenismo.

CREATINOQUINASE

Como visto, é possível que o dano muscular seja observado concomitantemente ao aumento de AST e ALT. O analito mais solicitado para a avaliação do dano muscular é a creatinoquinase (CK), também conhecida como creatinofosfoquinase ou creatina fosfoquinase (CPK) (EC 2.7.3.2), precisamente sua isoforma MM. Sendo assim, esse será considerado seu principal marcador clássico, sem deixar de entender a necessidade de avaliação conjunta com outros analitos.

A CK é uma enzima que está presente em vários tecidos do corpo, incluindo o músculo esquelético, em sua isoenzima MM (CK-MM), o miocárdio, em sua isoenzima MM (CK-MB), e o cérebro, em sua isoenzima MM (CK-BB).

A CK pode aumentar no exercício, geralmente por lesões ou microlesões musculares. Seu aumento pode ser observado sem a presença de lesão tecidual; neste caso, relaciona-se ao estado de hipóxia celular. O aumento da CK após o exercício é geralmente proporcional à intensidade e duração do exercício. Os exercícios de força e contração excêntrica, como levantamento de peso e corrida em declive (*downhill*), são mais propensos a causar microlesões musculares e, portanto, a aumentar muito a CK-MM. Tal aumento geralmente se normaliza entre 24 e 48 horas.

O aumento da CK pode ser um marcador de várias situações clínicas, como: 1) dano muscular e miopatias com o aumento da isoforma CK-MM; 2) dano cardíaco com o aumento da isoforma CK-MB, a qual se eleva, por exemplo, no infarto do miocárdio; e 3) dano cerebral com o aumento da isoforma CK-BB, que se eleva em encefalopatias ou acidente vascular cerebral (AVC). Assim, é importante que se conheça a cinética dessa enzima para que não haja confundimento em sua interpretação durante o exercício.

De maneira geral, atletas que participam de exercícios de alta intensidade ou de longa duração podem ser monitorados para alterações nos níveis de CK, tanto para uma avaliação do dano muscular como para rastreio de outras lesões. Nessas modalidades, é esperado que haja tal aumento, assim como em esportes de combate. Dessa forma, mais que o valor absoluto, é fundamental que seja feito um perfil dos valores de CK para a carga de treino e com uma base no estado de repouso. A avaliação passa a utilizar o indivíduo como seu próprio controle e, dessa forma, permite que o médico consiga inferir esse resultado.

Como rastreio de doença, a avaliação da CK-MM deve ser realizada em conjunto com outros testes, como desidrogenase lática (LDH), ALT e AST, para ajudar a diagnosticar a causa do aumento da CK-MM. Analogamente, é possível que exercícios de alta intensidade apresentem valores elevados de CK-MB, os quais não devem ser ignorados, mas devem ser avaliados com outros marcadores bioquímicos, por exemplo, a mioglobina e a troponina, que será vista a seguir. Devem ser avaliados exame físico, história e, se necessário, outros exames complementares antes de afirmar que existe uma lesão do miocárdio em curso.

MIOGLOBINA

A mioglobina é uma proteína globular com capacidade de "aprisionar" e "liberar" o oxigênio dentro do tecido muscular. Assim, é o principal "armazenador temporário" e transportador de oxigênio intracelular do tecido muscular. Na clínica é largamente utilizada, em conjunto com outros marcadores, para avaliação e identificação de lesões do tecido muscular estriado cardíaco e esquelético.

Em atletas, seus níveis são normalmente maiores que na população geral, como efeito adaptativo do exercício.

No entanto, como é um marcador inespecífico de lesão miocárdica, é importante que seja avaliada em conjunto com outros marcadores, como a CK-MB e a troponina, além de outros exames complementares, para confirmação ou afastamento da suspeita de injúria miocárdica.

TROPONINA

Troponina é o nome dado a um conjunto de proteínas (com subunidades diferentes) presentes no músculo estriado. Sua maior utilização clínica se faz na avaliação de lesões do miocárdio, por sua maior especificidade, principalmente quando comparada com CK e mioglobina.

Seu comportamento em exercícios leves e moderados deve ser inalterado. Todavia, é possível que exista elevação de seus níveis séricos em exercícios de alta intensidade, extenuantes ou de longa duração. Tal elevação pode não estar associada a dano ou doença no miocárdio.

É esperado que os valores elevados pelo exercício se normalizem em até 48 horas.

CREATININA

A avaliação da função renal é essencial para a prática médica. Sua avaliação conjunta com os demais sistemas reflete papel importante desde a clínica para a identificação de doenças até a avaliação de rendimento esportivo.

Monitorar esses biomarcadores permite a detecção precoce de distúrbios renais, orientando intervenções terapêuticas e prevenindo complicações associadas à insuficiência renal.

Todavia, como será visto a seguir, existem alterações específicas ligadas à atividade física e ao esporte que podem ser fator de confundimento da avaliação desses marcadores.

A creatinina, um importante biomarcador da função renal no repouso, encontra sua utilidade limitada na avaliação durante o exercício físico.

O emprego da creatinina na avaliação da função renal durante o exercício é limitado pelas variações em sua produção e eliminação. No caso de avaliação desse biomarcador, o emparelhamento com hematócrito e albuminemia (comparando valores anteriores e posteriores ao exercício), os quais não devem sofrer variação secundária à atividade física, pode contribuir para a normalização dos resultados obtidos de creatinina.[6]

UREIA

Além da avaliação da função renal, juntamente com a creatinina, a ureia desempenha um papel vital na avaliação metabólica durante a atividade física, inicialmente refletindo a demanda de aminoácidos como substratos energéticos. Além disso, sua análise oferece informações sobre o *turnover* proteico em resposta à sobrecarga do treinamento, ao perfil nutricional e à combinação de ambos.

No contexto do exercício intenso que influencia e eleva os níveis de amônia, precursora da ureia, evidencia-se a importância de avaliar conjuntamente ureia plasmática, amonemia e uratemia para inferências precisas sobre carga de treinamento e nutrição.

A interpretação cuidadosa dos níveis de ureia durante o exercício, considerando os fatores influenciadores e de confundimento, como hidratação e nutricionais, é essencial para uma análise precisa.

ÁCIDO ÚRICO/URATO

Mesmo que clinicamente não exista diferença alguma entre a solicitação do ácido úrico ou do urato, destaca-se que o ácido úrico é a forma mais solicitada na prática clínica no Brasil, mesmo que o urato seja mais abundante no sangue. Ele é o produto final do metabolismo das purinas e desempenha um papel multifacetado no organismo.

Clinicamente, é um importante marcador tanto da alteração da função renal como de outras doenças de forma mais ou menos específica, como doença cardíaca isquêmica, insuficiência cardíaca, hipertensão, gota ou diabetes.

Durante a prática de exercícios, mesmo sem associação com nenhum quadro patológico, o ácido úrico assume relevância ao refletir a intensificação da demanda energética.

Além disso, ao ser empregado na avaliação da intensidade do esforço durante o exercício, proporciona uma perspectiva importante sobre a produção de ATP e a manutenção da relação ATP/ADP, contribuindo para a compreensão da fisiologia do desempenho físico.

A análise integrada do ácido úrico com a ureia, a creatinina e a amônia, principalmente quando feita em diferentes fases do treinamento e com o nível basal, colabora para o entendimento da resposta fisiológica aguda e crônica ao exercício.

AMÔNIA

No contexto clínico, a amônia, gerada predominantemente no trato gastrintestinal por bactérias, é intrinsecamente associada ao metabolismo dos aminoácidos. O ciclo da ureia é um processo vital que ocorre principalmente no fígado, desempenhando um papel fundamental na eliminação de amônia do organismo. A amônia é tóxica, havendo um mecanismo complexo para sua conversão em ureia, mesmo tóxica, para esta ser excretada pelos rins.

Doenças hepáticas como cirrose e hepatite podem comprometer a capacidade do fígado de metabolizar a amônia, resultando em seu aumento no sangue. Similarmente, doenças renais, como insuficiência renal crônica, podem prejudicar a excreção renal da amônia, contribuindo para sua elevação sanguínea. Desnutrição e infecções bacterianas intestinais também são fatores que influenciam a produção e o acúmulo de amônia, enquanto doenças como diabetes e seu estado cetótico podem apresentar níveis significativamente elevados.[7]

No cenário do exercício, a dinâmica da amônia está intrinsecamente vinculada ao aumento da demanda energética. Durante a atividade muscular, o acúmulo de adenosina monofosfato (AMP), resultante do aumento de adenosina difosfato (ADP), ativa a mioquinase, promovendo a síntese de adenosina trifosfato (ATP) e gerando amônia como subproduto. Esse processo não apenas contribui para a produção de ATP, mas também é refletido no aumento da uratemia. Assim, sua avaliação é importante quando feita em conjunto durante o exercício.

HEMOGRAMA

Para um melhor entendimento da avaliação do hemograma relacionado com a prática de atividade física, é necessário separar os impactos agudos dos impactos crônicos (ou adaptações) causados pelos exercícios no perfil hematológico.

Logo após a realização de uma atividade física, observa-se um incremento na concentração de glóbulos vermelhos, hemoglobina e hematócrito. Esse aumento pode ser simplesmente resultado da hemoconcentração por desidratação. Outro mecanismo é o resultado da liberação de glóbulos vermelhos provenientes do baço. Mesmo que o exercício agudo promova a produção de novas células na medula óssea, esse aumento não é notado agudamente.

Antagonicamente ao já descrito, é possível que atividades de alta intensidade causem hemólise. Em muitos casos, essa resposta ao exercício é totalmente assintomática, sem qualquer repercussão clínica. A representação laboratorial terá padrão de anemia hemolítica, e ainda pode guardar os fatores de confundimento associados ao esporte, conforme citado neste capítulo.

Também se pode observar leucocitose, tanto pela concentração secundária à desidratação como pela própria resposta imunológica aguda ao exercício. Todavia, ressalta-se que tal aumento não está necessariamente relacionado a qualquer quadro infeccioso. O padrão de neutrofilia também é comumente observado nesse período imediato, principalmente quando a carga e a duração do exercício são elevadas para o praticante. Outros parâmetros imunológicos podem estar alterados, como resposta normal e esperada no pós-exercício imediato, como o aumento temporário das células *natural killer* (NK) e o aumento dos níveis de cortisol.[7]

Outro efeito observável é a pseudoanemia dilucional do atleta. Essa "pseudoanemia" é um fenômeno que ocorre após mudança de padrão de treino (com aumento) ou início de programa de exercícios físicos intensos e prolongados. Nesse contexto, ocorre um aumento no volume sanguíneo sem que, em um primeiro momento, haja um aumento celular proporcional, resultando em uma aparente diluição celular, especialmente vista nos glóbulos vermelhos. Essa diluição ocorre porque o volume de plasma sanguíneo aumenta mais rapidamente que os componentes celulares do sangue.

A pseudoanemia dilucional do atleta é geralmente considerada uma resposta fisiológica normal à mudança do treinamento ou do incremento de exercício intenso e prolongado. Ela não indica, necessariamente, um problema de saúde subjacente e, na maioria dos casos, os valores hematológicos retornam ao normal em poucos meses. As medidas de tratamento para anemia não são indicadas, salvo a identificação de doença que as justifique, incluindo a anemia relacionada à prática esportiva. Durante o período, a atenção com a hidratação adequada, além do acompanhamento próximo do treinamento, costumam ser formas eficientes de acompanhamento.[8] Por outro lado, não é razoável simplesmente ignorar tais achados sem uma investigação de possíveis causas patológicas associadas.

Outra utilização do hemograma está ligada ao rastreamento de uso indevido de substâncias proibidas. Todavia, é possível que nos deparemos com um paciente com achados anormalmente elevados de algum desses marcadores, analogamente ao passaporte biológico que é realizado no controle antidopagem. Dentre os exemplos mais comuns, pode-se destacar o uso de testosterona e eritropoietina (EPO), e substâncias semelhantes com efeitos análogos.

CONCLUSÃO

A despeito da tentativa didática de categorização em avaliações por sistemas previamente mencionada, torna-se evidente a intrincada interação e complexidade dos biomarcadores. Nesse contexto, torna-se imperativo compreender que a utilização de um único biomarcador como representante exclusivo de um quadro metabólico ou da resposta ao exercício é uma tarefa praticamente impossível. Da mesma forma, é pouco provável que a alteração isolada de um biomarcador possa ser considerada uma boa representante da modificação em dado sistema, quer seja do ponto de vista da performance atlética, quer seja da possibilidade de uma condição patológica em um atleta ou praticante de atividade física.

Portanto, a interpretação dos resultados laboratoriais, no contexto da influência da atividade física, deve ser fundamentada em um exame basal e na avaliação sequencial de exames, considerando o indivíduo como sua própria referência. É crucial ressaltar que em nenhum momento se deve negligenciar os princípios fundamentais da propedêutica médica, iniciando pela anamnese e pelo exame físico, e permeando todo o processo com um raciocínio guiado por perguntas que buscam conclusões embasadas em evidências científicas. Essa abordagem integral é essencial para uma compreensão mais profunda e precisa dos impactos da atividade física nos biomarcadores, permitindo uma abordagem mais refinada e personalizada na avaliação da saúde e desempenho atlético.[5]

REFERÊNCIAS

1. Hampton JR, Harrison MJ, Mitchell JR, Prichard JS, Seymour C. Relative contributions of history-taking, physical examination, and laboratory investigation to diagnosis and management of medical outpatients. Br Med J. 1975;2(5969):486-9.
2. Shimizu T, Dror IE. History information management strategy for minimising biases and noise for improved medical diagnosis. BMJ Open Qual. 2023;12(3):e002367.
3. Piacentino D, Kotzalidis GD, Del Casale A, Aromatario MR, Pomara C, Girardi P, Sani G. Anabolic-androgenic steroid use and psychopathology in athletes. A systematic review. Curr Neuropharmacol. 2015;13(1):101-21.

4. Ghorayeb N, Stein R, Daher DJ, Silveira ADD, Ritt LEF, Santos DFPD, et al. The Brazilian Society of Cardiology and Brazilian Society of Exercise and Sports Medicine Updated Guidelines for Sports and Exercise Cardiology – 2019. Arq Bras Cardiol. 2019;112(3):326-68.
5. Bongiovanni T, Pintus R, Dessì A, Noto A, Sardo S, Finco G, et al. Sportomics: metabolomics applied to sports. The new revolution? Eur Rev Med Pharmacol Sci. 2019;23(24):11011-9.
6. Gonçalves LCO, Magalhães-Neto AM, Bassini A, Prado ES, Muniz-Santos R, Verli MVA, et al. Sportomics suggests that albuminuria is a sensitive biomarker of hydration in cross combat. Sci Rep. 2022;12(1):8150.
7. Clark A, Mach N. Exercise-induced stress behavior, gut-microbiota-brain axis and diet: a systematic review for athletes. J Int Soc Sports Nutr. 2016;13:43.
8. Dang CV. Runner's anemia. JAMA. 2001;286(6):714-6.

22

Avaliação laboratorial – hormonal

Carlos Alberto Werutsky

As alterações hormonais no esportista/atleta geralmente são consequências da sobrecarga de treino, diferentemente das alterações hormonais encontradas na população em geral, que podem ser causais, às quais os atletas também podem estar suscetíveis.

As avaliações hormonais no atleta são limitadas pelo modelo de *feedback* do sistema de produção hormonal, pelos fatores que podem influenciar seu perfil (tempo de amostragem, ingestão de alimentos, tempo pós-sessão de treino, sexo, idade etc.) e pelos testes funcionais (p. ex., eixo hipotálamo-hipófise), os quais são considerados invasivos e onerosos.

A relação testosterona/cortisol (T/C) no plasma em repouso pode ser utilizada como um indicador de fadiga crônica ou *overtraining* (Tabela 1).

TABELA 1 Relação testosterona/cortisol

	Valores de referência	
Testosterona	Total, soro[1]	Livre, soro[2]
Homens	240-816 ng/dL	131-640 pmol/L
Mulheres	9-63 ng/dL	2,4-37 pmol/L
Cortisol soro[3]		
7 e 9 h	5,4-25,0 mcg/dL	
16 e 17 h	2,4-13,0 mcg/dL	

[1] Ensaio eletroquimioluminométrico.
[2] Cálculo baseado nos níveis de testosterona total e globulina ligadora de hormônios sexuais.
[3] Imunoensaio competitivo quimioluminescente.

O decréscimo na relação T/C $\geq$ 30%, comparada aos valores de referência do próprio atleta (embora as medições basal/repouso hormonais não possam distinguir entre os atletas bem ou mal adaptados às cargas de treinos), pode se associar à recuperação incompleta pós-treinos/competições e ao aumento do risco de lesões por *overuse.*[1]

A adaptação do eixo hipotálamo-hipófise-adrenal (HPA) a cada sessão de treino se caracteriza por um aumento da proporção hormônio adrenocorticotrófico (ACTH)/cortisol apenas durante a recuperação do exercício, pela diminuição da sensibilidade hipofisária para o cortisol e pela modulação da sensibilidade tecidual aos glicocorticoides.

O hipotálamo atua, sobretudo, na via de produção hormônio liberador de corticotrofina (CRH), cuja secreção está sujeita a uma série de estímulos, como estresse (físico ou emocional), ritmo circadiano e hipoglicemia.

No entanto, o principal controlador da produção de ACTH, na forma de um *feedback* negativo, é o cortisol. Dessa maneira, em condições fisiológicas normais, um excesso de cortisol ou de um glicocorticoide sintético causa supressão na produção do ACTH endógeno. O ACTH apresenta um ritmo de secreção circadiano, com valores mais elevados no início da manhã e mais baixos à tarde, sendo responsável pelo ritmo de secreção característico do cortisol.[2] Contudo, deve ser enfatizado que, durante um dia de descanso, em atletas de resistência, o cortisol deveria ser normal.

A deficiência crônica de energia (principalmente a depleção de glicogênio) certamente amplifica a produção do hormônio do estresse e as respostas de citocinas ao exercício, que também podem ser fatores desencadeantes da fadiga crônica.

O hormônio do crescimento (GH) ou somatotrofina é secretado pela glândula hipófise anterior em um padrão pulsátil. A isoforma do GH de 22 kDa (maior proporção entre as variantes do GH) é a que aumenta sob estímulo do exercício de força, e pode ser medida por imunoensaio.

Exercícios de força podem provocar estímulo agudo de secreção do GH, embora essas respostas sejam pulsáteis e variáveis entre homens e mulheres atletas.[3]

O exercício aeróbico estimula a liberação do GH em aproximadamente 15 minutos, atingindo os valores de pico próximo ao fim do esforço. A intensidade e duração do esforço aeróbico, aptidão física, sexo e idade influenciam a dose-resposta linear do GH ao exercício.[4]

O empobrecimento da secreção de GH fisiológico em indivíduos sedentários, obesos e idosos pode trazer consequências na resistência à insulina e dislipidemias, e a perda relativa de suas ações anabólicas, como diminuição da massa muscular e da densidade mineral óssea.

No laboratório, o exame do GH no soro após estímulo com clonidina compreende dosagens seriadas do hormônio (basal e após estímulo com clonidina).

O GH e seu mediador, fator de crescimento semelhante à insulina I (IGF-I) ou somatomedina-C, desempenham um papel crítico na formação, manutenção e regeneração dos músculos esqueléticos. Valores baixos de IGF-I podem confirmar deficiências de GH, levando em conta que a prática do esporte pode iniciar tão precocemente como aos 3 anos de idade (natação).

Por conseguinte, parece lógico associar a estimulação induzida por exercício de GH com a hipertrofia observada em músculos exercitados. O GH estimula a circulação (endócrina), bem como a produção localmente (periférica) de IGF-I, que atua através de mecanismos parácrinos/autócrinos (Figura 1).[5]

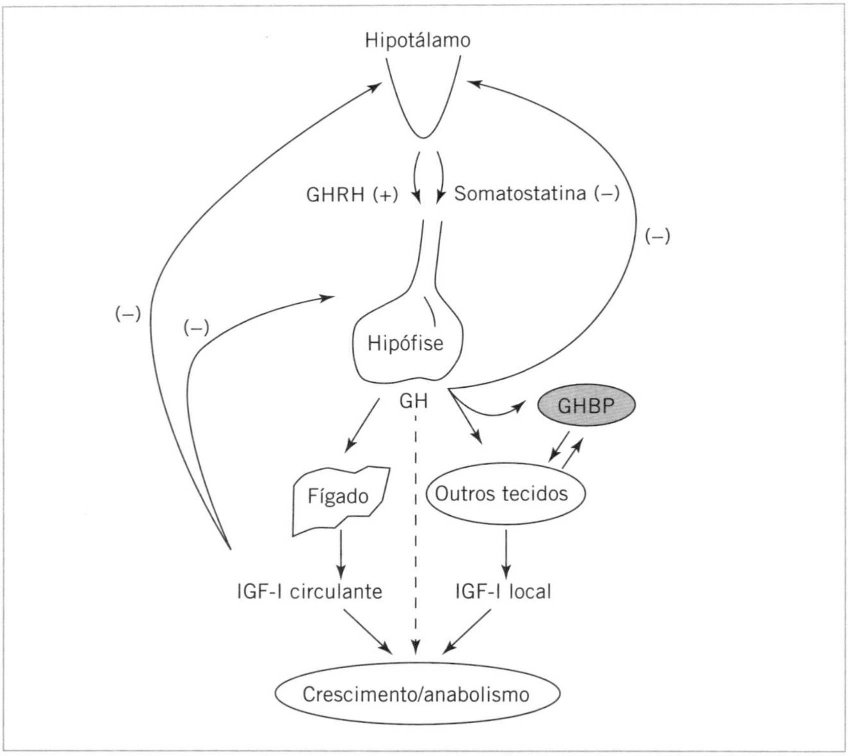

FIGURA 1 Eixo hipotálamo-hipófise-somatotrófico ou IGF-I-GH. A secreção de GH é estimulada pelo hormônio liberador de GH (GHRH) e inibida pela somatostatina (SRIH), ambos liberados pelo hipotálamo. GHBP: proteínas de ligação do hormônio do crescimento.

Entretanto, em contraste com a forte estimulação do GH pelo exercício, o IGF-I parece menos previsível, podendo diminuir, aumentar ou manter-se inalterado após o exercício. Inúmeros estudos têm demonstrado os efeitos anabólicos musculares do IGF-I (força muscular, $VO_{2máx}$) sem a concomitante elevação dos níveis circulatórios.

O IGF-I circula no sangue ligado com IGFBPs (proteínas ligantes do IGF-I), especialmente a IGFBP-3. A proteína IGFBP-3 depende diretamente do nível de GH, portanto pode ajudar na identificação do déficit do GH, e seu ensaio é mais simples e reprodutível que o de IGF-I. O IGFBP-3 tem diferentes valores de referência de acordo com os estágios de Tanner.[5]

A proteólise de IGFBP-3 também pode afetar os níveis de IGF-I livre. Apesar de o exercício não acelerar a atividade proteolítica do IGFBP-3, foi demonstrada uma associação com o nível de aptidão física. Indivíduos treinados apresentariam menor atividade proteolítica do IGFBP-3 que os destreinados.[6]

Portanto, o sistema endócrino é um dos principais sistemas envolvidos nas respostas ao estresse agudo e de adaptação ao estresse crônico das cargas de treinos. As ações hormonais e seus efeitos biológicos dependem de uma diversidade de fatores, como:

- Composição de nutrientes da alimentação (cortisol, IGF-I, desidroepiandrosterona e testosterona total).
- Respostas ao exercício (cortisol e GH) comparadas ao repouso.
- Ciclo menstrual.
- Protocolos de treinos aeróbico (ACTH/cortisol?) e anaeróbico (testosterona/cortisol?).

Contudo, as informações atuais sobre sistema endócrino e risco de fadiga crônica ou *overtraining* mostram que as medições hormonais basal (repouso) e/ou pós-exercícios não podem distinguir entre os atletas que se adaptam às cargas de treinos/competições daqueles que não conseguem se adaptar adequadamente, e vão desenvolver sinais e sintomas de *overtraining*.

Mais estudos utilizando outros hormônios, como leptina, adiponectina, grelina e as citocinas, poderão ajudar no entendimento dos mecanismos reguladores energéticos após treinamento pesado ou recuperação inadequada, e o monitoramento dos níveis de estresse.

A dosagem no soro do paratormônio (PTH) pode ser útil na identificação da carência alimentar de cálcio (PTH aumentado), porque a calcemia é o principal mecanismo regulador da secreção do PTH.[7]

REFERÊNCIAS

1. Meeusen R, Duclos M, Foster C, Fry A, Gleeson M, Nieman D, et al.; European College of Sport Science; American College of Sports Medicine. Prevention, diagnosis, and treatment of the overtraining syndrome: joint consensus statement of the European College of Sport Science and the American College of Sports Medicine. Med Sci Sports Exerc. 2013;45(1):186-205.
2. Noushad S, Ahmed S, Ansari B, Mustafa UH, Saleem Y, Hazrat H. Physiological biomarkers of chronic stress: a systematic review. Int J Health Sci (Qassim). 2021;15(5):46-59.
3. Siebert DM, Rao AL. The use and abuse of human growth hormone in sports. Sports Health. 2018;10(5):419-26.
4. Nichols AR, Holt RJ. Growth hormone and insulin-like growth factor-1. Front Horm Res. 2016;47:101-14.
5. Yuen KCJ, Biller BMK, Radovick S, Carmichael JD, Jasim S, Pantalone KM, Hoffman AR. American Association of Clinical Endocrinologists and American College of Endocrinology guidelines for management of growth hormone deficiency in adults and patients transitioning from pediatric to adult care. Endocr Pract. 2019;25(11):1191-232.
6. Rosendal L, Langberg H, Flyvbjerg A, Frystyk J, Ørskov H, Kjaer M. Physical capacity influences the response of insulin-like growth factor and its binding proteins to training. J Appl Physiol (1985). 2002;93(5):1669-75.
7. Lombardi G, Ziemann E, Banfi G, Corbetta S. Physical activity-dependent regulation of parathyroid hormone and calcium-phosphorous metabolism. Int J Mol Sci. 2020;21(15):5388.

23

Avaliação de imagem

Carlos Alberto Werutsky

Para fornecer uma visão geral da frequência relativa de lesões musculoesqueléticas nos esportes, o Quadro 1 apresenta o resultado de cerca de 1.500 exames de imagem, envolvendo 800 atletas dos 11.000 que participaram dos Jogos Olímpicos de Atenas em 2004. A maioria dos pedidos de imagiologia foi por suspeita de fraturas por estresse, lesões musculares, joelho e tornozelo nos atletas durante a competição ou o treinamento.

QUADRO 1 Lesões mais comuns em atletas na Olimpíada de Atenas – 2004

Fraturas, fraturas de estresse e reações de estresse
Distensões musculares
Lesões ligamentares e meniscais do joelho
Tendinose de Aquiles
Fascite plantar
Lágrimas de fáscia plantar e placa plantar
Lesões do complexo ligamentar do tornozelo
Tendinose manguito rotador e lágrimas
Lágrimas labrais no ombro
Hérnia de disco e espondilose da coluna lombar

As técnicas de imagiologia tornaram-se cada vez mais importantes como ferramenta de diagnóstico para lesões desportivas, sem substituir os métodos tradicionais de avaliação. Um diagnóstico preciso pode muitas vezes ser feito com base em história e exame físico, mas técnicas de imagem podem ser muito úteis se houver dúvida sobre o diagnóstico.[1]

Em pacientes que não respondem ao tratamento conservador pós-trauma, a imagem pode ser especialmente útil para obter uma melhor compreensão da extensão da lesão.

No entanto, o excesso de exames de imagem pode causar problemas em atletas de alto nível, pela disponibilidade e pelo acesso facilitado a esse tipo de exame.

Em se tratando de lesão no esporte, a avaliação adequada para o diagnóstico correto implicará a melhor reabilitação do atleta, e esse trabalho depende da interlocução da equipe do médico do esporte e do radiologista.[1]

As radiografias simples, em geral duas incidências perpendiculares, muitas vezes são suficientes para diagnosticar as lesões esportivas, detectando ou excluindo fraturas. A falta de resolução de contraste do tecido mole é uma limitação bem reconhecida de radiografia simples, mas, quando presentes, alterações de tecido mole podem ser usadas como sinais indiretos de patologia óssea.

Cerca de 30% das lesões no desporto acometem estruturas musculotendinosas, em que a avaliação pela ultrassonografia (US) possui baixo custo, disponibilidade a curto prazo, facilidade de análise, relativa rapidez de realização do exame e falta de exposição à radiação. A adição do Doppler colorido para a US permitiu o estudo não invasivo do fluxo sanguíneo e da vascularização no interior de estruturas anatômicas e lesões.

A US desempenha um papel importante na traumatologia esportiva (Quadro 2), ajudando o clínico a decidir se o atleta deve ou não retornar ao treinamento e à competição.[2]

QUADRO 2 Indicações bem estabelecidas para ultrassonografia

Pé/tornozelo	Tendinose de Aquiles, fascite plantar, lesões ligamentares
Ombro	Doença do manguito rotador, tendão do bíceps (avaliação dinâmica), cisto espinoglenoidal
Cotovelo	Extensor comum, flexor e tendinose do tríceps braquial
Punho/mão	Tenossinovite, cisto sinovial
Quadril/pelve	Hérnia inguinal, crepitação ou estalido do quadril, bursites, lesões por avulsão
Joelho	Ligamentos colaterais, patelar e tendão do quadríceps, bursites, cisto meniscal

Em virtude da excelência da resolução espacial e definição da estrutura muscular, a US mantém sua vanguarda quando se trata de patologia muscular, tanto na fase inicial de reconhecimento de uma lesão como no acompanhamento de lesões, problemas de cicatrização como fibrose, cistos musculares, hérnias ou miosite ossificante.[3]

A ressonância magnética (RM) proporciona excelentes sensibilidade e especificidade, sendo útil para acompanhamento de lesões por esforço, inchaço muscular e degeneração articular. Equipamentos e técnicas de RM variam muito, sendo necessária a seleção apropriada de planos de imagem (axial, coronal e sagital), que dependerão da localização e cobertura desejada da região anatômica a ser examinada.

A RM tem preferência para o diagnóstico da lesão óssea radiográfica oculta e trauma do tecido mole, aguda ou crônica (Quadro 3). Este não é um exame urgente, a menos que se trate de um atleta de elite, para o qual voltar a treinar é um problema, ou se há uma preocupação com a radicalização da fratura topograficamente oculta em um osso de suporte do peso.[4]

QUADRO 3 Indicações bem estabelecidas para ressonância magnética

Pé/tornozelo	Lesão osteocondral
Ombro	Anormalidades do labrum, compressão do nervo subescapular, síndrome do espaço quadrangular, síndrome de Parsonage-Turner
Cotovelo	Lesão osteocontral, lesão ligamentar, instabilidade articular
Punho/mão	Lesão do complexo fibrocartilaginoso triangular, necrose avascular, lesão da articulação radioulnar distal
Quadril/pelve	Osteíte pubiana, tensão dos adutores, anormalidades do labrum, necrose avascular
Joelho	Meniscos, lesão osteocondral, ligamentos cruzados, canto posterolateral

A tomografia computadorizada (TC) digitalizada, em virtude de sua excelente capacidade multiplanar (3D) e de resolução espacial submilimétrica (espessura de corte de 0,5-0,75 mm), é uma ferramenta de imagem valiosa para a avaliação de todos os tipos de lesões desportivas de tecidos ósseo e mole.[5]

Ao lidar com o atleta, a radiografia simples é geralmente o primeiro estudo de imagem que deve ser realizado.

Na prática clínica, como regra, a RM e a US são mais precisas para a classificação de lesões dos tecidos moles, enquanto lesão óssea pode ser avaliada com a radiografia convencional e a RM.

Para o diagnóstico de lesões musculares e tendinosas, a US é considerada a melhor modalidade de imagem, tanto na fase inicial de reconhecimento de uma lesão como para a avaliação das várias mudanças sofridas na reabilitação, até que a cura completa seja alcançada.

O indicador mais confiável de lesão é uma lesão anterior. A maioria dos atletas que se lesionam está destinada a se lesionar novamente. Portanto, a prevenção do risco de lesões deve identificar os fatores intrínsecos, como lesões prévias, mau condicionamento, desbalanço muscular, anormalidades anatômicas, fatores nutricionais e crescimento (criança), e fatores extrínsecos como erros de treino, estrutura inadequada para treinar, calçado impróprio e superfície de impacto.

O entendimento, por parte pelo médico da equipe, de todos os fatores de risco associados a lesões por *overuse* é um primeiro passo crucial para uma abordagem global do manejo das lesões.

REFERÊNCIAS

1. FM Vanhoenacker, M Maas, JL Gielen, eds. Imaging of orthopedic sports injuries. New York: Springer Berlin Heidelberg; 2007.
2. Robotti G, Draghi F, Bortolotto C, Canepa MG. Ultrasound of sports injuries of the musculoskeletal system: gender differences. J Ultrasound. 2020;23(3):279-85.
3. Petraglia F, Ramazzina I, Constantino C. Plantar fasciitis in athletes: diagnostic and treatment strategies. A systematic review. Muscles Ligaments Tendons J. 2017;7(1):107-18.
4. Beanfils P, Becker R, Kopf S, Englund M, Verdonk R, Ollivier M, Seil R. Surgical management meniscus lesions: the 2016 ESSKA meniscus consensus. Knee Surg Sports Traumatol Arthrosc. 2017;25(2):335-46.
5. Vopat ML, Hermanns CA, Midtgaard KS, Baker J, Coda RG, Cheema SG, et al. Imaging modalities for the glenoid track in recurrent shoulder instability. a systematic review. Orthop J Sports Med. 2021;9(6):1-8.

SEÇÃO 3

Manipulação Dietoterápica nos Esportes

24

Modelos de dietas e desempenho nos esportes

Sueli Longo

As recomendações nutricionais vigentes para praticantes de exercício físico e esporte especificam que a oferta de energia e nutrientes guarda relação direta com o objetivo do treinamento, bem como as variáveis de intensidade e volume, frequência diária e semanal, e tempo de recuperação entre as sessões de treinamento.

Ao programar a alimentação do desportista ou do atleta, levam-se em consideração as necessidades nutricionais individualizadas, as preferências, aversões, intolerâncias e alergias alimentares, visando promover a saúde, o desempenho e a qualidade vida.

Na vigência de um modelo alimentar específico, é necessário analisar se, por meio dos alimentos recomendados, é possível atingir as necessidades nutricionais do indivíduo no que diz respeito a energia, macro e micronutrientes. Modelos alimentares restritivos, nos quais alimentos ou grupos de alimentos são contraindicados, geralmente cursam com deficiências nutricionais que afetam a saúde e o desempenho esportivo.

RECOMENDAÇÕES NUTRICIONAIS[1-3]

As estratégias nutricionais devem promover um balanço energético que assegure manutenção de peso e composição corporal adequados. A quantidade de energia ofertada no dia tem de suprir o gasto energético basal (metabolismo basal), bem como a termogênese induzida pela dieta e o dispêndio energético promovido pelas atividades cotidianas e a prática regular de exercício físico.

No que diz respeito aos macronutrientes, para praticantes de exercício físico e esporte, a recomendação nutricional de carboidratos deve assegurar a manutenção do substrato para os músculos esqueléticos e o sistema nervoso central:

- Atividades de baixa intensidade: 3 a 5 g/kg massa corporal/dia.
- Atividades de moderada intensidade: 5 a 7 g/kg massa corporal/dia.
- Atividades de alta intensidade: 6 a 10 g/kg massa corporal/dia.
- Atividades de muito alta intensidade: 8 a 12 g/kg massa corporal/dia.

Estratégias de distribuição do carboidrato (antes, durante e após exercício físico), visando otimizar o rendimento esportivo, são estabelecidas de acordo com intensidade, frequência e duração do treino, bem como tempo de recuperação.

A recomendação de proteínas (1,2-2,0 g/kg de massa corporal/dia) para praticantes de exercício físico e esporte é superior à indicada para indivíduos sedentários (0,8 g/kg de massa corporal/dia) em razão do papel dos aminoácidos na síntese proteica e nas adaptações musculares promovidas pelo exercício físico. Ao escolher as fontes proteicas presentes na matriz alimentar, é necessário assegurar a oferta de todos os aminoácidos essenciais.

Ao programar a oferta de lipídios da dieta, a indicação é observar alguns pontos importantes:

A. Recomendações nutricionais vigentes para lipídios totais, saturados e insaturados para a prevenção de doenças crônicas não transmissíveis (DCNT).
B. Assegurar a oferta dos ácidos graxos essenciais.
C. Não ofertar valores inferiores a 15% do valor energético total.

No que diz respeito aos micronutrientes, as *dietary reference intakes* (DRIs) nos fornecem valores de referência quantitativos para ingestão diária de acordo com o sexo e estágio da vida. Para praticantes de exercício físico e esporte não há recomendações de consumo de micronutrientes acima do nível superior tolerável de ingestão (UL).

MODELOS ALIMENTARES

Os guias alimentares têm por objetivo orientar como os alimentos tradicionalmente consumidos por um grupo populacional devem ser gerenciados na formação da matriz alimentar de forma a assegurar que a oferta de energia e nutrientes contribua para a saúde e prevenção de doenças.

Em paralelo aos guias alimentares há os inúmeros modelos de dietas sugeridos com objetivos diversos que, a depender da proposta, propiciam essa mesma adequação ou podem cursar com déficit de nutrientes em razão de restrições/proibições de alimentos ou grupos específicos de alimentos.

As consequências para o desempenho relacionadas à baixa oferta de energia e nutrientes são descritas no Quadro 1.[2,4]

QUADRO 1 Consequências para o desempenho relacionadas a baixa oferta de energia e nutrientes

↓ resistência
↑ risco de lesão
↓ resposta ao treinamento
↓ coordenação
↓ concentração
↓ reservas de glicogênio
↓ força muscular
Cansaço, irritabilidade e falta de atenção
Comprometimento na tomada de decisão
Estresse elevado, ansiedade e depressão
Dificuldade de recuperação
Insônia

Dieta mediterrânea

A dieta mediterrânea foi declarada Patrimônio Cultural Imaterial da Humanidade pela Unesco em 2010. Abrange um conjunto de competências, conhecimentos, rituais, símbolos e tradições relativos a cultivo, colheita, pesca, criação de animais, conservação, processamento, confecção e, em especial, partilha e consumo dos alimentos.

Analisando a pirâmide proposta pela dieta mediterrânea (Figura 1), observa-se que ela representa muito mais que um modelo alimentar nutricionalmente saudável. É um estilo de vida equilibrado em que alimentos, receitas, formas de preparo, costumes, celebrações, produtos regionais e atividades humanas diversas interagem (ver www.dietamediterranea.com).

A matriz alimentar proposta pela dieta mediterrânea permite que as recomendações nutricionais preconizadas para o exercício físico e esporte sejam contempladas de forma satisfatória sem causar déficit nutricional.

As estratégias para oferta de energia, nutrientes e compostos bioativos são facilmente organizadas no planejamento alimentar. As fontes de carboidratos disponíveis e não disponíveis apresentam uma resposta mais adequada do ponto de vista fisiológico, contribuem para a redução do risco

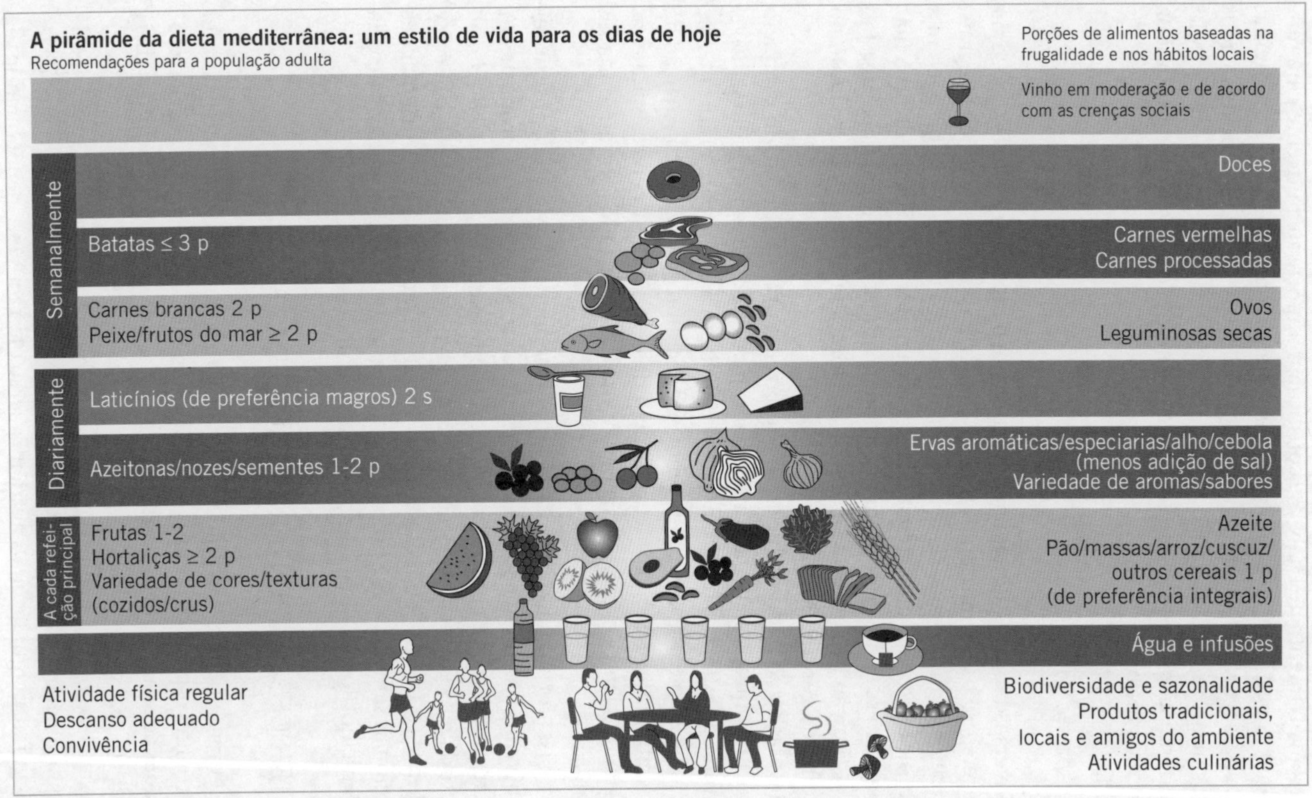

FIGURA 1 Pirâmide da dieta mediterrânea.

Fonte: Fundación Dieta Mediterránea (https://dietamediterranea.com).

de desenvolvimento de DCNT[5] e constituem importante nutriente para rendimento. A participação equilibrada de proteínas animais magras e proteínas vegetais assegura a oferta de aminoácidos essenciais. O predomínio dos ácidos graxos insaturados é outro fator que contribui para a prevenção de DCNT.[6] Importante salientar que o exercício físico e a hidratação fazem parte da base da pirâmide proposta.

Plant-based diet

Diversos modelos alimentares preconizam o incentivo ao maior consumo de vegetais ricos em nutrientes (hortaliças e frutas, cereais de grãos integrais, tubérculos, leguminosas, sementes, castanhas). Ao mesmo tempo, sugerem a composição proteica da matriz alimentar com maior participação de proteínas vegetais intercaladas com proteínas animais magras. Também há a sugestão da substituição de gorduras saturadas por fontes insaturadas e a redução no consumo de gordura total, açúcares e sódio.

Associada ao padrão alimentar saudável, a prática regular do exercício físico é preconizada como fator importante para a adoção de um estilo saudável de viver. Portanto, tais recomendações viabilizam o ajuste para praticantes de exercício físico e esporte sem promover déficit nutricional. A construção da matriz alimentar permite que, por meio de escolhas alimentares saudáveis energia, nutrientes e compostos bioativos sejam ofertados em quantidades adequadas.

Analisando os guias alimentares propostos por diversos países, observaremos que tais recomendações estão presentes em quase todas as propostas. A dieta mediterrânea é considerada um excelente exemplo de *plant-based diet*. As abordagens Dietary Approaches to Stop Hypertension (DASH)[7] e Dietary Guidance to Improve Cardiovascular Health[6] trabalham com orientações nutricionais semelhantes e preconizam a adoção de um estilo saudável de vida como melhor forma de prevenção e tratamento das DCNT.

RESTRIÇÕES ALIMENTARES ESPECÍFICAS

Algumas doenças têm por recomendação a redução ou exclusão na oferta de nutrientes específicos como parte do tratamento. Tais restrições, se não monitoradas adequadamente, oferecem maior risco de gerar déficits nutricionais específicos que comprometem a saúde e o desempenho.

Ao analisar o(s) alimento(s) ou grupo de alimento(s) que serão excluídos da alimentação diária ou terão sua quantidade de consumo reduzida, temos de fazer a seguinte pergunta: quais nutrientes serão ofertados em menor quantidade em razão dessa redução/exclusão? Com base nessa resposta, a organização do plano alimentar deverá identificar outros alimentos fontes desses nutrientes para assegurar que sua recomendação nutricional seja atingida.

Na presença do diagnóstico de intolerância à lactose, a redução/exclusão de leite e derivados da matriz alimentar pode comprometer a adequação no consumo de proteínas de alto valor biológico e cálcio.[8] A substituição por lácteos zero lactose é uma alternativa que, se bem tolerada, minimiza o impacto nutricional.

Outra possibilidade é o consumo de bebidas vegetais fortificadas com cálcio, caso em que o ajuste na oferta desse micronutriente é facilitada. Sementes, com destaque para o gergelim, castanhas em geral e peixes são alimentos que contêm cálcio na composição e são boas opções para compor a oferta diária. A oferta proteica requer organização com outros alimentos fontes de aminoácidos essenciais.

Na presença do diagnóstico de doença celíaca ou sensibilidade não celíaca ao glúten, a recomendação da exclusão de alimentos à base de trigo, cevada, centeio e malte é parte do tratamento. A aveia pode figurar no rol de exclusões em razão da contaminação cruzada.

A oferta de carboidratos da matriz alimentar recai sobre arroz, raízes (mandioca, cará, inhame, batatas em geral), milho, leguminosas e subprodutos como farinhas, féculas, polvilho, sagu, tapioca, araruta, fubá, canjica, aveia (isenta de contaminação cruzada), hortaliças e frutas.

Deve-se dar atenção especial à organização do planejamento alimentar, pois há maior risco de redução na oferta de energia, fibras alimentares, minerais e vitaminas, que poderão comprometer a saúde e o rendimento esportivo.

MODELOS ALIMENTARES COM BAIXO TEOR DE CARBOIDRATOS[9-14]

Modelos alimentares que preconizam a redução no consumo de carboidratos visando à redução do peso corporal, ao aumento na taxa de oxidação de gordura e à melhora no desempenho físico são divulgadas com relativa frequência e precisam ser analisadas com atenção. Na maioria dos casos, trata-se de propostas com baixo grau de comprovação científica e elevada variabilidade entre atletas. Portanto, não há nível de evidência que justifique a recomendação como prática segura.

A modulação na oferta de carboidratos é uma estratégia utilizada por atletas para otimizar o rendimento. Nos diferentes métodos propostos, a manipulação da disponibilidade de carboidratos tem de estar alinhada com os objetivos almejados, a intensidade, frequência e duração do treinamento, bem como tempo de recuperação. Os níveis de evidência para cada modelo são variados.

Em termos práticos, algumas reflexões são: ao propor uma redução na oferta de um dos macronutrientes (carboidrato), aumenta-se a oferta dos demais (proteína e lipídios), a fim de assegurar a adequada oferta de energia. Qual o impacto dessa conduta na matriz alimentar do indivíduo? Quais nutrientes presentes nos alimentos fonte de carboidratos disponíveis e não disponíveis deixaram de ser ofertados? Como essa carência nutricional afetará o bom funcionamento do organismo? Qual o impacto dessa modificação na microbiota intestinal? Conseguiremos suprir as necessidades nutricionais por meio de outros alimentos? Ou teremos de substituir alimentos por suplementos? Qual o impacto dessa conduta a médio e longo prazo? Sob o ponto de vista econômico, qual o impacto dessa mudança no gasto com alimentos? Essa alteração é sustentável por quanto tempo? Sob o ponto de vista cultural e social, qual o impacto dessa modificação nas preferências alimentares do indivíduo?

CONCLUSÃO

A forma como escolhemos os alimentos e gerenciamos a presença deles em nossas refeições diárias forma nossa matriz (hábito) alimentar.

A opção por praticarmos exercício físico com regularidade modifica nossa necessidade de energia e nutrientes, pois o corpo em movimento exige um pouco mais de atenção em relação ao combustível que lhe é ofertado.

Dormir de forma suficiente e adequada é essencial para que o corpo se recupere e esteja preparado para executar suas atividades cotidianas e exercício físico regular.

A sinergia entre alimentação, exercício físico e sono é fundamental para manutenção da saúde, prevenção de doenças e desempenho. Um não substitui o outro. O tripé tem de estar em equilíbrio para conquistar um estilo de vida saudável e longevidade com qualidade.

REFERÊNCIAS

1. Institute of Medicine (IOM). Dietary reference intakes for energy, carbohydrate, fiber, fat, fatty acids, cholesterol, protein, and amino acids. Washington, DC: National Academies Press; 2005.
2. Thomas DT, Erdman KA, Burke LM. American College of Sports Medicine Joint Position Statement. Nutrition and athletic performance. Med Sci Sports Exerc. 2016;48(3):543-68.
3. Kerksick CM, Wilborn CD, Roberts MD, Smith-Ryan A, Kleiner SM, Jäger R, et al. ISSN exercise & sport nutrition review update: research & recommendations. J Int Soc Sports Nutr. 2018;15:38.

4. Mountjoy M, Sundgot-Borgen JK, Burke LM, Ackerman KE, Blauwet C, Constantini N, et al. IOC consensus statement on relative energy deficiency in sport (RED-S): 2018 update. Br J Sports Med. 2018;52(11):687-97.
5. Sarda FAH, Giuntini EB, Nazare JA, Konig D, Bahia LR, Lajolo FM, et al. Effectiveness of carbohydrates as a functional ingredient in glycemic control. Food Sci Technol. 2018;38:561-76.
6. Lichtenstein AH, Appel LJ, Vadiveloo M, Hu FB, Kris-Etherton PM, Rebholz CM, et al.; American Heart Association Council on Lifestyle and Cardiometabolic Health; Council on Arteriosclerosis, Thrombosis and Vascular Biology; Council on Cardiovascular Radiology and Intervention; Council on Clinical Cardiology; and Stroke Council. 2021 dietary guidance to improve cardiovascular health: a scientific statement from the American Heart Association. Circulation. 2021;144:e472-e487.
7. Challa HJ, Ameer MA, Uppaluri KR. DASH Diet To Stop Hypertension. [Updated 2023 Jan 23]. In: StatPearls [Internet]. Treasure Island (FL): StatPearls Publishing; 2024 Jan-. Disponível em: https://www.ncbi.nlm.nih.gov/books/NBK482514/. Acesso em 03 ago. 2024.
8. Consenso da Associação Brasileira de Nutrologia e da Sociedade Brasileira de Alimentação e Nutrição sobre o consumo de leite de vaca pelo ser humano. 2023. Disponível em: https://www.sban.org.br/uploads/DocumentosTecnicos20230925024339.pdf. Acesso em 03 ago. 2024.
9. Burke LM. Ketogenic low-CHO, high-fat diet: the future of elite endurance sport? J Physiol. 2021;599(3):819-43.
10. Cao J, Lei S, Wang X, Cheng S. The effect of a ketogenic low-carbohydrate, high-fat diet on aerobic capacity and exercise performance in endurance athletes: a systematic review and meta-analysis. Nutrients. 2021;13(8):2896.
11. Coleman JL, Carrigan CT, Margolis LM. Body composition changes in physically active individuals consuming ketogenic diets: a systematic review. J Int Soc Sports Nutr. 2021;18(1):41.
12. Murphy NE, Carrigan CT, Margolis LM. High-fat ketogenic diets and physical performance: a systematic review. Adv Nutr. 2021;12(1):223-33.
13. Jeukendrup AE. Periodized nutrition for athletes. Sports Med. 2017;47(1):51-63.
14. Stellingwerff T, Morton JP, Burke LM. A framework for periodized nutrition for athletes. Int J Sport Nutr Exerc Metab. 2019;29(2):141-51.

25

Vegetarianismo, veganismo e desempenho esportivo

Fernanda de Luca

INTRODUÇÃO

O desempenho do atleta depende de diversas variáveis, incluindo predisposição genética, fatores psicológicos, nutrição bem planejada, treinamento com períodos adequados de recuperação, sono reparador e, mais recentemente, descobriu-se a influência da microbiota intestinal.[1]

Todas essas variáveis influenciarão o estado de saúde do atleta, que, para conseguir atingir seu máximo desempenho, precisa de uma condição cardiovascular ótima e acima de tudo se manter sadio, evitando períodos de afastamento por adoecimento.

O planejamento alimentar do atleta deve ter como objetivo primário mantê-lo saudável, evitando interrupções no treinamento por queda da imunidade, infecções e distúrbios gastrintestinais. Estratégias para otimizar as adaptações funcionais e metabólicas impostas pelo programa de treinamento intenso são importantes, mas só poderão ser empregadas se o atleta não estiver doente.

Diferentes guias alimentares ao redor do mundo recomendam o aumento no consumo de alimentos de origem vegetal, especialmente frutas, verduras, legumes e oleaginosas, como forma de promover a saúde e prevenir diversas doenças crônicas não transmissíveis (DCNT).[2-4] Uma alimentação vegetariana bem planejada fornece todos esses alimentos e é naturalmente rica em fibras, contribuindo para uma microbiota favorável. Mas será que uma alimentação sem alimentos de origem animal é capaz de fornecer todos os nutrientes necessários e em quantidades satisfatórias ao atleta de alta performance?

UM BREVE HISTÓRICO

Relatos de atletas vegetarianos remontam ao século XIX. Em 1890, o ciclista Will Brown, ao adotar uma dieta vegetariana por razões de saúde, quebrou todos os recordes na corrida de bicicleta de 3.218 km. Em 1893, na corrida de Berlim a Viena, os dois primeiros competidores a completar os 599 km eram praticantes do vegetarianismo. Anos depois, em uma corrida de 100 km na Alemanha, 11 dos 14 primeiros finalistas eram adeptos dessa mesma dieta.[5]

Mais recentemente, o jogador de futebol Messi declarou adotar uma dieta vegetariana estrita durante as temporadas como forma de melhorar seu desempenho e sua recuperação.[6]

Entre outros atletas vegetarianos da atualidade destacam-se vários campeões olímpicos: Eder Jofre (*in memoriam*), Venus Williams, Serena Williams, Martina Navrátilová, Novak Djokovic, Lewis Hamilton, Jan Frodeno, Patrick Lange, Rich Roll, Scott Jurek, só para citar alguns mais conhecidos.[7]

No Brasil, temos a Marta, jogadora de futebol feminino e eleita por seis vezes a melhor jogadora do mundo, Wanderlei Silva, lutador de MMA, Gabriel Medina, surfista, e as jogadoras de vôlei Macris e Ana Carolina.[8]

TIPOS DE VEGETARIANISMO

Uma alimentação é considerada vegetariana quando exclui todos os tipos de carnes (vaca, frango, porco, pato, coelho, peixe, frutos do mar), mas na literatura científica podemos encontrar o termo "pesco-vegetariano", que inclui o consumo de peixes na alimentação.

Entre os vegetarianos, há aqueles que consomem leite, laticínios e ovos, sendo chamados de ovolactovegetarianos, aqueles que consomem leite e derivados, mas não consomem ovos, chamados de lactovegetarianos, e aqueles que consomem ovos, mas não consomem laticínios, chamados de ovovegetarianos.

Os vegetarianos que além de não consumirem nenhum tipo de carne também não consomem nenhum alimento de origem animal são chamados de vegetarianos estritos (e não "restritos"), termo comumente substituído por vegano, embora o veganismo englobe, além de uma alimentação vegetariana estrita, também uma postura de ética e respeito animal que se estende ao não consumo de qualquer produto ou serviço que explore animais (uso de roupas com matéria-prima animal como couro, seda e lã; uso de produtos testados em animais; uso de produtos que contenham substâncias de origem animal, como xampus, maquiagem, produtos de limpeza; frequentar locais que utilizam animais como forma de diversão e entretenimento, como circos, zoológicos e aquários).

O termo flexitarianismo refere-se ao consumo esporádico de qualquer tipo de carne, referindo-se muitas vezes a um padrão alimentar de transição para uma alimentação vegetariana.

Há ainda o termo *whole-food plant-based*, que significa uma alimentação vegetariana estrita baseada em alimentos naturais e integrais com uma quantidade mínima ou ausente de produtos processados. O termo *plant-based diet* muitas vezes é utilizado na literatura científica para se referir a uma alimentação predominantemente, mas não exclusivamente vegetal, podendo considerar o consumo de pequenas quantidades de carnes, laticínios e ovos.

DESEMPENHO DO ATLETA

O Colégio Americano de Medicina Esportiva e a Academia Canadense de Nutrição e Dietética afirmam que "o desempenho e a recuperação de atividades esportivas podem ser melhorados com estratégias nutricionais bem escolhidas".[9]

Será que a alimentação do atleta é importante somente para fornecer calorias e nutrientes? A alimentação, além de suprir as demandas energéticas e nutricionais do atleta, também influenciará sua microbiota intestinal e, nesse sentido, a alimentação vegetariana pode ser uma grande aliada.[10]

Pela alimentação o atleta receberá proteínas, gorduras, carboidratos altamente digeríveis, carboidratos não digeríveis, FODMAPS (oligossacarídeos, dissacarídeos, monossacarídeos e polióis fermentáveis) que vão passar pelo trato gastrintestinal (TGI) e tanto vão modular a microbiota intestinal, como serão metabolizados por essa microbiota.

O desempenho e a recuperação do atleta também podem melhorar por meio de estratégias nutricionais adequadas para modular sua microbiota favoravelmente.

Distúrbios gastrintestinais, náuseas, cólicas e vômitos são muito comuns ao atleta em períodos de treinamento intenso e durante as temporadas. Atletas também estão mais suscetíveis a infecções respiratórias por diminuição da imunidade.

Pela modulação intestinal é possível melhorar sintomas gastrintestinais e otimizar respostas imunológicas diminuindo períodos de afastamento por adoecimento, o que aumenta o tempo disponível para o treinamento, permitindo que o atleta atinja seu máximo potencial.

A ingestão de carboidratos não digeríveis pelo atleta tem um papel muito importante ao fornecer substratos para a formação dos ácidos graxos de cadeia curta (AGCCs) pelas bactérias intestinais. Além disso, o acetato, um ácido graxo de cadeia curta, servirá como substrato para a gliconeogênese hepática, constituindo-se assim em uma fonte extra de energia para o atleta.[11]

Para avaliar os efeitos da alimentação vegetariana no desempenho esportivo, é preciso analisar não somente os aspectos nutricionais, mas também a influência da alimentação na microbiota intestinal.

REQUERIMENTOS ENERGÉTICOS

A alimentação vegetariana é composta por alimentos de baixa densidade energética, o que pode comprometer a ingestão calórica necessária e afetar a ingestão de macro e micronutrientes.

Para atletas vegetarianos que baseiam sua dieta em alimentos naturais e integrais, o desafio pode ser ainda maior, porque a alta quantidade de fibras ingeridas promove maior sensação de saciedade, levando a uma menor ingestão alimentar.

Atingir os altos requerimentos energéticos que a atividade física impõe é essencial para o máximo desempenho do atleta, e algumas estratégias para garantir que isso ocorra incluem o uso de alimentos refinados (arroz branco no lugar de arroz integral), descascar frutas, maior consumo de frutas secas e oleaginosas, adição de sementes (girassol, gergelim e abóbora) e azeite nas principais refeições, evitar o consumo de muitos alimentos crus em uma mesma refeição, cozimento de verduras para redução de seu volume (agrião, espinafre, couve), aumentar o número de refeições por dia e incluir pequenos lanches entre as refeições. O uso de vitaminas feitas com leite vegetal, frutas e aveia, além do consumo de frutas com granola e melado, pasta de amendoim e geleias de frutas, também pode ajudar a aumentar o aporte calórico.[12,13]

Caso a demanda energética não seja atendida, a absorção de proteínas e carboidratos será afetada, resultando em comprometimento da imunidade e aumentando consideravelmente a probabilidade de contrair infecções, o que, por sua vez, pode levar ao afastamento do programa de treinamento por doenças, além de prejudicar o processo de recuperação.

O monitoramento do peso do atleta é uma excelente ferramenta para avaliar se a ingestão calórica está adequada.

REQUERIMENTOS NUTRICIONAIS

Proteínas

O consumo de proteínas e sua adequação em uma dieta sem alimentos de origem animal ainda hoje é um tema bastante controverso.

Atletas precisam consumir maior quantidade de proteínas, e as proteínas vegetais são erroneamente classificadas, por alguns autores, como sendo incompletas e de má qualidade, induzindo à conclusão de que o consumo exclusivo de proteínas de fontes vegetais é deletério e que o consumo de carne e laticínios se faz necessário para suprir nossas demandas nutricionais.[14-16]

Ao considerar a proteína animal como sendo de melhor qualidade, desconsidera-se o impacto causado pelo consumo de gorduras saturadas e colesterol na saúde, sem falar nos compostos tóxicos gerados pela fermentação bacteriana de peptídeos e restos proteicos mal digeridos que atingem o cólon distal.[2,4,10,14,17-20].

Todos os alimentos de origem vegetal contêm os 20 aminoácidos, incluindo os nove essenciais. Em nenhum alimento vegetal há falta de algum aminoácido essencial, mas os cereais apresentam baixo teor de lisina e as leguminosas apresentam baixo teor de aminoácidos sulfurados (metionina e cisteína). Ainda que um único alimento, arroz ou feijão, por exemplo, seja consumido ao longo de todo um dia, o que é bastante improvável e descaracterizaria uma dieta como "bem planejada", se o total de calorias necessárias for atingido, não haverá déficit de nenhum aminoácido essencial.[14-16]

A qualidade da proteína vegetal também é frequentemente questionada em relação à sua digestibilidade. No entanto, os métodos mais comuns para avaliar isso (como o escore de aminoácidos corrigido pela digestibilidade proteica: PDCAAS – Protein Digestibility-Corrected Amino Acid Score; o escore de aminoácidos indispensáveis digeríveis: DIAAS – Digestible Indispensable Amino Acid Score; e a taxa de eficiência proteica: PER – Protein Efficiency Ratio) tendem a considerar o alimento de forma isolada, sem levar em conta a realidade de uma dieta equilibrada e bem planejada, na qual diversos grupos alimentares são consumidos ao longo do dia.[14-16]

As maiores fontes proteicas vegetais são as leguminosas (feijões, grão-de-bico, ervilha, lentilha e soja e seus derivados, como o tofu e o tempeh) e as oleaginosas (castanhas, amêndoas, nozes). As oleaginosas também são ótimas fontes de proteínas e são bastante calóricas, o que pode ser de grande valia para aumentar a ingestão calórica sem comprometer a qualidade da alimentação.

A recomendação de consumir leite e derivados e ovos como fontes proteicas deve ser feita com muita cautela, pois esses alimentos são ricos em gorduras saturadas e colesterol, podendo gerar inflamação e aumentar o estresse oxidativo.

O ganho de massa muscular sofre influência de uma ingestão proteica adequada, e a resposta à síntese proteica depende da quantidade de aminoácidos essenciais disponíveis após uma refeição, especialmente o teor de leucina.[7,9]

Tem sido sugerido que os atletas veganos consumam quantidades de proteínas respeitando os valores mais altos das recomendações atuais (1,4-2,0 g/kg/d) em dietas iso ou hipercalóricas e quantidades maiores (1,8-2,7 g/kg/d) quando em dietas hipocalóricas.[13] Quantidades ainda maiores (2,3-3,1 g/kg/d) são recomendadas para a preservação de massa muscular em atletas de resistência quando em fases hipocalóricas.[21]

Para frear a resistência anabólica em atletas veganos mais velhos (*masters*), recomenda-se o consumo de pelo menos 30 g de proteínas por refeição, a suplementação de aminoácidos essenciais (EAAs, especialmente a leucina) e o uso de suplementos proteicos, que também poderão ser usados por atletas jovens que não conseguirem adequar a ingestão proteica às suas necessidades através da alimentação.[12]

Um trabalho recente feito com homens veganos e onívoros mostrou que a resposta anabólica do músculo é a mesma quando a quantidade de proteína consumida é alta (1,6 g/kg/d), independentemente da fonte proteica (animal ou vegetal). Nesse estudo, os veganos foram suplementados com proteína de soja e os onívoros receberam suplementação de *whey protein*. Após, por avaliação de diversos parâmetros, os autores observaram que uma dieta vegetariana estrita promove aumento de força e ganho de massa magra de forma semelhante a uma dieta onívora.[22]

Carboidratos

O consumo adequado de carboidratos é essencial para um bom desempenho e adaptação ao treinamento. A quantidade a ser consumida varia de acordo com a modalidade esportiva, o objetivo e a intensidade do treinamento.

As dietas vegetarianas tendem a fornecer quantidades mais altas de carboidratos que as dietas onívoras, favorecendo assim o desempenho esportivo, mas o alto teor de fibras pode gerar desconforto abdominal, sensação de plenitude pós-prandial e saciedade precoce, atrapalhando a ingestão calórica total.

Muitos atletas são orientados a consumir grandes quantidades de carboidratos simples e refinados e evitar o consumo de alimentos ricos em fibras como forma de obter uma rápida fonte energética e prevenir desconfortos abdominais (distensão e flatulência), mas um alto consumo de carboidratos digeríveis diminui a diversidade microbiana, altera a composição da microbiota, prejudica a integridade da barreira intestinal, altera o trânsito e diminui a produção de AGCCs, prejudicando a imunidade e predispondo a infecções.

A ingestão adequada de carboidratos não digeríveis (fibras) também parece amenizar os efeitos deletérios da fermentação de proteínas e seus metabólitos. Um trabalho mostrou que *bodybuilders* com alto consumo proteico e restrição do consumo de fibras dietéticas apresentava a mesma composição de microbiota que o grupo controle de pessoas sedentárias, e essa menor diversidade predispõe a distúrbios gastrintestinais em curto prazo e afeta a saúde a longo prazo.[23]

Para atletas, a quantidade ideal de fibras recomendada é similar à sugerida para a população em geral, o que corresponde a 14 g/1.000 kcal. No entanto, é importante garantir que o consumo seja distribuído ao longo do dia, evitando especialmente um consumo elevado de carboidratos não digeríveis imediatamente antes ou após a prática de atividades físicas.

Gorduras

A alimentação vegetariana é pobre em gorduras, especialmente gorduras saturadas, mas vegetarianos tendem a consumir mais gorduras poli-insaturadas (PUFAs) do que onívoros.[24]

O consumo de gorduras saturadas está associado a um aumento nos níveis do LDL-L colesterol e maior risco cardiovascular, e diversos estudos mostram que a substituição do consumo de gorduras saturadas por gorduras poli-insaturadas exerce um efeito comparável ao provocado pelo uso das estatinas no manejo das dislipidemias. Sob esse ponto de vista, a alimentação vegetariana estrita é naturalmente pobre em gorduras saturadas e tem sido proposta como opção terapêutica para portadores de doenças cardiovasculares (DCV).[24-28]

Além disso, as gorduras saturadas aumentam a permeabilidade intestinal por reduzirem as proteínas ocludinas e ZO-1 nas *tight junctions*, e uma dieta rica em gordura parece reduzir a diversidade da microbiota intestinal.[20]

O baixo consumo de gorduras pode comprometer a ingestão calórica total. Além disso, vegetarianos não consomem fontes diretas de ácido docosaexaenoico (DHA) e ácido eicosapentaenoico (EPA), devendo-se orientar o consumo diário de 1,1 g/1.000 kcal de ácido alfalinolênico (ALA), limitando-se o consumo de fontes de ácido linoleico (óleos de soja e milho, alimentos processados e ultraprocessados), já que as enzimas que convertem o ALA em DHA e EPA são também responsáveis pela conversão do ácido linoleico (LA) em ácido araquidônico (AA) e, se houver muita quantidade de LA na dieta, essa conversão ficará prejudicada. A proporção ideal de ômega-6 e ômega-3 para uma conversão satisfatória deve ser de 2-4:1.[29]

Se por um lado uma menor ingestão calórica e de ácidos graxos essenciais pode comprometer o desempenho esportivo, por outro as dietas vegetarianas têm sido associadas a melhores desfechos cardiometabólicos.

A suplementação de ômega-3 tem sido recomendada como forma de melhorar a recuperação e adaptação musculares e prevenir injúrias musculares mesmo em dietas onívoras. Para vegetarianos e veganos, essa suplementação deverá ser feita por suplementos à base de algas.[12]

Micronutrientes

A atividade física intensa provoca adaptações bioquímicas que aumentam as necessidades de determinados micronutrientes, e a avaliação das necessidades de vitaminas e minerais do atleta deve ser totalmente individualizada.[7]

Vitaminas e minerais não são ergogênicos, mas deficiências nutricionais deverão ser identificadas e tratadas para não comprometer o desempenho esportivo.

Uma dieta mal planejada é a principal causa de deficiências nutricionais em atletas e não tem relação com a escolha alimentar, mas com uma orientação alimentar inadequada.

Portanto, o médico deve ficar atento aos prováveis riscos inerentes à escolha alimentar do atleta, solicitando, sempre que possível, exames laboratoriais que comprovem as supostas deficiências feitas a partir do inquérito alimentar.

Para o atleta vegetariano, os nutrientes que requerem maior atenção são a vitamina B12, o ferro, o zinco e o DHA. Vegetarianos que consomem leite e derivados irão suprir suas necessidades de cálcio da mesma forma que os atletas onívoros, e os atletas veganos precisarão de um maior planejamento alimentar para suprir as demandas desse nutriente a partir da ingestão de fontes vegetais.

A alimentação vegetariana fornece maiores quantidades de ácido fólico, vitamina A, C, E e K, carotenoides, potássio e magnésio, conferindo um maior poder antioxidante e anti-inflamatório e contribuindo para uma melhor saúde e recuperação do atleta.[7,34]

Vitamina B12

A vitamina B12 é sem dúvida alguma o nutriente que requer maior atenção em uma alimentação vegetariana, pois só está presente em alimentos de origem animal.

Ovos, leite e derivados, ainda que sejam considerados fontes de vitamina B12, não fornecem quantidades satisfatórias para suprir as demandas impostas pelo organismo, por isso, esse nutriente não poderá ser neglicenciado nem mesmo no atleta que consome tais alimentos.[35]

A avaliação dos níveis de vitamina B12 deveria, idealmente, ser feita em todos os atletas, independentemente da dieta adotada, visto que grande parcela da população brasileira apresenta níveis insuficientes, mesmo consumindo os alimentos fontes. Além disso, alguns sintomas podem ser irreversíveis, mesmo com o tratamento correto da deficiência.[35,36]

Uma publicação recente sugere que atletas mantenham níveis séricos de vitamina B12 entre 400 e 700 pg/mL, mas, como a B12 sérica reflete a B12 ligada a três tipos de transportadores e apenas um deles (a holotranscobalamina II

– HCTII) transporta a forma ativa, recomenda-se a avaliação conjunta com algum marcador funcional: o ácido metilmalônico (MMA) e a homocisteína (HCY).[35,37]

O MMA é o marcador funcional mais sensível e específico, mas tem custo elevado; já a HCY, embora menos específica, pois se eleva também na deficiência de ácido fólico e de vitamina B6, tem maior aplicabilidade na prática clínica.[35,38]

Um autor sugere níveis séricos adequados de vitamina B12 como sendo acima de 488 pg/mL por corresponder a níveis de HCY < 8 mmol/mL e MMA < 271 Nmol/L.[39]

Atletas vegetarianos estritos ("veganos") deverão receber suplementação de vitamina B12 mesmo na impossibilidade da realização de exames laboratoriais, e a literatura sugere doses de manutenção entre 50 e 150 mcg por dia ou 2.000 mcg por semana. A monitorização dos níveis sanguíneos deverá ser feita a cada seis meses ou pelo menos uma vez por ano.[35,40]

O tratamento da deficiência de B12 poderá ser realizado por via oral, sublingual ou intramuscular; como os resultados são semelhantes em todas as vias, sugere-se que a via intramuscular seja reservada para os casos em que já houver comprometimento neurológico. As doses sugeridas para via oral variam de 500 a 2.000 mcg por dia até adequação dos níveis séricos, quando então uma dose de manutenção deverá ser iniciada.[35,38]

Ferro

Anemia por deficiência de ferro é um problema de saúde mundial e acomete principalmente mulheres em idade fértil, crianças e idosos.

Nos atletas submetidos a treinamentos intensos, deve-se considerar a perda de ferro no suor, urina, fezes e por hemólise intravascular; observa-se também uma anemia dilucional ("anemia do esporte") na fase inicial do treinamento e parece ser uma adaptação benéfica ao treinamento aeróbico, não afetando o desempenho.[9]

Nas atletas do sexo feminino, especialmente naquelas com fluxo menstrual intenso, recomenda-se o monitoramento regular dos níveis de ferritina, considerado o melhor marcador dos estoques corporais de ferro.

Não existe um consenso sobre valores adequados de ferritina para o atleta, e a literatura científica sugere níveis adequados variando desde > 10 a > 35 ng/mL para não haver prejuízo à performance.[9]

A ferritina é também um marcador inflamatório, e dietas vegetarianas tendem a apresentar uma grande capacidade anti-inflamatória, o que pode explicar os menores níveis de ferritina encontrados na população vegetariana em geral e nos atletas vegetarianos.

O ferro pode ser encontrado em abundância nos alimentos de origem vegetal, especialmente nas leguminosas (feijões, grão-de-bico, ervilha, lentilhas e soja), nas sementes de abóbora e girassol, castanha-de-caju e tahine, mas se encontra na forma não heme, que apresenta uma baixa biodisponibilidade. Por essa razão, alguns autores recomendam que vegetarianos tenham uma ingestão de ferro 80% maior que os não vegetarianos (18 mg/d para homens e 32 mg/d para mulheres).[13,41]

Para melhorar a absorção do ferro não heme, recomenda-se a ingestão de alimentos ricos em vitamina C, a germinação de grãos e o demolho por no mínimo 12 horas, trocando-se a água para o cozimento dos grãos.

Cálcio e vitamina D

Atletas vegetarianos que consomem leite e derivados podem suprir suas demandas nutricionais da mesma forma que os atletas onívoros, mas, para os atletas veganos, atingir as recomendações de ingestão diária pode ser um desafio a mais.

As principais fontes vegetais de cálcio são sementes de gergelim (e tahine), brócolis, agrião, couve, amêndoas, nozes, amêndoas, castanhas do brasil, rúcula, grão-de-bico, feijões e soja. Uma alternativa segura e eficaz para suprir as demandas de cálcio do atleta vegano é o consumo de leites vegetais fortificados com cálcio.[30,31]

Muitas vezes, a baixa ingestão de cálcio está relacionada a uma dieta com poucas calorias, o que aumenta ainda mais os riscos de baixa densidade mineral óssea e fraturas de estresse.

A quantidade de cálcio recomendada para atletas não difere das recomendações para a população em geral, sendo 1.000 mg por dia e no caso de dietas hipocalóricas, 1.500 mg de cálcio associado a 1.500 a 2.000 UI de vitamina D por dia.[9,13]

Um ponto importante que precisa sempre ser considerado é a adequação da vitamina D e a monitorização dos seus níveis, especialmente em atletas que não treinam ao ar livre. Com níveis baixos de vitamina D, somente 10 a 15% do cálcio ingerido consegue ser absorvido.[42]

A vitamina D é produzida por via endógena a partir da exposição solar, e a dieta contribui com apenas cerca de 10%, sendo os alimentos mais ricos óleo de fígado de bacalhau, salmão selvagem, cogumelos desidratados ao sol e gema de ovo.[42]

A suplementação de 4.000 a 5.000 UI/d de vitamina D, associada a 50 a 100 mcg/d de vitaminas K1 e K2, tem sido sugerida para melhorar a recuperação, permitindo que o atleta aumente a frequência de treinamento, mas antes é necessário avaliar os níveis séricos e corrigir deficiências. A literatura sugere níveis entre 40 e 50 ng/mL para otimizar a adaptação induzida pelo treinamento.[9,12,13]

A suplementação de cálcio, quando indicada, poderá ser feita através de alimentos fortificados (sucos e leites vegetais) ou suplementos (cuidado, pois alguns suplementos são feitos a partir de cascas de ostras e vegetarianos podem não aceitar consumi-los).

A suplementação de vitamina D em vegetarianos e veganos deverá ser feita com vitamina D3 vegana, oriunda de liquens, ou vitamina D2 (ergocalciferol), já que a vitamina D3 rotineiramente usada é obtida a partir da gordura extraída da lã da ovelha (lanolina).[43]

Zinco

As necessidades de zinco devem ser supridas regularmente por meio da alimentação, pois não existe reserva funcional nem estoque corporal de zinco.[44]

As principais fontes de zinco na alimentação vegetariana são os grãos, cereais integrais, leguminosas e oleaginosas (castanha-de-caju e castanha do brasil, amêndoas, nozes) e, assim como o ferro, o zinco tem uma baixa biodisponibilidade. Sua absorção pode ser facilitada pelos mesmos mecanismos que aumentam a biodisponibilidade do ferro não heme: demolho dos grãos, fermentação e germinação, cozimento, presença de vitamina C.[41]

Recomenda-se que vegetarianos consumam 50% a mais de zinco que pessoas onívoras, em virtude da baixa biodisponibilidade do nutriente, o que corresponde ao consumo diário de 12 mg para mulheres e 16,5 mg para homens.[41]

A deficiência de zinco é rara mesmo entre atletas vegetarianos e pode levar à diminuição de força e resistência e menor capacidade aeróbica, prejudicando a performance. No entanto, a suplementação só está indicada nos casos de deficiência, pois não exerce efeito ergogênico.[12,44]

MICROBIOTA INTESTINAL

Atividade física intensa e extenuante ($VO_{2máx}$ > 60% e/ou > 90 min. duração) pode atuar como um grande fator estressor e provocar uma hiperativação do eixo hipotálamo-hipófise-adrenal (HPA), com liberação de cortisol, que provocará alteração na composição da microbiota intestinal e ruptura das *tight junctions*, aumentando a permeabilidade intestinal.[10,48,49]

Quando a barreira intestinal é comprometida, ocorre translocação bacteriana, o que expõe o organismo aos lipopolissacarídeos (LPS) e desencadeia um estado de endotoxemia. Isso, por sua vez, estimula a liberação de citocinas inflamatórias e provoca uma resposta inflamatória de baixa intensidade em nível sistêmico ao ativar receptores do tipo *toll-like* (TLRs).[18,49,50]

Esse aumento da permeabilidade intestinal comprometerá também as respostas imunológicas mediadas pelo tecido linfoide associado ao intestino (GALT), afetando a imunidade do atleta e predispondo a infecções respiratórias.[10,18,49,51]

Exercício intenso e prolongado também promove desvio do fluxo sanguíneo do TGI para pulmões, coração e músculos, gerando hipóxia intestinal e diminuição do aporte de nutrientes às células epiteliais, contribuindo para aumentar ainda mais o dano à barreira intestinal.

Essa perda da integridade da mucosa intestinal também é responsável pelos distúrbios gastrintestinais, náuseas, cólicas e vômitos, tão comuns em atletas.[52]

Em contrapartida a todas essas respostas inflamatórias causadas pelo exercício físico intenso, a microbiota intestinal e os AGCC produzidos pela fermentação, carboidratos não digeríveis (fibras) são capazes de aumentar a resistência da membrana intestinal, melhorando a função de barreira, diminuindo inflamação, otimizando respostas imunológicas e contrapondo todos esses efeitos provocados pelo aumento da permeabilidade intestinal.

Um padrão alimentar com maior consumo de proteínas vegetais e carboidratos não digeríveis tem sido sugerido como forma de melhorar o desempenho esportivo, por influenciar respostas imunológicas e diminuir distúrbios gastrintestinais.[10,18,51]

Por outro lado, um padrão com alto consumo de proteína animal e baixa ingestão de fibras estimula o crescimento de bactérias proteolíticas que degradam a camada de muco existente no epitélio intestinal, prejudicando a integridade da barreira intestinal. A fermentação de restos proteicos mal digeridos e peptídeos que chegam ao cólon distal também gera metabólitos tóxicos, como amônia e sulfeto de hidrogênio, que aumentam ainda mais a permeabilidade da mucosa intestinal.[5,10,20,53]

Um alto consumo de proteínas animais também altera a composição da microbiota, provocando redução das bactérias produtoras de AGCCs.[10,20,53]

Além disso, a fermentação bacteriana de carnitina e colina, presentes em grandes quantidades em carnes e ovos, leva à formação da trimetilamina (TMA), que no fígado é convertida em N-óxido-trimetilamina (TMAO), um composto que provoca formação de células espumosas, inflamação vascular, disfunção endotelial, hiper-reatividade plaquetária e diminui o transporte reverso do colesterol.[10,19,53]

Nesse contexto, a alimentação vegetariana estrita não somente é riquíssima em carboidratos não digeríveis, mas também pobre em gorduras saturadas, contribuindo para um estado de eubiose, essencial para que o atleta consiga atingir seu máximo desempenho.

A ingestão adequada de carboidratos não digeríveis também ameniza os efeitos deletérios da fermentação de proteínas e seus metabólitos, como mencionado. Assim, atletas com alto consumo de proteína animal devem otimizar o consumo de fibras como forma de prevenir a inflamação provocada por esses metabólicos tóxicos gerados pela fermentação proteica.[10]

Dessa forma, fica claro que desequilíbrios na microbiota intestinal vão promover distúrbios gastrintestinais e influenciar as respostas imunológicas, afetando a saúde do atleta. A alimentação precisa ser orientada e planejada de forma a manter uma microbiota intestinal favorável, e não somente suprir as calorias e a necessidade de macro e micronutrientes que a atividade física impõe.

SUPLEMENTOS ESPORTIVOS PARA O ATLETA VEGETARIANO

Creatina

Em uma alimentação vegetariana, a quantidade de creatina está diminuída e na alimentação vegetariana estrita está ausente, o que pode resultar em menor oferta de combustível para o metabolismo anaeróbico lático e subsequente diminuição da performance.[12]

A creatina é um ácido orgânico nitrogenado, sintetizado endogenamente a partir de arginina, glicina e metionina. Embora cerca de 1 g de creatina seja produzida endogenamente, sua suplementação deve ser considerada para compensar a redução da quantidade de creatina muscular e otimizar a performance em exercícios de alta intensidade e curta duração em atletas vegetarianos e veganos.[12,13]

A creatina em pó não contém ingredientes de origem animal (*vegan-friendly*), mas quando em cápsulas contém gelatina.

Beta-alanina

A beta-alanina é um aminoácido precursor da carnosina e pode ser produzida endogenamente pelo fígado ou obtida pelo consumo de carne.[13,45]

De maneira semelhante ao que ocorre com a creatina, em vegetarianos e veganos a concentração de carnosina no músculo está diminuída pela baixa ingestão de beta-alanina.

A suplementação de beta-alanina parece ser mais eficaz em veganos e tem sido sugerida como forma de aumentar a produção e concentração de carnosina no músculo, diminuindo a acidose e a fadiga e melhorando a performance em exercícios de alta intensidade.[13,45]

Carnitina

Nos vegetarianos, mais de 90% da carnitina é de origem endógena, sendo produzida no fígado, rins e cérebro a partir dos aminoácidos lisina e metionina.[59] A biodisponibilidade da carnitina varia de acordo com o padrão alimentar, sendo maior nos vegetarianos e menor nos onívoros. Sua concentração plasmática é controlada pelos rins, que regulam sua excreção de acordo com a ingestão, por isso uma alimentação vegetariana estrita não interfere na sua concentração.[46,47]

CONCLUSÃO

O consumo de fontes proteicas animais durante muito tempo foi considerado essencial para um bom desempenho esportivo, mas recentemente, com o avanço do vegetarianismo e o aumento do número de atletas que optam por uma alimentação sem ingredientes de origem animal, novos estudos vêm derrubando esse mito.[12,34,54-61]

Durante a atividade física, a produção de espécies reativas de oxigênio (ROS) pode ultrapassar a capacidade antioxidante do organismo, e nesse sentido a alimentação vegetariana estrita também pode contribuir para melhorar o desempenho e a recuperação pela riqueza de compostos antioxidantes presentes nos vegetais. Além disso, a vitamina C, nutriente ausente nos alimentos de origem animal, promove a síntese do colágeno e o armazenamento do glicogênio e ainda pode prevenir alterações oxidativas induzidas pelo exercício.[7]

As fibras também só estão presentes em alimentos de origem vegetal e, como mencionado diversas vezes neste capítulo, são essenciais para o desenvolvimento de uma microbiota intestinal saudável.[32,33]

Um trabalho recente de revisão sistemática e metanálise mostrou que uma dieta "vegana" não somente influencia positivamente a capacidade aeróbica, mas também não prejudica o ganho de força, nem o ganho de massa muscular e o desempenho esportivo.[61]

Dietas vegetarianas, incluindo as "veganas", fornecem uma grande variedade de alimentos e são perfeitamente capazes de suprir todas as demandas nutricionais dos atletas. No entanto, a falta de conhecimento de determinados aspectos (substituição das fontes proteicas, suplementação de vitamina B12, avaliação do cálcio, ingestão calórica total) pode comprometer a saúde e o desempenho esportivo.

Riscos nutricionais e impactos negativos só ocorrem quando há erros alimentares e restrição calórica em excesso. Isso indica falta de planejamento da alimentação e não se relaciona à alimentação vegetariana em si, podendo estar presente em qualquer tipo de alimentação mal orientada e planejada.

REFERÊNCIAS

1. Furrer R, Hawley JA, Handschin C. The molecular athlete: exercise physiology from mechanisms to medals. Physiol Rev. 2023;103(3):1693-787.
2. Lichtenstein AH, Appel LJ, Vadiveloo M, Hu FB, Kris-Etherton PM, Rebholz CM, et al. 2021 Dietary Guidance to Improve Cardiovascular Health: A Scientific Statement from the American Heart Association. Circulation. 2021;144(23):e472-e487.
3. Willett W, Rockstrom J, Loken B, Springmann M, Lang T, Vermeulen S, et al. Food in the Anthropocene: the EAT-Lancet Commission on healthy diets from sustainable food systems. Lancet. 2019;393(10170):447-92.
4. Fegers-Wustrow I, Gianos E, Halle M, Yang E. Comparison of American and European Guidelines for Primary Prevention of Cardiovascular Disease: JACC Guideline Comparison. J Am Coll Cardiol. 2022;79(13):1304-13.
5. Nieman DC. Vegetarian dietary practices and endurance performance. Am J Clin Nutr. 1988;48:754-61.
6. Alencar W. Messi é vegano? Qual é a dieta que segue o que come o craque do PSG. O Futebolero Brasil. Disponível em: https://www.ofutebolero.com.br/jogadores/Messi-e-vegano-Qual-e-a-dieta-que-segue-o-que-come-o-craque-do-PSG-20210810-0009.html. Acesso em 05 ago. 2024.
7. D'Angelo S, Cusano P. Who practices sports can be vegetarian? J Human Sport Exerc. 2020;15(3proc):S552-S561.
8. 10 atletas que aderiram ao vegetarianismo ou veganismo. Disponível em: https://www.uol.com.br/esporte/amp-stories/medina-hamilton-10-atletas-que-aderiram-ao-vegetarianismo/veganismo/. Acesso em 05 ago. 2024.
9. Thomas DT, Erdman KA, Burke LM. Position of the Academy of Nutrition and Dietetics, Dietitians of Canada, and the American College of Sports Medicine: Nutrition and Athletic Performance [published correction appears in J Acad Nutr Diet. 2017;117(1):146]. J Acad Nutr Diet. 2016;116(3):501-28.
10. Hughes RL, Holscher HD. Fueling gut microbes: a review of the interaction between diet, exercise, and the gut microbiota in athletes. Adv Nutr. 2021;12(6):2190-215.
11. Okamoto T, Morino K, Ugi S, Nakagawa F, Lemecha M, Ida S, et al. Microbiome potentiates endurance exercise through intestinal acetate production. Am J Physiol Endocrinol Metab. 2019;316(5):E956-E966.
12. Shaw KA, Zello GA, Rodgers CD, Warkentin TD, Baerwald AR, Chilibeck PD. Benefits of a plant-based diet and considerations for the athlete. Eur J Appl Physiol. 2022;122(5):1163-78.
13. Rogerson D. Vegan diets: practical advice for athletes and exercisers. J Int Soc Sports Nutr. 2017;14:36.
14. Katz DL, Doughty KN, Geagan K, Jenkins DA, Gardner CD. Perspective: the public health case for modernizing the definition of protein quality. Adv Nutr. 2019;10(5):755-64.
15. Gardner CD, Hartle JC, Garrett RD, Offringa LC, Wasserman AS. Maximizing the intersection of human health and the health of the environment with regard to the

amount and type of protein produced and consumed in the United States. Nutr Rev. 2019;77(4):197-215.

16. Mariotti F, Gardner CD. Dietary protein and amino acids in vegetarian diets – a review. Nutrients. 2019;11(11):2661.
17. Micha R, Peñalvo JL, Cudhea F, Imamura F, Rehm CD, Mozaffarian D. Association between dietary factors and mortality from heart disease, stroke, and type 2 diabetes in the United States. JAMA. 2017;317:912-24.
18. Mancin L, Rollo I, Mota JF, Piccini F, Carletti M, Susto GA, et al. Optimizing microbiota profiles for athletes. Exerc Sport Sci Rev. 2021;49(1):42-9.
19. Wang M, Wang Z, Lee Y, Lai HTM, de Oliveira Otto MC, Lemaitre RN, et al. Dietary meat, trimethylamine n-oxide-related metabolites, and incident cardiovascular disease among older adults: the Cardiovascular Health Study. Arterioscler Thromb Vasc Biol. 2022;42(9):e273-e288.
20. Zhang P. Influence of foods and nutrition on the gut microbiome and implications for intestinal health. Int J Mol Sci. 2022;23(17):9588.
21. Jäger R, Kerksick CM, Campbell BI, Cribb PJ, Wells SD, Skwiat TM, et al. International Society of Sports Nutrition Position Stand: protein and exercise. J Int Soc Sports Nutr. 2017;14:20.
22. Hevia-Larraín V, Gualano B, Longobardi I, Gil S, Fernandes AL, Costa LAR, et al. High-protein plant-based diet versus a protein-matched omnivorous diet to support resistance training adaptations: a comparison between habitual vegans and omnivores. Sports Med. 2021;51(6):1317-30.
23. Son J, Jang LG, Kim BY, Lee S, Park H. The effect of athletes' probiotic intake may depend on protein and dietary fiber intake. Nutrients. 2020;12(10):2947.
24. Dawczynski C, Weidauer T, Richert C, Schlattmann P, Dawczynski K, Kiehntopf M. Nutrient intake and nutrition status in vegetarians and vegans in comparison to omnivores – the Nutritional Evaluation (NuEva) Study [published correction appears in Front Nutr. 2022;9:975159]. Front Nutr. 2022;9:819106.
25. Jenkins DJA, Kendall CWC, Marchie A, Faulkner DA, Wong JM, de Souza R, et al. Effects of a dietary portfolio of cholesterol-lowering foods vs lovastatin on serum lipids and C-reactive protein. JAMA. 2003;290(4):502-10.
26. Kahleova H, Levin S, Barnard N. Cardio-metabolic benefits of plant-based diets. Nutrients. 2017;9(8):848.
27. Morin É, Michaud-Létourneau I, Couturier Y, Roy M. A whole-food, plant-based nutrition program: Evaluation of cardiovascular outcomes and exploration of food choices determinants. Nutrition. 2019;66:54-61.
28. Sacks FM, Lichtenstein AH, Wu JHY, Appel LJ, Creager MA, Kris-Etherton PM, et al.; American Heart Association. Dietary fats and cardiovascular disease: a presidential advisory from the American Heart Association. Circulation. 2017;136(3):e1-e23.
29. Burns-Whitmore B, Froyen E, Heskey C, Parker T, San Pablo G. Alpha-linolenic and linoleic fatty acids in the vegan diet: do they require dietary reference intake/adequate intake special consideration? Nutrients. 2019;11(10):2365.

30. Oussalah A, Levy J, Berthezène C, Alpers DH, Guéant JL. Health outcomes associated with vegetarian diets: an umbrella review of systematic reviews and meta-analyses. Clin Nutr. 2020;39(11):3283-307.
31. Barnard ND, Alwarith J, Rembert E, Brandon L, Nguyen M, Goergen A, et al. A Mediterranean diet and low-fat vegan diet to improve body weight and cardiometabolic risk factors: a randomized, cross-over trial [published online ahead of print, 2021]. J Am Coll Nutr. 2021;1-13.
32. Morin É, Michaud-Létourneau I, Couturier Y, Roy M. A whole-food, plant-based nutrition program: evaluation of cardiovascular outcomes and exploration of food choices determinants. Nutrition. 2019;66:54-61.
33. Hall KD, Guo J, Courville AB, Boring J, Brychta R, Chen KY, et al. Effect of a plant-based, low-fat diet versus an animal-based, ketogenic diet on ad libitum energy intake. Nat Med. 2021;27(2):344-53.
34. Vitale K, Hueglin S. Update on vegetarian and vegan athletes: a review. J Phys Fitness Sports Med. 2021;10(1):1-11.
35. Sobczyńska-Malefora A, Delvin E, McCaddon A, Ahmadi KR, Harrington DJ. Vitamin B12 status in health and disease: a critical review. Diagnosis of deficiency and insufficiency – clinical and laboratory pitfalls. Crit Rev Clin Lab Sci. 2021;58(6):399-429.
36. Barnabé A, Aléssio AC, Bittar LF, de Moraes Mazetto B, Bicudo AM, de Paula EV, et al. Folate, vitamin B12 and homocysteine status in the post-folic acid fortification era in different subgroups of the Brazilian population attended to at a public health care center. Nutr J. 2015;14:19.
37. Obeid R, Heil SG, Verhoeven MMA, van den Heuvel EGHM, de Groot LCPGM, Eussen SJPM. Vitamin B12 intake from animal foods, biomarkers, and health aspects. Front Nutr. 2019;6:93.
38. Allen LH, Miller JW, de Groot L, Rosenberg IH, Smith AD, Refsum H, Raiten DJ. Biomarkers of Nutrition for Development (BOND): vitamin B-12 review. J Nutr. 2018;148(suppl_4):1995S-2027S.
39. Herrmann W, Geisel J. Vegetarian lifestyle and monitoring of vitamin B-12 status. Clin Chim Acta. 2002;326(1-2):47-59.
40. Green R, Allen LH, Bjørke-Monsen AL, Brito A, Guéant JL, Miller JW, et al. Vitamin B12 deficiency [published correction appears in Nat Rev Dis Primers. 2017;3:17054]. Nat Rev Dis Primers. 2017;3:17040.
41. Melina V, Craig W, Levin S. Position of the Academy of Nutrition and Dietetics: Vegetarian Diets. J Acad Nutr Diet. 2016;116(12):1970-80.
42. Sociedade Brasileira de Pediatria. Departamento de Nutrologia. Deficiência de vitamina D em crianças e adolescentes; Documento Científico, 2015.
43. Mangels AR. Bone nutrients for vegetarians. Am J Clin Nutr. 2014;100 Suppl 1:469S-75S.
44. King JC, Brown KH, Gibson RS, Krebs NF, Lowe NM, Siekmann JH, et al. Biomarkers of Nutrition for Development (BOND)-Zinc Review. J Nutr. 2015;146(4):858S-885S.
45. Trexler ET, Smith-Ryan AE, Stout JR, Hoffman JR, Wilborn CD, Sale C, et al. International society of sports nutrition position stand: beta-alanine. J Int Soc Sports Nutr. 2015;12:30.

46. Flanagan JL, Simmons PA, Vehige J, Willcox MD, Garrett Q. Role of carnitine in disease. Nutr Metab (Lond). 2010;7:30.
47. Almannai M, Alfadhel M, El-Hattab AW. Carnitine inborn errors of metabolism. Molecules. 2019;24(18):3251.
48. Dalton A, Mermier C, Zuhl M. Exercise influence on the microbiome-gut-brain axis. Gut Microbes. 2019;10(5):555-68.
49. Clark A, Mach N. Exercise-induced stress behavior, gut-microbiota-brain axis and diet: a systematic review for athletes. J Int Soc Sports Nutr. 2016;13:43.
50. Mach N, Fuster-Botella D. Endurance exercise and gut microbiota: a review. J Sport Health Sci. 2017;6(2):179-197.
51. Wegierska AE, Charitos IA, Topi S, Potenza MA, Montagnani M, Santacroce L. The connection between physical exercise and gut microbiota: implications for competitive sports athletes. Sports Med. 2022;52(10):2355-69.
52. Marttinen M, Ala-Jaakkola R, Laitila A, Lehtinen MJ. Gut microbiota, probiotics and physical performance in athletes and physically active individuals. Nutrients. 2020;12(10):2936.
53. Singh RK, Chang HW, Yan D, Lee KM, Ucmak D, Wong K, et al. Influence of diet on the gut microbiome and implications for human health. J Transl Med. 2017;15(1):73.
54. Nebl J, Haufe S, Eigendorf J, Wasserfurth P, Tegtbur U, Hahn A. Exercise capacity of vegan, lacto-ovo-vegetarian and omnivorous recreational runners. J Int Soc Sports Nutr. 2019;16(1):23.
55. Craddock JC, Probst YC, Peoples GE. Vegetarian and omnivorous nutrition – comparing physical performance. Int J Sport Nutr Exerc Metab. 2016;26(3):212-20.
56. Pfeiffer A, Tomazini F, Bertuzzi R, Lima-Silva AE. Sprint interval exercise performance in vegans. J Am Nutr Assoc. 2022;41(4):399-406.
57. Gasser B. Are vegetarians better runners? An evolutionary perspective. J Phys Fitness Treat Sports. 2018;3(4):555616.
58. Lynch HM, Wharton CM, Johnston CS. Cardiorespiratory fitness and peak torque differences between vegetarian and omnivore endurance athletes: a cross-sectional study. Nutrients. 2016;8(11):726.
59. Durkalec-Michalski K, Domagalski A, Główka N, Kamińska J, Szymczak D, Podgórski T. Effect of a four-week vegan diet on performance, training efficiency and blood biochemical indices in CrossFit-trained participants. Nutrients. 2022;14(4):894.
60. Yadav R, Mukhopadhyay S, Yadav S. Physical fitness index of non-vegetarian and lacto-vegetarian adults: a comparative study of Harvard Step Test. Nepal Med Coll J. 2020;22(3):167-72.
61. Damasceno YO, Leitão CVFS, de Oliveira GM, Andrade FAB, Pereira AB, Viza RS, et al. Plant-based diets benefit aerobic performance and do not compromise strength/power performance: a systematic review and meta-analysis [published online ahead of print, 2023]. Br J Nutr. 2023;1-26.

26

Deficiência relativa de energia nos esportes

Carlos Alberto Werutsky

Os atletas são movidos por fortes pressões internas e externas para alcançar o desempenho ideal. Muitas formas de pressão de desempenho contribuem para cenários que, intencionalmente ou não, alteram a ingestão de energia (EI) e a energia despendida do exercício (EEE), resultando em baixa disponibilidade de energia (LEA). A fórmula matemática para disponibilidade de energia (EA), que identifica a quantidade de energia com que o corpo pode contribuir para funções associadas à saúde, ao bem-estar e ao desempenho, está bem estabelecida na ciência/medicina do esporte:[1]

$$\boldsymbol{EA = [EI\ (kcal) - EEE\ (kcal)]/FFM\ (kg)/dia}$$

Em que:
FFM: massa livre de gordura.

A exposição prolongada à LEA $\leq$ 30 kcal/kg FFM/dia parece ser um limite universal, principalmente em mulheres, e ~9 a 25 kcal/kg FFM/dia para os homens resulta em uma síndrome multifatorial, clinicamente diagnosticada como deficiência relativa de energia nos esportes (RED-S). A síndrome se caracteriza pelo acúmulo de resultados deletérios à saúde (Figura 1) e ao desempenho (Figura 2),[1,2] além de aumento do risco de lesões nos esportes.

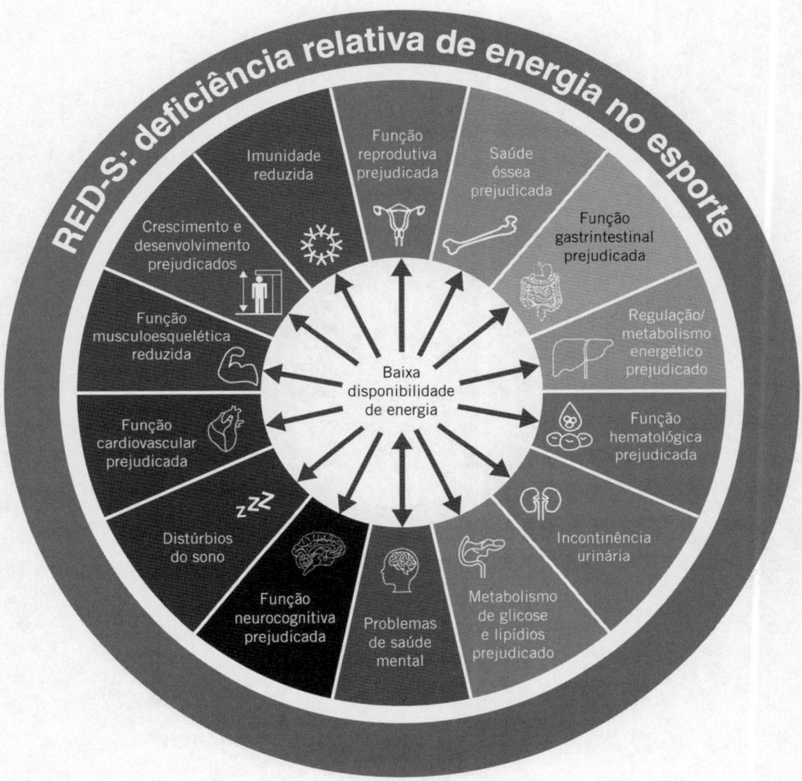
RED-S: deficiência relativa de energia no esporte
Baixa disponibilidade de energia
Imunidade reduzida
Função reprodutiva prejudicada
Saúde óssea prejudicada
Função gastrintestinal prejudicada
Regulação/ metabolismo energético prejudicado
Função hematológica prejudicada
Incontinência urinária
Metabolismo de glicose e lipídios prejudicado
Problemas de saúde mental
Função neurocognitiva prejudicada
Distúrbios do sono
Função cardiovascular prejudicada
Função musculoesquelética reduzida
Crescimento e desenvolvimento prejudicados

FIGURA 1 Modelo conceitual de saúde da deficiência relativa de energia nos esportes sob efeito da baixa disponibilidade de energia prolongada.
Fonte: Fonte: Mountjoy, 2023.[2]

As organizações desportivas, os cientistas desportivos e as equipes de saúde devem estar alertas na proteção da saúde, do bem-estar e do desempenho de atletas com risco de desenvolver a síndrome RED-S, monitorando a composição corporal e mantendo uma EA ≥ 40-45 kcal/kg FFM/dia para atletas de ambos os sexos.[2]

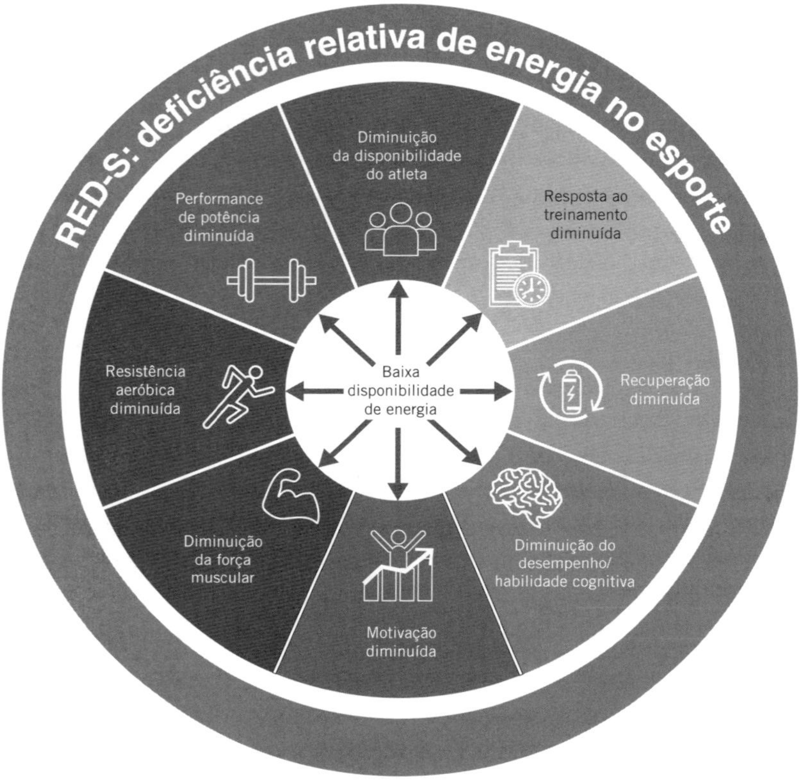
RED-S: deficiência relativa de energia no esporte
Diminuição da disponibilidade do atleta
Resposta ao treinamento diminuída
Recuperação diminuída
Diminuição do desempenho/ habilidade cognitiva
Motivação diminuída
Diminuição da força muscular
Resistência aeróbica diminuída
Performance de potência diminuída
Baixa disponibilidade de energia

FIGURA 2 Modelo conceitual de **desempenho** da deficiência relativa de energia nos esportes sob efeito da baixa disponibilidade de energia prolongada.
Fonte: Mountjoy, 2023.[2]

REFERÊNCIAS

1. Mountjoy M, Sundgot-Borgrn J, Burke L, Ackerman KE, Blauwet C, Constantini N, et al. International Olympic Committee (IOC) Consensus Statement on Relative Energy Deficiency in Sport (RED-S): 2018 Update. Int J Sport Nutr Exerc Metabol. 2018;28:316-31.
2. Mountjoy M, Ackerman KE, Bailey DM, Burke LM, Constantini N, Hackney AC, et al. International Olympic Committee's (IOC) Consensus Statement on Relative Energy Deficiency in Sport (RED-S). 2023. Br J Sports Med. 2024;57:1073-98.

27

Transtornos alimentares em atletas

Maria Antônia Simões Rego

INTRODUÇÃO

Os transtornos alimentares (TA) são transtornos psiquiátricos potencialmente graves, que afetam não só a saúde física, mas também o funcionamento psicossocial dos indivíduos acometidos.[1]

Os quadros que mais frequentemente acometem adolescentes e adultos (anorexia nervosa, bulimia nervosa e transtorno de compulsão alimentar) caracterizam-se por uma alteração primária da alimentação e por comportamentos voltados para o controle do peso corporal.

Esses quadros apresentam altas taxas de comorbidade psiquiátrica, e a anorexia nervosa e a bulimia nervosa apresentam uma taxa de mortalidade significativa por complicações clínicas e suicídio. No transtorno de compulsão alimentar, também é comum a comorbidade com obesidade e comorbidades clínicas relacionadas a ela.

Existem populações de maior risco para o desenvolvimento de TA, e atletas são uma dessas populações, especialmente os praticantes de modalidades esportivas nas quais o peso mais baixo é um fator importante (*lean sports*), como atletismo de fundo (*endurance*), natação, ginástica artística, dança e salto em trampolim. Em esportes como vôlei, basquete, futebol e hóquei (*non-lean sports*), a incidência é menor.

Apesar dessa conhecida influência da prática esportiva no maior risco de desenvolver transtorno alimentar, é importante frisar que esses quadros são sempre de etiologia multifatorial, resultando, portanto, da interação de múltiplos fatores de risco, como fatores biológicos, psicológicos, socioculturais, genéticos e familiares.[2]

TA em atletas podem levar a desfechos negativos sérios, como aumento do risco de lesões, performances inconsistentes, recuperação problemática, deficiências musculares, prejuízo do funcionamento ótimo do atleta e problemas médicos, sociais e emocionais.[3]

DIAGNÓSTICO

Os Quadros 1 a 3 mostram os critérios diagnósticos da anorexia nervosa, da bulimia nervosa e do transtorno de compulsão alimentar segundo a 5ª edição do *Manual diagnóstico e estatístico de transtornos mentais* (DSM-5).[1]

QUADRO 1 Critérios diagnósticos da anorexia nervosa – DSM-5

A. Restrição da ingestão calórica em relação às necessidades diárias, levando a um peso corporal significativamente baixo no contexto de idade, gênero, trajetória de desenvolvimento e saúde física. Peso significativamente baixo é definido como um peso inferior ao peso mínimo normal, ou, no caso de crianças e adolescentes, menor que o minimamente esperado.

B. Medo intenso de ganhar peso ou de engordar, ou comportamento persistente que interfere no ganho de peso, mesmo estando com peso significativamente baixo.

C. Perturbação no modo como o próprio peso ou forma corporal são vivenciados, influência indevida do peso ou da forma corporal na autoavaliação ou ausência persistente de reconhecimento da gravidade do baixo peso corporal atual.

Subtipos: Restritivo e compulsão alimentar/purgativo

Especificar:

- Em remissão parcial.
- Em remissão completa.
- Especificar gravidade atual:
  - Leve: IMC > ou = 17 kg/m^2.
  - Moderado: IMC entre 16 e 16,99 kg/m^2.
  - Grave: IMC entre 15 e 15,99 kg/m^2.
  - Extremo: IMC < 15 kg/m^2.

IMC: índice de massa corporal.

QUADRO 2 Critérios diagnósticos da bulimia nervosa – DSM-5

A. Episódios recorrentes de compulsão alimentar. Um episódio de compulsão alimentar é caracterizado pelos seguintes aspectos:

1. Ingestão, em um período determinado (p. ex., dentro de cada período de duas horas), de uma quantidade de alimentos definitivamente maior do que a maioria dos indivíduos consumiria no mesmo período sob circunstâncias semelhantes.
2. Sensação de falta de controle sobre a ingestão durante o episódio (p. ex., sentimento de não conseguir parar de comer ou controlar o que e o quanto se está ingerindo).

B. Comportamentos compensatórios inapropriados recorrentes a fim de impedir o ganho de peso, como: vômitos autoinduzidos; uso indevido de laxantes, diuréticos ou outros medicamentos; jejum; ou exercício em excesso.

C. A compulsão alimentar e os comportamentos compensatórios inapropriados ocorrem, em média, no mínimo uma vez por semana, durante três meses.

D. A autoavaliação é indevidamente influenciada pela forma e pelo peso corporais.

E. A perturbação não ocorre exclusivamente durante os episódios de anorexia nervosa.

Especificar se:

- Em remissão parcial.
- Em remissão completa.

Especificar gravidade atual:

- Leve: média de 1 a 3 comportamentos compensatórios inapropriados por semana.
- Moderado: média de 4 a 7 comportamentos compensatórios inapropriados por semana.
- Grave: média de 8 a 13 comportamentos compensatórios inapropriados por semana.
- Extremo: média de 14 ou mais comportamentos compensatórios inapropriados por semana.

QUADRO 3 Critérios diagnósticos do transtorno de compulsão alimentar – DSM-5

A. Episódios recorrentes de compulsão alimentar. Um episódio de compulsão alimentar é caracterizado pelos seguintes aspectos:

1. Ingestão em um período determinado (p. ex., dentro de cada período de duas horas), de uma quantidade de alimentos definitivamente maior do que a maioria dos indivíduos consumiria no mesmo período sob circunstâncias semelhantes.
2. Sensação de falta de controle sobre a ingestão durante o episódio (p. ex., sentimento de não conseguir parar de comer ou controlar o que e o quanto se está ingerindo).

B. Os episódios de compulsão alimentar estão associados a três (ou mais) dos seguintes aspectos:

1. Comer mais rapidamente que o normal.
2. Comer até se sentir desconfortavelmente cheio.
3. Comer grandes quantidades de alimento na ausência de sensação física de fome.
4. Comer sozinho por vergonha do quanto se está comendo.
5. Sentir-se desgostoso de si mesmo, deprimido ou muito culpado em seguida.

C. Sofrimento marcante em virtude da compulsão alimentar.

D. Os episódios de compulsão alimentar ocorrem, em média, ao menos uma vez por semana durante três meses.

E. A compulsão alimentar não está associada ao uso recorrente de comportamento compensatório inadequado, como na bulimia nervosa, e não ocorre exclusivamente durante o curso de bulimia nervosa ou anorexia nervosa.

Especificar se:

- Em remissão parcial.
- Em remissão completa.

Especificar gravidade atual:

- Leve: média de 1 a 3 episódios de compulsão alimentar por semana.
- Moderado: média de 4 a 7 episódios de compulsão alimentar por semana.
- Grave: média de 8 a 13 episódios de compulsão alimentar por semana.
- Extremo: média de 14 ou mais episódios de compulsão alimentar por semana.[1]

EPIDEMIOLOGIA

A prevalência do comer transtornado (quando o comportamento alimentar alterado não chega a caracterizar um transtorno alimentar) e de TA é alta entre atletas, especialmente entre aqueles em que o peso mais baixo é importante. Assim como se observa na população geral, a prevalência entre mulheres atletas é maior que entre homens atletas.

Atletas do sexo masculino com TA podem apresentar maior dificuldade de identificação e diagnóstico do quadro por algumas razões relacionadas a diferenças na apresentação dos sintomas, sigilo ou vergonha dos comportamentos alimentares e pelo estigma relacionado ao gênero que existe em TA.[3]

A maior prevalência entre mulheres é nos esportes de resistência e nos "estéticos" (como ginástica artística). Entre os homens, a maior prevalência é em esportes por categoria de peso (como luta livre e boxe).[4]

As taxas de TA em esportes "estéticos" e de categoria de peso são em torno de 25%, comparados a 12% em outros esportes. Alguns estudos apontam que até 70% dos atletas de esportes por categoria de peso fazem dieta ou têm comportamentos alimentares alterados antes da competição.[5]

A Figura 1 mostra as variações de peso intencionalmente praticadas por lutadores da liga universitária da modalidade esportiva greco-romana (*wrestling*). Para obter essas variações de perda do peso, os atletas recorrem a procedimentos como rápida desidratação, uso de laxantes, diuréticos e indução de vômitos.

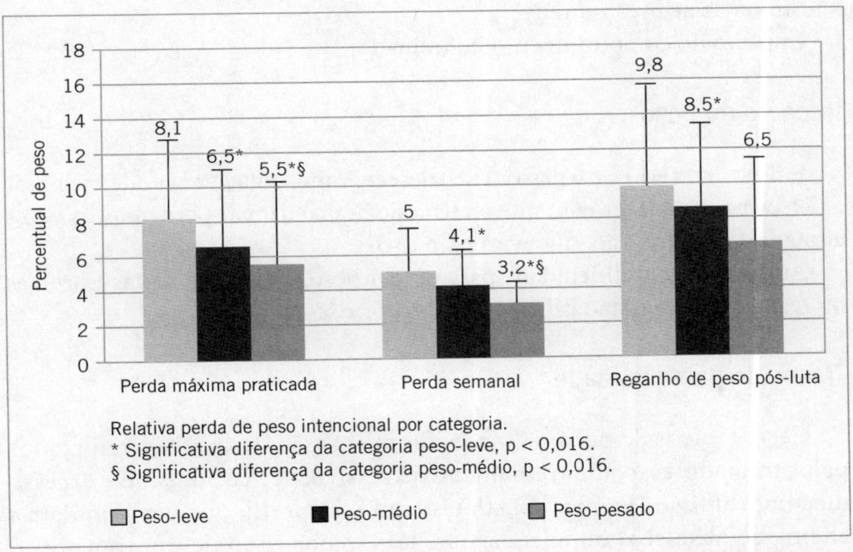

FIGURA 1 Perda de peso intencional dos lutadores greco-romanos universitários.

Em 1997, o Centers for Disease Control and Prevention (CDC) relatou três mortes de atletas do *wrestling* atribuíveis a hipertermia e desidratação, associadas à prática intencional de rápida perda do peso. A National Collegiate Athletic Association (NCAA) implementou um programa que impede que os atletas de *wrestling* lutem abaixo de um peso mínimo correspondente a 5% de gordura corporal.

Em atletas adolescentes, não se vê diferença de prevalência com relação à população geral, provavelmente por terem menor tempo de exposição a demandas específicas do esporte, como a pressão por dieta e flutuações de peso.[4]

ETIOLOGIA

Existem alguns fatores de risco observados especificamente em atletas que podem contribuir para o desenvolvimento de um transtorno alimentar. São eles:

- Monitoramento de peso frequente.
- Dieta e pressão por perder peso.
- Traços de personalidade.
- Início precoce de um esporte específico.
- Lesões.
- Sintomas de *overtraining*.
- Impacto do comportamento do treinador.[4]

Impacto do peso

Em esportes em que o peso afeta o desempenho, uma perda pode melhorar a performance e fazer com que o atleta queira continuar perdendo, às vezes adotando medidas não saudáveis para isso.

Atletas que têm dificuldade para perder peso, que fazem dietas extremas ou restrição de ingestão calórica, têm maior risco.

Traços de personalidade

Certos traços de personalidade dos atletas são desejados e reforçados pelos treinadores, como treinamento excessivo, perfeccionismo e excesso de compromisso (Figura 2). Atletas com esse perfil, que em psiquiatria chama-se obsessivo ou anancástico, têm maior risco de um transtorno alimentar.

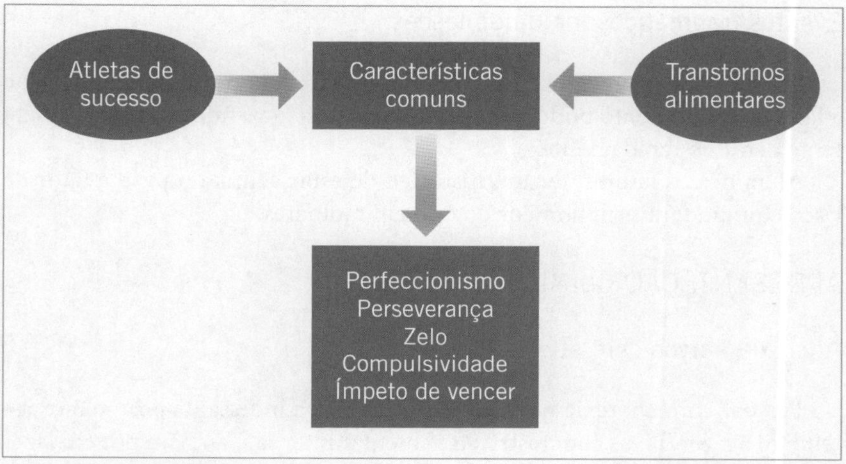

FIGURA 2 Características comuns entre portadores de transtorno alimentar e atletas de sucesso.

Comportamento do treinador

Um treinador muito preocupado com o peso dos atletas pode levar a maior ansiedade com a imagem corporal, maior envolvimento em dietas e maior medo de engordar.

Esportes com categoria de peso ou em que a estética é valorizada

Em esportes por categoria de peso, a perda rápida de peso antes da competição é comum, e muitas vezes induzida de maneiras não saudáveis, como por desidratação ou uso de métodos purgativos (indução de vômitos, uso de diuréticos e laxantes).

Esportes em que a estética é valorizada criam paradigmas com relação ao corpo dos atletas.

Início muito precoce em um esporte

O fato de começar muito precocemente em um esporte leva a maior chance de selecionar um esporte para o qual as mudanças físicas após a puberdade não favoreçam.

Além disso, uma exigência grande com relação ao peso em uma idade tão precoce também eleva o risco de desenvolver um TA.

Eventos traumáticos incluindo lesões

Lesões podem precipitar um TA por afetar a vida profissional e porque a falta de treinamento pode levar a ganho de peso, fazendo com que o atleta tente perdê-lo rapidamente.

Além desses fatores, ter um histórico de estar acima do peso é fator de risco comum tanto em homens quanto em mulheres.[4]

APRESENTAÇÃO CLÍNICA

Anorexia nervosa em atletas

Pessoas com anorexia nervosa têm uma busca incessante pela magreza e tendem a fazer dietas com restrição alimentar intensa. Também podem fazer uso de métodos para intensificar a perda de peso, como indução de vômitos, uso de laxantes, diuréticos ou a prática de atividade física de forma excessiva.

Em atletas com anorexia, o aumento da intensidade dos treinos pode ser visto como maior dedicação ao esporte, e não como uma estratégia para perda de peso. A restrição da alimentação pode ser justificada como algo para diminuir o percentual de gordura corporal ou melhorar a performance. Tais comportamentos muitas vezes são admirados pelas pessoas ao redor por entenderem que são decorrentes de disciplina, autocontrole e dedicação dos atletas, e muitas vezes suscitam elogios, o que acaba por reforçar o comportamento.

Existe um traço de perfeccionismo e alto grau de exigência que é frequentemente observado em portadores de anorexia, que também é comumente observado em atletas de alta performance.

Atletas com anorexia nervosa podem justificar de diversas maneiras o motivo de não comerem, como horários de competição, treinos e viagens que acabam atrapalhando a refeição e nervosismo antes da competição, levando a inapetência e náusea.

Algumas atletas podem ter um bom desempenho em competições, apesar do TA, e podem usar os prêmios e medalhas para justificar que estão bem, diante da preocupação de amigos e familiares.

Um sintoma frequentemente observado em mulheres com anorexia nervosa é a amenorreia, causada pelo hipogonadismo hipogonadotrófico decorrente da desnutrição. Taxas mais altas de amenorreia são observadas entre mulheres praticantes de esportes nos quais um fenótipo mais magro é valorizado. A prevalência de amenorreia em atletas mulheres pode chegar a 69%, em contraste com 2 a 5% de prevalência na população geral.[6]

A desnutrição crônica, associada a alterações hormonais, pode levar a uma redução da densidade mineral óssea e favorecer a ocorrência de fraturas. A redução de massa muscular, a amenorreia secundária ao hipogonadismo, a deficiência de fator de crescimento semelhante à insulina tipo (IGF-1), o hipercortisolismo e a redução de hormônios androgênicos como testosterona e desidroepiandrosterona (DHEA) podem ser fatores que contribuem para a baixa massa óssea na anorexia, levando a osteopenia ou osteoporose.[7]

A patogênese da baixa densidade óssea na anorexia é uma combinação de prejuízo na formação com aumento da reabsorção óssea. As evidências mais consistentes com relação ao tratamento dessa condição são a recuperação de peso e o restabelecimento de ciclos ovulatórios.[7]

BULIMIA NERVOSA EM ATLETAS

Na bulimia nervosa também se observa uma busca constante pela perda de peso, com tentativas de dietas com restrição alimentar intensa. Porém, diferentemente da anorexia nervosa, na bulimia se observa que, após um tempo de restrição, acaba acontecendo uma ingestão de uma quantidade muito grande de comida, com sensação de perda de controle, a que chamamos de compulsão alimentar. Em seguida vem uma culpa muito grande e uma tentativa de compensar a ingestão excessiva induzindo vômitos, usando laxantes ou diuréticos, fazendo atividade física de forma extenuante, jejuns, entre outros. Nas compulsões é frequente a ingestão de alimentos de alta densidade calórica.

Em atletas, a manifestação da bulimia costuma ser a mesma. A fome é um dos fatores que levam à compulsão, mas fatores emocionais, como frustração após uma derrota no esporte, podem ser desencadeantes. Também é frequente a evitação de comer na frente de outras pessoas por medo de se descontrolar.

Na bulimia não se costuma observar amenorreia, sendo mais comum a irregularidade menstrual.

As compulsões e purgações podem levar a oscilações rápidas de peso, que trazem bastante desconforto.

Transtorno dismórfico corporal – um diferencial de transtornos alimentares

A busca por um corpo muito musculoso e o uso de anabolizantes, que podem ser indicativos de um transtorno dismórfico corporal do tipo muscular, também conhecido como dismorfia corporal ou "vigorexia", podem estar associados a alterações do padrão alimentar, embora o transtorno dismórfico corporal em si não seja um transtorno alimentar. Ele pode ser um diagnóstico diferencial de um transtorno alimentar.[4]

A dismorfia muscular é uma preocupação patológica e obsessiva com a muscularidade e definição muscular. O Quadro 4 mostra os critérios diagnósticos desse transtorno, segundo o DSM-5.

QUADRO 4 Critérios diagnósticos do transtorno dismórfico corporal – DSM-5

1. Preocupação com um ou mais defeitos ou falhas percebidos na aparência física que não são observáveis ou que parecem leves para os outros.
2. Em algum momento durante o curso do transtorno, o indivíduo executou comportamentos repetitivos (p. ex., verificar-se no espelho, arrumar-se excessivamente, beliscar a pele, buscar tranquilização) ou atos mentais (p. ex., comparar sua aparência com a de outros), em resposta às preocupações com a aparência.
3. A preocupação causa sofrimento clinicamente significativo ou prejuízo no funcionamento social, profissional ou em outras áreas importantes da vida do indivíduo.
4. A preocupação com a aparência não é mais bem explicada por preocupações com a gordura ou o peso corporal em um indivíduo cujos sintomas satisfazem os critérios diagnósticos para um transtorno alimentar.
Especificar se: **Com dismorfia muscular**: o indivíduo está preocupado com a ideia de que sua estrutura corporal é muito pequena ou insuficientemente musculosa. O especificador é usado mesmo que o indivíduo esteja preocupado com outras áreas do corpo, o que com frequência é o caso.[1]
Esses indivíduos podem apresentar comportamentos como: • Padrão alimentar transtornado. • Dieta estressante (p. ex., muito hiperproteica ou muito hipogordurosa). • Perdas sociais e ocupacionais significativas. • *Overtraining*. • Treinamento mesmo na presença de lesão muscular ou doença. • Abuso de agentes farmacológicos (esteroides androgênicos anabólicos). • Uso excessivo de suplementos (p. ex., creatina). • Insatisfação constante com a imagem corporal. • Rituais obsessivo-compulsivos.

DEFICIÊNCIA DE ENERGIA RELATIVA NO ESPORTE

A deficiência de energia relativa no esporte (RED-S) se caracteriza por uma inadequação de disponibilidade de energia para atender às demandas metabólicas do corpo e da prática esportiva. Esse quadro pode estar relacionado à presença de um transtorno alimentar.

A RED-S leva a diversos prejuízos: metabólico, hormonal/menstrual, da saúde óssea, da imunidade e cardiovascular.

Essa deficiência expande para homens a identificação do quadro que antes era reconhecido apenas em mulheres como a "tríade da mulher atleta", caracterizada por baixa energia, amenorreia e baixa densidade mineral óssea.[8]

Várias sociedades médicas esportivas, incluindo a American Medical Society for Sports Medicine (AMSSM) e o American College of Sports Medicine (ACSM), desenvolveram um questionário para identificação de comer transtornado:

- *Do you worry about your weight?*/Você se preocupa com seu peso?
- *Are you trying to, or has anyone recommended that you gain or lose weight?*/ Você está tentando ganhar ou perder peso? Alguém recomendou que você o fizesse?
- *Are you on a special diet or do you avoid certain types of food?*/Você está fazendo alguma dieta em específico ou está evitando certos tipos de alimento?
- *Have you ever had an eating disorder?*/Você já teve algum transtorno alimentar?
- *Have you ever taken any supplements to help you gain or lose weight or improve your performance?*/Você já tomou algum suplemento para ajudar a ganhar ou perder peso ou para melhorar seu desempenho?[4]

RETORNO AO ESPORTE DE UM ATLETA EM RECUPERAÇÃO DE TRANSTORNO ALIMENTAR

Um dos grandes desafios do tratamento de um atleta com um TA que necessitou interromper o esporte é determinar quando esse retorno pode ser feito.

No tratamento da anorexia nervosa, um dos parâmetros utilizados é a restauração de um peso minimamente saudável, o que é medido pelo IMC. Porém, sabemos das limitações do uso do IMC para atletas. Um atleta pode apresentar um IMC dentro da normalidade e ainda apresentar uma restrição importante da ingestão em relação às suas necessidades.

Outro problema frequentemente encontrado é que comportamentos alimentares alterados fazem parte da cultura de certos esportes com categoria de peso e estéticos; assim, o retorno à prática pode favorecer uma recaída.

TRATAMENTO

O tratamento de um TA deve ser feito em equipe multidisciplinar, formada por uma equipe mínima de um nutricionista, um psicólogo e um médico psiquiatra. As metas do tratamento incluem regularização do padrão alimentar, suspensão de práticas purgativas e restritivas, e dos episódios de compulsão alimentar.

A abordagem psicoterápica com maior evidência de eficácia é a terapia cognitivo-comportamental voltada para os transtornos alimentares.

Há pouca evidência de benefício do uso de medicações na anorexia nervosa, sendo o principal tratamento nesses casos a renutrição criteriosa. As medicações podem ser grandes aliadas no tratamento das comorbidades e, no caso de sintomas depressivos ou ansiosos, os inibidores da recaptação de serotonina são as de preferência pela segurança e eficácia. A olanzapina tem uma pequena evidência de trazer um modesto ganho de peso, mas sem melhora da psicopatologia.

Benzodiazepínicos podem ser usados antes das refeições de forma temporária, para pacientes com sintomas de ansiedade ou fóbicos na alimentação.

No caso da bulimia nervosa e do transtorno de compulsão alimentar, as medicações podem ter um papel importante no tratamento na redução das compulsões (Tabela 1).

Deve-se lembrar de evitar a tomada das medicações nos horários em que tipicamente ocorrem vômitos no caso da bulimia. Além disso, medicamentos que aumentam o apetite podem agravar as compulsões.

TABELA 1 Medicamentos indicados para tratamento de transtornos alimentares

BN	Classe	Recomendação
	Antidepressivos	Fluoxetina 60-80 mg/d Opções: sertralina, fluvoxamina ou outros ISRS
	Anticonvulsivantes	Topiramato 25-300 mg/d Introduzir 25 mg/d e aumentar lentamente até 100-300 mg/d
	Antagonistas 5-HT3	Ondansetrona pode ser considerada para casos graves e refratários

continua

TABELA 1 Medicamentos indicados para tratamento de transtornos alimentares (*continuação*)

TCA	Classe	Recomendação
	Agentes para TDAH	Lisdexanfetamina 50-70 mg para casos moderados a graves
	Anticonvulsivantes	Topiramato 25-400mg/d Introduzir 25 mg/d e aumentar lentamente até 200-400 mg/d
	Agentes antiobesidade	Sibutramina quando há obesidade, sem comorbidades psiquiátricas importantes Contraindicada em pacientes com elevado risco cardiovascular
	Outros	Considerar ISRS (exceto paroxetina). Eles podem ter efeito na redução das compulsões, mas sem melhora de variáveis metabólicas A bupropiona pode ser considerada em casos selecionados para tratar comorbidades e por trazer discreta redução de peso no TCA (na BN ela deve ser evitada por reduzir limiar convulsivo)

BN: bulimia nervosa; ISRS: inibidores seletivos da recaptação da serotonina; TCA: transtorno de compulsão alimentar; TDAH: transtorno do déficit de atenção e hiperatividade.
Fonte: adaptada de Appolinario J, Hiluy JC, 2022.[9]

REFERÊNCIAS

1. American Psychiatric Association (APA). Manual diagnóstico e estatístico de transtornos mentais: DSM-5. 5. ed. Porto Alegre: Artmed; 2014.
2. Culbert KM, Racine SE, Klump KL. Research review: what we have learned about the causes of eating disorders – a synthesis of sociocultural, psychological, and biological research. J Child Psychol Psychiatry. 2015;56(11):1141-64.
3. Eichstadt M, Luzier J, Cho D, Weisenmuller C. Eating disorders in male athletes. Sports Health. 2020;12(4):327-33.
4. Bratland-Sanda S, Sundgot-Borgen J. Eating disorders in athletes: overview of prevalence, risk factors and recommendations for prevention and treatment. Eur J Sport Sci. 2013;13(5):499-508.
5. Joy E, Kussman A, Nattiv A. 2016 update on eating disorders in athletes: a comprehensive narrative review with a focus on clinical assessment and management. Br J Sports Med. 2016;50(3):154-62.

6. Coelho AR, Cardoso G, Brito ME, Gomes IN, Cascais MJ. The female athlete triad/ Relative Energy Deficiency in Sports (RED-S). Rev Bras Ginecol Obstet. 2021;43(5): 395-402.
7. Appolinario JC, Nunes MA, Cordás TA, Gil P. Complicações e manejo clínico dos transtornos Alimentares. In: Appolinario J, Nunes M, Cordás T, organizadores. Transtornos alimentares: diagnóstico e manejo. Porto Alegre: Artmed; 2022. p.173-88.
8. Mountjoy M, Sundgot-Borgen J, Burke L, Carter S, Constantini N, Lebrun C, et al. The IOC consensus statement: beyond the female athlete triad – Relative Energy Deficiency in Sport (RED-S). Br J Sports Med. 2014;48(7):491-7.
9. Appolinario J, Hiluy JC. Tratamento farmacológico dos transtornos alimentares. In: Appolinario J, Nunes M, Cordás T, organizadores. Transtornos alimentares: diagnóstico e manejo. Porto Alegre: Artmed; 2022. p.261-74.

SEÇÃO 4

Suplementação Alimentar Ergogênica nos Esportes

28

Suplementação alimentar ergogênica – *sports foods*

Carlos Alberto Werutsky

SPORTS FOODS

Sports foods são suplementos alimentares com a maior evidência de ação ergogênica.

Hipercalóricos

O primeiro componente a otimizar o treino e a performance do atleta por meio da nutrição é o consumo calórico. Ele pode ser estimado pelo dispêndio de energia na participação das atividades diárias de treinamento. De acordo com a Resolução da Diretoria Colegiada (RDC) n. 18, sobre Alimentos para Atletas, da Agência Nacional de Vigilância Sanitária (Anvisa),[1] suplementos para substituição parcial de refeições de atletas são produtos para serem utilizados em situações nas quais o acesso a alimentos que compõem a alimentação habitual seja restrito. Esses suplementos devem obedecer aos seguintes requisitos:

- A quantidade de carboidratos deve corresponder a 50-70% do valor energético total do produto pronto para consumo.
- A quantidade de proteínas deve corresponder a 13-20%.
- O produto deve fornecer, no mínimo, 300 kcal/porção (Tabela 1).

A recomendação de carboidratos de acordo com o *timing* e a intensidade do trabalho muscular é apresentada nas Tabelas 2 e 3.

TABELA 1 Suplementação hipercalórica (produtos-referência)

Produto	Mighty Mass 3000®	Serious Performance Gainer®
Energia (kcal/porção)	800 c/ água ou 975 c/ leite desnatado	1.250 c/ água ou 1.500 c/ leite desnatado
Carboidratos (g)	174 c/ água ou 199 c/ leite desnatado	253 c/ água ou 288 c/ leite desnatado
Proteínas (g)	20 c/ água ou 55 c /leite desnatado	50 c/ água ou 71 c/ leite desnatado
Gorduras (g)	2,5	4

TABELA 2 Carboidratos e *timing* do exercício

Exercícios (duração)	*Timing*	CHO-alimento/ suplemento
< 90 min	24 h de preparação[1]	7-12 g/kg
> 90 min	36-48 h de preparação[1]	10-12 g/kg/dia
> 60 min	1-4 h pré[2]	1-4 g/kg
< 45 min	–	Desnecessário
1-2,5 h	Durante[2]	30-60 h
> 2,5 h	Durante[2]	Até 90 g/h

CHO: carboidrato.
[1] Supercompensação do glicogênio; [2] Evitação da depleção de glicogênio.

TABELA 3 Carboidratos e intensidade do exercício

Situação (intensidade/duração)	CHO-alimento (dieta) Repleção do macroglicogênio
Habilidade (*light*)	3-5 g/kg/dia
Moderada ± 1 h/dia	5-7 g/kg/dia
Endurance 1-3 h/dia	6-10 g/kg/dia
Extrema > 4-5 h/dia	8-12 g/kg/dia

CHO: carboidrato.

O padrão de síntese do glicogênio muscular após sua depleção pelo exercício ocorre em duas fases: proglicogênio e macroglicogênio (Figura 1). Inicialmente, existe um período de síntese rápida de glicogênio muscular, que não requer a presença de insulina e dura cerca de 30 a 60 minutos. Essa fase rápida da síntese

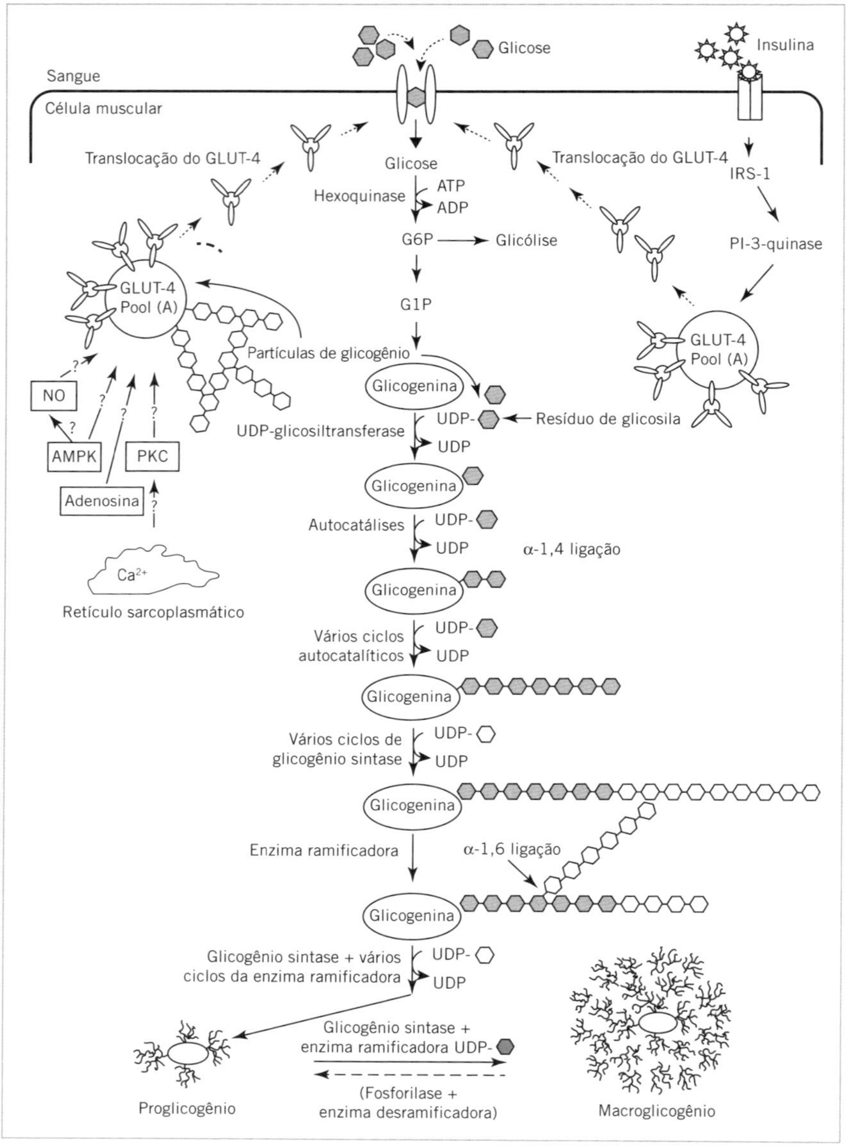

FIGURA 1 Representação esquemática da síntese de glicogênio no músculo esquelético.

AMPK: proteína quinase ativada por AMP; G1P: glicose; G6P: glicose-6-fosfato; GLUT-4: transportador de glicose-4; IRS-1: substrato receptor de insulina-1; NO: óxido nítrico; PI-3-quinase: fosfatidilinositol quinase-3; PKC: quinase proteica; UDP: difosfato de uridina.

de glicogênio muscular é caracterizada por uma translocação induzida pela proteína transportadora de glicose-4 (GLUT-4) para a superfície celular, a qual conduz a um aumento da permeabilidade da membrana muscular para a glicose. Após essa fase rápida da síntese de glicogênio, a síntese de glicogênio muscular ocorre a uma velocidade muito mais lenta, e essa fase pode durar várias horas.[2]

Tanto a contração muscular como a insulina aumentam a atividade da glicogênio sintase, a enzima limitante da velocidade da síntese de glicogênio. A concentração do glicogênio muscular é um regulador potente da glicogênio sintase.

As maiores taxas de síntese de glicogênio muscular têm sido relatadas quando grandes quantidades de hidratos de carbono (1,0-1,85 g/kg/h) são consumidas imediatamente pós-exercícios e em intervalos de 15 a 60 minutos, em até 5 horas.

Quando a ingestão de carboidratos é atrasada por várias horas, isso pode levar a taxas ± 50% mais baixas de síntese de glicogênio muscular. A adição de aminoácidos, principalmente leucina (aminoácido insulinotrópico), a carboidratos pode aumentar as taxas de repleção de glicogênio muscular, especialmente quando a ingestão de carboidratos for insuficiente (≥ 1,0 g/kg/h), não fornecido a intervalos regulares.

A Figura 2 mostra a dificuldade de atletas de *endurance* extrema (Tour de France) consumirem energia compatível com o dispêndio, exclusivamente através das refeições.[3]

Não atletas que participam de um programa regular de exercícios (*fitness*) exercitando-se de 30 a 40 min/dia, 3 vezes por semana, podem geralmente manter uma dieta entre 1.800 e 2.400 kcal, porque suas demandas são da ordem de 200-400 kcal/sessão. Atletas envolvidos em treinos de 2 a 3 horas/dia, 5 a 6 vezes por semana, podem despender de 600 a 1.200 kcal ou mais por sessão de treino, com uma necessidade calórica diária entre 2.500 e 8.000 kcal.

As principais indicações da suplementação hipercalórica são:[4]

- Aumento da densidade calórica/porção.
- Aumento do volume de treinamento (déficit calórico da alimentação).
- Aumento da intensidade do treinamento (déficit de carboidrato da alimentação).
- Anorexia (por transtorno alimentar ou *overtraining*).

A anorexia relativa não intencional do atleta se dá por mecanismos hipotalâmicos de bloqueio do apetite por volume e intensidade dos treinos (fadiga crônica, *overtraining*). A anorexia "intencional" (transtornos alimentares) é encontrada em determinados atletas de modalidades esportivas implicadas no controle do peso, como ginástica rítmica e artística, balé, boxe, judô, luta greco-romana, dentre outros.[5]

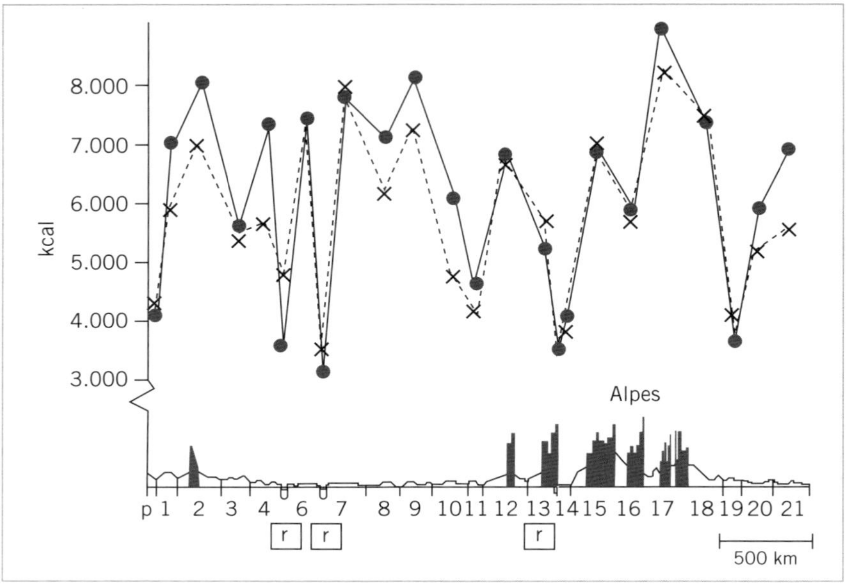

FIGURA 2 Balanço energético de atleta do Tour de France. Energia despendida diária (●) e energia consumida (×) medida num ciclista durante o evento. Notar o extremo dispêndio de energia e a habilidade para manter o balanço de energia com suplementos calóricos além das refeições. p = fase; r = repouso diário.

Na atleta, a amenorreia e o defeito da fase lútea podem ser defeitos do metabolismo proteico causados não por baixos níveis de gordura corporal, nem pelo dispêndio energético dos exercícios, mas pelo déficit crônico da ingestão calórica.

A recomendação do American College of Sports Medicine (ACSM) é de calcular a chamada "disponibilidade de energia", com base na necessidade calórica por massa livre de gordura do(a) atleta ($\geq$ 45 kcal/massa livre de gordura/dia).[6]

De acordo com a recomendação do ACSM, o ganho de peso pode ser obtido pela incorporação de energia adicional à dieta (500-1.000 kcal/dia).

Energéticos

De acordo com a RDC n. 18 da Anvisa, suplemento energético para atletas é um produto destinado a complementar as necessidades energéticas, que deve conter, no mínimo, 75% do valor energético total proveniente dos carboidratos (Tabela 4).[1]

TABELA 4 Repositor energético (produto-referência)

Ingredientes: maltodextrina, frutose, dextrose, ribose, amilopectina, proteína hidrolisada do soro do leite	
	Quantidade por porção
Valor energético	216 kcal = 907 kJ
Carboidratos	50 g
Proteínas	4 g
Gorduras totais	0 g

Quantidade por porção = 1 copo medidor = 59 g.

A taxa de restauração do glicogênio muscular é de 5 a 6 mmol/h (90-108 mg/h) em até 24 horas, para normalizar os estoques depletados (macroglicogênio). Recomenda-se a ingestão de carboidratos ± 1 g/kg/h nas primeiras 2 horas pós-exercício (pró-glicogênio).

Os atletas podem escolher fontes de carboidratos que são pobres em fibra/resíduos, facilmente absorvidos e com conforto intestinal, a fim de serem atingidas as metas de disponibilidade do combustível endógeno e/ou exógeno (Tabela 5).

TABELA 5 Carboidratos de lenta e rápida absorção (com base em sua taxa máxima de oxidação durante o exercício)

Carboidratos de lenta oxidação (até 0,6 g/min)	Carboidratos de rápida oxidação (> 1 g/min)
Frutose (M)	Glicose (M)
Galactose (M)	Sacarose (M)
Isomaltulose* (palatinose) (D)	Maltose (M)
Amilose* (P)	Maltodextrina* (O)
Trealose (D)	Amilopectina* (P) (amido ceroso do milho)

D: dissacarídeo; M: monossacarídeo; O: oligassacarídeo; P: polissacarídeo.
* Lenta absorção.

O *timing* da ingestão dos carboidratos em relação a sessão de exercícios, quantidade e *blend* dos diferentes tipos de carboidratos (taxas de oxidação aumentadas) deve fazer parte das metas individuais dos esportistas/atletas (Tabela 6).[3]

TABELA 6 Participação do repositor energético na poupança e no reabastecimento do glicogênio muscular

Estratégias de abastecimento de reservas	Situação	Quantidade de carboidratos	Tipos de carboidratos
Reabastecimento rápido	< 8 h de recuperação entre 2 sessões de exercícios	1-1,2 g/kg/h nas primeiras 4 h	Pequenos lanches e bebidas carboidratadas
Durante exercício de alta intensidade	45-75 min	Pequenas quantidades, incluindo "bochechos"	Bebidas esportivas ou géis para "bochecho" estimulam o SNC, bem-estar e performance
Durante *endurance* incluindo períodos de "intermitência"	1-2,5 h	30-60 g	Bebidas esportivas, barras, géis, adaptados às metas individuais e conforto intestinal
Durante *ultraendurance*	> 2,5-3 h	Até 90 g/h	Produtos que fornecem *blend* de carboidratos com diferentes transportadores para atingir altas taxas de oxidação durante o exercício

SNC: sistema nervoso central.

Independentemente do *timing*, a ingestão de carboidratos e proteínas de fácil absorção (proteína hidrolisada e carboidrato de alto índice glicêmico), e em determinadas proporções (3:1 ou 4:1 de carboidrato em relação à proteína), ajuda a promover a melhor recuperação e reposição do glicogênio muscular (Tabela 7).

TABELA 7 Repositor energético (produto-referência)

1 porção = 2 medidores (70 g)	
Valor calórico	266 kcal
Carboidratos*	51 g
Proteína**	13 g
Proporção CHO 4:1 PRO	0 g

CHO: carboidrato; PRO: proteína.
* Maltodextrina, frutose, dextrose, ácido cítrico.
** Proteína hidrolisada do soro de leite.

De acordo com os graus de polimerização, a maltodextrina (um malto-oligossacarídeo) e o amido do milho ceroso (um polissacarídeo) são inicialmente hidrolisados pela alfa-amilase para produzir uma dextrina-limite, seguida por hidrólise completa até a glicose pela alfaglicosidase da mucosa do intestino delgado.[7]

Sabe-se que as ligações 1,6 de amido são hidrolisadas a uma taxa inferior às das ligações 1,4.

O amido de milho ceroso é uma estrutura amilácea criada a partir da ação de uma enzima ramificadora em combinação com a beta-amilase, para aumentar ainda mais a proporção das ligações 1,6, tornando o amido lentamente digerível (Figura 3).

A aplicação prática dos efeitos do metabolismo da maltodextrina e do amido de milho ceroso está exemplificada nas Figuras 4 e 5. Tanto o comportamento da glicemia como o da insulinemia são relativamente baixos, quando foram administrados pré-exercício, com alguma vantagem do polissacarídeo pós-exercícios.[6]

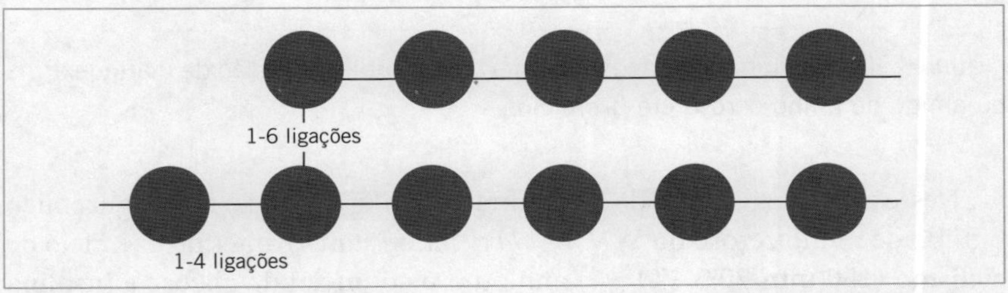

FIGURA 3 Estrutura do amido. O amido é composto de amilose (15-20%) e amilopectina (80-85%). A amilose é uma cadeia helicoidal não ramificada de resíduos de glicose, enquanto a amilopectina (uma porção exibida acima) possui cadeias ramificadas de 24 a 30 resíduos de glicose (linha negra ininterrupta), unidas por ligações glicosídicas (1-4) com ligações (1-6) formadoras dos pontos de ramificação.

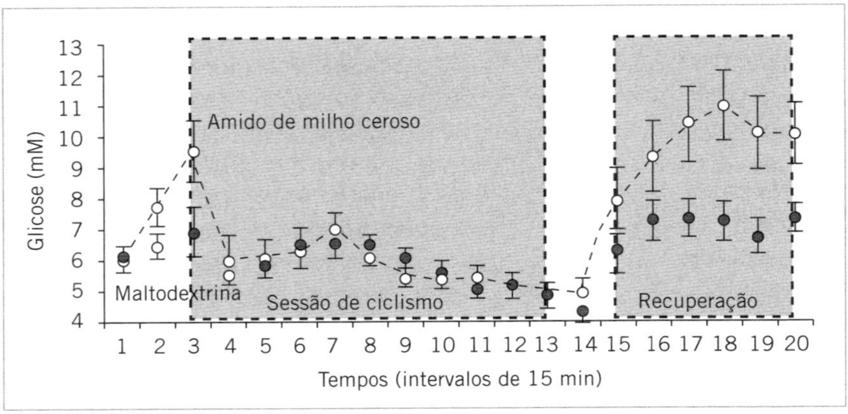

FIGURA 4 Comportamento da glicemia com a suplementação de maltodextrina ou amido de milho ceroso pré-exercícios.

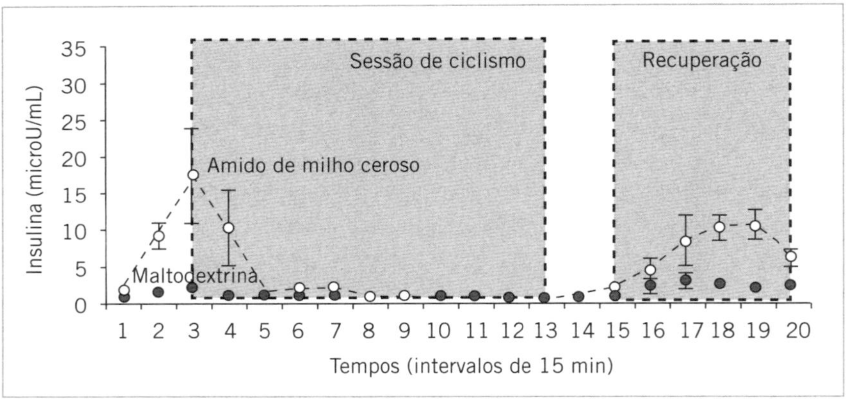

FIGURA 5 Comportamento da insulinemia com a suplementação de maltodextrina ou amido de milho ceroso pré-exercícios.

Nesse estudo, a ingestão de carboidratos (1 g/kg) de baixo índice glicêmico (amido de milho ceroso ou WMS – *waxy maize starch*) antes do exercício de ciclismo (150 min/70% $VO_{2máx}$) anulou o pico inicial da glicose e insulina séricos e aumentou a lipólise, em comparação à mesma dose de maltodextrina.

Então, os polissacarídeos "construídos no laboratório" ganham importância no uso antes e durante os exercícios de longa duração (> 1 h). Esses polissacarídeos de índice glicêmico muito baixo parecem contribuir para a modulação mais vantajosa das reservas glicogênio-triglicérides musculares (Figura 6).[8,9]

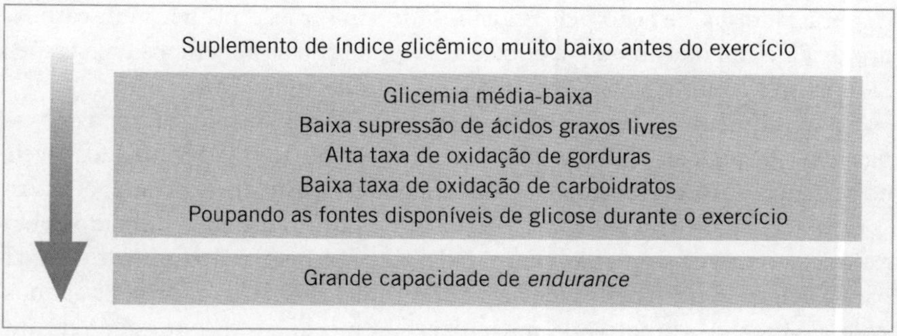

FIGURA 6 Efeitos do suplemento de índice glicêmico muito baixo consumido pré-exercícios.

A Tabela 8 mostra a composição de um produto de referência contendo carboidratos à base de amido de milho ceroso.

TABELA 8 Composição do amido de milho ceroso (produto-referência)

Porção: 40 g (1 medida do copo medidor)		
	Quantidade por porção	% VD
Valor energético	144 kcal = 604 kJ	7%
Carboidratos	35 g	12%
Proteínas	0 g	< 1%
Gorduras totais	0 g	< 1%
Gorduras saturadas	0 g	< 1%
Gorduras trans	0 g	–
Fibra alimentar	1 g	4%
Sódio	8,8 mg	< 1%

% VD: % do valor diário.

HIPERPROTEICOS

A necessidade de proteínas da dieta poderia ser equivalente ao consumo de 3 a 11 porções de frango ou peixe por dia, para 50 a 150 kg de peso de um atleta.

Sobre a participação da proteína da dieta nas taxas de repleção do glicogênio muscular, foi demonstrado que o consumo de 0,8 g/kg de carboidratos + 0,4 g/kg de proteínas tem efeito semelhante ao consumo de 1,2 g/kg apenas de carboidratos.

Essa sinergia de ação pelo consumo de uma fração proteica em carboidratos da alimentação ou suplementação pode trazer benefícios em sessões competitivas múltiplas no mesmo dia ou em dias sucessivos.

Mas o alimento proteico pode não ser eficiente para disponibilizar a proteína requerida para um balanço nitrogenado adequado para determinados níveis de exigência da atividade de *endurance* (catabolismo) ou de força (anabolismo).

A necessidade de reparação dos danos à fibra muscular induzidos pelo exercício, o uso de pequenas quantidades de proteínas como fonte de energia para o exercício e a necessidade de proteína adicional para suportar os ganhos de massa magra (hipertrofia muscular) são mecanismos que sugerem um requerimento aumentado de proteínas da alimentação do atleta e, se não for suficiente, da suplementação.

Os exercícios de força estimulam uma elevação prolongada da síntese de proteína muscular (Figura 7), que pode permanecer elevada por, pelo menos, 48 h (linha pontilhada).

A ingestão de proteína em momentos desse período aumenta o potencial anabólico muscular, com efeito aditivo às taxas já elevadas promovidas pelo exercício (linhas sólidas).

A RDC n. 18 da Anvisa refere-se a suplementos proteicos como produtos que devem conter, no mínimo, 50% do valor energético total proveniente de proteínas (Tabela 9), com pontuação de aminoácidos corrigida pela digestibilidade da proteína (PDCAAS) acima de 0,9 na sua composição de aminoácidos essenciais (Tabela 10), e com 10 g de proteínas por porção, no mínimo. Logo, um suplemento proteico pode facilmente chegar a 100% do VET por porção.[1]

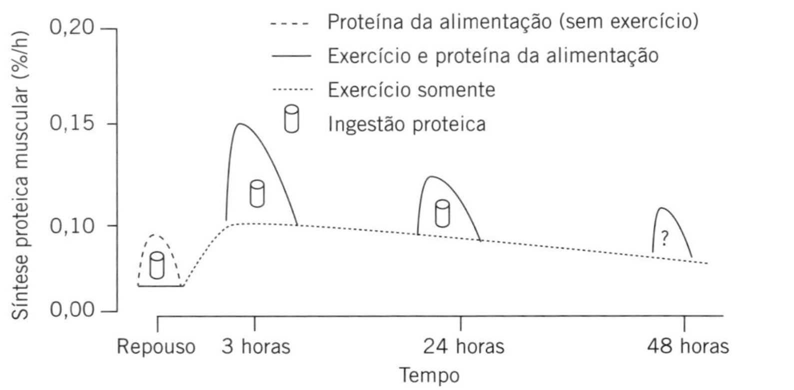

FIGURA 7 Síntese proteica muscular aumentada pelo consumo de proteínas pós-exercícios.

TABELA 9 Suplemento hiperproteico (produto-referência)

Quantidade por porção = 1 copo medidor = 33 g	
Valor kcal	108 kcal = 454 kJ
Carboidratos	0 g
Proteínas	27 g
Gorduras	0 g

TABELA 10 Valores de PDCAAS para diferentes proteínas (> 0,90)

Proteína	PDCAAS
Ovo	1,00
Leite de vaca	1,00
Carne bovina	0,92
Soja	0,91

PDCAAS: pontuação de aminoácidos corrigida pela digestibilidade da proteína.

Suplemento proteico consumido em períodos de baixa disponibilidade de energia e/ou de carboidratos da dieta tem melhorado a repleção do glicogênio muscular, principalmente no período de recuperação pós-exercícios.

A suplementação proteica pode prover uma maior resposta anabólica quando comparada ao consumo de uma refeição normal.

Os suplementos proteicos levam o nome da fonte alimentar, como a proteína do soro do leite (*whey protein*), a albumina (do ovo), a caseína (do leite), e a soja (*soy protein*).

A síntese proteica dependerá de muitos fatores, como a composição das fibras musculares, produção de metabólitos (amônia), respostas hormonais (testosterona, hormônio do crescimento), fatores de crescimento semelhantes à insulina I (IGF-I), e da qualidade das proteínas consumidas. Tem sido demonstrado que uma ótima síntese proteica muscular em atletas depende do consumo de 1,6 a 2,2 g de proteínas/kg/dia.

As proteínas apresentam diferentes taxas de digestão. Essa propriedade oferece uma estratégia de suplementação em que a mistura (*blend*) de proteínas de taxas de absorção rápida, média e lenta provê uma aminoacidemia mais plena durante 6 horas e uma associação de efeitos benéficos para a recuperação muscular (Tabela 11).[6]

Existem diferentes formas de estrutura das proteínas do soro do leite (*whey protein* – WP), obtidas por métodos industriais como a concentrada (WPC) com 80% de absorção, a WP isolada (WPI) com 98% de absorção, obtida por

TABELA 11 Suplementos proteicos com diferentes cinéticas de absorção

Produto	Ingredientes	Velocidade de absorção
Pepto Fuel®	*Whey protein* hidrolisada	Muito rápida absorção (30 min) com BCAA (Leu 1,8:1,5:1)
Isolate Performance Whey®	*Whey protein* isolada	Rápida absorção (2 h) com BCAA (Leu 3:2:1)
Soy Protein®	Proteina de soja isolada	Intermediária (4h) concentrada em arginina/ácido glutâmico
Bio Casein®	Caseína micelar	Lenta absorção (até 6 h); "proteína noturna"

troca iônica ou por microfiltragem, e a forma hidrolisada (peptídeos), com 99% de absorção, obtida pela hidrólise das formas isoladas.

- Produto com quatro tipos distintos de *whey protein* (WPC, WPI por carga [troca] iônica, WPI por microfiltragem, WP hidrolisada).
- Produto com cinco tipos diferentes de fontes de proteínas (WP hidrolisada, WPI por troca iônica, WPI por microfiltragem, WPC e albumina hidrolisada, fonte de aminoácidos, arginina e sulfurados [metionina e cisteína]).

Em termos de assimilação, a pesquisa indica que os aminoácidos são absorvidos mais rapidamente quando consumidos como di e tripeptídeos do que como forma livre de aminoácidos ou proteínas inteiras. Além disso, a taxa de absorção pode conduzir a um ambiente anabólico hormonal mais favorável (Figura 8).

As principais indicações da proteína hidrolisada (peptídeos), pela sua rápida absorção (± 30 min) e máxima biodisponibilidade de aminoácidos essenciais (> 99%), têm sido:[6]

- Repleção do glicogênio muscular pós-exercício, quando combinado a carboidrato de alto índice glicêmico (repositor energético).
- Pós-exercícios de força, quando a refeição seguinte (com proteínas) for realizada em < 2 horas.
- Suplementação proteica de pacientes pós-cirurgia bariátrica (repositor energético).

O uso de peptídeos concentrados em aminoácidos de interesse (*design peptide*), como a leucina, aumenta o efeito anabólico e insulinotrópico (anticatabólico) durante e imediatamente após os exercícios.

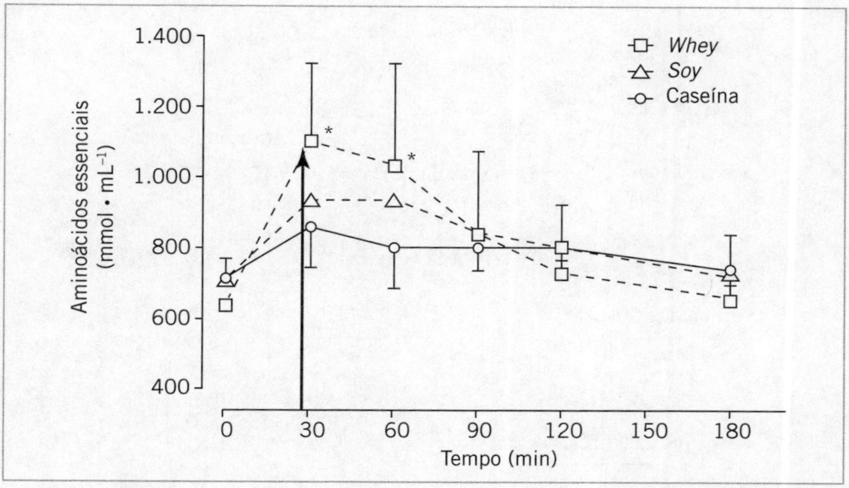

FIGURA 8 Concentração de aminoácidos essenciais após a ingestão de *whey* hidrolisado, caseína e soja isoladas, seguida por uma sessão de exercício de força. * Significativamente diferente da caseína ($P < 0,05$).

Aminoácidos essenciais, leucina em particular, e insulina, estimulam a sinalização mTOR, acelerando a síntese proteica (Figura 9).

A Figura 10 mostra resposta à insulina e suas concentrações plasmáticas durante o período de recuperação pós-exercício (até 5 h), pela ingestão de soluções com carboidrato (CHO) e proteína hidrolisada (CHO-PRO), ou carboidrato e proteína hidrolisada rica em leucina (CHO-PRO-LEU).

Uma formulação aminoacídica (*design peptide*) de aminoácidos essenciais concentrados em leucina, sob a forma de peptídeos, é apresentada na Tabela 12.

TABELA 12 Perfil de aminoácidos essenciais concentrados em leucina (produto-referência)

L-triptofano	23 mg
L-valina	88,84 mg
L-treonina	96,56 mg
L-isoleucina	85,08 mg
L-leucina	1.145,96 mg
L-lisina	145,72 mg
L-fenilalanina	57,52 mg
L-metionina	30,44 mg

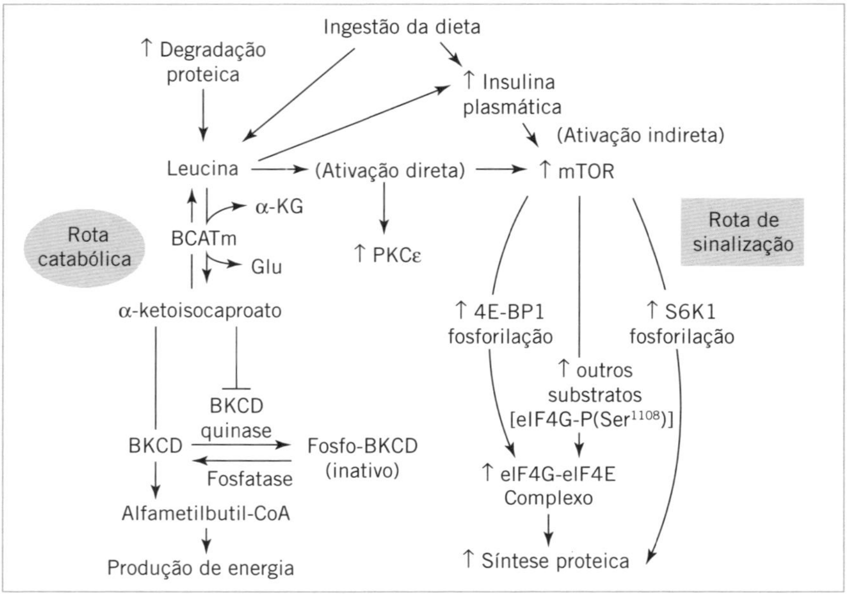

FIGURA 9 Aumento do estímulo mTOR pela leucina.

4E-BP1: proteína de ligação 1 do fator de iniciação 4E; α-KG: alfacetoglutarato; BCATm: aminoácido de cadeia ramificada transferase mitocondrial; BKCD: cetoácido de cadeia ramificada desidrogenase; eIF4G e eIF4E: complexo de fatores de iniciação 4E e 4G; Glu: glutamato; S6K1: proteinoquinase ribossomal 1; PKCE: proteinoquinase CE.

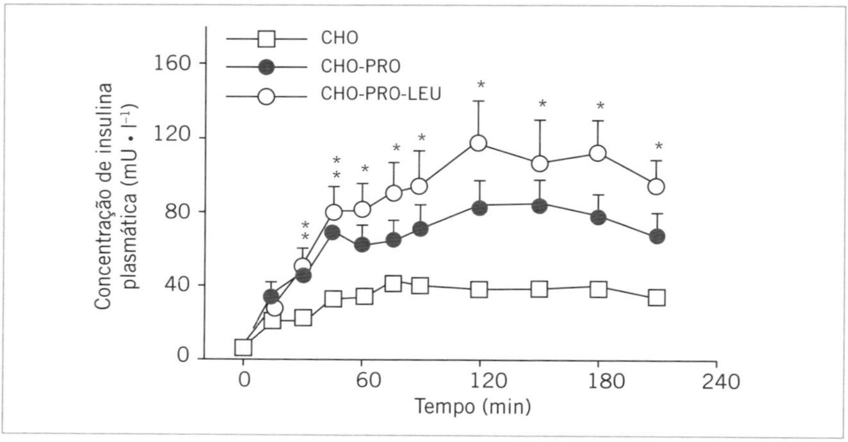

FIGURA 10 Efeitos anabólicos e anticatabólicos da leucina. CHO: carboidrato; LEU: leucina; PRO: proteína.

* Significativamente diferente do CHO.

A dose ótima de leucina para efeito anabólico muscular é de aproximadamente 1 g em indivíduos jovens, e de 1,5 a 2,5 g em idosos para vencer a resistência anabólica muscular, prevenir e tratar a sarcopenia (Figura 11).

Provavelmente existe um "limiar" para a quantidade de leucina (contida na proteína) acima da qual se dá a síntese proteica muscular. A proteína da soja (*soy protein*) é menos efetiva, não pela cinética de absorção, mas pelo conteúdo diminuído de leucina.[10]

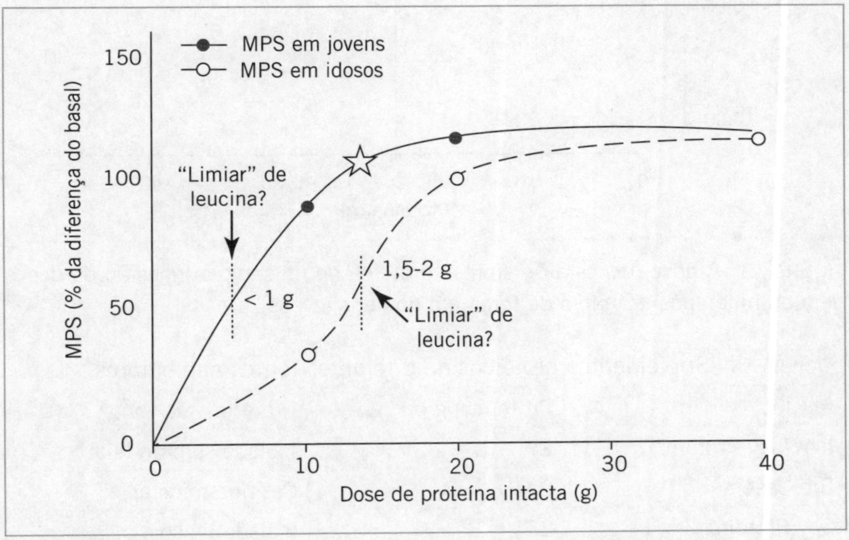

FIGURA 11 Curva dose-resposta da síntese proteica muscular (MPS) no músculo de idosos e jovens com a ingestão de proteína em repouso.

Existe uma "refratariedade" do músculo esquelético ao excesso de nutriente (*muscle-full*), que prolonga a "janela anabólica". Assim, uma melhor estratégia de suplementação é utilizar "alíquotas" de 20 g de proteínas (equivale a ± 10 g de aminoácidos essenciais) (Figura 12), com mais frequência pós-exercícios, porque o acréscimo de proteína muscular é limitado fisicamente pelo colágeno do tecido conjuntivo do endomísio inelástico ao redor de cada fibra.[11]

A partir dessa constatação, os suplementos proteicos disponíveis para consumo tendem a disponibilizar ± 20 g de proteínas por porção, de diferentes tipos (fontes alimentares) (Tabela 13).[12]

A exceção à regra é a dosificação nutroperápica da "proteína noturna" ou suplemento de caseína micelar de ≅ 40 g consumido antes de dormir (na ceia), preferencialmente seguido ao exercício de força.

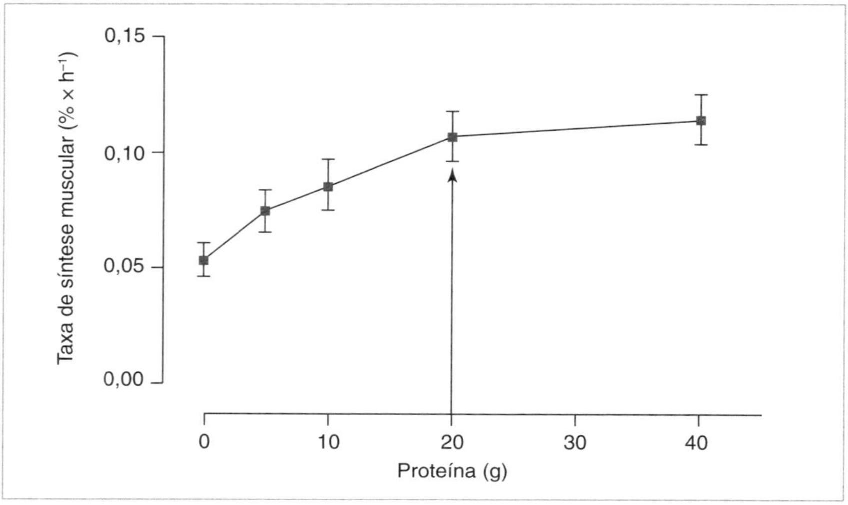

FIGURA 12 A dose-resposta de síntese proteica do músculo à ingestão de doses de albumina após exercício de força em homens jovens.

TABELA 13 Suplementos proteicos de diferentes fontes alimentares

Produto	Proteínas g/porção	Proteínas tipo
IsoWhey Protein®	27	Isolado soro do leite
Bio Casein®	24	Caseína micelar
Soy Protein®	25	Isolado da soja
Iso Protein Albumin®	20	Clara de ovo desidratada
Pure Beef®	23	Isolado da carne
Pepto Fuel®	25	Hidrolisado soro do leite

A ingestão de proteína pós-exercício de força tem uma dose-resposta diurna curta (~25 g/2-3 h), diferentemente da dose-resposta noturna longa (40 g/7,5 h).

Res et al. fizeram o primeiro estudo que mostrou que a proteína ingerida imediatamente antes de dormir, de digestão lenta de 5 a 6 horas (caseína micelar), é efetivamente digerida e absorvida, estimulando a síntese de proteína muscular, melhorando o equilíbrio de proteínas do corpo inteiro e a recuperação pós-exercício durante a noite.[13]

Esportistas não atletas que realizam treinos após o horário de trabalho podem se beneficiar da recuperação proteico-muscular (hipertrofia) com esse tipo de proteína pós-treinos noturnos, consumida no horário da ceia.

A duração e a qualidade do sono podem impactar negativamente a síntese proteica miofribrilar.

É geralmente recomendado fornecer de 20 a 25 g de uma proteína de alta qualidade imediatamente após uma sessão de exercício para maximizar a resposta de síntese proteica muscular na fase de recuperação pós-exercício agudo. No entanto, a janela de oportunidade para permitir que as taxas de síntese de proteínas musculares se elevem não está limitada a essas poucas horas de recuperação pós-exercício agudo.[13,14]

A coingestão de proteína com carboidratos antes e/ou durante as sessões de treinamento prolongadas (3-5 horas) pode inibir a degradação de proteínas do músculo, estimular a síntese de proteína muscular e aumentar ainda mais a resposta adaptativa do músculo esquelético ao treinamento físico.[7,15]

O *timing* do uso da proteína em relação à sessão de exercícios parece ser menos importante se o atleta ingerir adequada quantidade de proteínas nas 24 horas.

Se existir algum déficit relativo no consumo de proteínas diárias, a ressíntese proteica muscular pós-exercícios pode ser maximizada pela ingestão de 0,3 g/kg após as sessões de exercícios, e a cada 3 a 5 horas em várias refeições seguintes.

Por fim, o suplemento proteico em pó obtido da carne de gado conserva uma digestibilidade mais rápida que as proteínas do leite, com a vantagem de possuir elevadas concentrações de carnosina (beta-alanina) e creatina, mas menores concentrações de aminoácidos de cadeia ramificada, em comparação com a proteína do soro do leite (Tabela 14).

Existem muito poucos estudos sobre a proteína da carne-alimento e o ganho de massa muscular, embora a qualidade da proteína e a presença natural de creatina (3-7 g/kg) sejam suficientes para a alegação de seu efeito ergogênico em atletas.

TABELA 14 Composição em aminoácidos essenciais e alanina da proteína do soro do leite (*whey protein*) e do extrato hidrolisado da carne (*beef protein*)

Suplementos (g/100 g)	Iso	Leu	Val	Met	Cis	Fe	Tir	Tre	Tri	Lis	Ala
Whey protein[1]	7,2	11,2	6,3	2,2	2,7	3,1	3,2	8,0	1,9	8,8	5,3
Beef protein[2]	1,24	7,14	5,05	0,63	0,63	6,23	2,18	3,19	3,6	6,01	7,79

Ala: alanina; Cis: cisteína; Iso: isoleucina; Leu: leucina; Lis: lisina; Met: metionina; Fe: fenilalanina; Tir: tirosina; Tre: treonina; Tri: triptofano; Val: valina.

1 Proteína isolada do soro do leite (Provon Protein 292), Glanbia, EUA.

2 Proteína isolada da carne hidrolisada (Promeat ECC 5050 Plus), Luchebras, BR.

A proteína isolada da carne hidrolisada apresenta PDCAAS > 90, comparável à proteína do soro do leite, albumina e soja, mas existe insuficiente evidência de dados científicos da sua suplementação em atletas, apesar de seu extensivo uso como suplemento para ganho de massa muscular.

Sobre os riscos da sobrecarga renal da suplementação hiperproteica, Poortmans e Dellalieux avaliaram a função renal de atletas bem treinados consumindo altos teores de proteínas (2,8 g/kg/dia), concluindo que não houve prejuízo funcional. Entretanto, os indivíduos com diabetes ou nefrolitíase não devem ultrapassar os limites recomendados de 1,2-1,7 g/kg/dia.[16-18]

AMINOÁCIDOS

Teoricamente, os aminoácidos melhoram a performance esportiva de várias formas, ora aumentando a secreção de hormônios anabólicos, ora modificando o substrato energético usado durante o exercício, ora prevenindo os efeitos adversos do *overtraining*, ora acelerando a recuperação pós-exercício. Entretanto, a seguir se discute o papel ergogênico dos aminoácidos.

Aminoácidos essenciais

A síntese proteica muscular pode aumentar em até 150% pela biodisponibilidade de aminoácidos essenciais.

Rasmussen et al. mostraram que cada momento da ingestão (1 e 3 h) de 6 g de aminoácidos essenciais e 35 g de sacarose, pós-sessão de treino de força, aumentou o anabolismo proteico muscular em relação ao placebo (Figura 13 A e B).[19]

A combinação de hiperinsulinemia e hiperaminoacidemia à custa dos aminoácidos essenciais é a mais provável estimuladora do anabolismo muscular.

A suplementação de aminoácidos essenciais deve se basear na recomendação diária proveniente da alimentação (Tabela 15). Por exemplo, para um indivíduo de 70 kg, a necessidade é de 184 mg/kg/dia, que corresponde a 13 g/dia de aminoácidos essenciais, com destaque para a maior recomendação de leucina.

O aminoácido leucina é um "gatilho" da síntese proteica muscular através da ativação direta do alvo da rapamicina em mamíferos (mTOR) considerado importante sensor de nutrientes e energia na detecção e sinalização de proteínas no músculo esquelético. Nos idosos fisicamente ativos, a resposta muscular anabólica pela leucina oscila entre 1,5 e 2 g ("resistência anabólica muscular"), superior a < 1 g necessária para o anabolismo muscular dos jovens.

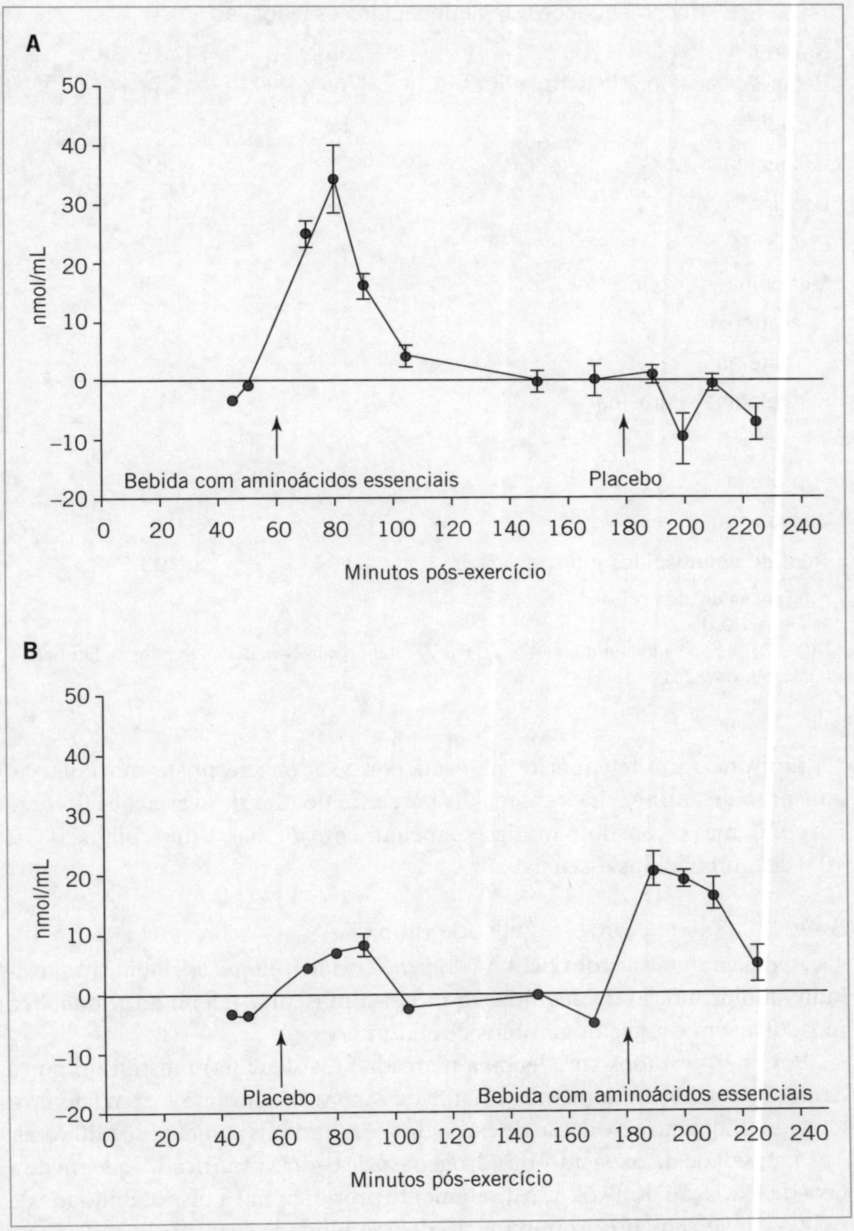

FIGURA 13 A e B: ingestão de suplemento oral de aminoácidos essenciais com carboidrato aumenta o anabolismo proteico muscular após exercício de força.

TABELA 15 Recomendações de aminoácidos essenciais

Referência: Recomendação diária para adultos	Atual mg/kg*	1985** mg/kg*
Histidina	10	8-12
Isoleucina	20	10
Leucina	39	14
Lisina	30	12
Metionina + cisteína	15	13
Metionina	10	–
Cisteína	4	–
Fenilalanina + tirosina	25	14
Treonina	15	7
Triptofano	4	35
Valina	26	10
Total de aminoácidos indispensáveis	**184**	**93,5**

* mg por kg de peso corporal
** FAO/WHO/UNU
FAO (2011) Food and Nutrition Paper. Dietary protein quality evaluation in human nutrition. Auckland, New Zealand.

Embora o limite superior não seja conhecido, a resposta muscular ao consumo de aminoácidos essenciais parece depender das variações do peso corporal, mas o consumo mínimo para aumento de massa muscular seria de 10 g de aminoácidos essenciais.

Aminoácidos de cadeia ramificada ou BCAA

A suplementação com BCAA (*branched chain aminoacids*) tem sido relatada na diminuição da degradação proteica muscular (efeito anticatabólico muscular) em exercícios aeróbios de *endurance.*

Porém, os estudos com leucina marcada (13C-leucina) mostraram que a oxidação dos BCAA aumenta somente de 2 a 3 vezes durante o exercício prolongado, enquanto a oxidação de carboidratos e gorduras aumenta 10 a 20 vezes.

A atividade da oxoácido-desidrogenase de cadeia ramificada, que mede a taxa de oxidação do BCAA, é diretamente proporcional à disponibilidade de BCAA e inversamente proporcional à disponibilidade de glicogênio. A ingestão de carboidratos durante os exercícios mais prolongados pode prevenir o aumento da oxidação dos BCAA, tornando sua suplementação desnecessária.

A recomendação de BCAA para um adulto de 70 kg é de, aproximadamente, 6 g por dia (Tabela 15).

Possivelmente, a maior concentração do aminoácido leucina na composição do BCAA se deve ao efeito secretagogo sobre a insulina ("insulinotrópico") e efeito na tradução do processo inicial da síntese proteica muscular.[20]

A formulação dos produtos com BCAA usualmente apresenta proporção igual ou superior a 2:1:1 em leucina, isoleucina e valina (Tabela 16).

TABELA 16 BCAA: formulação do produto pronto para consumo e tabletes

Porção: 2 tabletes	
Cada porção contém	
L-leucina	500 mg
L-isoleucina	250 mg
L-valina	250 mg

Doses de BCAA da ordem de ± 30 g/dia são bem toleradas, entretanto podem causar prejuízo à performance, pelo aumento da produção de amônia pelo músculo exercitado.

Não tem sido bem estabelecida a alegação da suplementação dos BCAA no aumento da síntese proteica muscular, na imunomodulação, na recuperação da dor e fadiga musculares e na função cognitiva com base na Autoridade Europeia para a Segurança dos Alimentos (EFSA).

Em geral, com base nas evidências disponíveis, a melhor recomendação nutricional para otimizar as adaptações ao treinamento, incluindo hipertrofia muscular e metabolismo oxidativo aprimorado, ainda seria consumir proteína de alta qualidade suficiente (que naturalmente inclui BCAA) no contexto das refeições.

No momento, não acreditamos que haja evidências suficientes para recomendar suplementos de BCAA para aumentar o anabolismo muscular ou aliviar os danos musculares ou, nesse caso, por qualquer outro motivo.[20]

Aminoácidos condicionalmente indispensáveis ou "quase essenciais"

São aminoácidos cuja produção pelo organismo pode estar diminuída pela demanda, momento em que podem se tornar "essenciais" (Tabela 17).

Os aminoácidos glicina e prolina encontrados no colágeno hidrolisado são constituintes da estrutura da cartilagem, tendões e ligamentos. Essas estruturas também necessitam de ressíntese pós-exercícios de força ou de *endurance* e, em geral, podem necessitar de até 72 horas para recuperação completa a cada treino (Figura 14).

TABELA 17 Aminoácidos dispensáveis e condicionalmente indispensáveis e precursores

Dispensáveis	CI	Precursores de CI
Alanina	Arginina	Glutamina/glutamato, aspartato
Ác. aspártico	Cisteína	Metionina, serina
Asparagina	Glutamina	Ác. glutâmico, amônia
Ác. glutâmico	Glicina	Serina, colina
Serina	Prolina	Glutamato
	Tirosina	Fenilalanina

CI: condicionalmente indispensáveis.

A síntese endógena de glicina pode ser taxa-limitante, tornando-se necessário o consumo por meio da alimentação ou da suplementação. O produto colágeno hidrolisado contém as maiores concentrações em aminoácidos glicina (17,5%), hidroxiprolina (12,9%), prolina (13,4%) e ácido glutâmico (11,4%).

Os estudos clínicos com colágeno hidrolisado nas doses de 9,4 a 23 g/dia mostraram um aumento da concentração plasmática de peptídeos Ala-Hip (alanina-hidroxiprolina), Ala-Hip-Gli (alanina-hidroxiprolina-glicina), Pro-Hip-Gli (prolina-hidroxiprolina-glicina), Leu-Hip (leucina-hidroxiprolina), Ile-Hip (isoleucina-hidroxiprolina) e Fe-Hip (fenilalanina-hidroxiprolina), diminuição do processo doloroso da osteoartrite e aumento nas ligações com receptores do colágeno na cartilagem e nos tendões.[21]

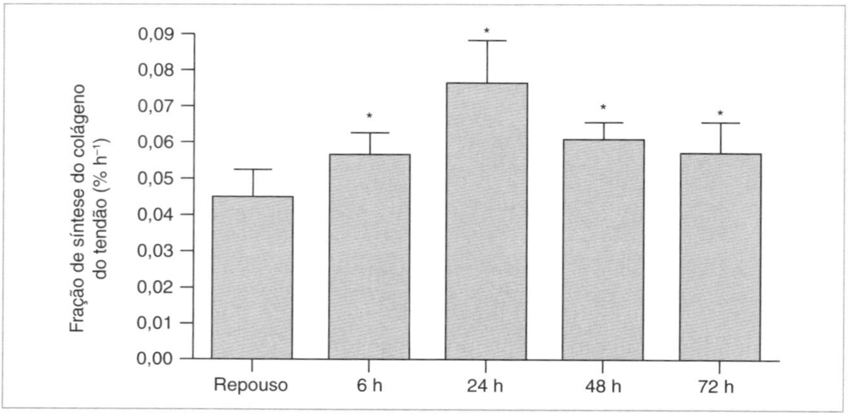

FIGURA 14 Fração da taxa de síntese da proteína do colágeno do tendão após exercício estrênuo.

* Significativamente diferente em relação ao repouso ($P < 0,05$)

Lesões de tendão são muito comuns, e uma das razões para essa alta taxa de lesão é que força, potência e velocidade dependem de tecidos conjuntivos rígidos (tendões, ligamentos). E, quanto mais rígido, maior o risco de lesão. A rigidez de um tecido conjuntivo, como um tendão ou ligamento, depende de dois fatores principais: o conteúdo de colágeno e a quantidade de ligações cruzadas dentro do colágeno.[21]

As ligações cruzadas aumentam quando os atletas treinam em alta velocidade ou com mudanças rápidas de direção. As ligações cruzadas diminuem ao usar exercícios de força como movimentos lentos.

Tem sido recomendado de 5 a 15 g de colágeno hidrolisado com 50 mg de vitamina C para aumentar a produção de colágeno, aumentar a resistência da cartilagem e diminuir a dor articular, embora existam poucos dados sobre essas alegações.

Arginina

Uma formulação aminoacídica pode ser concentrada em aminoácidos de interesse, como a arginina, precursora do óxido nítrico, potente vasodilatador que aumenta durante os exercícios, podendo melhorar força e potência musculares, além de acelerar a remoção dos excessos de lactato e amônia após exercícios exaustivos.

A função vasodilatadora do óxido nítrico (NO) foi utilizada como possível benefício do rendimento muscular no esporte. O complexo cálcio-calmodulina-NO-sintase ativa a produção de NO até o cálcio ser reabsorvido (regulação da atividade contrátil das fibras musculares).

A L-arginina é o substrato da sintase-NO endotelial (NOS), que converte L-arginina em NO, provocando sua ação biológica (vasodilatação), possivelmente em baixas concentrações do inibidor competitivo da NOS chamado dimetil-arginina assimétrico (ADMA). Contudo, níveis elevados do ADMA resultam em sua ligação com a NOS e conversão prejudicada da L-arginina em NO, com diminuição das ações biológicas. Sob tais circunstâncias, mesmo pequenos aumentos na concentração de L-arginina secundária à suplementação dietética podem restabelecer a produção de NO a níveis próximos do normal. Logo, parecem existir diferentes respondedores à suplementação de L-arginina e às suas ações biológicas que contribuiriam para melhora do rendimento físico.[22]

O NO também é produzido pela redução do nitrato (presente em vegetais de folhas verdes) para nitrito (ação bacteriana), e daí para NO.

A arginina é um aminoácido "quase essencial" envolvido em síntese proteica, detoxificação da amônia e metabolismo da glicose.

Nas modalidades esportivas que utilizam prevalentemente força e potência musculares, a vasodilatação provocada pelo NO poderia aumentar a potência anaeróbia. Mas os resultados de estudos com suplementação de arginina via oral não confirmaram as hipóteses de melhora da performance.

A dose recomendada para possíveis efeitos ergogênicos é de 3 g de arginina em pó, pré ou pós-exercícios.

Glutamina

A glutamina é considerada um dos aminoácidos mais abundantes no corpo, sendo considerada "quase essencial". É sintetizada, estocada e liberada predominantemente pelo músculo esquelético. É absorvida pelas células intestinais, como enterócitos e colonócitos, pelo fígado e pelos rins, e por algumas células imunitárias importantes.

Em estudos clínicos, a concentração de glutamina no plasma é diminuída em trauma e fome. O fornecimento de glutamina teve um efeito benéfico na função do intestino, morbidade e mortalidade, e na função das células imunes.

Durante o exercício extenuante de curto prazo, a glutamina, de modo geral, é significativamente aumentada, provavelmente pela liberação de glutamina para a circulação do músculo esquelético. No entanto, a glutamina é frequentemente reduzida pelo exercício exaustivo. Essa diminuição muitas vezes ocorre concomitantemente com imunodepressão relativamente transitória.

Sabe-se que a diminuição da glutamina pode contribuir para o *overtraining*.

Bassini-Cameron et al. demonstraram que a suplementação de glutamina *versus* beta-alanina foi protetora contra o impacto da fadiga induzida pela amônia em futebolistas.[22]

A dose experimental da suplementação de glutamina foi de ± 4 g/dia.

Em geral, não existe consenso para explicar a eficácia do fornecimento exógeno de glutamina no desempenho dos atletas, embora, em combinação com aminoácidos, carboidrato e outros, tenham sido relatadas melhorias significativas.

A dose recomendada para possíveis efeitos ergogênicos é de 5 a 10 g de glutamina em pó após exercícios.

Uma formulação aminoacídica pode ser concentrada em aminoácidos de interesse, como a glutamina, ora por sua atividade anti-inflamatória do estresse muscular, ora pela contribuição na gliconeogênese e na imunomodulação e integridade do epitélio intestinal. Todavia, a suplementação de glutamina como recurso ergogênico no esporte ainda carece de mais evidências.[23]

REFERÊNCIAS

1. https://www.gov.br/anvisa RDC n. 243, 27 jul 2018.
2. Castell LM, Burke LM, Stear SJ, Maughan RJ. BJSM reviews: A-Z of nutritional supplements: dietary supplements, sports nutrition foods and ergogenic aids for health and performance part 8. Br J Sports Med. 2010;44:486-70.
3. Jentjens R, Jeukendrup AE. Determinants of post-exercise glycogen synthesis during short-term recovery. Sports Med. 2003;33(2):117-44.
4. Maughan RJ, Burke LM, Dvorak J, Larson-Meyer DE, Peeling P, Phillips SM, et al. IOC consensus statement: dietary supplements and the high-performance athlete. Br J Sports Med. 2018;52(7):439-55.
5. https://www.ausport.gov.au
6. American College of Sports Medicine, Academy of Nutrition and Dietetics, and Dietitians of Canada. Med Sci Sports Exerc. 2016;48(3):543-68.
7. Kersksi CM, Arent S, Schoenfeld BJ, Stout JR, Campbell B, Wilborn CD, et al. International society of sports nutrition position stand: nutrient time. J Int Soc Sports Nutr. 2017;14:33.
8. Mondazzi L, Arcellius E. Glycemic index in sport nutrition. J Am Coll Nutr. 2009;28(4):455S-463S.
9. Roberts MD, Lockwood C, Dalbo VJ, Volek J, Kerksick CM. Ingestion of a high-molecular-weight hydrothermally modified waxy maize starch alters metabolic responses to prolonged exercise in trained cyclists. Nutrition. 2011;27:659-65.
10. Manninem AH. Protein hydrolysates in sports nutrition. Nutr Metab. 2009;6:38.
11. Breen L, Phillips SM. Skeletal muscle protein metabolism in the elderly: Interventions to counteract the 'anabolic resistance' of ageing. Nutr Metab. 2011;8:1-11.
12. Atherton PJ, Smith K. Muscle protein synthesis in response to nutrition and exercise. J Physiol. 2012;590:1049-57.
13. Res PT, Groen B, Pennings B, Beelen M, Wallis GA, Gijsen AP, et al. Protein ingestion before sleep improves postexercise overnight recovery. Med Sci Sports Exerc. 2012;44(8):1560-9.
14. Tipton KD, Elliott TA, Cree MG, Aarsland AA, Sanford AP, Wolfe RR. Stimulation of net muscle protein synthesis by whey protein ingestion before and after exercise. Am J Physiol Endocrinol Metab. 2007;292:E71-E76.
15. Churchward-Venne TA, Burd NA, Phillips SM. Nutritional regulation of muscle protein synthesis with resistance exercise: strategies to enhance anabolism. Nutr Metab. 2012;9(1):40.
16. Martin WF, Armstrong LE, Rodriguez NR. Dietary protein intake and renal function. Nutr Metab (Lond). 2005;2(25):1-9.
17. Poortmans J, Dellalieux O. Do regular high protein diets have potential health risks on kidney function in athletes? Int J Sport Nutr Exerc Metabol. 2000;10:28-38.
18. Rasmussen BB, Tipton KD, Miller SL, Wolf SE, Wolfe RR. An oral essential amino acid-carbohydrate supplement enhances muscle protein anabolism after resistance exercise. J Appl Physiol. 2000;88:386-92.

19. Jackman SR, Witard OC, Philp A, Wallis GA, Baar K, Tipton KD. Branched-chain amino acid ingestion stimulates muscle myofibrillar protein synthesis following resistance exercise in humans. Front Physiol. 2017;8(390):1-12.
20. Aussieker T, Hilkens L, Holwerda AM, Fuchs CJ, Houben LHP, Senden JM, et al. Collagen protein ingestion during recovery from exercise does not increase muscle connective protein synthesis rates. Med Sci Sports Exerc. 2023;55(10):1792-802.
21. Jones AM, Vanhatalo A, Seals DR, Rossman MJ, Piknova B, Jonvik KL. Dietary nitrate and nitric oxide metabolism: mouth, circulation, skeletal muscle, and exercise performance. Med Sci Sports Exerc. 2021;53(2):280-94.
22. Bassini-Cameron A, Monteiro A, Gomes A, Werneck-de-Castro JPS, Cameron L. Glutamine protects against increases in blood ammonia in football players in an exercise intensity-dependent way. Br J Sports Med. 2008;42(4):260-6.
23. Ramezani A, Rayyani E, Bahreini M, Mansoori A. The effect of glutamine supplementation on athletic performance, body composition, and immune function: a systematic review and a meta-analysis of clinical trials. Clin Nutr. 2019;38(3):1076-91.

29

Suplementação alimentar ergogênica – *specific performance supplements*

Carlos Alberto Werutsky

SPECIFIC PERFORMANCE SUPPLEMENTS

Specific performance supplements são suplementos alimentares com a maior evidência de ação ergogênica.

Creatina monoidratada

Conforme a Resolução da Diretoria Colegiada (RDC) n. 18/2010, sobre alimentos para atletas, da Agência Nacional de Vigilância Sanitária (Anvisa), o suplemento de creatina deve conter de 1,5 a 3 g de creatina monoidratada por porção (CM/porção), com grau de pureza mínima de 99,9%.[1] Até a data dessa resolução, o Brasil era o único país latino-americano a aprovar o uso de creatina, e essa aprovação se aplica especificamente à CM.

A CM contém 87,9% de creatina (creatina anidra), ao passo que o conteúdo de creatina é menor em outras formas de creatina, diminuindo as ações biológicas (Tabela 1).

A creatina é atualmente a ajuda ergogênica mais utilizada entre os atletas que desejam construir músculos e aumentar a recuperação. A CM tem se mostrado eficaz em "explosões" musculares curtas e repetidas, de atividade de alta intensidade em esportes que derivam principalmente da energia do sistema energético adenosina trifosfato-creatina fosfato (ATP-CP), como corrida tipo *sprinting* ("arrancadas" no futebol americano), corridas de 100 metros rasos, saltos, mergulho e levantamento de peso, mas não para esportes de *endurance*, como a corrida de longa distância. Talvez, neste último caso, os mecanismos indiretos da suplementação de CM poderiam trazer benefícios adicionais, que incluem a potencial hidratação celular para suportar a termorregulação e o desempenho em condições de estresse térmico, e a maximização dos estoques de glicogênio muscular nas estratégias de carregamento com cargas de carboidratos.

As concentrações de fosfocreatina são rapidamente depletadas durante o exercício intenso submáximo e de curta duração. A repleção das reservas de fosfocreatina se dá imediatamente após a cessação do exercício (Figura 1).[3]

TABELA 1 Conteúdo de creatina nas diferentes formas de creatina

Forma da Cr	Conteúdo de Cr (%)	Diferença em CM (%)
Cr anidra	100,0	+13,8
CM	87,9	0
Cr etil-éster	82,4	–6,3
Cr malato (3:1)	74,7	–15,0
Cr metil-éster	72,2	–17,9
Cr citrato	66	–24,9
Cr malato (2:1)	66	–24,9
Cr piruvato	60	–31,7
Cr α-aminobutirato	56,2	–36
Cr α-cetoglutarato	53,8	–38,8
Sódio-Cr-fosfato	51,4	–41,5
Cr taurinato	51,4	–41,6
Cr piroglutamato	50,6	–42,4
Cr cetoisocaproato	50,4	–42,7
Cr orotato (3:1)	45,8	–47,9
Carnitina creatinato	44,9	–49
Cr decanoato	43,4	–50,7
Cr gluconato	40,2	–54,3

Síntese, reserva e funções musculares da creatina

A creatina (N-(aminoiminometil)-N-metil-glicina) (Cr) é um nutriente "quase essencial", encontrado de forma abundante nas carnes de gado, frango e peixes (3-7 g/kg), no leite e em produtos lácteos (0,1 g/kg) e praticamente ausente em frutas e vegetais (traços). É sintetizada primariamente no fígado, em duas etapas: a primeira por meio dos aminoácidos arginina e glicina, em reação catalisada pela enzima arginina-glicina-aminotransferase, e a segunda agrega o aminoácido metionina, para formar a Cr (Figura 2).

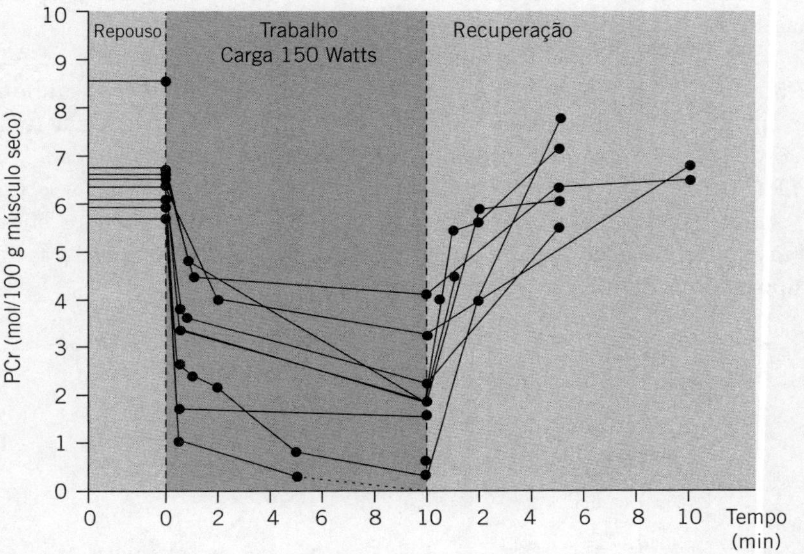

FIGURA 1 A perda de fosfocreatina na musculatura da coxa de sujeitos saudáveis do sexo masculino em uma carga de 150 Watts na bicicleta ergométrica. Observa-se, na fase de recuperação, o restabelecimento quase completo das concentrações de fosfocreatina em repouso de cada sujeito.

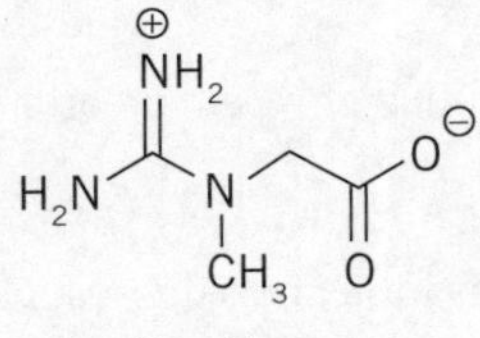

FIGURA 2 Estrutura química da creatina.

A Cr é sintetizada no fígado, pâncreas e rins, mas não nos músculos; por essa razão, existe a necessidade de transportadores de creatina para o músculo (CreaT). A maior concentração de Cr (95%) é encontrada nos músculos (66% como fosfocreatina) e somente 5% se localiza no coração, cérebro e testículos, em um total aproximado de 120 g para um adulto de 70 kg não vegetariano. A fosforilação da creatina no músculo esquelético é catalisada pela enzima creatinoquinase, e a excreção é renal na forma de creatinina (Figura 3).

A necessidade diária de creatina é de ± 2 g, dos quais só é sintetizado pouco mais de 1 g, e a taxa de excreção renal é de 2 g/dia.

Toda célula excitável usualmente contém pouca concentração de ATP (2-5 mmol/kg de músculo), suficiente para contrair em poucos segundos. No entanto, são acumuladas no músculo quantidades de fosfocreatina (PCr) da ordem de 25 a 30 mmol/kg de músculo, para a regeneração mais rápida de ATP (5-10 s).[4]

As fibras musculares tipo IIB possuem de 5 a 15% de Cr a mais que as fibras tipo I, mas degradam PCr mais rapidamente (10-30 s) que as fibras tipo I, após um *sprint* final de trabalho muscular.

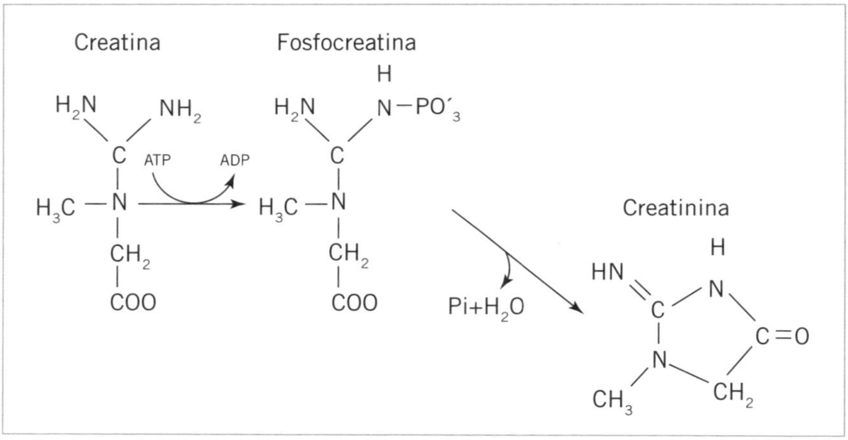

FIGURA 3 A fosfocreatina se transforma em creatinina por reação irreversível não enzimática.

Existem muitas evidências indicando que a suplementação de creatina pode melhorar a performance (força e massa musculares) e a bioenergética celular, por mecanismos de aumento do glicogênio muscular, aumento da expressão gênica dos fatores de crescimento e redução do dano muscular.

O protocolo de suplementação de creatina mais citado na literatura é o de "carregamento" muscular. Nos períodos de treinos mais intensos, os atletas recebem 0,3 g/kg/dia (20 g) de CM, que pode variar de 5 a 7 dias. A seguir, é mantido um consumo de 2 a 3 g/dia por mais 4 a 6 semanas (Figura 4).[5]

Os resultados mostraram uma concentração de creatina muscular aumentada em 10 a 40%, e o peso corporal aumentado em 1 a 2 kg na primeira semana.

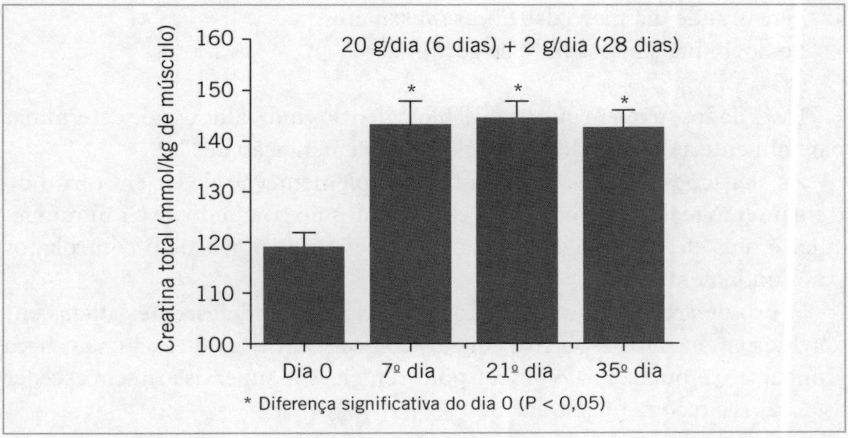

FIGURA 4 Estratégia de suplementação de creatina monoidratada.

Burke et al. conseguiram elevar os estoques de PCr muscular com a suplementação de CM em dose calculada pela massa livre de gordura (0,25 g/kg de massa livre de gordura).[6]

As adaptações musculares do treinamento de força e potência, quando combinados com a suplementação de CM, incluem o aumento do conteúdo muscular de PCr, da massa magra, da força, da potência, do *sprint* e do diâmetro musculares (aumento das cadeias pesadas de miosina).

A posição oficial da International Society of Sports Nutrition (ISSN) sobre a suplementação de CM e exercício declara que ela é segura, pelas evidências científicas a curto e longo prazos, e que não mostrou efeito deletério à saúde. Até agora, a CM tem sido a mais extensivamente estudada dentre todos os suplementos nutricionais, quanto ao aumento da massa muscular e à performance em exercícios de alta intensidade.[7]

Greenhaff et al.[8] observaram que, aproximadamente, 20 a 30% dos participantes dos estudos sobre "carregamento" de CM não responderam com o aumento na concentração intracelular de PCr. Esses "não respondedores" foram definidos como apresentando níveis de PCr em repouso < 10 mmol/kg de músculo depois de 5 dias tomando 20 g/dia de CM. Os "respondedores" classificam-se como apresentando 20 mmol/kg de músculo em seguida à fase de "carregamento" de CM. Esses indivíduos geralmente:

- Possuem baixa concentração inicial de PCr muscular e são hábeis em aumentar a concentração com a suplementação de CM.
- Têm grande porcentagem de fibras musculares do tipo II.

- Têm grande diâmetro das fibras musculares.
- Possuem mais massa livre de gordura.

Esses dados sugerem que o perfil biológico dos indivíduos pode determinar parcialmente a eficácia do protocolo de suplementação de CM.

As alegações de que o momento da suplementação de Cr em torno do treinamento realmente influencia os aumentos no conteúdo de Cr intramuscular e seus efeitos ergogênicos carecem de estudos mais bem controlados para fundamentá-las.[9]

O uso de creatina monoidratada por crianças e adolescentes atletas envolvidos em eventos esportivos que os colocam em risco de lesão na cabeça (concussão) e/ou medula espinhal, pode ser feita sob supervisão e sem exceder as dosagens recomendadas.

Uso da creatina monoidratada em idosos

A suplementação de CM pode melhorar a massa muscular e a resistência à fadiga de idosos sarcopênicos, associada ao exercício de força, melhorando a habilidade para as tarefas da vida diária. Entre os mecanismos de melhora das funções das fibras musculares do tipo IIA e IIB, estão:[10]

- Aumento da seção transversal das fibras musculares (hipertrofia).
- "Inchaço" celular, com redução da proteólise.
- Alteração da expressão dos fatores de transcrição miogênica.
- Maior tolerância aos exercícios pela melhora das taxas de regeneração da ATP.

A suplementação de CM como tratamento, a curto e médio prazos pode melhorar significativamente a concentração de creatina muscular em pessoas com distrofias musculares. Há também evidências de que ocorre melhora do desempenho funcional pela CM nas distrofias musculares e miopatias inflamatórias idiopáticas, nas doenças de Parkinson e Huntington. Existem evidências recentes de que a suplementação de CM pode melhorar o processo cognitivo em idosos.

Segurança da suplementação de creatina monoidratada

A alegação dos efeitos adversos a seguir **não** foi demonstrada em sujeitos saudáveis:

- Câimbras musculares.
- Ruptura de fibras musculares.

- Desidratação.
- Náuseas, vômitos e diarreia.
- Disfunção hepática.
- Disfunção renal.

Assim como não foi demonstrada a alegação do risco de mutagenicidade e carcinogenicidade pelos subprodutos do metabolismo da creatina, como a metilamina, o formaldeído e as aminas heterocíclicas. A suplementação de creatina monoidratada é segura e não altera a função de filtração glomerular medida pela cistatina C (VR até 50 anos: homens 060-1,22 mg/L; mulheres 0,57-1,07 mg/L e maiores de 50 anos: homens 0,72-1,53 mg/L; mulheres 0,64-1,38 mg/L), marcador mais confiável e sensível que o *clearance* de creatinina e a creatinina sérica.[11]

Contudo, a suplementação de creatina monoidratada **não** é recomendável em sujeitos com potencial risco de disfunção renal, como em:

- Diabéticos descontrolados.
- Hipertensos descontrolados.
- Doentes com taxa de filtração glomerular reduzida.

Recentemente, foi mostrado em alguns estudos preliminares que o uso da suplementação de creatina pode ter efeitos anti-inflamatórios, imunomoduladores e algumas propriedades anticâncer.[12]

Cafeína

A RDC n. 18/2010, sobre alimentos para atletas, da Anvisa,[1] determina que os suplementos de cafeína devem fornecer entre 210 e 420 mg de 1,3,7-trimetilxantina com teor mínimo de 98,5%, calculada sobre a base anidra.

A cafeína foi retirada da lista de substâncias proibidas pela World Anti-Doping Agency (WADA) em janeiro de 2004. Mas a cafeína continua fazendo parte do Programa de Monitoramento da WADA, que fixa valores de ≥ 12 microg/mL na urina como *doping* positivo, improváveis de serem detectados mesmo com consumos de 5 a 9 mg/kg de peso corporal.[13]

A concentração urinária da cafeína reflete somente uma pequena quantidade da cafeína plasmática (~1%). O *clearance* da cafeína varia enormemente entre atletas e entre diferentes ocasiões de seu uso pelos mesmos atletas. Os níveis urinários de cafeína são determinados por outros fatores, como o tamanho da dose de cafeína e o *timing* da amostra de urina em relação à dose de cafeína.[13]

A cafeína é antagonista do receptor de adenosina, portanto tem efeitos sobre o músculo esquelético pela influência sobre o metabolismo do cálcio, sódio e bomba de potássio, elevação da adenosina 3,5-monofosfato cíclico (lipólise no tecido adiposo e muscular, aumentando os triglicérides intramusculares) e ação direta sobre enzimas como a glicogênio fosforilase.

Ao contrário da 1,3,7-trimetilxantina (cafeína anidra), seus metabólitos, a paraxantina e a teofilina têm maior afinidade pelos receptores da adenosina. Com a identificação do gene *CYP1A2*, os atletas com genótipo AA homozigotos, em comparação com variantes do mesmo gene, metabolizam mais rapidamente a cafeína, aumentando seus efeitos ergogênicos.[5]

O gene *ADORA2A* é outro modificador genético dos efeitos da cafeína no desempenho. Foi demonstrado que o receptor de adenosina A2A, codificado pelo gene *ADORA2A*, regula a demanda miocárdica de oxigênio e aumenta a circulação coronariana por vasodilatação. O receptor A2A também é expresso no cérebro, onde tem papéis significativos na regulação da liberação de glutamato e dopamina, com efeitos associados na insônia e na dor.

Uma variação comum no gene *ADORA2A* (receptor de adenosina A2A) contribui para as diferenças nos sentimentos subjetivos de ansiedade após a ingestão de cafeína, especialmente naqueles que habitualmente são consumidores de pouca cafeína. A ansiedade antes ou durante as competições atléticas pode interferir não apenas no desempenho, mas também no aumento do risco de lesão.[5]

Os possíveis mecanismos da cafeína, de ação no sistema nervoso central (SNC), são o aumento do estado de alerta pela estimulação adrenérgica, e a percepção subjetiva do esforço e de fadiga reduzida. Na medula espinhal, age na junção neuromuscular (placa neuromotora) através do arco reflexo. E, no músculo (cardíaco e esquelético), aumenta a contratilidade pela transmissão de estímulos através da unidade motora.[14]

Desse modo, a contribuição ergogênica da cafeína se refere a modalidades esportivas como *ultraendurance* e *adventure racing*, pela redução da sonolência e redução da percepção da dor da fadiga de contração muscular. Diferentemente de outros ergogênicos, a suplementação de cafeína aumenta a capacidade de sustentar certos protocolos de treinos, como exercício submáximo em > 90 minutos, trabalho de alta intensidade em 20 a 60 minutos e exercício supramáximo com duração de 1 a 5 minutos.[14]

Nas doses de 2 a 3 mg/kg (100-200 mg), De 30 a 60 minutos pré-exercícios, há maior evidência de atingir o benefício ergogênico. A cafeína é rapidamente absorvida, atingindo as máximas concentrações no sangue em 1 hora após a ingestão, mas é lentamente catabolizada, com meia-vida de 4 a 6 horas.[13]

A cafeína pode ser consumida em bebidas como refrigerantes do tipo cola/guaraná, chás, café, chocolate e bebidas energéticas, ou como ingrediente em alguns produtos de esporte (p. ex., alguns géis reidratantes), que fornecem de 30 a 200 mg de cafeína por porção, ao passo que, em forma de medicamento, pode conter de 100 a 200 mg por comprimido.[14]

Estudo recente mostrou melhora da performance em treinamento de força com 8 mg/kg de peso corporal, considerada alta dose de cafeína.[15]

As evidências são conflitantes sobre a eficácia de café como fonte de cafeína, porque essa bebida contém outros produtos químicos que podem melhorar o desempenho.

Os efeitos adversos da suplementação de cafeína são:

- Ansiedade.
- Insônia.
- Agitação.
- Palpitações.
- Desconforto gastrintestinal.
- Aumento da diurese (desidratação).

Aspectos da suplementação de longo prazo (uso crônico) que se referem à habituação e à atenuação dos efeitos da cafeína, bem como os efeitos da suplementação crônica de cafeína nas adaptações ao treinamento, precisam ser mais investigados.[16]

Bicarbonato de sódio

Tipicamente, o sangue arterial humano tem um pH de, aproximadamente, 7,4, ligeiramente alcalino, caindo para ± 7,1 após exercícios exaustivos, enquanto o músculo atinge um pH de ± 6,8 (Figura 5).[17]

A glicólise anaeróbia fornece a fonte primária de combustível para o exercício de intensidade quase máxima e duração superior a 30 segundos, atingindo uma limitada capacidade de remover os produtos ácidos liberados pelo sistema.

Teoricamente, um aumento na capacidade de tampão extracelular deve retardar o aparecimento da fadiga muscular durante o metabolismo anaeróbio prolongado.

Os dois agentes de tamponamento mais estudados são o bicarbonato de sódio e o citrato de sódio. É difícil detectar o efeito do uso dessas estratégias de tamponamento por atletas, uma vez que o pH urinário varia de acordo com os hábitos alimentares (p. ex., vegetarianismo) e a ingestão aumentada de carboidratos.[5]

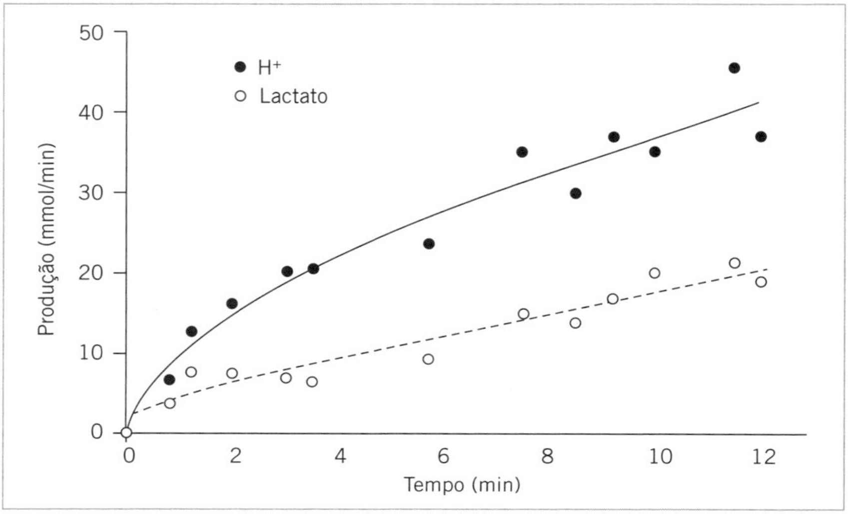

FIGURA 5 Produção estequiométrica de lactato e próton (H^+) na contração muscular do exercício de força incremental da perna. A liberação de prótons foi quase 2 vezes maior no momento da exaustão.

Essas alterações do balanço ácido-base provocadas pelos exercícios produtores de meio ácido e que podem prejudicar a performance levaram os atletas a buscarem estratégias de tamponamento dessa excessiva produção de ácidos. Substâncias "tampões" (*buffers*), como o bicarbonato de sódio e o citrato de sódio, são capazes de elevar o pH para 7,5.

As doses experimentais de 0,3 g/kg de bicarbonato de sódio ($NaHCO_3$) em exercícios intermitentes (ciclismo, boxe) influenciaram positivamente a performance, quando usadas como pré-exercício (alcalose pré-exercício). Embora o benefício de tamponamento extracelular seja característico do bicarbonato de sódio, parece existir uma atenuação da acidose intracelular pelo aumento do gradiente Na^+/H^+ (forte diferença iônica). A dose ótima de bicarbonato de sódio, 1 a 2 horas pré-treino/competição, é de 0,3 g/kg (4-5 colheres de chá de bicarbonato) em exercícios intermitentes de alta intensidade, mas a tolerância deve ser testada durante os treinos, pelos efeitos colaterais mais comuns:[5]

- Desconforto gastrintestinal.
- Náuseas.
- Diarreia.
- Dor de cabeça.
- Câimbras estomacais.

O citrato de sódio também é normalmente ingerido em doses de 0,3 a 0,5 g/kg 1 a 2 horas pré-treino/competição, mas parece ter menor efeito tampão quando comparado com o bicarbonato de sódio.

Uma advertência para o uso desse tipo de suplemento ergogênico é em zonas de treinamento, como o de potência aeróbia, potência anaeróbia ou máximo competitivo, em que os atletas devem se adaptar a concentrações de lactato superiores ao limiar (4-5 mmol/L), como indicativo de melhora do nível de treinabilidade, situação em que a provocação da alcalose (bicarbonato) pré-exercício prejudicaria esses marcadores fisiológicos.

Fisiologicamente, a acidose e a lacticidemia melhoram a performance pelos seguintes fatores:[18]

- Liberação de O_2 da Hb (trabalho muscular).
- Fluxo sanguíneo muscular.
- Estímulo ventilatório.
- *Feedback* aferente do SNC > atividade cardiovascular.
- Absorção do lactato por outras células como combustível metabólico.

A Figura 6 mostra que os recordes mundiais no atletismo, historicamente, foram atingidos muito acima do limiar do lactato (4-5 mmol/L).

Implicações práticas

O bicarbonato de sódio pode ser eficaz para melhorar a resistência muscular de grupos musculares grandes e pequenos, que produzam grandes quantidades de H^+ (glicólise anaeróbica).[5]

A recomendação é de 0,3 g/kg de bicarbonato de sódio ingerido entre 60 e 180 minutos antes do exercício.

Para atenuar ou evitar os efeitos colaterais (gastrintestinais), a quantidade total de bicarbonato de sódio pode ser ingerida em doses subdivididas de 0,1 g/kg aos 90, 60 e 30 minutos antes do exercício, ou em cápsulas de liberação prolongada.[5]

O bicarbonato de sódio não parece ser ergogênico para a força muscular e não parece ser uma estratégia de suplementação que valha a pena para atletas que competem em esportes nos quais a força é uma qualidade muscular importante.[19]

Beta-alanina

A beta-alanina é um aminoácido não proteinogênico. A carnosina dipeptídeo (beta-alanil-L-histidina) integra a família histidina dipeptídeos, incluindo anserina (beta-alanil-L-1-metil-histidina) e beta-alanina

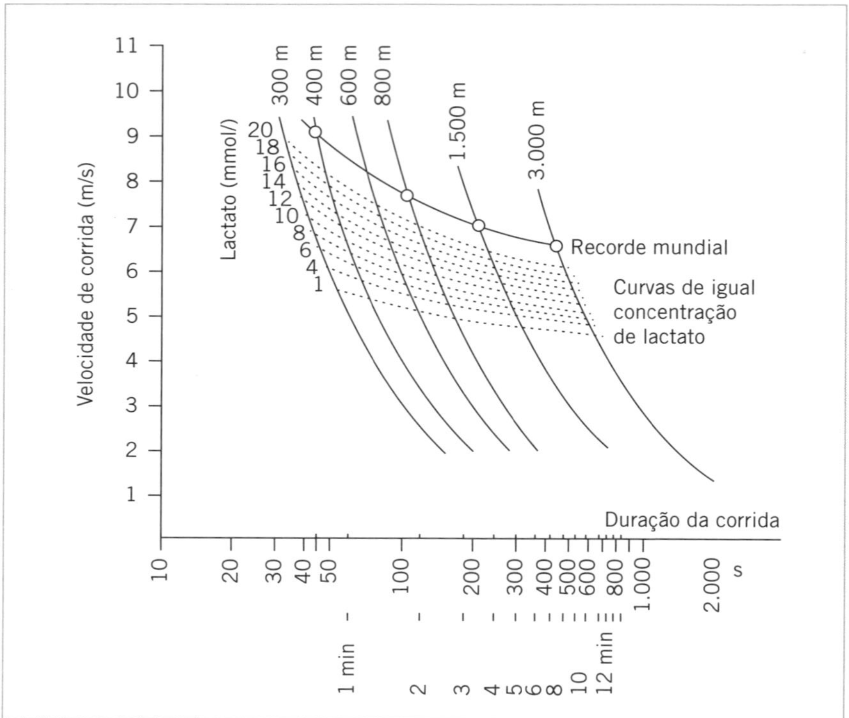

FIGURA 6 Curvas de concentração de lactato nas velocidades atingidas no recorde do atletismo.

(beta-alanil-L-3-metil-histidina). A carnosina é abundante no tecido muscular humano em cerca de 20-25 mmol/kg a seco, chegando a 10-14 mmol/kg a seco nos indivíduos vegetarianos.[20]

Essa concentração de carnosina muscular é 1,5-2 vezes mais elevada nas fibras musculares do tipo II do que no tipo I. Também se encontra aumentada dentro da faixa de pH de trânsito entre repouso e exercício do músculo esquelético. A carnosina é, portanto, um tampão intracelular eficaz.[5]

A carnosina é sintetizada *in situ* do músculo pela carnosina sintase de beta-alanina e histidina, e degradada por uma dipeptidase extracelular, carnosinase. A síntese no músculo é limitada pela disponibilidade de beta-alanina produzida a partir da degradação de uracilo no fígado, e aumentada pela ingestão de beta-alanina encontrada na carne.[21]

Revisão recente sobre a ação ergogênica da beta-alanina em estudos por períodos de intervenção, de 5,2 ± 1,8 semanas, com doses que variaram de

4,8 a 1,3 g/dia, melhorou a percepção de esforço e os parâmetros bioquímicos relacionados à fadiga muscular, e menos evidência foi encontrada para a melhoria no desempenho.[22]

A suplementação de beta-alanina nas doses de 3,2 a 6,4 g/dia ou 0,8 a 1,6 g a cada 3 a 4 horas durante o dia, durante 2 a 4 semanas, mostrou resultados em exercícios intermitentes ou contínuos, com duração de 30 segundos a 10 minutos, como nado de 100 a 200 m, ciclismo "contra-relógio" de 4 km, remo de 2.000 m e corrida de 800 m.[22]

O único efeito secundário relatado e associado à suplementação de beta-alanina foi a **parestesia**. É uma sensação de rubor associada a um formigamento irritante nas orelhas, no couro cabeludo, nas mãos e no tronco. O processo responsável pela parestesia é a liberação de L-histidina para formar carnosina. A parestesia é transitória e pode ser evitada com a dosagem e ingestão de beta-alanina em porções menores ao longo do dia (1,6 g até 4x/dia), preferencialmente com a ingestão de carboidratos (50-100 g) em 60 minutos antes da beta-alanina.[22]

Nitrato

O suco de beterraba é uma fonte rica em nitratos (NO_3), que pertencem à família de compostos que contêm azoto e oxigênio, produzidos no nosso organismo e provenientes da dieta.

As estimativas do consumo alimentar médio de nitrato por adultos na Europa e nos EUA são de 60 a 120 mg/dia a partir dos vegetais, que fornecem 80% desse total, e em menor quantidade proveniente de carnes processadas. A dieta DASH (*dietary approaches to stop hypertension*) contribui com teores mais elevados de nitratos.

Os nitratos, ingredientes dos alimentos, são rapidamente absorvidos no estômago e intestino delgado, atingindo níveis plasmáticos de nitrato em 1 a 2 horas. Entretanto, uma porcentagem significativa (25%) do nitrato plasmático é extraída pelas glândulas salivares, convertendo-se em nitrito pela reação das bactérias anaeróbias facultativas comensais da saliva. No ambiente ácido do estômago, o nitrito é transformado em espécies de azoto reativo, incluindo o óxido nítrico (NO).[23]

Gomas de mascar e bochechos antibacterianos podem interferir nos nitratos salivares, e repercutir negativamente na redução do nitrito plasmático. A descoberta da via alternativa nitrito-nitrato-NO independente do oxigênio contrariou o que anteriormente se acreditava, de que essa via era dependente do oxigênio e do aminoácido arginina catalisada pela NO sintase. Então, a descoberta da via anaeróbia de produção do NO apoia a teoria de que o nitrato é útil para a saúde, em vez da crença de que seria uma substância tóxica derivada de carnes processadas (salsichas, presuntos etc., pela adição de sais de nitrito e nitrato).[5]

O NO tem efeitos benéficos sobre a vascularização (relaxamento vascular) e, por conseguinte, na regulação da pressão arterial sistêmica, na oxigenação dos tecidos, no controle da agregação plaquetária e no sistema imunitário.

O primeiro estudo da suplementação de nitrato e performance foi realizado por Larsen et al., que demonstraram que os indivíduos saudáveis que ingeriram nitrato de sódio por três dias foram capazes de realizar exercício submáximo a um custo menor de oxigênio, em comparação com o grupo placebo. Portanto, um aumento da velocidade e potência com menor consumo de oxigênio (economia, eficiência) é o alvo de muitos esportes individuais.[24]

Seguiram-se os estudos de Jones e colaboradores de reprodutibilidade dos estudos anteriores sobre a economia do exercício e o desempenho em populações saudáveis e em indivíduos treinados, o que precipitou o interesse comercial pelo suco de beterraba como uma fonte natural de nitratos na dieta (500 mL de suco de beterraba) ou a suplementação em gel de 100 g/sachê (Figura 7).[25]

Em esportes nos quais o oxigênio é o fator limitante, a suplementação de nitrato é provavelmente mais benéfica para o desempenho. O efeito ergogênico em diferentes grupos de atletas mostra um pequeno efeito no *sprint*/potência

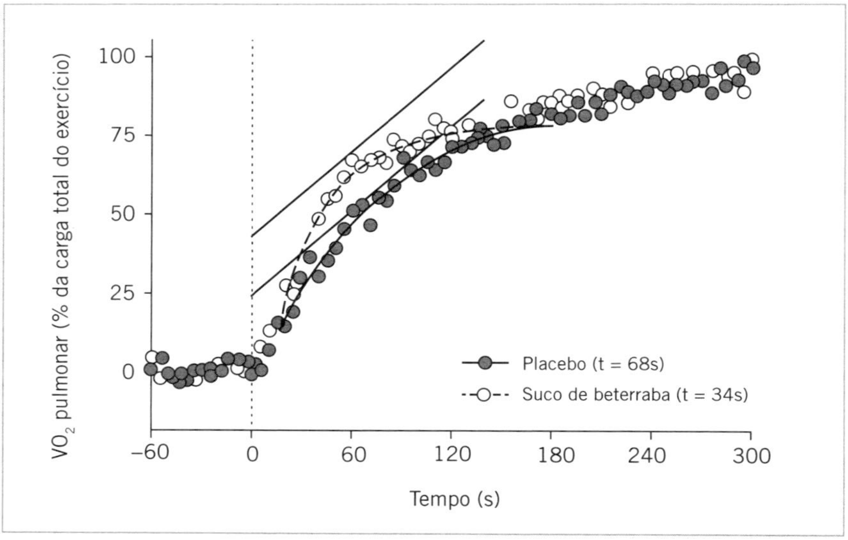

FIGURA 7 Significativa redução do custo do O_2 durante o exercício submáximo dos indivíduos que consumiram suco de beterraba em relação aos indivíduos com placebo.

de elite, efeito médio na resistência recreativa e grande efeito em atletas de corrida e potência em recreativos. Em atletas bem treinados, o efeito ergogênico parece nulo.[26]

A dose recomendada de nitrato é de 310 a 560 mg de NO_3 /dia, por no mínimo 3 dias, consumido como gel de beterraba (100 g) ou como suco de beterraba (500 mL ≅ 375 mg de NO_3^-). Nenhum benefício maior é esperado com doses acima de 560 mg/dia.[25,26]

Os paraefeitos potenciais são distúrbios gastrintestinais.

COINGESTÃO DE SUPLEMENTOS ESPECÍFICOS PARA A PERFORMANCE

A suplementação crônica de beta-alanina (6,4 g/dia) com bicarbonato de sódio (500 mg/kg/dia) melhorou a performance de exercícios intermitentes de alta intensidade em atletas bem treinados, em comparação ao uso somente de beta-alanina ou de bicarbonato de sódio.[27]

Uma revisão sistemática sobre a suplementação de beta-alanina na performance mostrou que a co-ingestão com bicarbonato de sódio aumentou a capacidade de tamponamento ácido intra e extracelular, resultando em um efeito adicional sobre a performance em comparação à beta-alanina somente.[28]

A combinação de bicarbonato de sódio com creatina monoidratada ou beta-alanina produz efeito aditivo sobre a performance. Já a combinação do bicarbonato de sódio com cafeína ou nitrato não parece ter um efeito aditivo sobre a performance.[29]

Estudos com a suplementação de multi-ingredientes (creatina monoidratada com arginina, glutamina, taurina e beta-alanina), em protocolos de exercícios até a exaustão, mostraram alguma atenuação na fatigabilidade. À medida que aumenta o número de componentes de ação potencialmente ergogênica, fica mais difícil identificar as ações sinérgicas. E, como existem variações nas respostas a cada suplemento (± respondedores), à medida que aumenta seu número na composição do produto, menos clara se torna a associação "causa-efeito".[30]

REFERÊNCIAS

1. https://www.gov..br/anvisa > RDC n. 243 de 27 jul de 2018.
2. Thomas DT, Erdman KA, Burke LM. American College of Sports Medicine Joint Position Statement. Nutrition and athletic performance. Med Sci Sports Exerc. 2016;48(3):543-68.
3. Van Oorschot JWM, Schmitz JPJ, Webb A, Nicolay K, Jeneson JAL, Kan HE. 31P MR spectroscopy and computational modeling identify a direct relation between Pi

content of an alkaline compartment in resting muscle and phosphocreatine resynthesis kinetics in active muscle in humans. PLoS One. 2013;8(9):e76628.

4. https://www.ausport.gov.au
5. Maughan RJ, Burke LM, Dvorak J, Larson-Meyer DE, Peeling P, Phillips SM, et al. IOC consensus statement: dietary supplements and the high-performance athlete. Br J Sports Med. 2018;52:439-55.
6. Burke DG, Chilibeck PD, Parise G, Candow DG, Mahoney D, Tarnopolsky M. Effect of creatine and weight training on muscle creatine and performance in vegetarians. Med Sci Sports Exerc. 2003;35:1946-55.
7. Buford TW, Kreider RB, Stout JR, Greenwood M, Campbell B, Spano M, et al. International Society of Sports Nutrition Position Stand: creatine supplementation and exercise. J Int Soc Sports Nutr. 2007;4:1-26.
8. Greenhaff P, Bodin K, Soderlund K, Hultman E. Effect of oral creatine supplementation on skeletal muscle phosphocreatine resynthesis. Am J Physiol. 1994;266:E745-E730.
9. Ribeiro F, Longobardi I, Perim P, Duarte B, Ferreira P, Gualano B, et al. Timing of creatine supplementation around exercise: a real concern? Nutrients. 2021;13:2844.
10. Candow DG, Chilibeck PD, Forbes SC. Creatine supplementation ad aging musculoskeletal health. Endocrine. 2014;45:354-61.
11. Kreider RB, Kalman DS, Antonio J, Ziegenfuss TN, Wildman R, Collins R, et al. International Society of Sports Nutrition position stand: safety and efficacy of creatine supplementation in exercise, sport, and medicine. J Int Soc Sports Nutr. 2017;14:18.
12. Kreider RB, Stout JR. Creatine in health and diseases. Nutrients. 2021;13(447):1-27.
13. World Anti-Doping Agency (WADA). Disponível em: http://www.wada-ama.org.
14. Guest NS, VanDusseldorp TA, Nelson MT, Grgic J, Schoenfeld BJ, Jenkins NDM, et al. International Society of Sports Nutrition position stand. Caffeine and exercise performance. J Int Soc Sports Nutr. 2021;18:1.
15. Ferreira LHB, Forbes SC, Barros MP, Smolarek AC, Enes A, Lancha-Junior AH, et al. High doses of caffeine increase muscle strength and calcium release in the plasma of recreationally trained men. Nutrients. 2022;14(22):4921.
16. Grgic J, Grgic I, Pickering C, Schoenfeld BJ, Bishop DJ, Pedisic Z. Wake up and smell the coffee: caffeine supplementation and exercise performance-an umbrella review of 21 published meta-analyses. Br J Sports Med. 2020;54(11):681-88.
17. Juel C, Klarskov C, Nielsen JJ, Krustrup P, Mohr M, Bangsbo J. Effect of high-intensity intermittent training on lactate and H+ release from human skeletal muscle. Am J Physiol Endocrinol Metab. 2004;286:E245-E251.
18. Grgic J, Grgic I, Del Coso J, Schoenfeld BJ, Pedisic Z. Effects of sodium bicarbonate supplementation on exercise performance: an umbrella review. Int Soc Sports Nutr. 2021;18(1):71.
19. Grgic J, Rodriguez RF, Garofolini A, Saunders B, Bishop DJ, Schoenfeld BJ, Pedisic Z. Effect of sodium bicarbonate supplementation on muscular strength and endurance: a systematic review and meta-analysis. Sports Med. 2020;50(7):1361-75.
20. Castell LM, Burke LM, Stear SJ, McNaughton LR, Harris RC. BJSM reviews: A-Z of nutritional supplements: dietary supplements, sports nutrition foods and ergogenic aids for health and performance Part 5. J Sports Med. 2010;44:77-8.

21. Perim P, Marticorena FM, Ribeiro F, Barreto G, Gobbi N, Kerksick C, et al. Can the skeletal muscle carnosine response to beta-alanine supplementation be optimized? Front Nutr. 2019;6:135.
22. Huerta Ojeda Á, Tapia Cerda C, Poblete Salvatierra MF, Barahona-Fuentes G, Jorquera Aguilera C. Effects of beta-alanine supplementation on physical performance in aerobic-anaerobic transition zones: a systematic review and meta-analysis. Nutrients. 2020;12(9):2490.
23. Jones AM, Vanhatalo A, Seals DR, Rossman M, Piknova B, Jonvik KL. Dietary nitrate and nitric oxide metabolism: mouth, circulation, skeletal muscle, and exercise performance. Med Sci Sports Exerc. 2021;53(2):280-94.
24. Larsen FJ, Weitzberg E, Lundberg JO, Eckblom B. Dietary nitrate reduces maximal oxygen consumption while maintaining work performance in maximal exercise. Free Radic Biol Med. 2010;48(2):342-7.
25. Jones AM. Dietary nitrate supplementation and exercise performance. Sports Med. 2014;44(Suppl 1):35S-45S.
26. Senefeld JW, Wiggins CC, Regimbal RJ, Dominelli PB, Baker SE, Joyner MJ. Ergogenic effect of nitrate supplementation: a systematic review and meta-analysis. Med Sci Sports Exerc. 2020;52(10):2250-61.
27. Tobias G, Benati FB, Painelli VS, Roschel H, Gualano B, Sale C, et al. Additive effects of beta-alanine and sodium bicarbonate on upper-body intermittent performance. Amino Acids. 2013;45:309-17.
28. Saunders B, Elliot-Sale K, Artioli GG, Swinton PA, Dolan E, Roschel H, et al. β-alanine supplementation to improve exercise capacity and performance: a systematic review and meta-analysis. Br J Sports Med. 2017;51:658-69.
29. Grgic J, Pedisic Z, Saunders B, Artioli GG, Schoenfeld BJ, McKenna MJ, et al. International Society of Sports Nutrition position stand: sodium bicarbonate and exercise performance. J Int Soc Sports Nutr. 2021;18(1):61.
30. Negro M, Cerullo G, Perna S, Beretta-Piccoli M, Rondanelli M, Liguori G, et al. Effects of a single dose of a creatine-based multi-ingredient pre-workout supplement compared to creatine alone on performance fatigability after resistance exercise: a double-blind crossover design study. Front Nutr. 2022;9:887523.

30

Suplementação alimentar ergogênica – *medical supplements*

Carlos Alberto Werutsky

MEDICAL SUPPLEMENTS

Medical supplements são suplementos alimentares com a maior evidência de ação ergogênica.

Vitamina C (DRI = homens 90 mg/dia; mulheres 75 mg/dia)[1]

Analito: ácido ascórbico (plasma) (VR. 0,4-2,0 mg/dL).

A dosagem de ácido ascórbico, ou vitamina C, é útil na avaliação nutricional e na detecção de estados de deficiência dessa vitamina. O ácido ascórbico é essencial para a amidação enzimática de neuropeptídeos, na produção de hormônios esteroides corticais adrenais, na promoção da conversão de tropocolágeno ao colágeno (maturação do colágeno) e no metabolismo da tirosina e do folato.

O exercício pode aumentar de 10 a 15 vezes o consumo de oxigênio, contribuindo para o estresse oxidativo e a peroxidação lipídica. Os atletas bem treinados possuem um sistema antioxidante endógeno mais desenvolvido que pessoas hipoativas ou sedentárias, principalmente se a alimentação é suficiente em calorias, em ácidos graxos essenciais e em frutas, verduras e grãos integrais, que contêm nutrientes antioxidantes que previnem o dano celular.[2]

A vitamina C é um antioxidante essencial solúvel em água que extingue as espécies reativas de oxigênio (ROS) e aumenta a imunidade. Reduz as respostas da interleucina-6 (citocina pró-inflamatória) e do cortisol (hormônio catabólico muscular) ao exercício em humanos.

Atletas que seguirão usando suplementos antioxidantes devem ser alertados sobre a dosificação de cada um deles, porque o excesso pode transformar o antioxidante em pró-oxidante.[2,3]

Há falta de evidência sobre o benefício do suplemento antioxidante na adaptação muscular aos exercícios. Uma revisão de 23 estudos sobre a influência da suplementação antioxidante nas adaptações induzidas pelo treinamento mostrou que "carregar" a célula muscular com altas doses de antioxidantes leva a um embotamento dos efeitos positivos do treinamento físico, interferindo nos processos fisiológicos e em mediadores importantes das ROS, como a vasodilatação e a sinalização da insulina.[3,4]

A deficiência de vitamina C causa o escorbuto, que ocasiona sangramento subperiosteal, gengival e subcutâneo, em decorrência da fragilidade do colágeno. Os primeiros sintomas podem incluir fraqueza, cansaço fácil e apatia, assim como falta de ar e dores nas articulações, ossos e músculos. Embora raro, o escorbuto pode ser diagnosticado em pacientes com anorexia, alcoolismo e insuficiência renal.[3,4]

Em atletas, a recomendação de vitamina C é de ≅ 250 mg/dia para prevenir os sintomas respiratórios superiores e/ou imunomodulação, com "moderado suporte" nessa indicação.[5,6]

Vitamina B12 (DRI = 2,4 mcg/dia)[1]

Analito: vitamina B12 ou cianocobalamina (soro): (normal > 300 ng/L; limítrofe 190-300 ng/L; deficiente < 190 ng/L).

Assim como o exercício físico interfere em vários órgãos e sistemas do organismo, a vitamina B12 hidrossolúvel participa do metabolismo de todos os nutrientes que convergem na produção de adenosina trifosfato (ATP) no papel de coenzima transferidora de energia em uma coparticipação com as demais vitaminas do complexo B (Figura 1).

A vitamina B12 é importante para a manutenção da hematopoese e da mielina. Sua deficiência causa anemia megaloblástica, neuropatia periférica e degeneração da medula espinal.

Em onívoros, a vitamina B12 não é um componente de alimentos vegetais. Provém estritamente de produtos de origem animal contidos na dieta, requerendo o fator intrínseco para sua absorção e a transcobalamina para seu transporte.[2]

A deficiência de vitamina B12 pode ser decorrente de secreção deficiente do fator intrínseco, síndromes de má-absorção, alcoolismo, deficiência de ferro e folato, e dieta estritamente vegetariana.[7]

Alimentos fermentados (como tempeh), nori, espirulina, chlorella, algas e levedura nutricional não fortificada não podem ser considerados adequados ou fontes suficientes de vitamina B12.

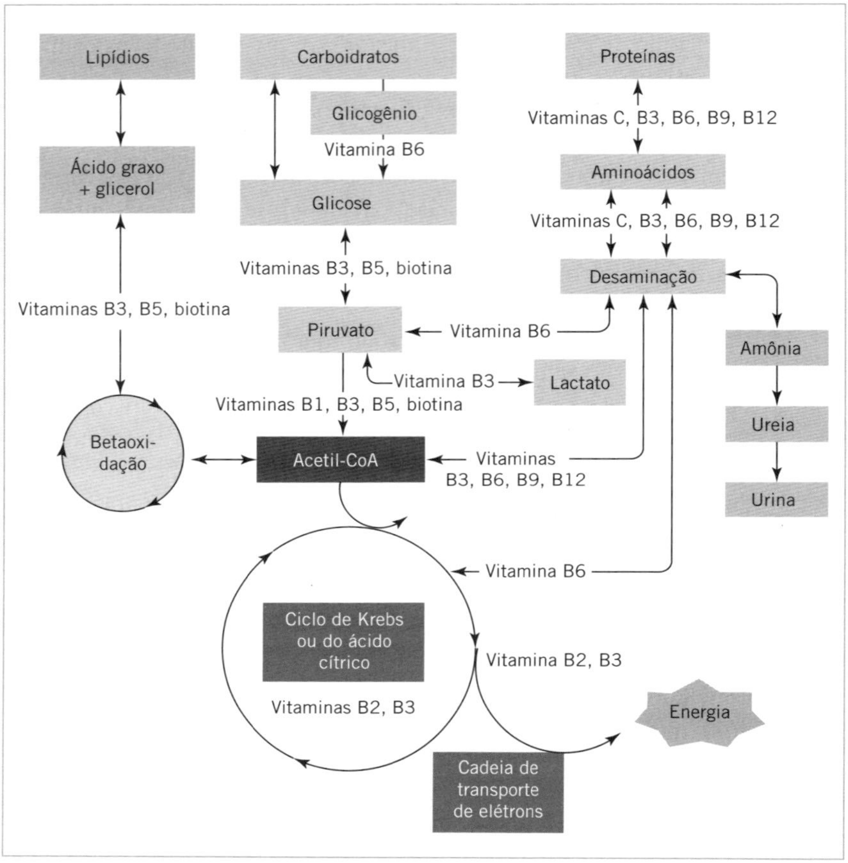

FIGURA 1 Locais de ação das vitaminas hidrossolúveis na transferência de energia.

Veganos devem consumir regularmente fontes confiáveis de alimentos fortificados com vitamina B12 e/ou suplementos contendo vitamina B12 pelo risco de tornarem-se deficientes dessa vitamina.[8,9]

Os primeiros sintomas de uma deficiência grave de vitamina B12 são fadiga incomum, formigamento nos dedos das mãos ou dos pés, má cognição, má digestão e falta de crescimento em crianças pequenas. Uma deficiência subclínica de B12 resulta em homocisteína elevada. Pessoas com pouca ou nenhuma ingestão de B12 podem se sentir saudáveis; no entanto, a deficiência subclínica de longo prazo pode causar acidente vascular cerebral, demência e problemas de saúde óssea. Os exames laboratoriais para avaliar o *status* da vitamina B12 incluem ácido metilmalônico e homocisteína séricos, B12 e transcobalamina séricos.[10]

O mecanismo normal para a absorção de B12 é por meio do fator intrínseco, que fica saturado em cerca de metade das DRI e requer e 4 a 6 horas antes de ser absorvido novamente. Portanto, é melhor consumir alimentos fortificados duas vezes ao longo do dia. A cianocobalamina é mais comumente usada em alimentos fortificados e suplementos (500-1.000 mg várias vezes por semana) em razão de sua estabilidade. A hidroxicobalamina é a forma mais utilizada na indicação de uso parenteral.[10]

Ferro (DRI = homens 8 mg/dia; mulheres 18 mg/dia)[1]

Analito: ferro sérico (acima de 12 anos Masculino: 65-175 mcg/dL; Feminino: 50-170 mcg/dL).

A dosagem do ferro sérico deve vir acompanhada da saturação de transferrina e da capacidade ferropéxica, além do analito mais sensível das reservas de ferro, a ferritina.

A deficiência de ferro, com ou sem anemia, pode prejudicar a função muscular e sua capacidade de trabalho, levando ao prejuízo de adaptação ao treinamento e da performance.

As reservas subótimas de ferro resultam de uma ingestão insuficiente de fontes alimentares heme e/ou de energia (± 6 mg de ferro/± 1.000 kcal). O "estirão" do crescimento, o treinamento em grandes altitudes, menstruações, hematúria pelo impacto da corrida, doação de sangue ou contusões podem depletar os estoques de ferro.

Alguns atletas em treinamento intenso também podem aumentar suas perdas de ferro em suor, urina (hematúria), brônquios (maratonistas) e fezes.

As necessidades de ferro para atletas do sexo feminino podem ser aumentadas em até 70% das DRI (*dietary reference intakes*), ou seja, > 18 mg/dia. Atletas corredores de longa distância, atletas vegetarianos (veganos) ou doadores de sangue regulares do sexo masculino podem ter suas necessidades de ferro maiores que as DRI (> 8 mg/dia).[2]

Alguns atletas experimentam a "anemia do esporte", uma hemodiluição no início dos treinamentos, a qual pode não responder à intervenção nutricional, mas é considerada uma adaptação ao treino aeróbico sem prejuízo para a performance.

O inquérito alimentar baseado no questionário de frequência alimentar pode corrigir carências do consumo de alimentos ricos em ferro em atletas com anemia ferropriva.

Atletas com anemia ferropriva podem receber suplementos de ferro em sais inorgânicos (com vitamina C para melhorar a absorção) ou ligados a aminoácidos (quelados), nunca imediatamente pós-treino, pelos níveis elevados de

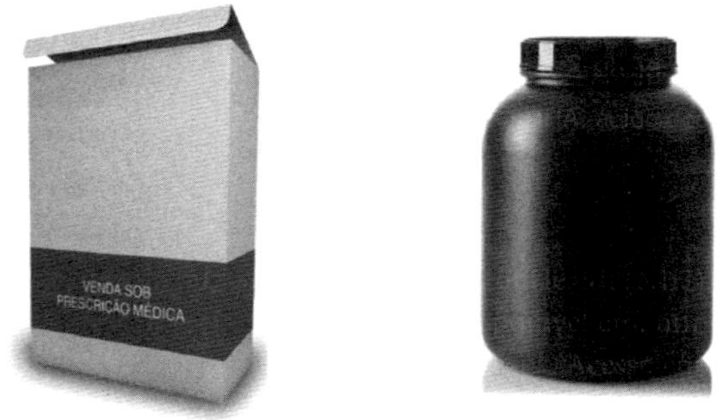
Área de medicamentos
Carboximaltose férrica
Frasco com 10 mL = 500 mg
Fe III/mL uso IV
Área de alimentos
Ferro quelato
Embalagem contendo 100 tabletes
14 mg de ferro quelato/tablete

FIGURA 2 Apresentação do ferro nas áreas de alimentos e de medicamentos.

hepcidina, que interfere na absorção do ferro elemento.[2,11] A Figura 2 mostra exemplos de apresentação do ferro na área de medicamentos e de alimentos (Anvisa). A RDC n. 242 estabeleceu as dosagens de até 60 mg/dia de sulfato ferroso como isentas de prescrição médica.

A suplementação de ferro em atletas sem anemia ferropriva, com o objetivo de melhorar a performance, não tem evidência científica da ação ergogênica, e pode causar distúrbios gastrintestinais com implicações no rendimento.

A ferritina sérica pode ser usada com um marcador precoce da depleção/deficiência dos estoques de ferro (p. ex., < 20 mcg/L), em que os valores de referência em adultos são 26 a 446 mcg/L em homens e 15 a 149 mcg/L em mulheres. Embora a ferritina seja a principal proteína do sistema retículo-endotelial responsável pelo armazenamento de ferro, ela também aumenta na presença de processos inflamatórios, nesses casos perdendo a especificidade.[11]

Potencial recomendação de ferro suplementar:[12]

- Ferritina de < 10 a < 35 mcg/L.
- Atletas vegetarianos e/ou maratonistas e/ou perdas menstruais aumentadas.
- Treinamento de altitudes (> 2.000 m em relação ao nível do mar).
- Treino de "alto impacto" (hemólise intravascular).
- Atletas no período "estirão do crescimento".
- Atletas veganas de *endurance* e atletas com doenças disabsortivas do ferro (gastrite atrófica ou por *Helicobacter pylori* ou doença celíaca) poderão necessitar de reposição parenteral de ferro como o sacarato de hidróxido férrico III ou a carboximaltose férrica.[13]

Cálcio (DRI = 1.000 mg/dia/adultos)[1]

Analito: cálcio, soro (VR adultos 8,6-10,3 mg/dL).

A deficiência das reservas de cálcio pode requerer a dosagem conjunta do paratormônio (PTH).

O cálcio é especialmente importante para o crescimento, a manutenção e reparação de tecido ósseo, condução nervosa, excitação e contração musculares. É um cofator da glicogenólise e funciona com a vitamina K na coagulação do sangue e cicatrização de feridas.

O cálcio contido nos alimentos lácteos, principalmente no leite, é o que possui a maior disponibilidade e aproveitamento pelo organismo. Por isso, o consumo de dois copos de leite por dia pode evitar a diminuição da densidade mineral óssea em pré-adolescentes, especialmente atletas juvenis. A necessidade de cálcio pode chegar a 2.000 mg/dia em atletas com disponibilidade de energia baixa, veganismo ou disfunções menstruais para otimizar a saúde óssea. Um estudo baseado em inquéritos alimentares estimou que 25% dos meninos e 10% das meninas com idades entre 9 e 17 anos cumprem a recomendação diária de cálcio em 1.300 mg/dia.[14]

Certos tipos de exercícios são críticos para manter a massa e a arquitetura ósseas (Tabela 1). Esportes como natação e ciclismo são considerados não osteogênicos (baixo impacto) e podem requerer mais a atenção médica para a avaliação do *status* do cálcio.[2]

Ao contrário, esportes como aeróbicos de impacto, basquete e ginástica são altamente osteogênicos.

Mas o impacto competitivo (p. ex., salto em distância), a insuficiência de estrogênio (tríade da mulher atleta, esportista em pós-menopausa), treinamento em ambientes de estresse térmico e evitação da lactose (intolerantes à lactose) podem levar à diminuição crítica das reservas de cálcio.[2]

TABELA 1 Impacto dos exercícios selecionados sobre a saúde óssea

Altamente osteogênico	Moderadamente osteogênico	Baixo osteogênico	Não osteogênico*
Basquete	Corrida	Caminhada, lazer	Natação
Netball	Trotar	Boliche	Ciclismo
Aeróbico de impacto	Marcha	Ioga	
Tênis	Musculação	Pilates	
Pular corda	Subir escada		

* Enquanto certos exercícios têm baixa atividade osteogênica, não podem ser interpretados como não tendo outros benefícios para a saúde.

Suplementos de citrato ou malato de cálcio são mais bem absorvidos do que o carbonato de cálcio, principalmente em atletas máster (> 60 anos), em que a absorção intestinal do cálcio alimentar encontra-se diminuída (redução na produção de ácido gástrico). A Tabela 2 compara as recomendações de cálcio em atletas em relação à população em geral.

TABELA 2 Recomendação de cálcio

	Dieta	Referência
População geral		
12-18 anos	1.300 mg/dia	DRI
19-70 anos	1.000 mg/dia	DRI
Suplementação		
População geral	500-600 mg/dia	www. osteoporosis.org.au
Atletas	1.500 mg/dia	Tenforde et al., 2010; Mountjoy et al., 2014

A Figura 3 mostra exemplos de apresentação do cálcio na área de medicamentos e de alimentos (Anvisa).

Não existe um indicador apropriado do estado de cálcio. Indiretamente é medida por vitamina D25 baixa, paratormônio (PTH) e transtornos alimentares. A varredura da densidade mineral óssea pode ser indicativa de baixa ingestão crônica de cálcio, mas outros fatores, incluindo níveis subótimos de vitamina D e distúrbios alimentares, também são importantes.

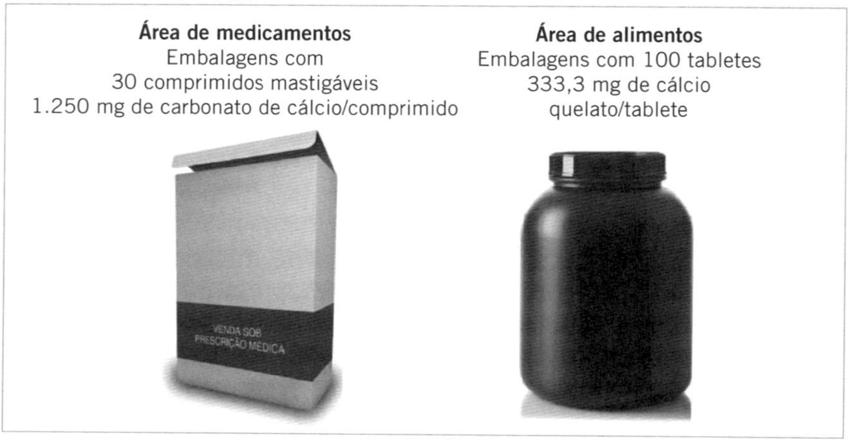

FIGURA 3 Cálcio das áreas de alimentos e de medicamentos.

Recomenda-se a ingestão de cálcio de 1.500 mg/dia e 1.500 a 2.000 UI/dia de vitamina D para otimizar a saúde óssea em atletas com baixa disponibilidade de energia ou disfunção menstrual.[15,12]

Ácidos graxos essenciais

O desempenho físico é prejudicado quando existe carência do consumo de ácidos graxos essenciais. O ácido alfalinolênico de origem vegetal não é sintetizado nos humanos por falta da enzima dessaturase, que insere a dupla ligação no carbono C-15 do ácido graxo poli-insaturado (PUFA) em algas marinhas. De origem animal, o ácido eicosapentaenoico (EPA) e o ácido docosaexaenoico (DHA) podem se tornar essenciais pelo balanço do consumo metabólico (Figura 4).[12]

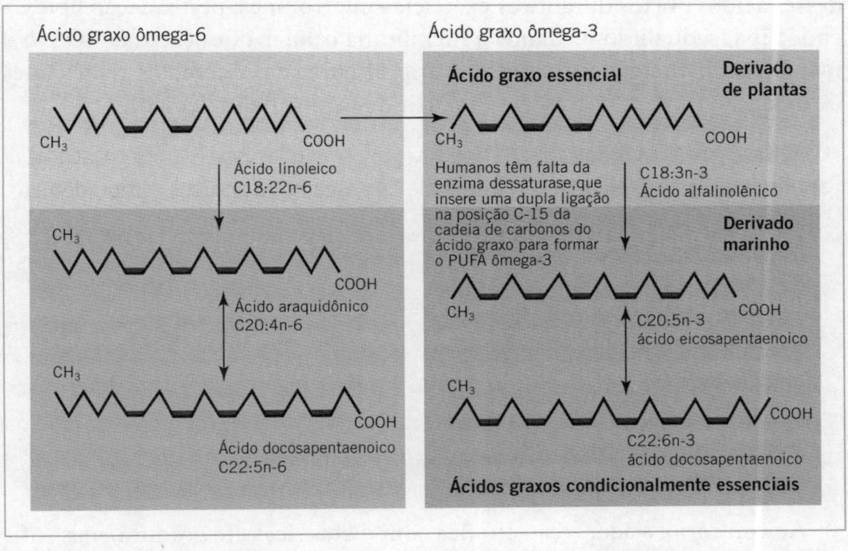

FIGURA 4 Estrutura de duas classes de gorduras poli-insaturadas essenciais. PUFA: ácidos graxos poli-insaturados.

Em atletas, o consumo de gorduras da dieta < 20% do valor energético total de forma crônica reduz a disponibilidade de ácidos graxos essenciais e as vitaminas lipossolúveis, podendo evoluir para a imunodepressão (p. ex., *overtraining*).

No cérebro, o DHA é um dos principais componentes estruturais da membrana celular neuronal, responsável por 10 e 97% do conteúdo total de lipídios e ácidos graxos n-3, respectivamente. A suplementação de DHA ($\geq$ 2 g/dia) reduz um marcador confiável de traumatismo cranioencefálico, a cadeia leve do neurofilamento (Nf-L), em jogadores de futebol americano submetidos a impactos repetitivos na cabeça.[14]

Em atletas, a suplementação de ácidos graxos n-3 também foi implicada em resultados cognitivos, como melhora do humor, qualidade do sono, memória episódica e eficiência do tempo de reação.

Hallahan et al. relataram uma redução de 45% na ideação suicida e uma redução de 30% na depressão para indivíduos que consumiram 2 g/dia de EPA + DHA durante pelo menos 12 semanas.

A suplementação de ácidos graxos n-3 tem potencial de impactar positivamente na performance cognitiva e na saúde.[16]

Os ácidos graxos ômega-3 (óleo de peixe – DHA/EPA) possuem um potencial benefício contra o estresse oxidativo, e provavelmente o consumo desses ácidos graxos durante os exercícios interrompe a peroxidação lipídica endógena, reduzindo os danos à membrana celular por ação das ROS. No metabolismo energético, podem contribuir com suas diferentes velocidades de oxidação (ordem decrescente a partir do ácido alfalinolênico).[17]

$C18{:}3\omega_3$	>	$C18{:}3\omega_9$	>	$C18{:}3\omega_6$	>	$C18{:}3\omega_6$	>	$C20{:}4\omega_6$
alfalinolênico		oleico		alfalinoleico		gamalinolênico		araquidônico

As fontes dietéticas de ácidos graxos essenciais são mostradas na Tabela 3.

TABELA 3 Fontes de ácidos graxos essenciais da dieta

Alimentação em 100 g	ALA	EPA	DHA
Salmão selvagem		411 mg	1.429 mg
Semente de linhaça	2.350 mg		

ALA: ácido alfalinolênico; EPA: ácido eicosapentaenoico; DHA: ácido docosaexaenoico.

Ao contrário, a adaptação crônica com dietas ricas em gordura, mas suficiente em carboidratos, pode melhorar o rendimento em exercícios moderados, porém o prejudica em exercícios com intensidades mais altas. A Tabela 4 apresenta a recomendação em doses e porporções dos ácidos graxos essenciais em diferentes grupos populacionais.[2,17,18]

Em geral, os suplementos de óleo de peixe em cápsulas ou *softgels* apresentam 120 mg de DHA e 180 mg de EPA por porção. Deve constar em seu rótulo a seguinte advertência:[1] "Pessoas que apresentem doenças ou alterações fisiológicas, mulheres grávidas ou amamentando (nutrizes) deverão consultar o médico antes de usar o produto".

TABELA 4 Recomendações de ácidos graxos essenciais

	ALA	Dose EPA/DHA	Proporção EPA/DHA
Hipertrigliceridemia		2-4 g/dia	1:1
Adultos saudáveis	± 1,4 g/dia	> 250 mg/dia	1:1
Atletas	1-2 g/dia	> 500 mg/dia	2:1

ALA: ácido alfalinolênico; DHA: ácido docosaexaenoico; EPA: ácido eicosapenteanoico.

REFERÊNCIAS

1. National Institutes of Health (NIH). Nutrient Recommendations: Dietary Reference Intakes (DRI). Disponível em: https://ods.od.nih.gov/HealthInformation/Dietary_Reference_Intakes.aspx. Acesso em 18 ago. 2024.
2. Maughan RJ, Burke LM, Dvorak J, Larson-Meyer DE, Peeling P, Phillips SM, et al. IOC consensus statement: dietary supplements and the high-performance athlete. Br J Sports Med. 2018;52:439-55.
3. Peternelj TT, Coombes JS. Antioxidant supplementation during exercise training: beneficial or detrimental? Sports Med. 2011; 41(12):1043-69.
4. Williams NC, Killer SC, Svendsen IS, Jones AW. Immune nutrition and exercise: Narrative review and practical recommendations. Eur J Sport Sci. 2019;19(1):49-61.
5. Grant WB, Lahore H, McDonnell SL, Baggerly CA, French CB, Aliano JL, Bhattoa HP. Evidence that vitamin D supplementation could reduce risk of influenza and COVID-19 infections and deaths. Nutrients. 2020;12(4):988.
6. Rogers DR, Lawlor DJ, Moeller JL. Vitamin C supplementation and athletic performance: a review. Curr Sports Med Rep. 2023;22(7):2.
7. Melina V, Craig W, Levin S. Position of the Academy of Nutrition and Dietetics: vegetarian diets. J Acad Nutr Diet. 2016;116:1970-80.
8. Bakaloudi DR, Halloran A, Rippin HL, Oikonomidou AC, Dardavesis TI, Williams J, et al. Intake and adequacy of the vegan diet: a systematic review of the evidence. Clin Nutr. 2021;40(5):3503-21.
9. West S, Monteyne AJ, van der Heijden I, Stephens FB, Wall BT. Nutritional considerations for the vegan athlete. Adv Nutr. 2023;14(4):774-95.
10. Krzywański J, Milkulski T, Pokrywka A, Młyńczak M, Krysztofiak H, Frączek B, Ziemba A. Vitamin B12 status and optimal range for hemoglobin formation in elite athletes. Nutrients. 2020;12(4):1038.
11. Cappellini MD, Comin-Colet J, De Francisco A, Dignass A, Doehner W, Lam CS, et al.; IRON CORE Group. Iron deficiency across chronic inflammatory conditions: international expert opinion on definition, diagnosis, and management. Am J Hematol. 2017;92(10):1068-78.
12. Thomas DT, Erdman KA, Burke LM. American College of Sports Medicine Joint Position Statement. Nutrition and athletic performance. Med Sci Sports Exerc. 2016;48(3):543-68.

13. Knovich MA, Storey JA, Coffman LG, Torti SV, Torti FM. Ferritin for the clinician. Blood Rev. 2009;23(3):95-104.
14. Kerksick CM, Wilborn CD, Roberts MD, Smith-Ryan A et al. ISSN exercise & sports nutrition review update: research & recommendations. Int Soc Sports Nutr. 2018;15(1):38.
15. Larson-Meyer DE, Willis KS. Vitamin D and athletes. Curr Sports Med Rep. 2010;9(4):220-6.
16. Spriet LL. Recent advances in sports nutrition. Sports Med. 2014;44(Suppl 1):87S-96S.
17. McAnulty SR, Nieman DC, Fox-Rabinovich M, Duran V, McAnulty LS, Henson DA, et al. Effect of n-3 fatty acids and antioxidants on oxidative stress after exercise. Med Sci Sports Exerc. 2010;42(9):1704-11.
18. Gonzalez DE, McAllister MJ, Waldman HS, Ferrando AA, Joyce J, Barringer ND, et al. International Society of Sports Nutrition position stand: tactical athlete nutrition. J Int Soc Sports Nutr. 2022;19(1):267-315.

31

Hidratação nos esportes

Gabriela Tomedi Leites
Flavia Meyer

INTRODUÇÃO

A água compreende a maior porcentagem (cerca de 60%) da massa no corpo humano, afetando a manutenção das diversas funções corporais. Em praticantes de exercícios físicos e atletas, a manutenção da hidratação atenua problemas adversos de saúde, além de auxiliar no desempenho esportivo. O desequilíbrio hídrico é comum, principalmente durante atividades no calor, e seus prejuízos na performance aeróbia[1,2] já estão bem relatados, além da redução nos desempenhos de alta intensidade,[3] força e cognição.[4] Adicionalmente, dependendo da extensão, o desequilíbrio hídrico pode afetar a saúde e estar relacionado com doenças provocadas pelo calor pelo impacto na termorregulação corporal.

Durante o exercício físico, a produção de calor metabólico é dependente da contração muscular, que aumenta a temperatura corporal. Para a eliminação do calor e para evitar a hipertermia, o calor precisa ser dissipado, sendo a evaporação do suor o mecanismo essencial em ambiente quente. Esse processo torna-se essencial para o resfriamento corporal; no entanto, pode gerar efeitos negativos ligados ao desequilíbrio hidroeletrolítico.[5]

Assim, a ingestão de água e a perda de água corporal (respiração, suor, urina e fezes) devem ser equalizadas para evitar desequilíbrios. A redução do volume de água corporal (hipoidratação) também afeta os eletrólitos corporais. A composição do suor deve igualmente ser considerada nesse processo, justificando em algumas situações a necessidade de reidratação não apenas com água pura, mas também com eletrólitos.[5,6]

A individualização do plano de hidratação considerando as condições ambientais é, então, essencial na prática de exercícios físicos, visando garantir um estado satisfatório de hidratação antes, durante e após o exercício.

EQUILÍBRIO HÍDRICO: DEFINIÇÕES E CLASSIFICAÇÕES

O volume cumulativo de água no corpo é denominado água corporal total. Um homem com peso médio de 75 kg tem aproximadamente 45 L de água corporal, que corresponde a aproximadamente 60% do peso corporal total (~50% nas mulheres). Em idosos esse percentual é um pouco menor (~50%) e em crianças é maior (~75%). O tecido muscular contém mais água que o adiposo, e indivíduos musculosos tendem a apresentar na sua composição corporal volumes relativamente maiores de água. No corpo, a água está compartimentalizada em fluido intracelular e extracelular (volume plasmático e espaço intersticial).

Considera-se equilíbrio hídrico quando o volume do líquido corporal permanece em mínimas oscilações (< 1%) no decorrer do dia, mantendo um estado de euidratação para otimizar as diversas funções fisiológicas e metabólicas. Neste caso, há um equilíbrio entre água ingerida (através de líquidos e alimentos) e as perdas (através de urina, fezes, respiração e eventual sudorese). No estado de repouso, estima-se que o volume de perda em 24 horas seja 0,5-20 L pela urina, 100 mL pelas fezes, 0,1-7,0 L pelo suor, evaporação do suor e respiração aproximadamente 700 mL. Nesse sentido, para reposição dessas perdas, sugere-se que, como "ponto de partida", sem considerar características individuais, a ingestão seja em torno de 2,7 litros por 24 horas para mulheres sedentárias e 3,7 litros para homens sedentários.

A **hiperidratação** é considerada quando o conteúdo de água corporal está acima do normal. Esse estado de hidratação pode ocorrer no exercício quando há ingestão excessiva de líquidos, e a preocupação é quando há excesso de perda de fluidos pelo suor e a ingestão é de água pura ou bebidas com baixo teor de sódio. Essa situação pode resultar em **hiponatremia**, que pode se iniciar com sintomas leves, como tonturas, náuseas, vômitos e dores de cabeça, e, se severa (sódio plasmático < 125 mEq/L), pode se manifestar com câimbras musculares, letargia, confusão mental, edema de pés e mãos e colapso.[6]

Porém, o mais comum no exercício é quando a ingestão hídrica não alcança as perdas (majoritariamente pela sudorese), quando ocorre o déficit hídrico. Os termos "**desidratação**" e "**hipoidratação**" são frequentemente utilizados como sinônimos; no entanto, a desidratação refere-se ao processo ativo de perda de água, enquanto a hipoidratação refere-se a um estado de déficit de água corporal.[6]

É importante compreender os mecanismos de perda, bem como os fatores individuais,[6-8] ambientais[9] e do exercício[10] que podem afetar o equilíbrio hídrico para ajudar nas recomendações da manutenção e reposição dos fluidos corporais.

EFEITOS DA HIPOIDRATAÇÃO NA SAÚDE E PERFORMANCE DESPORTIVA

O estresse do exercício é acentuado pela hipoidratação, acarretando aumento na temperatura corporal, que prejudica as respostas fisiológicas e produz doenças relacionadas ao calor, classificadas em três categorias: câimbras pelo calor, exaustão térmica e colapso térmico, além da síncope ao calor e hiponatremia por esforço.

Os efeitos deletérios da hipoidratação na performance aeróbica foram historicamente descritos, principalmente quando realizados em ambientes quentes, e o déficit de fluidos é > 2% de perda de peso corporal.[3,11] Atletas de *endurance* (> 90 minutos de duração) parecem tolerar maiores déficits de fluidos (3-5% do peso corporal total) em situações testadas em laboratório, o que não necessariamente replica as condições reais dos esportes e variações ambientais. A fadiga causada pela hipoidratação no **exercício aeróbico** prolongado é explicada por fatores termorregulatórios, cardiovasculares e metabólicos. O aumento da desidratação durante o exercício aumenta a magnitude da elevação da temperatura corporal central, a frequência cardíaca e o débito cardíaco, quando comparado ao estado de euidratação durante o exercício. Estudos mostram o impacto no desempenho e piores percepções de esforço, além da sensação de exaustão e falta de motivação à prática.[3]

Os efeitos da hipoidratação também foram observados em diversas modalidades esportivas com exercícios de **alta intensidade e intermitentes durante períodos prolongados**. Nessas situações, os atletas realizam repetidos treinos e eventos esportivos durante o mesmo dia ou em dias consecutivos, sem obter a completa recuperação.[12]

Os efeitos da hipoidratação na **força** ainda são controversos.[13] Para os efeitos deletérios na força, hipotetiza-se que o déficit hídrico afeta alguns componentes neuromusculares que prejudicariam a capacidade do sistema nervoso central de estimular a musculatura. Outra hipótese é que a perda de água corporal afeta as concentrações de água e eletrólitos no interior das células, o que, por sua vez, prejudicaria a excitabilidade da membrana. São ainda necessários mais estudos para compreender os efeitos da hipoidratação nos diferentes tipos de força e considerar as modalidades esportivas e fatores individuais como sexo, idade e maturação biológica.

O desempenho esportivo não se limita a aspectos técnicos, táticos, físicos e fisiológicos. O desempenho **cognitivo** também pode ser determinante para o sucesso esportivo.[4] Durante o jogo ou esporte, o atleta deve integrar padrões complexos de movimento e desempenho cognitivo. Níveis moderados de hipoidratação (~2%) mostraram prejudicar as funções cognitivas como vigilância, alerta, discriminação perceptual, capacidade aritmética, rastreamento visomotor e habilidades psicomotoras.

SUDORESE

A termorregulação é responsável pela temperatura corporal dentro de certos limites em diferentes condições ambientais. Durante o exercício físico, a evaporação do suor é o mecanismo mais eficaz para a perda de calor, especialmente quando a temperatura ambiental (em ambientes quentes) ultrapassa a corporal. A sudorese é controlada por uma resposta hipotalâmica, especificamente nos neurônios termossensíveis, sendo ativada quando aumentam as temperaturas da pele e do interior (centro) do corpo.[7]

Uma das principais variáveis de controle da perda de líquidos durante o exercício está relacionada ao volume e à taxa de sudorese; no entanto, outras características devem ser consideradas, como o limiar para sudorese, a área de superfície corporal envolvida na perda, a proporção de pele coberta por suor e a densidade das glândulas sudoríparas ativas na perda de calor. Muitos fatores podem afetar as respostas da sudorese, podendo ser classificados em fatores individuais, ambientais e as características dos exercícios físicos.[6]

Fatores individuais

A genética é um dos fatores individuais que determinam a taxa de sudorese, além de idade e maturação biológica. Por exemplo, a população pediátrica apresenta menor taxa (volume pelo tempo) de suor, tanto absoluta como relativa à área de superfície corporal e ao número e maturação das glândulas sudoríparas. Em média, a taxa de suor de uma criança é cerca de 40 a 50% menor que a de um adulto em termos absolutos. Apesar da menor taxa de sudorese, um estudo[9] mostrou que meninos não apresentam prejuízos termorregulatórios comparados a seus pares adultos durante uma pedalada de intensidade moderada e longa duração no calor. Já o processo de envelhecimento pode estar associado à redução da sudorese, além do conteúdo de água corporal e percepção da sede.[9]

A aclimatação ao calor, prevalente em atletas expostos a climas quentes, induz adaptações físico-fisiológicas que facilitam a termorregulação, como uma maior taxa de sudorese e a antecipação de um maior número de glândulas sudoríparas ativadas para um certo aumento da temperatura corporal. Algumas práticas esportivas que aumentam a **aptidão aeróbia** resultam em respostas termorregulatórias mais eficazes e maior tolerância ao calor.

Características do ambiente

As respostas termorregulatórias são afetadas pelos níveis da temperatura do ar, da umidade, da velocidade do vento e da radiação solar. O tipo de ambiente (terrestre ou aquático) afeta a maneira de dissipar o calor produzido pelo esforço. Nesse sentido, para uma prescrição adequada sobre o volume e o tipo de bebida a ser indicada, além dos fatores individuais devem ser considerados os fatores ambientais, como altitude, umidade relativa do ar, velocidade do ar e temperatura ambiental.[9] Atletas que treinam ou competem em situações de calor e alta umidade relativa do ar devem reforçar a atenção no processo de hidratação, pois a sudorese é mais intensa.

Além do estresse térmico do macroambiente, convém ressaltar a condição do microambiente na produção e armazenamento de calor. O uso de uniformes e capacetes, comuns na prática de alguns esportes, pode aumentar a produção de calor metabólico e diminuir a eficácia dos mecanismos de perda de calor, especialmente a evaporação.[12] Certos equipamentos e vestimentas podem criar um microclima que prejudica a dissipação de calor, além de alterar a sudorese, necessitando de ajustes na hidratação para evitar doenças relacionadas ao aumento temperatura corporal.

Uma umidade do ar elevada compromete a capacidade de evaporar o suor da pele, pois a diferença de vapor-d'água (ou seja, umidade) entre a superfície da pele e o ambiente é baixa, prejudicando a termorregulação. Outra particularidade é quando o exercício é praticado em ambiente aquático. Mesmo que a produção de calor metabólico seja alta pela intensidade e duração dos esforços, a temperatura corporal (central e periférica) pode não aumentar acentuadamente, pois a pele atinge rapidamente o equilíbrio térmico com a água circundante. Portanto, o exercício na água ajuda a dissipar a produção de calor corporal por convecção e condução, em vez de evaporação, e essa menor dependência da sudorese no meio aquático diminui o volume necessário para ingestão em relação às atividades fora da água.[9,14]

Intensidade e duração do exercício

A oxidação dos substratos durante o exercício contribui significativamente para o aumento da temperatura central do corpo, uma vez que apenas 20 a 25% da energia metabólica é convertida em trabalho mecânico, a maioria sendo liberada como calor.

A intensidade do exercício é um dos fatores determinantes para entender o processo de regulação térmica e principalmente da sudorese, sendo sugerido considerar a produção de calor metabólico por unidade de massa corporal.[10] Outro importante fator na relação entre hidratação e intensidade do exercício é o esvaziamento gástrico. Intensidades superiores a 80-85% do consumo máximo de oxigênio tendem a diminuir a taxa de esvaziamento gástrico; assim, a hidratação durante o exercício é uma preocupação secundária, sendo sugerido iniciar o exercício euidratado.[9]

A duração do exercício também pode afetar as perdas hídricas. As modalidades de longa duração tendem a provocar maiores perdas hidroeletrolíticas, necessitando de recomendações adequadas para garantia da performance.

CONSIDERAÇÕES PRÁTICAS DA HIDRATAÇÃO

Estimativa do estado de hidratação e resposta de sudorese

Métodos para identificar o estado de hidratação do corpo incluem variações (Δ) na massa corporal e marcadores laboratoriais de urina e sangue. Na prática, a medida mais usual do estado de hidratação durante a prática esportiva é a medida da massa corporal (% de variação de massa corporal pré e pós-exercício). Para calcular o percentual da variação do peso corporal, a seguinte equação pode ser utilizada:

Estado de hidratação (%):
Peso pré-exercício – Peso pós-exercício × 100 / Peso pré-exercício.

Na Tabela 1 são apresentados parâmetros urinários de acordo com o estado de hidratação dos atletas.[11,12]

Para verificar o volume de suor durante o exercício, é necessário medir o peso do corpo nu (ou com o mínimo de roupa possível), descalço e seco, antes e depois do treino, e corrigir pelo volume de líquido consumido e com a bexiga esvaziada. Para calcular a taxa de suor, é necessário corrigir o volume de suor pelo tempo total de exercício.

Taxa de sudorese (mL/min^{-1}):
Peso pré-exercício (kg) – Peso pós-exercício (kg) × 1.000/Tempo da atividade

TABELA 1 Parâmetros urinários relacionados ao estado de hidratação

Estado de hidratação	% variação de massa corporal	Coloração da urina	Classificação da coloração de acordo com a escala de Armstrong	Gravidade específica da urina medida através de refratômetro
Euidratação	+1 a –1	Amarelo-claro a amarelo citrino	1-2	< 1.010
Hipoidratação leve	–1 a –3	Amarelo citrino a amarelo âmbar	3-4	1.010-1.020
Hipoidratação moderada	–3 e –5	Amarelo âmbar a acastanhado	5-6	2.021-1.030
Hipoidratação grave	–5%	Acastanhado a amarronzado	7-8	> 1.030

Recomendações e estratégias para reposição de fluidos

Para praticantes de exercício físico e atletas estimulam-se estratégias de reposição de fluidos individualizadas com foco nas características individuais, ambientais e da própria modalidade de exercício realizada. A partir das medidas práticas de variação de peso corporal diário e aguda do exercício, as estratégias devem ser traçadas. No Quadro 1 são apresentadas recomendações de hidratação antes, durante e após o exercício.[11-14]

QUADRO 1 Recomendações de hidratação antes, durante e após o exercício físico

Antes do exercício	As recomendações dos efeitos do estado de hidratação prévia ao exercício na performance dependem do tipo de protocolo avaliado, do tipo de exercício, do volume, da intensidade e do ambiente em que é realizado. A ingestão hídrica pode ser feita cerca de 2 a 4 horas antes do exercício para permitir a absorção de líquidos e, caso necessário, que qualquer excedente seja eliminado pela diurese a tempo de evitar o desconforto e a inconveniência de precisar urinar durante o exercício. Neste caso, estão indicados cerca de 500 mL de água ou, para maior precisão, considerar o tamanho corporal, considerando de 5 a 7 mL/kg.

continua

QUADRO 1 Recomendações de hidratação antes, durante e após o exercício físico (*continuação*)

Durante o exercício	A reposição de fluidos requer abordagem individualizada para evitar a desidratação > 2%, ou a hiperidratação. É importante conhecer a tendência individual no comportamento da ingestão de líquidos de acordo com as perdas pela sudorese. Para determinados indivíduos, há necessidade de intervenção de prescrição mais programada, enquanto outros atletas satisfazem as necessidades com a ingestão *ad libitum* conforme a percepção de sede. A palatabilidade do líquido ajuda a promover o consumo e é influenciada por temperatura, teor de sódio e sabor da bebida. A temperatura preferida da água é frequentemente entre 15 e 21 °C, mas, assim como a preferência de sabor, varia muito na população. O uso de bebidas esportivas para exercícios de longa duração (45-90 min) e ambientes quentes deve ser considerado. Esse tipo de bebida de reposição hídrica deve conter ~20-30 $mEq{\cdot}L^{-1}$ de sódio, ~2-5 $mEq{\cdot}L^{-1}$ de potássio e ~5-10% de carboidratos. Devem ser tomados cuidados na realização do exercício prolongado (> 3 horas), e as bebidas esportivas tornam-se preferenciais para reposição hídrica, de sódio e carboidratos. Se necessário, utilizar a combinação de carboidratos (como glicose, frutose, sacarose e maltodextrina)
Após o exercício	A necessidade ou volume para reidratação vai variar conforme a extensão do déficit, caso ocorra, e se o tempo de recuperação para um próximo exercício for curto Se o tempo permitir, o consumo de refeições e bebidas será suficiente para restaurar a euidratação. Indivíduos que necessitam de recuperação rápida e completa da desidratação excessiva podem beber cerca de 1,5 L de líquido para cada quilograma de peso corporal perdido. O consumo de bebidas e alimentos com sódio ajudará a acelerar a recuperação rápida e completa, estimulando a sede e a retenção de líquidos. A reposição de fluido intravenoso se restringe aos casos mais graves de desidratação (> 7% do peso corporal total), acompanhada de comprometimento neurológico

Nesse sentido, a manutenção do balanço hidroeletrolítico através da prática adequada de hidratação desempenha um importante papel para evitar problemas de saúde e garantir o desempenho físico e cognitivo.

REFERÊNCIAS

1. Kavouras SA, Arnaoutis G, Makrillos M, Garagouni C, Nikolaou E, Chira O, et al. Educational intervention on water intake improves hydration status and enhances exercise performance in athletic youth. Scand J Med Amp Sci Sports. 2011;22(5):684-9.
2. Sawka MN, Montain SJ, Latzka WA. Hydration effects on thermoregulation and performance in the heat. Comp Biochem Physiol. 2001;128(4):679-90.
3. Cheuvront SN, Kenefick RW, Ely BR, Harman EA, Castellani JW, Frykman PN, et al. Hypohydration reduces vertical ground reaction impulse but not jump height. Eur J Appl Physiol. 2010;109(6):1163-70.
4. Cian C, Koulmann N, Barraud PA, Raphel C, Jimenez C, Melin B. Influence of variations in body hydration on cognitive function. J Psychophysiol [Internet]. 2000;14(1):29-36.
5. National Athletic Trainers' Association-Reference Series: Position, consensus, official and support statements. Example Product Manufacturer; 2008.
6. Meyer F, Volterman KA, Timmons BW, Wilk B. Fluid balance and dehydration in the young athlete: assessment considerations and effects on health and performance. AJLM. 2012;6(6):489-501.
7. Armstrong N. Paediatric exercise physiology. Edinburgh: Churchill Livingstone; 2007.
8. Wilson TE. Sweating the details: what really drives eccrine output during exercise-heat stress. J Physiol. 2013;591(11):2777.
9. Meyer FM, Leites GT, Polo GP, Rodrigues T. Hidratação. In: Lancha Jr AH, Longo S, editores. Nutrição do exercício físico ao esporte. Barueri: Manole; 2019. p.162.
10. Jay O, Bain AR, Deren TM, Sacheli M, Cramer MN. Large differences in peak oxygen uptake do not independently alter changes in core temperature and sweating during exercise. Am J Physiol Regul Integr Comp Physiol. 2011;301(3):R832-R841.
11. Shephard RJ. American College of Sports Medicine Position Stand: Exercise and fluid replacement. Yearb Sports Med. 2007;2007:254-5.
12. Bergeron MF, McKeag DB, Casa DJ, Clarkson PM, Dick RW, Eichner ER, et al. Youth football: heat stress and injury risk. Med Amp Sci Sports Amp Exerc. 2005;37(8):1421-30.
13. Savoie FA, Kenefick RW, Ely BR, Cheuvront SN, Goulet ED. Effect of hypohydration on muscle endurance, strength, anaerobic power and capacity and vertical jumping ability: a meta-analysis. Sports Med. 2015;45(8):1207-27.
14. Maughan RJ, Shirreffs SM, Leiper JB. Errors in the estimation of hydration status from changes in body mass. J Sports Sci. 2007;25(7):797-804.

32

Fitocanabinoides com ações ergogênicas

Gustavo Medeiros

INTRODUÇÃO

Embarque conosco em uma exploração profunda e intrigante do potencial dos fitocanabinoides nas ações ergogênicas. Neste capítulo, mergulharemos em uma análise meticulosa dos diversos aspectos que envolvem a influência da cannabis no desempenho físico e cognitivo.

Iniciaremos nossa jornada desvendando os intrincados meandros da história da cannabis no Brasil, uma narrativa que transcende questões sociais e políticas e revela a complexidade de sua trajetória até os dias atuais. Em seguida, adentraremos no fascinante mundo do sistema endocanabinoide, explorando sua importância na regulação dos processos biológicos e psicológicos do organismo humano.

Aprofundaremos nosso entendimento sobre o "efeito *entourage*", uma interação sinérgica de componentes da cannabis que amplifica seus efeitos terapêuticos de forma notável. Além disso, investigaremos a síndrome da deficiência clínica de endocanabinoides, analisando sua relação com uma variedade de condições médicas.

Desvendaremos também a intricada relação entre estresse oxidativo e o canabidiol (CBD), e exploraremos como a combinação de CBD e a tetra-hidrocanabivarina (THCV) pode oferecer novas perspectivas no tratamento do diabetes tipo 2.

Por fim, adentraremos no mundo dos esportes e exploraremos o potencial da cannabis para atletas, examinando seu papel na recuperação muscular, otimização do desempenho e gerenciamento do estresse pós-exercício.

Prepare-se para uma jornada intelectualmente estimulante e profundamente enriquecedora pelo universo dos fitocanabinoides e suas complexas interações ergogênicas. Este capítulo promete desafiar seus conceitos preestabelecidos e oferecer novas perspectivas sobre o potencial terapêutico da cannabis.

HISTÓRIA DA CANNABIS NO BRASIL

Este capítulo inicia com uma perspectiva histórica, reconhecendo que a abordagem médica da cannabis é envolta em polêmica, por aspectos não só científicos ou médicos, mas também culturais, históricos e políticos. A história da cannabis no Brasil remonta a 1549, quando sementes de cânhamo foram trazidas por negros escravizados, tornando-se popular entre eles e os povos indígenas. Seu uso inicial não preocupava a elite branca, mas no século XIX sua disseminação, especialmente após relatos de efeitos hedonísticos, despertou interesse médico. Produtos à base de cannabis, como as cigarrilhas Grimault (Figura 1), eram vendidos em farmácias e usados para tratar condições como asma e insônia. Essa trajetória multifacetada reflete as complexas interações entre cultura, sociedade e política ao longo dos séculos, moldando a relação do Brasil com a cannabis.

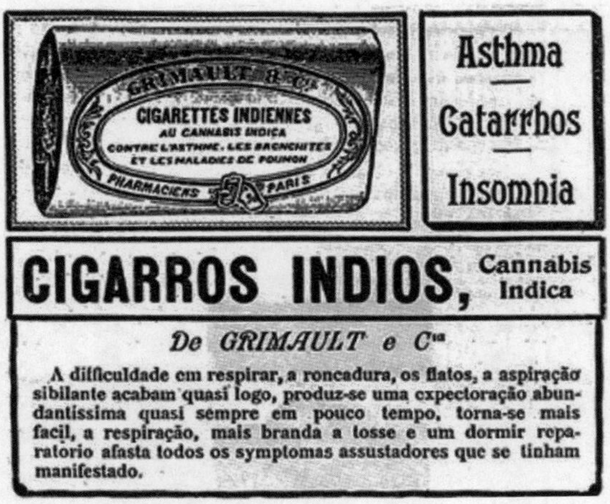

FIGURA 1 Propaganda das cigarrilhas Grimault.

Na década de 1930, mudanças políticas marcaram o Brasil em relação à cannabis. Influenciado pela II Conferência Internacional do Ópio, o governo promulgou o Decreto-lei n. 891 em 25 de novembro de 1938, proibindo completamente o cultivo, a colheita e a exploração da maconha por particulares em todo o país. Essa evolução histórica reflete as complexidades da relação do Brasil com a cannabis, desde sua introdução até sua regulamentação e repressão. Questões sociais, culturais e políticas continuam a influenciar o cenário atual da cannabis no país.[1]

SISTEMA ENDOCANABINOIDE

É crucial compreender a complexidade e a importância do sistema endocanabinoide (SEC) para o funcionamento do organismo humano. Esse sistema, amplamente distribuído em todos os órgãos e sistemas do corpo, desempenha um papel fundamental na regulação de neurotransmissores, hormônios e na resposta imune celular. Ele é composto pelos receptores canabinoides tipos 1 e 2 (CB1 e CB2, Figura 2), juntamente com seus principais ligantes endógenos, a anandamida (AEA) (palavra que tem origem no sânscrito e significa felicidade) e o 2-araquidonilglicerol (2-AG). Além disso, as enzimas responsáveis pela

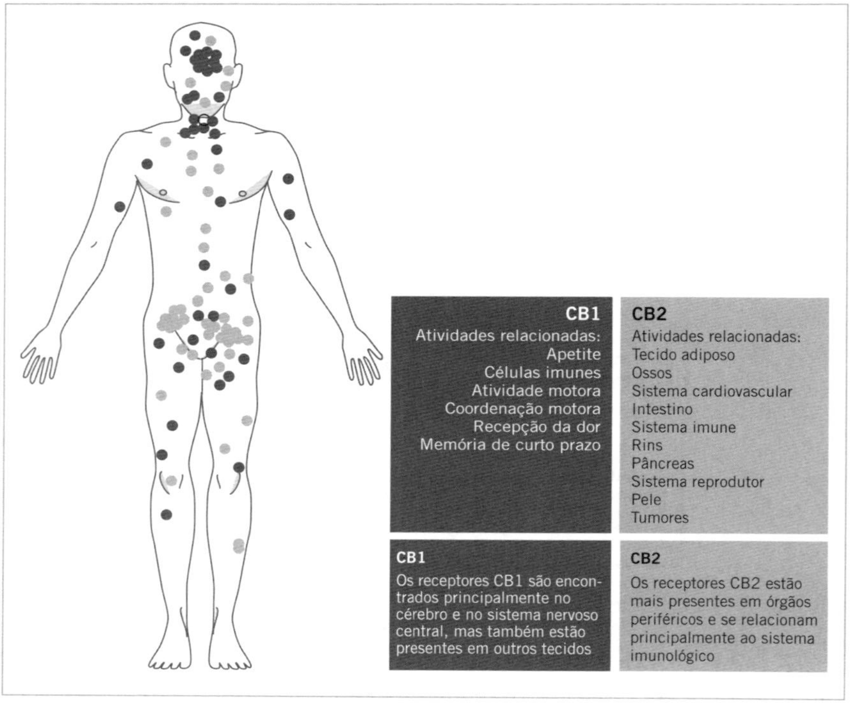

FIGURA 2 Sistema endocanabinoide humano.

degradação dos endocanabinoides, como a amida hidrolase de ácido graxo (FAAH) e a monoacilglicerol lipase (MAGL), desempenham um papel crucial na regulação do SEC. Os receptores CB1 estão presentes preferencialmente no sistema nervoso central e os receptores CB2 são predominantes na periferia.[2]

As atividades dos principais fitocanabinoides, tetra-hidrocanabinol (THC) e canabidiol (CBD), são mediadas pelos receptores citados anteriormente. O THC é um agonista de receptores tanto de CB1 como de CB2, e o CBD possui ação multimodal, atuando como modulador alostérico negativo do receptor CB1 e como agonista inverso do receptor CB2.[3] Dessa forma, o THC atua como um ativador do sistema endocanabinoide (SEC) e o CBD, como um modulador do SEC.

Os endocanabinoides 2AG e a AEA, assim como os fitocanabinoides CBD e THC e os canabinoides sintéticos, atrelam-se aos referidos receptores.

A presença de THC e CBD no organismo mimetiza a AEA e o 2AG, respectivamente.[4]

EFEITO *ENTOURAGE* OU EFEITO COMITIVA

Efeito *entourage* é a relação sinérgica entre todos os mais de 300 compostos químicos presentes na cannabis, ou seja, ocorre quando o extrato completo da planta é utilizado (incluindo todos os canabinoides, terpenos, flavonoides, entre outras substâncias), e não apenas qualquer componente da planta de forma isolada.[5]

Portanto, trata-se da tese de que as diferentes substâncias que compõem a cannabis possuem um efeito complementar, de tal forma que, frequentemente, o uso completo da cannabis é mais benéfico que o uso isolado (Figura 3).

SÍNDROME DA DEFICIÊNCIA CLÍNICA DE ENDOCANABINOIDES

Um dos maiores desafios da medicina é no manejo de inúmeras síndromes dolorosas ou condições resistentes ao tratamento, como enxaqueca, fibromialgia e síndrome do intestino irritável.

Muitas pessoas ficam reféns de medicamentos que muitas vezes não funcionam de forma adequada, levando consigo o estigma de um rótulo psicossomático.

A congruência nos sintomas dessas condições, que incluem hiperalgesia e sensibilização central, indica uma possível origem comum na fisiopatologia, sugerindo que a escassez clínica de endocanabinoides pode ser o fator determinante.

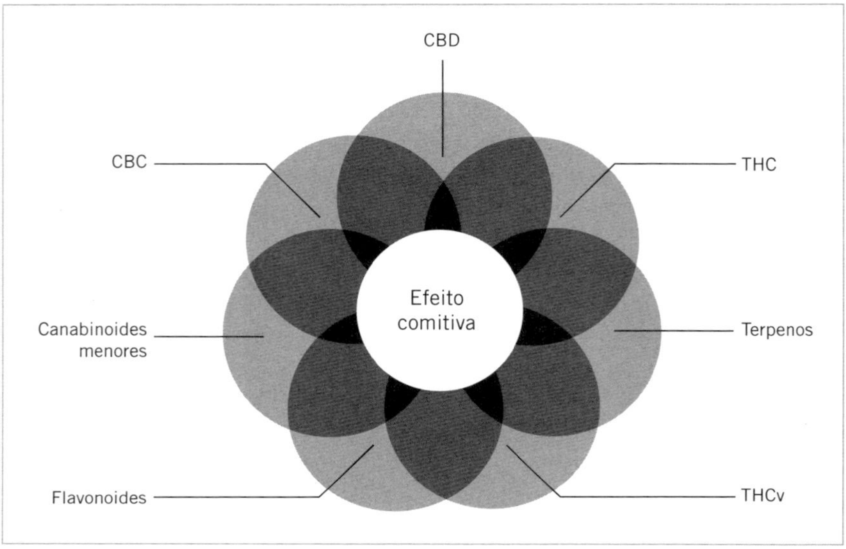

FIGURA 3 Efeito *entourage* ou comitiva. CBC: canabicromeno; CBD: canabidiol; THC: tetra-hidrocanabinol; THCv: tetra-hidrocanabivarina.

Cada indivíduo possui um nível de base endocanabinoide que reflete a produção, o metabolismo e a distribuição dos endocanabinoides AEA e 2-AG, juntamente com o estado dos receptores canabinoides. A hipótese levantada pelo autor Ethan B. Russo sugere que, em determinadas circunstâncias, sejam elas inatas ou adquiridas, o equilíbrio endocanabinoide pode tornar-se insuficiente, desencadeando síndromes fisiopatológicas.[6]

ESTRESSE OXIDATIVO X CANABIDIOL

O estresse oxidativo, juntamente com a produção de espécies reativas de oxigênio (ROS), desempenha um papel crucial no repertório do sistema imunológico para combater patógenos invasores e iniciar o processo de reparação tecidual. Contudo, quando esse mecanismo se torna excessivo ou não é devidamente resolvido, o estresse oxidativo relacionado ao sistema imunológico pode desencadear níveis ainda mais elevados de estresse oxidativo, resultando em danos e disfunções nos órgãos (Figura 4).[7]

A inter-relação entre inflamação e estresse oxidativo é profundamente intrincada e desempenha um papel central na patogênese de inúmeras doenças humanas. Desvendar essa complexa relação do ponto de vista terapêutico tem

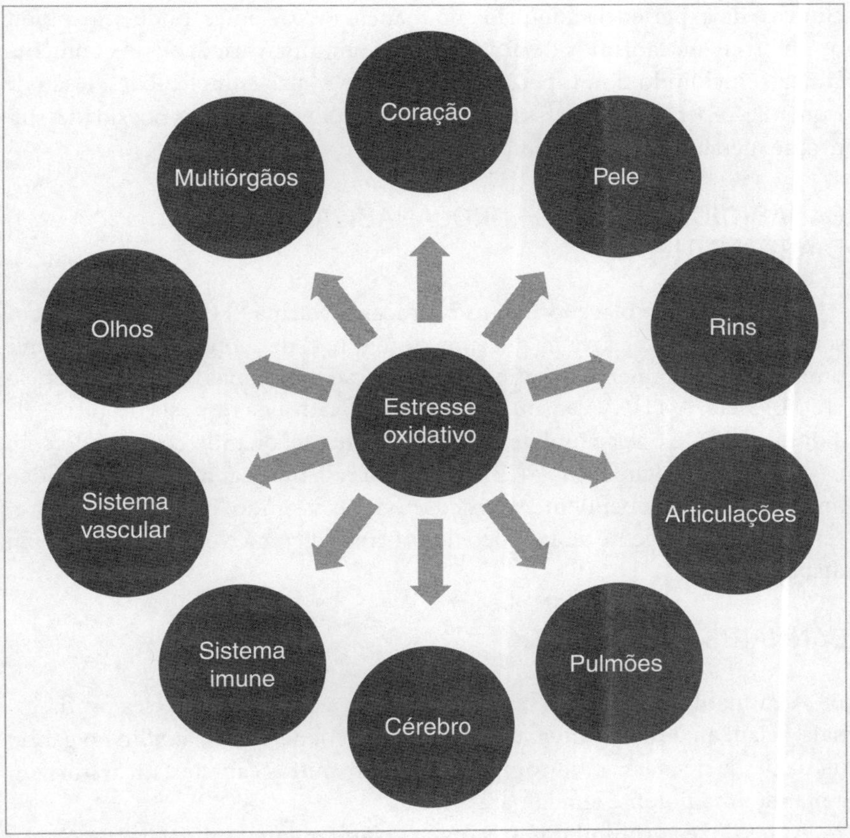

FIGURA 4 Estresse oxidativo e repercussões sobre órgãos e sistemas.

sido um desafio significativo, especialmente considerando o ciclo alimentar que a inflamação e o estresse oxidativo estabelecem entre si. No entanto, do ponto de vista da cannabis medicinal, observa-se o CBD como um ponto de partida promissor para o desenvolvimento de medicamentos. Sua capacidade antioxidante, embora comparativamente modesta, combinada com propriedades anti-inflamatórias em células do sistema imunológico, como macrófagos e micróglias, torna-o uma opção terapêutica interessante. Além disso, o CBD oferece a vantagem de não produzir efeitos colaterais psicotrópicos, o que é crucial em contextos clínicos.[8]

Estudos clínicos e observacionais corroboram a eficácia do CBD não apenas como antioxidante, mas também como um agente capaz de modular eventos de sinalização intracelular relacionados à inflamação. A partir dessa perspectiva clínica e da experiência adquirida no manejo de pacientes, pode-se explorar os possíveis mecanismos de ação do CBD em uma variedade de condições clínicas, incluindo dor, hipertensão, diabetes e suas complicações, lesão de isquemia-reperfusão, depressão, doenças neurodegenerativas, obesidade, síndrome metabólica e aterosclerose.[7]

CANABIDIOL + TETRA-HIDROCANABIVARINA NO DIABETES TIPO 2

Comparado ao placebo, a tetra-hidrocanabivarina (THCV) sozinha causou melhora significativa na glicemia de jejum, e, de acordo com isso, houve uma melhora altamente significativa na função das células beta, medida pelo HOMA-beta. A THCV causou melhora significativa na resposta de glicose de 3 horas durante o teste oral de tolerância à glicose, quando comparado com os valores pré-tratamento. O CBD reduziu a resistina e aumentou o peptídeo insulinotrópico dependente de glicose (GIP); assim, o THCV pode representar um novo agente terapêutico no controle glicêmico em indivíduos com diabetes tipo 2.[9]

CANNABIS E ESPORTES

A cannabis possui diversas aplicações para atletas, sejam eles profissionais, sejam amadores. Alívio de estresse, ansiedade, dores, auxílio no ganho ou na perda de massa para competições, entre outras características, tornam a planta uma potente aliada para atletas.

Antes de se aprofundar neste tópico, é fundamental salientar a proibição da World Anti-Doping Agency (Wada) em relação ao uso da cannabis, considerando seu uso como *doping*. A exceção é o canabidiol, que foi permitido a partir de 2018, estreando nas Olimpíadas nos Jogos Olímpicos de Tóquio (2020-2021). Para atletas olímpicos, foi a primeira oportunidade de utilizar a cannabis como tratamento sem incorrer em riscos.

Apesar da proibição para atletas olímpicos, diversos atletas em esportes não olímpicos ou que não contam com *antidoping* utilizam a cannabis completa para seu tratamento ou uso recreativo, como é o caso de diversos jogadores da National Basketball Association (NBA), lutadores de artes marciais mistas (MMA) do Ultimate Fighting Championship (UFC) e fisiculturistas. A própria National Football League (NFL) está patrocinando com 1 milhão de dólares um ensaio clínico liderado por pesquisadores da Universidade da Califórnia em San Diego para avaliar os efeitos dos fitocanabinoides no controle da dor e neuroproteção diante de concussões.[10]

Notadamente, o SEC está envolvido em respostas fisiológicas pós-exercício, como recuperação das reservas energéticas, analgesia e efeitos positivos sobre o humor. Os autores investigaram os efeitos agudos e crônicos do exercício físico sobre o SEC, e as modalidades mais comuns foram caminhada, corrida e ciclismo, divididas em três tipos de intensidades: baixa, moderada e forte.

As coletas foram realizadas em vários tempos: basal, durante o esforço, 5 minutos depois, 15 minutos depois, chegando até 24 horas após o esforço.

Efeitos agudos (única sessão de esforço):

- Considerando todos os possíveis indivíduos, 74,4% tiveram elevação da AEA e 42,9% do 2-AG. Considerando apenas indivíduos sadios, 72% tiveram elevação do AEA e 42,9%, do 2-AG.
- Considerando grupos com intensidade aeróbica moderada (70-80% da frequência cardíaca máxima), 94,4% tiveram elevação da AEA e 40,9%, do 2-AG.
- Considerando intensidades baixa (< 70%), moderada e alta (> 90%), o exercício em intensidade moderada teve maior aumento agudo da AEA. Não houve diferença quanto ao 2-AG entre as variadas intensidades.

CONCLUSÃO

É importante haver novos estudos bem desenhados avaliando os efeitos do exercício sobre o SEC, pois a resposta pós-exercício pode servir como marcador de doença ou risco. Além disso, o exercício pode ter valor terapêutico ou preventivo.

O uso crescente do CBD entre atletas é impulsionado por sua remoção da lista de substâncias proibidas e pela legalização, o que aumenta o consumo. Os estudos já existentes indicam potencial do CBD na recuperação da fadiga e danos musculares pós-exercício. A falta de compreensão das vias fisiológicas envolvidas destaca a necessidade de mais pesquisas sobre o uso do CBD no esporte.

A Figura 5 compara os tipos de óleos de cannabis medicinal.

O óleo *full spectrum* (espectro completo) possui todos os canabinoides, terpenos e flavonoides. O óleo *broad spectrum* (amplo espectro) tem como única diferença para o *full* a ausência do THC, enquanto o isolado é composto por um único canabinoide.

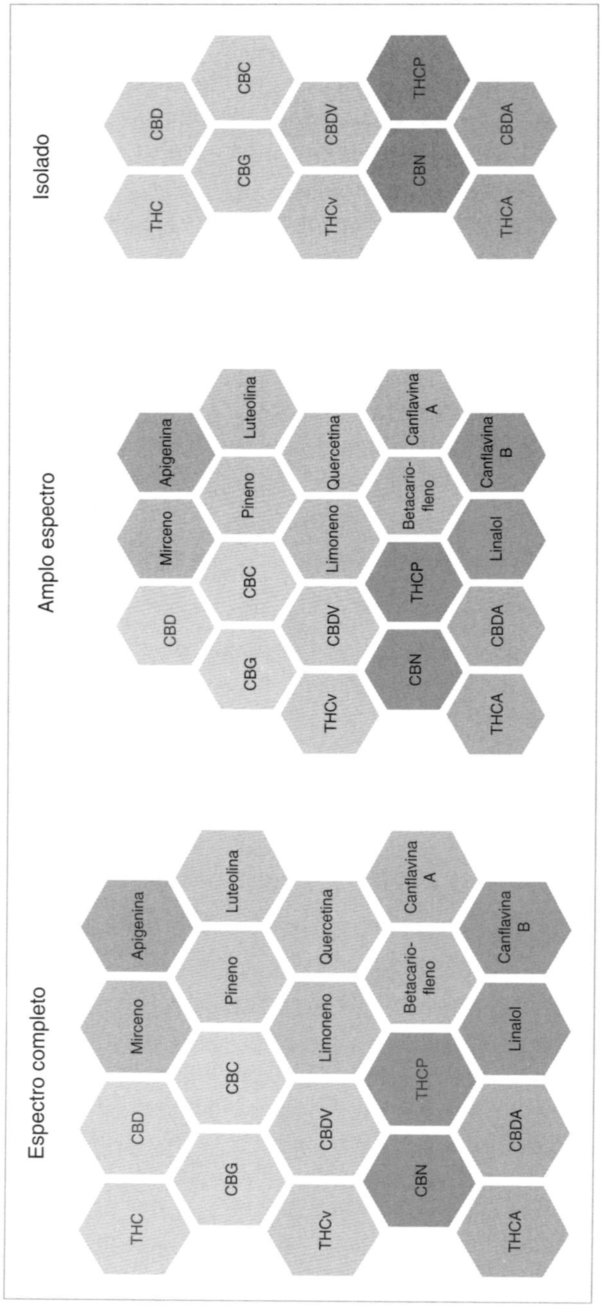

FIGURA 5 Tipos de óleos de cannabis medicinal.

REFERÊNCIAS

1. Carlini EA. A história da maconha no Brasil. J Bras Psiquiatr. 2006;55(4):314-7.
2. Ligresti A, De Petrocellis L, Di Marzo V. From phytocannabinoids to cannabinoid receptors and endocannabinoids: pleiotropic physiological and pathological roles through complex pharmacology. Physiol Rev. 2016;96(4):1593-659.
3. Di Marzo V. The endocannabinoid system: its general strategy of action, tools for its pharmacological manipulation and potential therapeutic exploitation. Pharmacol Res. 2009;60(2):77-84.
4. Di Marzo V, Piscitelli F, Mechoulam R. Cannabinoids and endocannabinoids in metabolic disorders with focus on diabetes. Handb Exp Pharmacol. 2011;(203):75-104.
5. Russo EB. Taming THC: potential cannabis synergy and phytocannabinoid-terpenoid entourage effects. Br J Pharmacol. 2011;163(7):1344-64.
6. Russo EB. Clinical endocannabinoid deficiency reconsidered: current research supports the theory in migraine, fibromyalgia, irritable bowel, and other treatment-resistant syndromes. Cannabis Cannabinoid Res. 2016;1(1):154-65.
7. Liguori I, Russo G, Curcio F, Bulli G, Aran L, Della-Morte D, et al. Oxidative stress, aging, and diseases. Clin Interv Aging. 2018;13:757-72.
8. Booz GW. Cannabidiol as an emergent therapeutic strategy for lessening the impact of inflammation on oxidative stress. Free Radic Biol Med. 2011;51(5):1054-61.
9. Jadoon KA, Ratcliffe SH, Barrett DA, Thomas EL, Stott C, Bell JD, et al. Efficacy and safety of cannabidiol and tetrahydrocannabivarin on glycemic and lipid parameters in patients with type 2 diabetes: a randomized, double-blind, placebo-controlled, parallel group pilot study. Diabetes Care. 2016;39(10):1777-86.
10. Desai S, Borg B, Cuttler C, Crombie KM, Rabinak CA, Hill MN, Marusak HA. A systematic review and meta-analysis on the effects of exercise on the endocannabinoid system. Cannabis Cannabinoid Res. 2022;7(4):388-408.

33

Recursos ergogênicos da fitoterapia contemporânea e chinesa

Vanderli Marchiori
Tazue Hara Branquinho

FITOTERAPIA CONTEMPORÂNEA

Introdução

Fitoterapia é a utilização de plantas medicinais ou de seus derivados, exceto substâncias isoladas, com fins terapêuticos, preventivos, curativos ou paliativos.[1]

A aplicação da fitoterapia no exercício físico é uma estratégia que pode contribuir para um melhor desempenho, modulando condições de alguns sistemas em resposta à situação estressora. Pode-se segmentar o uso das plantas medicinais na prática esportiva em alguns tópicos, de acordo com o objetivo a ser atingido: ajuste de composição corporal (perda de peso, ganho de massa muscular); controle da dor e recuperação muscular; melhora do desempenho e da disposição física; modulação do estresse e melhora do sistema imune.

Essas substâncias bioativas são responsáveis pela funcionalidade dos alimentos, destacando-se os fitoquímicos (compostos fenólicos, alcaloides, compostos organossulfúricos, fitosteróis e carotenoides), os ácidos graxos poli-insaturados (ômega-3 e ômega-6), as vitaminas antioxidantes (A, C e E), os prebióticos (fibras e oligossacarídeos), os probióticos (bifidobactérias e lactobacilos) e a proteína de soja.[2,3]

As substâncias bioativas são divididas em classes: polifenóis (ácidos fenólicos, flavonoides, estilbenos e lignanas), glicosinolatos e carotenoides (licopeno, luteína e zeaxantina), que desempenham atividade antioxidante, anti-inflamatória, estimulante do sistema imune, equilíbrio hormonal, atividade antibacteriana e antiviral (Figura 1).[4]

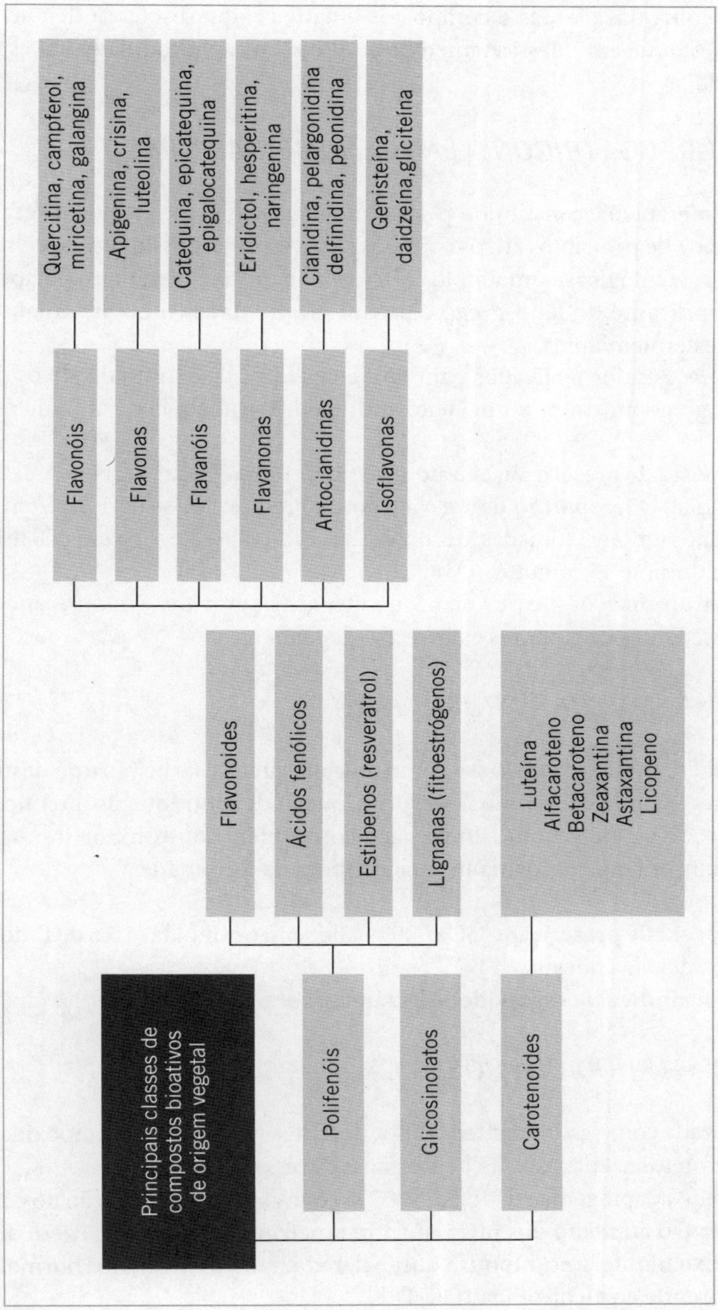

FIGURA 1 Principais classes de compostos bioativos de origem vegetal.

A escolha das plantas e compostos bioativos aqui discutida deu-se por maior destaque em questionamentos e/ou melhor aplicabilidade em esportistas/atletas.

FENO-GREGO (*TRIGONELLA FOENUM-GRAECUM L.*)

O fitoterápico é constituído pelas sementes secas e, em virtude da grande quantidade de princípios ativos contidos nessa espécie, possui um espectro de ações farmacológicas bem amplo. A trigonelina é considerada o metabólito mais importante do feno-grego e possui propriedades hipoglicemiantes e hipocolesterolemiantes.

Alguns estudos realizados com diferentes tipos de extrato de glicosídeos de feno-grego mostraram um efeito androgênico e anabólico em homens.

- **Proposta de prescrição:** extrato seco (5:1), 100 mg, 2 a 3 vezes/dia; extrato fluido (1:1): proporção de 1 g = 46 gotas. Prescrevem-se de 1,5 a 3 mL repartidos em 2 a 3 tomadas; decocção: ferver 1 colher de sopa em 400 mL de água durante 15 minutos.
- **Contraindicações:** casos de bronquite, asma, gravidez e na presença ou antecedentes de tumores estrogênio-dependentes.

MUCUNA (*MUCUNA PRURIENS L.*)

Também conhecida no Brasil como mucuna-preta, café beirão e pó de mico. Em inglês, é conhecida como *velvet bean*, que pode ser traduzido, literalmente, como "feijão de veludo". Empregada como energizante, hipoglicemiante, antiparkinsoniano, antioxidante e na melhora da fertilidade.

- **Proposta de prescrição:** 350 a 500 mg de semente moída (10% de L-dopa), 2 a 3 cápsulas por dia.
- **Contraindicações:** gravidez e lactância.

RODIOLA (*RHODIOLA ROSEA L.*)

Utilizada como estimulante, redutor de fadiga física e mental, antioxidante, cardioprotetor, e em casos de depressão e estresse.

O efeito adaptogênico da *Rhodiola rosea* está associado à ativação do córtex cerebral pelo aumento dos níveis de norepinefrina e serotonina. Além disso, afeta o eixo hipotálamo-hipófise-adrenal, reduzindo os níveis dos hormônios liberadores de corticotropina (CRH).[5]

- **Proposta de prescrição:** extrato padronizado em 1% de rosavina, 360 a 600 mg/dia; extrato padronizado em 2% de rosavina, 180 a 300 mg/dia; extrato padronizado em 3% de rosavina, 100 a 170 mg/dia. Recomenda-se a ingestão dos extratos com estômago vazio, de preferência antes do café da manhã.
- **Contraindicações:** pacientes com transtorno bipolar, gravidez e lactação.

GINSENG (*PANAX GINSENG* C. A. MEY)

O ginseng afeta a atividade cerebral, especificamente ao aumentar os níveis corticais de dopamina, noradrenalina, serotonina e monofosfato de adenosina cíclico (AMPc).[2]

O ginseng parece diminuir a sensação de fadiga quando consumido previamente ao exercício, mas faltam evidências clínicas suficientes sobre a eficácia com relação à melhora do desempenho físico.

- **Proposta de prescrição:** em produtos padronizados com 4% de ginsenosídeos, recomendam-se doses diárias entre 200 e 500 mg; pó: de 1 a 4 g diários, em cápsulas.
- **Contraindicações:** não deve ser administrado em pacientes com trombose coronariana, doenças cardíacas graves, hipertensão arterial, hemorragias hipersensibilidade nervosa, esquizofrenia, histeria e mania, assim como na gravidez e lactância.

CHÁ-VERDE (*CAMELLIA SINENSIS L.*)

O chá-verde (*Camellia sinensis L.*) é uma planta rica em polifenóis, principalmente flavonóis conhecidos também como catequinas, muito utilizada por suas ações metabólicas, propriedades antioxidantes e anti-inflamatórias.[2]

As catequinas também têm sido utilizadas para prevenir, retardar e até mesmo tratar distúrbios das articulações e músculo esquelético, por causa de suas propriedades anti-inflamatórias e antioxidantes. As catequinas (principalmente EC e EGCG) mostraram aumentar de forma eficiente o desempenho do músculo esquelético, por meio do incremento na biossíntese de mitocôndrias e capilares, promoção da formação óssea, aumento do metabolismo lipídico e neuroproteção.[6]

- **Proposta de prescrição:** extrato seco padronizado com, no mínimo, 50% de polifenóis: 120 a 800 mg/dia; infusão: utilizar 1 colher (chá) cheia da planta em 200 mL de água fervente, abafando, em seguida, por 3 a 5 minutos (2 xícaras ao dia).

- **Contraindicações:** evitar o consumo noturno em indivíduos com problemas de insônia ou sensibilidade à cafeína. A administração conjunta com alimentos/suplementos fontes de ferro bivalente (não heme) pode gerar interação do tipo reação de complexação, reduzindo sua biodispobinilidade. Evitar a prescrição para pacientes que passaram por algum procedimento cirúrgico ou em tratamento com anticoagulantes/antiagregantes plaquetários. Evitar prescrição para gestantes e lactantes.

ERVA-MATE (*ILEX PARAGUARIENSIS A.*)

Várias propriedades terapêuticas estão associadas ao seu consumo regular, como: atividade tônico-estimulante, antiaterogênica, termogênica, hipoglicemiante, antioxidante e antiobesidade.

- **Proposta de prescrição:** extrato seco padronizado em 0,1 a 3% de ácido clorogênico, 3 a 10% de cafeína: 100 a 300 mg (2 vezes ao dia); tintura (1:10): 30 gotas, 1 a 3 vezes ao dia; infusão: utilizar 2 a 4 g (1 colher de chá cheia) das folhas secas em uma xícara de água fervente, abafando em seguida por 10 a 15 minutos (3 xícaras ao dia).
- **Contraindicações:** evitar o consumo noturno em indivíduos com problemas de insônia ou que apresentam ansiedade, tremores ou sensibilidade à cafeína. Evitar prescrição para indivíduos hipertensos, taquicardíacos ou com problemas cardíacos, além de indivíduos que apresentem gastrite, colite, gestantes ou lactantes.

TRIBULUS TERRESTRIS

É um dos compostos bioativos com grande destaque entre indivíduos praticantes de modalidades esportivas que envolvem força e potência muscular, porém com evidências científicas ainda controversas.

A principal hipótese é que o *Tribulus terrestris* (TT) estimula a produção de testosterona em homens. O mecanismo proposto é que sua administração estimularia a síntese do hormônio luteinizante (LH); por sua vez, maiores concentrações de LH, em nível testicular, estimulariam as células de Leydig à maior síntese de testosterona.[5]

Apesar do mecanismo proposto, a maioria dos resultados significativos de aumento das concentrações de testosterona ocorre em modelos animais.

A suplementação de TT em humanos, tanto no curto prazo (durante 5 dias, com doses de 750 mg/d) quanto no moderado/longo prazo (durante 4 semanas, com doses de 10 a 20 mg/kg de peso corporal/d), não promoveu aumento significativo nas concentrações de testosterona.

Mesmo com poucas ou inexistentes evidências científicas, esse composto é amplamente utilizado, comercializado e consumido por praticantes de exercício físico com o intuito de melhorar o desempenho esportivo.

Em atletas, o uso deve ser ainda mais cauteloso, principalmente por ser considerada uma substância positiva em testes *antidoping*, de acordo com alguns órgãos internacionais.

- **Contraindicações:** na gravidez e em lactentes. Pacientes com hiperplasia da próstata também necessitam de orientação médica antes de fazer uso da planta.

EURYCOMA LONGIFOLIA

A *Eurycoma longifolia* apresenta relação com o esporte com a promessa de aumentar as concentrações de testosterona. O mecanismo sugerido é que hormônios andrógenos são estimulados por meio de peptídeos extraídos da raiz da planta. Tais peptídeos atuariam estimulando a enzima 17-alfa-hidroxilase (CYP17), que está envolvida na conversão de pregnenolona em 17-OH-pregnenolona, que poderá ser convertida em desidroepiandrosterona (DHEA). Essa mesma enzima também atua na conversão da progesterona em 17-OH-progesterona, que poderá ser convertida em androstenediona e, posteriormente, em testosterona. Low et al., verificaram que o extrato da raiz da planta atuaria nas células de Leydig inibindo a ação das enzimas fosfodiesterase e aromatase, aumentando assim a produção de testosterona.[7]

Porém, os mecanismos citados geralmente são verificados em modelos experimentais e ensaios *in vitro*, dificultando a extrapolação do resultado para indivíduos saudáveis e atletas.

- **Proposta de prescrição:** extrato seco: 200 a 500 mg/d.

CURCUMINA

A curcumina, um membro da família dos compostos curcuminoides, é um pigmento fenólico de cor amarela obtido a partir da cúrcuma (*Curcuma longa L.*), pertencente à família Zingiberaceae. Esse composto ativo vem sendo objeto de inúmeros estudos sobre suas propriedades antioxidantes e anti-inflamatórias. No entanto, poucos estudos avaliaram os efeitos da suplementação de curcumina na prática de atividade física.

A dor muscular associada à rigidez, relatada horas após o término do exercício, é chamada de dor muscular de início retardado (DOMS). Praticantes de atividade física e atletas conhecem bem seus efeitos, que podem durar dias e limitar a atividade muscular.[7] A curcumina potencialmente demonstra ser uma boa estratégia nutricional para controle da DOMS por sua capacidade anti-inflamatória.

Durante o exercício físico, ocorre a ativação da resposta imune adaptativa, que gera a liberação de citocinas pró-inflamatórias em resposta ao dano muscular. A intensidade, a duração e a modalidade da atividade física determinam as diferentes formas e concentrações séricas das citocinas.[7]

A suplementação com diferentes tipos de antioxidantes, incluindo a curcumina, parece ser uma estratégia positiva para prevenir o estresse oxidativo, melhorar o desempenho e os danos musculares decorrentes do exercício físico.

- **Concentração recomendada:** de 100 a 300 mg ao dia.
- **Reações adversas:** a cúrcuma é bem tolerada, raramente podendo ocorrer queixas como desconforto gástrico leve e movimentos intestinais mais frequentes.
- **Contraindicações:** gestantes, lactantes e crianças menores de 4 anos, em casos de obstrução do ducto biliar, em pacientes com câncer em tratamento com ciclofosfamida e nas semanas que antecedem grandes cirurgias. Pacientes que recebem tratamento diário com extratos de cúrcuma devem evitar a excessiva exposição solar, reduzindo, assim, as chances de fenômenos de fotossensibilidade.

FITOTERAPIA CHINESA

Introdução

Nas últimas décadas, muitas ervas medicinais da fitoterapia chinesa (FC), como ginseng, *Tribulus*, *Ephedrae herba*, *Cordyceps sinensis*, ginkgo biloba e outros, têm sido utilizadas por esportistas na expectativa de obter melhores resultados nas competições.

Embora sendo bastante utilizadas, é relatado na revisão dos artigos de estudo sobre essas plantas que seus efeitos no desempenho esportivo permanecem inconclusivos e que a maioria não traz efeito muito significativo sobre a incidência do estresse oxidativo e da fadiga, assim como na melhora na capacidade de resistência do músculo.[8]

A FC tem base na medicina tradicional chinesa (MTC), cuja teoria difere muito da moderna medicina convencional ocidental (MO).

Um exemplo desse "instrumento" utilizado na MTC é a teoria do Yin e Yang. Algumas ervas/substâncias, quando em uso inadequado, podem desequilibrar a relação Yin e Yang no indivíduo e vir a desencadear alterações indesejáveis no seu estado emocional, no sono e na fisiologia orgânica, podendo até levá-lo ao adoecimento.

Fundamentos da medicina tradicional chinesa de interesse para o tema

As teorias do Yin e Yang e dos cinco elementos foram desenvolvidas pelos chineses com base na observação da natureza.

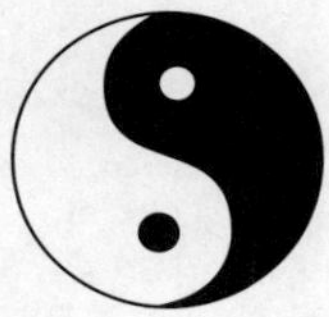

Teoria do Yin e Yang

Todos os fenômenos do universo encerram os dois aspectos opostos do Yin e do Yang, como a noite o dia, o frio e o calor, a atividade e o repouso.

O universo é formado pelo movimento e transformação dos cinco princípios representados pelos elementos: madeira, fogo, terra, metal e água.

No corpo humano, cada órgão foi correlacionado a um desses elementos: *gan*/fígado com a madeira, *xin*/coração com o fogo, *pi*/baço com a terra, *fei*/pulmão com o metal e os *shen*/rins com a água. Essa teoria, no corpo humano, é utilizada para explicar sua fisiologia e fisiopatologia (Figura 2).

Fitoterapia chinesa no exercício físico

Melhorar a resistência muscular

"O *pi*/baço rege os membros e a carne": por essa sua função, é de suma importância que o atleta garanta a boa saúde desse órgão, juntamente com a do *wei*/estômago. Deve-se garantir uma alimentação equilibrada tanto na qualidade quanto na quantidade, e sua ingestão ser distribuída adequadamente durante o dia, evitando refeições noturnas após as 19 horas. Uma alimentação racional, combinada com treino físico adequado, aumentarão o *qi* e o *xue*/sangue, e o vigor físico se desenvolverá. O estado mental tem ação imediata na atividade funcional do *qi*, *xue*/sangue e dos órgãos. Quando o atleta estiver com as tensões emocionais, preocupações ou muitas expectativas nas competições, que ultrapassam a capacidade da função de "aplainar as emoções" do *gan*/fígado, o *qi* e o *xue*/sangue serão freados.[9]

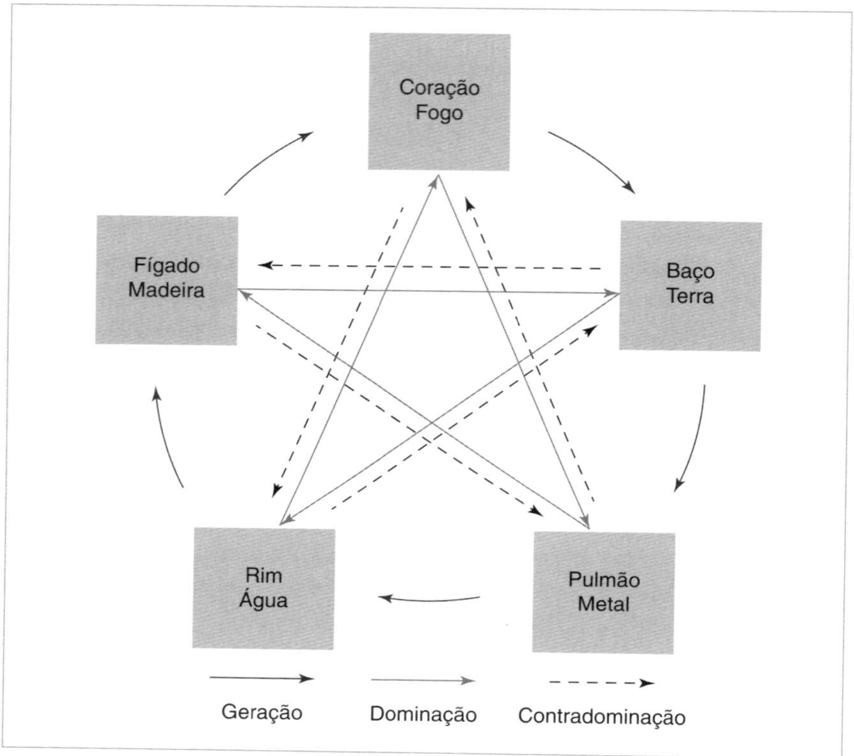

FIGURA 2 Teoria dos cinco elementos.

Postergar a fadiga

A FC entende que a fadiga por atividade física intensa tem por início o grande consumo do *qi*. A depleção do *qi* afeta o funcionamento do *pi*/baço na sua função de elevação do *qi* para o tórax. E, se a região torácica não receber o *qi* suficiente, desfavorece a respiração plena e o *fei*/pulmão enfraquece. O *fei*/pulmão enfraquecido falha no mecanismo de descida do ar inspirado, e impede a recepção do *qi* pelo *shen*/rins.

Assim como se fala na MO, que as causas subjacentes da fadiga são muitas e variadas,[10] seu entendimento pela FC também é bastante complexo.

Sugestões de algumas fórmulas da fitoterapia chinesa

- **Tônicos de *xue*/sangue e de *qi*:** Si Wu Tang, 四物汤; Si Jun Zi Tang, 四君子汤; Ba Zhen Tang, 八珍汤.

- **Tônicos do *pi*/baço:** Shen Ling Bai Zhu San, 參苓白朮散.
- **Tônicos do *shen*/rins:** Qi Bao Mei Ran Dan, 七寶美髯丹; Liu Wei Di Huang Wan: 六味地黄丸.
- **Harmonizadores do *gan*/fígado:** Chai Hu Shu Gan Tang, 柴胡疏肝汤; Xiao Yao San, 逍遥散.
- **Acalmam a mente e regulam o sono:** Gan Mai Da Zao Tang, 甘麥大棗湯; Suan Zao Ren Tang, 酸棗仁湯; Tian Wan Bu Xin Dan, 天王補心丹.

Doping

Muitas substâncias utilizadas na FC hoje estão relacionadas como proibidas pela World Anti-Doping Agency (Wada). A seguir são listadas as ervas/substâncias da prescrição da FC que contêm substâncias proibidas verificadas por órgãos de antidopagem da China, Coreia e Japão:[11]

- **Substâncias da prescrição da fitoterapia chinesa proibidas em competições:** *Ephedrae herba, ma huang; Semen Cannabis, huo ma ren; Semen Strychni, ma qian zi; Tuber Pinelliae; Rhizoma Pinelliae, ban xia; Chelidonii herba; Tuber Liriopis; Moschus, she Xiang; Radix Rehmanniae recens, sheng di Huang; Cistanches herba, rou cong rong; Fructus Ponciri immaturus; Fructus Aurantii immaturus, zhi shi; Plastrum testudinis, gui ban; Placenta hominis, zi he che; Fructus Papaveris deseminatus; Testis et penis Otariae.*
- **Substâncias da prescrição da fitoterapia chinesa proibidas em competição e fora de competição:** *Radix Aconiti lateralis praeparata, zhi fu zi; Tuber Aconiti; Radix Linderae, wu yao; Radix Asia; Semen Nelumbinis, lian zi; Plumula Nelumbinis, lian zi xin; Tinospora crispa; Flos Caryophylli, ding Xiang; Nandina domestica; Fructus Evodiae, wu zhu yu.*

É importante lembrar que a lista de substâncias proibidas está em constante mudança, podendo ser atualizada a qualquer momento. Atualmente, está em desenvolvimento o Passaporte Biológico do Atleta (PBA), em que biomarcadores hematológicos e esteroidais serão monitorados ao longo do tempo, podendo indicar indiretamente o uso de substâncias ou métodos proibidos. Um estudo recente evidenciou que algumas substâncias da prescrição da FC, como a *Radix Angelicae sinensis, dang gui; Radix Astragali, huang qi*, e *Radix Salviae miltiorrhizae, dan shen*, podem alterar variáveis hematológicas do PBA (aumento da porcentagem de reticulócitos com redução do escore OFF-hr), e tais alterações se mantiveram por um período mesmo após a suspensão do uso.[12]

REFERÊNCIAS

1. Brasil. Agência Nacional de Vigilância Sanitária (Anvisa). Formulário de Fitoterápicos da Farmacopeia Brasileira. 11 fev. 2021. Disponível em: https://www.gov.br/anvisa/pt-br/assuntos/farmacopeia/formulario-fitoterapico. Acesso em 13 ago. 2024.
2. Alonso JR. Treatment of phytochemistry and nutraceuticals. In: Treatment of phytochemistry and nutraceuticals. 3. ed. São Paulo: Pharmabooks; 2016.
3. Musial C, Kuban-Jankowska A, Gorska-Ponikowska M. Beneficial properties of green tea catechins. Int J Mol Sci. 2020;21(5):1744.
4. Arraes GCF, Funchal C. Influência dos polifenois do chá verde na obesidade. Nutrição Brasil. 2017;6(1):43-56.
5. Todorova V, Ivanov K, Delattre C, Nalbantova V, Karcheva-Bahchevanska D, Ivanova S. Plant adaptogens-history and future perspectives. Nutrients. 2021;13(8):2861.
6. Li P, Liu A, Xiong W, Lin H, Xiao W, Huang J, et al. Catechins enhance skeletal muscle performance. Crit Rev Food Sci Nutr. 2020;60(3):515-28.
7. Costa RC, Hoefel AL. Suplementação da curcumina, como reparador de dano muscular induzido pelo exercício. RBNE. 2019;13(82):998-1008.
8. Sellami M, Slimeni O, Pokrywka A, Kuvacic G, Hayes LD, Milic M, Padulo J. Herbal medicine for sports: a review. J Int Soc Sports Nutr. 2018;15:14.
9. Auteroche B, Navailh P. O diagnóstico na medicina chinesa. Tradução Antony ZB. São Paulo: Andrei; 1992.
10. Kenney WL, Wilmore JH, Costill DL. Fisiologia do esporte e do exercício. 7. ed. Barueri: Manole; 2020.
11. Kim J, Yun SJ, Lee YK, Lee HJ, Kim JS. A review on safety of herbal medicines for doping. J Korean Med. 2019;40(3):139-76.
12. Chang WC, Wang CY, Liu WY, Tsai CC, Wu YT, Hsu MC. Chinese herbal medicine significantly impacts the haematological variables of the athlete biological passport. Int J Environ Res Public Health. 2021;18(18):9533.

34

Doping nos esportes

José Kawazoe Lazzoli

INTRODUÇÃO

Desde os Jogos Olímpicos da era antiga (776 a.C.) há relatos de substâncias utilizadas pelos atletas para supostamente melhorar o desempenho. Entre elas, testículos e corações de carneiros, cogumelos, infusões de ervas, "poções mágicas", estricnina e alucinógenos.

Nas provas de luta, os atletas passavam óleo de oliva no corpo, para o adversário ter maior dificuldade para imobilizá-los; ao final da luta, uma mistura de óleo, terra e suor, que ficava na pele dos lutadores, era transformada em um elixir, que daria a outros seres humanos "comuns" a força e a bravura daquele atleta.

Na realidade, é tentadora a ideia de que uma pílula ou uma substância mágica nos fará mais rápidos, mais fortes, mais inteligentes, com mais energia... E é evidente que, no esporte de alto rendimento, a diferença entre os primeiros é muitas vezes ínfima, o que faz com que os atletas sempre busquem "algo mais" para superar seus adversários, preferencialmente de forma lícita, mas eventualmente de forma ilícita.

Dessa forma, o controle *antidoping* existe justamente para proteger o atleta íntegro, correto e honesto de um eventual adversário que não comungue dos mesmos valores humanos.

CONCEITO DE *DOPING*

O conceito de *doping* (alguns autores preferem o termo "dopagem", da língua portuguesa) envolve um tripé:

1. Melhora artificial do desempenho esportivo.
2. Risco para a saúde do atleta.
3. Ser contrário aos valores do esporte (claramente estabelecidos no Código Mundial *Antidoping*).

Sempre que pelo menos duas dessas três características estiverem presentes, uma determinada substância ou método podem ser considerados para inclusão na Lista de Substâncias Proibidas da World Anti-Doping Agency (Wada) na sigla em inglês.

O "tripé" já citado traz três conceitos muito importantes: o conceito de vantagem ilícita (literalmente, "trapaça"), o conceito de prejuízo para a saúde do atleta e o conceito dos "valores do esporte". É dessa forma que a Wada pretende proteger os atletas honestos e íntegros.

A Wada tem essa prerrogativa porque, do ponto de vista jurídico, tem a força de um tratado internacional, com o seu *board* sendo composto por 36 membros, 18 deles representantes de governos dos cinco continentes e os outros 18 sendo representantes de movimentos e instituições esportivas internacionais, incluindo o Comitê Olímpico Internacional, o Comitê Paralímpico Internacional e representantes das federações internacionais.[1]

Hierarquicamente, estão subordinadas à Wada as organizações nacionais *antidoping* (National Anti-Doping Organizations – Nado), sendo tão somente uma em cada país. No Brasil, a Autoridade Brasileira de Controle de Dopagem (ABCD) é reconhecida pela Wada.

Cabe à Wada a organização da Lista de Substâncias Proibidas (Figura 1), que é atualizada anualmente. Geralmente, entre o final de setembro e o início de outubro de cada ano é disponibilizada no site da Wada (www.wada-ama.org) a Lista que entrará em vigor a partir de 1º de janeiro do ano subsequente. A ABCD tem sido a responsável pela tradução da Lista para a língua portuguesa e pela disponibilização m seu site (www.abcd.gov.br).

A Lista de Substâncias Proibidas da Wada é composta por 11 grupos de substâncias e três grupos de métodos proibidos, que podem ser proibidos somente em competição ou o tempo todo (em competição e fora de competição), conforme a Tabela 1.

O detalhamento das substâncias que compõem a Lista de Substâncias Proibidas da Wada pode ser obtido por meio do download da Lista, a qual se recomenda que permaneça sempre acessível para consulta. A Lista está disponível em diversos idiomas, podendo ser baixada diretamente no site da Wada (www.wada-ama.org) ou, em português, no site da ABCD (www.abcd.gov.br). Recomenda-se fortemente aos não especialistas que se familiarizem com a Lista, para terem ideia das classes terapêuticas ali contempladas, mantendo-a

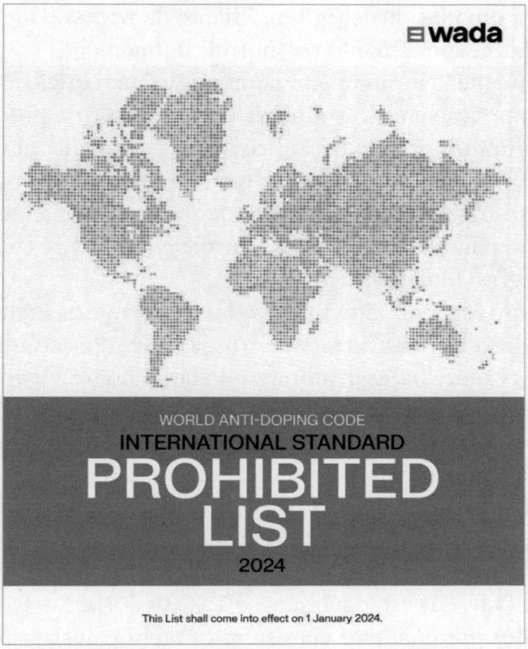

FIGURA 1 A Lista de Substâncias Proibidas da Wada.
Fonte: www.wada-ama.org.

TABELA 1 Substâncias e métodos proibidos

Substâncias proibidas em competição e fora de competição (*at all times*)	S0: Substâncias não aprovadas S1: Agentes anabolizantes S2: Hormônios peptídicos, fatores de crescimento, substâncias relacionadas e miméticos S3: Beta-2 agonistas S4: Moduladores hormonais e metabólicos S5: Diuréticos e agentes mascaradores
Substâncias proibidas somente em competição (*in-competition*)	S6: Estimulantes S7: Narcóticos S8: Canabinoides S9: Glicocorticosteroides
Substâncias proibidas em esportes específicos	P1: Betabloqueadores
Métodos proibidos em competição e fora de competição (*at all times*)	M1: *Doping* sanguíneo M2: Manipulação química ou física da urina M3: *Doping* genético

disponível para dúvidas que surgirem, diante da necessidade de prescrição médica para algum atleta sujeito ao controle *antidoping*.

Conceitualmente, o período "em competição" tem início às 23h59min da véspera da competição até o término da competição e do processo de coleta da amostra. Segundo o princípio jurídico da "responsabilidade estrita", o atleta é inteiramente responsável por toda e qualquer substância que venha a ser detectada em seu organismo. É importante recordar que a recusa ou evasão após notificação para se submeter ao controle *antidoping* é considerada uma violação das regras *antidoping*.[2]

É importante lembrar que muitas das substâncias incluídas na Lista podem ser utilizadas para o tratamento de diferentes condições clínicas. Para dar alguns exemplos, as insulinas, utilizadas no tratamento do diabetes tipo 1, estão inseridas na categoria S4; o hormônio do crescimento está na categoria S2; os diuréticos, utilizados no tratamento da hipertensão arterial e da insuficiência cardíaca, estão na categoria S5; os betabloqueadores, importantes no pós-infarto agudo do miocárdio, na insuficiência cardíaca e interessantes opções na hipertensão arterial, estão na categoria P1; alguns estimulantes utilizados no tratamento do transtorno do déficit de atenção e hiperatividade (TDAH) estão na categoria S6; os corticosteroides (categoria S9) são proibidos por qualquer via sistêmica ou injetável, sendo permitidos para uso tópico, inalatório ou nasal, por exemplo; os beta-2 agonistas (categoria S3) são utilizados no tratamento da asma brônquica e proibidos por via sistêmica, mas há quatro opções permitidas para uso inalatório. Enfim, o conhecimento das características da Lista é importante e auxilia o médico a selecionar as melhores opções terapêuticas para tratar as condições clínicas de seus pacientes que sejam atletas.

Como visto, o atleta é inteiramente responsável por qualquer substância que venha a ser encontrada no seu organismo. Portanto, salvo em situações de emergência médica, para tratamentos eletivos o atleta e seu médico assistente devem solicitar uma Autorização para Uso Terapêutico (AUT).

AUTORIZAÇÃO PARA USO TERAPÊUTICO

Introdução

Uma Autorização para Uso Terapêutico (AUT ou *Therapeutic Use Exemption* – TUE em inglês – Figura 2) permite que um atleta com uma condição clínica utilize uma substância ou um método que faça parte da Lista por razões terapêuticas. O ideal é ser portador de uma AUT válida para iniciar um tratamento eletivo, salvo em situações de emergências médicas.

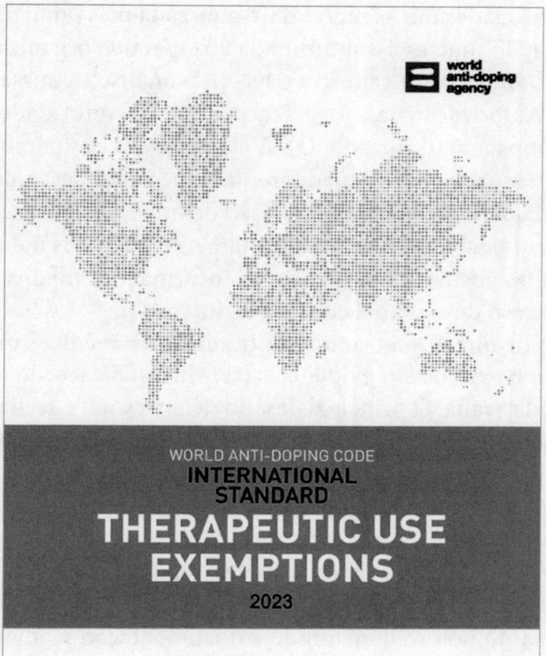

FIGURA 2 O padrão internacional da Wada para concessão de uma Autorização para Uso Terapêutico.
Fonte: www.wada-ama.org

O processo de solicitação, análise e concessão (ou não concessão) de uma AUT deve seguir o padrão internacional claramente estabelecido no padrão internacional da Wada para concessão de AUT, o qual também é periodicamente atualizado.

Processo de solicitação de uma Autorização para Uso Terapêutico

Um atleta que necessita de uma AUT deve fazer a solicitação o mais rapidamente possível. Para atletas de nível nacional, a solicitação deve ser enviada à respectiva organização nacional *antidoping*, no Brasil a ABCD. Atletas de nível internacional, que façam parte do programa de monitoramento da sua federação internacional (FI), devem solicitar a AUT diretamente à sua FI. Grandes eventos, como Jogos Olímpicos, Panamericanos ou Campeonatos Mundiais, podem ter suas próprias Comissões de AUT, que podem revalidar automaticamente ou não AUT já vigentes.

Em conformidade com as regras da Wada, cada país pode ter apenas uma Comissão de AUT, que está subordinada à respectiva organização nacional *antidoping*. No Brasil, a única responsável pela análise e emissão de AUT é a Comissão de Autorização para Uso Terapêutico da Autoridade Brasileira de Controle de Dopagem (Caut/ABCD). A Caut/ABCD é atualmente composta por 21 médicos, com *expertise* em diferentes especialidades, pois a análise das solicitações frequentemente requer a visão de um especialista.

Naturalmente, espera-se um comportamento ético dos membros de uma Caut, com sigilo absoluto em relação às informações médicas acessadas e abstenção em caso de eventual conflito de interesses.

O objetivo de uma Caut é autorizar tratamentos médicos que sejam legítimos, lícitos e baseados em evidências científicas, de acordo com o padrão internacional da Wada. O principal desafio de uma Caut é realizar a distinção entre um tratamento médico tecnicamente correto e uma tentativa de trapaça, sendo esta a razão pela qual são necessários médicos com *expertise* em medicina interna e várias outras especialidades médicas, incluindo naturalmente a medicina do exercício e do esporte.

Para maior possibilidade de uma análise rápida e favorável, uma solicitação de AUT deve ser acompanhada de um relatório médico, tão completo e abrangente quanto possível, incluindo a documentação médica que permita aos membros da Caut ter convicção quanto à correção do diagnóstico e, por consequência, do tratamento proposto. Trata-se de comunicação entre médicos; portanto, quanto mais completo e bem documentado estiver o caso de um determinado atleta, melhores condições técnicas uma Caut terá para analisar e julgar de forma adequada.

Em situações excepcionais, pode-se solicitar uma AUT retroativa, após a utilização efetiva da substância proibida. O exemplo típico é uma situação de emergência médica, na qual haveria risco de morte ou de sequelas irreversíveis. Naturalmente, trata-se de uma situação de exceção, e os princípios fundamentais para a concessão de uma AUT também são válidos nessa situação.

Análise de uma Autorização para Uso Terapêutico e critérios para concessão

Um atleta pode fazer jus a uma AUT se for capaz de demonstrar que pode satisfazer cada uma das seguintes condições:[3]

- A substância ou o método proibido é necessário para o tratamento de uma condição clínica diagnosticada, com base em evidências científicas.

- O uso terapêutico da substância ou método proibido não deverá, em princípio, produzir nenhuma melhora adicional do desempenho, além da que seria esperada pelo retorno do atleta à sua condição normal de saúde, após o tratamento da condição clínica.
- A substância ou o método proibido é um tratamento indicado para a condição clínica, não havendo alternativas terapêuticas razoáveis com substâncias permitidas.
- A indicação do tratamento com a substância ou método proibido não é consequência, total ou parcialmente, do uso prévio (sem uma AUT) de uma substância ou método que era proibido à época de sua utilização.

CONCLUSÃO

O conceito de *doping* se baseia em um tripé que envolve não somente a melhora do desempenho por parte de uma substância ou método, mas também ser deletério à saúde e atentar contra os valores do esporte. Com base nessa premissa, diversas substâncias são proibidas pela Wada. O detalhe é que várias dessas substâncias são utilizadas para o tratamento de diversas condições clínicas. Por essa razão, os médicos – independentemente da sua especialidade – devem dominar os conceitos básicos sobre o assunto, para saberem quando podem e quando não devem prescrever uma substância da Lista e, quando for necessário fazê-lo, solicitarem de forma consistente uma AUT, de forma tecnicamente correta.

REFERÊNCIAS

1. World Anti-Doping Agency (Wada). International Standard: Prohibited List 2024. Disponível em: https://www.wada-ama.org/sites/default/files/2023-09/2024list_en_final_22_september_2023.pdf. Acesso em 15 ago. 2024.
2. World Anti-Doping Agency (Wada). International Standard: Therapeutic Use Exemptions 2023. Disponível em: https://www.wada-ama.org/en/resources/world-anti-doping-code-and-international-standards/international-standard-therapeutic-use. Acesso em 15 ago. 2024.
3. World Anti-Doping Agency (Wada). World Anti-Doping Code 2021. Disponível em: https://www.wada-ama.org/sites/default/files/resources/files/2021_wada_code.pdf. Acesso em 15 ago. 2024.

SEÇÃO 5

Recurso Terapêutico dos Exercícios nas Nutropatias

35

Exercícios nas nutropatias

Carlos Alberto Werutsky

INTRODUÇÃO

Doenças crônicas não transmissíveis (DCNT) são condições médicas que, por definição, são não infecciosas, não transmissíveis entre as pessoas, e comportamentais.[1]

A cada ano, as DCNT matam 41 milhões de pessoas em todo o mundo, e representam cerca de três quartos de todas as mortes, por doenças como o câncer ou outras condições crônicas que levam às doenças cardiovasculares.[2,3]

NUTROPATIAS

As nutropatias são DCNT que envolvem principalmente distúrbios dos nutrientes.

São doenças nutroneurometabólicas (p. ex., obesidade), com base genética, em que os nutrientes representam agentes da nutroprevenção ou da nutroterapia (Figura 1).

No Quadro 1 são apresentadas as principais nutropatias (DCNT), com o possível mecanismo fisiopatológico que envolve os nutrientes.

QUADRO 1 Principais nutropatias passíveis de nutroterapia

Doença	Nutriente	Fisiopatologia
Obesidade	Excesso de gordura	Lipotoxicidade
Diabetes tipo 2	Monossacarídeos	Glicotoxicidade

continua

QUADRO 1 Principais nutropatias passíveis de nutroterapia (*continuação*)

Doença	Nutriente	Fisiopatologia
Hipertensão	Sal de cozinha	Sensibilidade ao sódio
Dislipidemia/ aterosclerose	Gordura oxidada	Lipotoxicidade endotelial
Osteoporose	Cálcio	Sensibilidade ao cálcio
Sarcopenia	Proteína	Resistência anabólica muscular
Câncer	Subprodutos de proteínas	Estresse oxidativo/ativação de oncogenes
Hiperuricemia	Purinas	Degradação nucleotídica/ ↑ ácido úrico (uratos)
Doença de Alzheimer	↑ ácidos graxos saturados/trans; ↑ BCAA séricos	Estresse oxidativo/dano neuronal colinérgico
Doença de Parkinson	↓ vit. E; ↓ω-3; Pufa?	Estresse oxidativo/condição neurodegenerativa motora

BCAA: aminoácidos de cadeia ramificada; Pufa: ácidos graxos poli-insaturados.

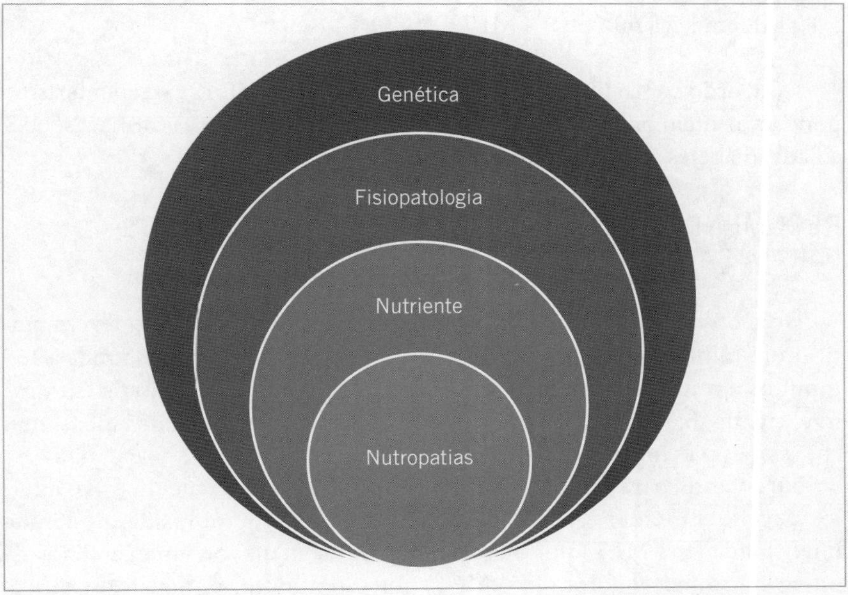

FIGURA 1 Nutriente nas doenças crônicas não transmissíveis – nutropatias.

SEDENTARISMO

O sedentarismo pode ser definido como:

- Atividade física moderada e não programada < 150 min/semana.

Ou

- Atividades prevalentemente sentadas, de leitura e assistindo à TV (inatividade física de risco definida em < 4 h/sem de atividade de lazer de intensidade moderada ou vigorosa).

Ou

- Atividade física com intensidade < 1,5 equivalente metabólicos (MET) por h/dia ou nenhum ou pouco deslocamento (<1 h/sem).

Ou

- Dispêndio de energia inferior a 10% do total diário na forma de moderada ou intensa (isto é, intensidade ≥ 4 vezes a taxa metabólica em repouso – TMR em kcal/min ou > 4 MET).

De acordo com a Organização Mundial da Saúde (OMS), o sedentarismo pode levar meio bilhão de pessoas a desenvolverem doenças cardíacas, obesidade, diabetes e outras condições crônicas até 2030.

RECOMENDAÇÕES DE ATIVIDADE FÍSICA/EXERCÍCIOS PARA A SAÚDE

De acordo com a OMS, adultos com idade entre 18 e 64 anos devem praticar um mínimo de atividade física aeróbia semanal, que corresponde a 150 minutos em uma intensidade moderada (3 MET), ou 75 minutos em uma intensidade mais vigorosa (6 MET) ou, ainda, a combinação de ambas, mas em sessões não inferiores a 10 minutos.[3]

No entanto, para efeitos benéficos à saúde (recurso terapêutico), os adultos devem aumentar a participação em exercícios aeróbios de moderada intensidade (> 3 MET) por 300 minutos por semana, ou em exercícios de intensidade mais vigorosa (> 6 MET) por 150 minutos semanais ou, ainda, a combinação de ambos. Podem ser associados exercícios de força (anaeróbios) que envolvam a maioria dos grupos musculares, dois ou mais dias por semana.[3]

O MÚSCULO ESQUELÉTICO COMO ÓRGÃO ENDÓCRINO

O músculo esquelético é um órgão endócrino que produz e libera miocinas em resposta à contração.

Essas miocinas trabalharão localmente por meio de mecanismos parácrinos, exercendo, por exemplo, efeitos angiogênicos, enquanto outras miocinas trabalham por meio de mecanismos de influência autócrina e vias de sinalização envolvidas na oxidação de gordura e captação de glicose.

A miocina protótipo, interleucina-6 (IL-6), é secretada na razão direta da intensidade do exercício, e inversa do nível de glicose plasmática. Por meio da sinalização dos receptores gp130Rb/IL-6Ra, causa a ativação da rota AMPK e/ou fosfatidilinositol-3-quinase (PI3-kinase), aumentando a liberação de glicose e a oxidação de ácido graxo (Figura 2).[4]

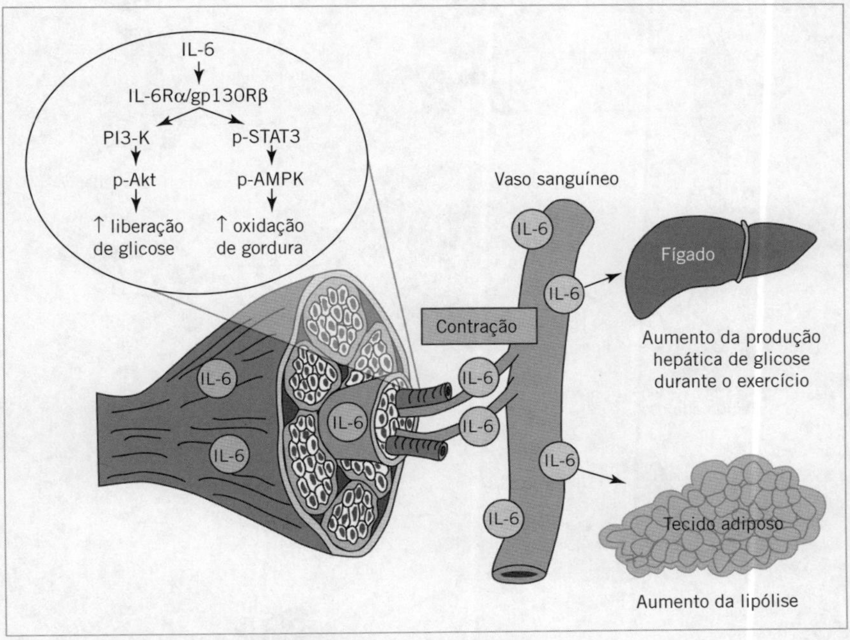

FIGURA 2 Miocinas liberadas pela contração muscular.

EXERCINAS

As exercinas são definidas como porções de sinalização liberadas em resposta ao exercício agudo e/ou crônico, que exercem seus efeitos pelas vias endócrina, parácrina e/ou autócrina. Vários órgãos, células e tecidos liberam esses fatores, incluindo músculo esquelético (miocinas), coração (cardiocinas), fígado (hepatocinas), tecido adiposo branco (adipocinas), tecido adiposo marrom (baptocinas) e neurônios (neurocinas). As exercinas têm papéis potenciais na melhoria da saúde cardiovascular, metabólica, imunológica e neurológica (Figura 3).[5] Como tal, as exercinas têm potencial para o tratamento de doenças cardiovasculares, *diabetes mellitus* tipo 2 e obesidade e, possivelmente, na facilitação do envelhecimento saudável.[6]

As exercinas clássicas liberadas durante o exercício agudo, conforme encontradas em modelos humanos e em animais, incluem IL-6, IL-8, antagonista do receptor de IL-1 (IL-1RA) e IL-10, que agem diminuindo a inflamação, pela melhora da secreção de insulina, da angiogênese tecidual/fluxo sanguíneo e da flexibilidade metabólica, entre outras ações biológicas.[7]

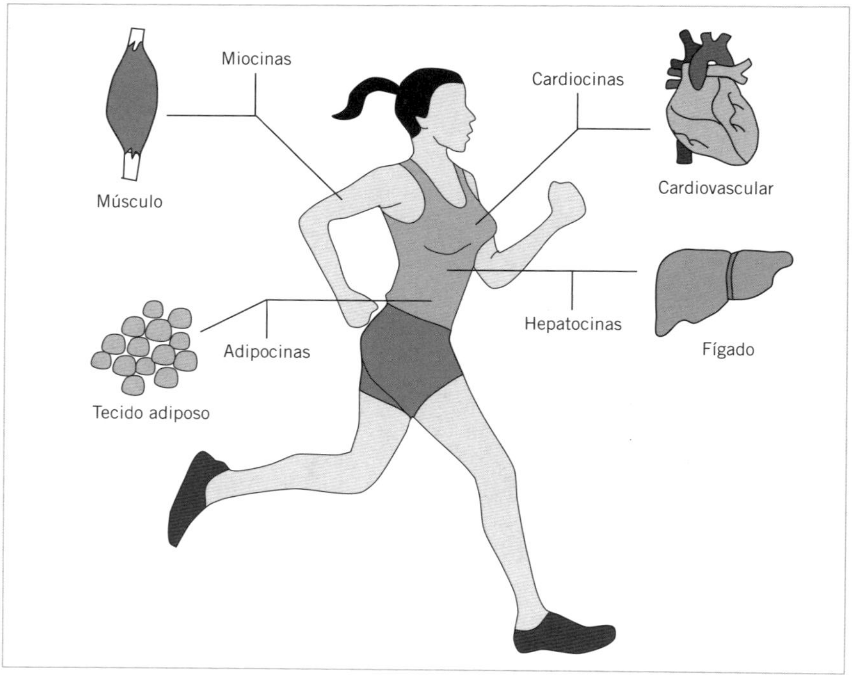

FIGURA 3 Visão geral das exercinas e seus efeitos sobre órgãos e sistemas.

REFERÊNCIAS

1. World Health Organization (WHO). Assessing national capacity for the prevention and control of non-communicable diseases. Geneva: WHO; 2010.
2. World Health Organization (WHO). Assessing national capacity for the prevention and control of noncommunicable diseases: report of the 2021 global survey. Geneva: World Health Organization; 2021.
3. World Health Organization (WHO). Global status report on physical activity 2022. Geneve: WHO; 2022.
4. Pedersen BK. Muscles and their myokines. J Exp Biol. 2011;214(Pt 2):337-46.
5. Suzuki K, Hekmatikar AHA, Jalalian S, Abbasi S, Ahmadi E, Kazemi A, et al. The potential of exerkines in women's COVID-19: a new idea for a better and more accurate understanding of the mechanisms behind physical exercise. Int J Environ Res Public Health. 2022;19:15645.
6. Chow LS, Gerszten RE, Taylor JM, Pedersen BK, van Praag H, Trappe S, et al. Exerkines in health, resilience and disease. Nat Rev Endocrinol. 2022;18(5):273-89.
7. Das DK, Graham ZA, Cardozo CP. Myokines in skeletal muscle physiology and metabolism: recent advances and future perspectives. Acta Physiol (Oxf). 2019;228(2):1-12.

36

Medicina laboratorial nas nutropatias

Nairo Massakazu Sumita

INTRODUÇÃO À PATOLOGIA CLÍNICA/MEDICINA LABORATORIAL

Características do exame laboratorial

A patologia clínica, também conhecida como medicina laboratorial, é uma especialidade médica que, pela realização de exames laboratoriais, fornece informações ao médico, proporcionando os meios para prevenção, diagnóstico, tratamento, prognóstico e acompanhamento das enfermidades. Os médicos patologistas clínicos, por meio da assessoria médica, auxiliam na interpretação dos exames, na utilização racional dos recursos laboratoriais e no acesso aos milhares de exames que compõem o menu do laboratório clínico.

A execução de um exame laboratorial tornou-se sobremaneira complexa, exigindo a divisão do processo em três fases distintas: pré-analítica, analítica e pós-analítica (Figura 1).[1]

Funções do exame laboratorial[1]

Algumas das múltiplas funções que os exames laboratoriais podem desempenhar são descritas a seguir:

- Fornecer diagnóstico correto num paciente sabidamente doente.
- Fornecer prognóstico num paciente com uma doença conhecida.
- Fornecer indicação de se uma doença está presente ou não em seus estágios iniciais ou subclínicos em indivíduos aparentemente sadios.

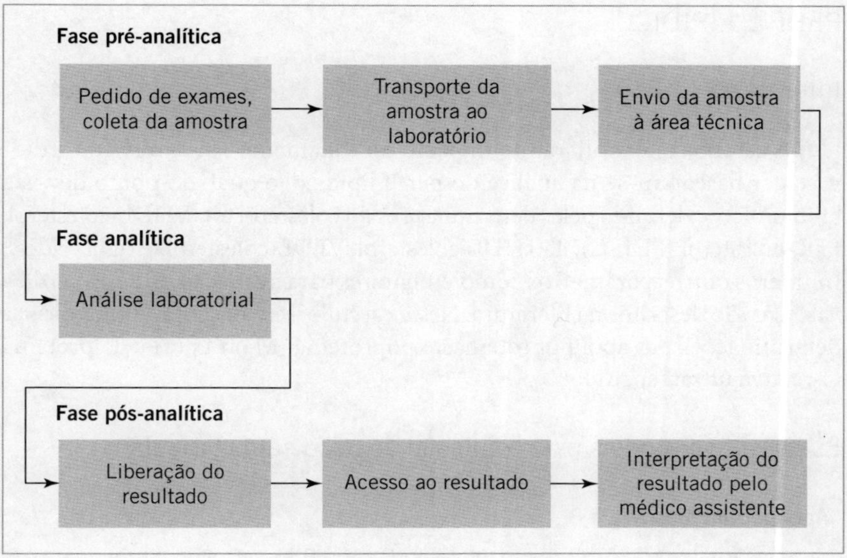

FIGURA 1 Fases pré-analítica, analítica e pós-analítica do exame laboratorial.

- Fornecer elementos para controlar os níveis de drogas terapêuticas ou seus efeitos.
- Fornecer dados que possam indicar se no futuro poderá surgir doença, isto é, estabelecer risco para o desenvolvimento de uma doença.

Para que um método laboratorial tenha utilidade clínica, ele deve preencher alguns requisitos básicos que garantam a confiabilidade dos resultados obtidos em amostras de pacientes. São eles: exatidão, precisão, sensibilidade e especificidade.

Valor de referência e interpretação do exame laboratorial[1]

Os resultados do exame laboratorial podem ser interpretados ao comparar o resultado observado na amostra do paciente com o intervalo de referência fornecido no laudo. O "valor de referência" ou "intervalo de referência", também conhecido como "valor ou faixa normal", geralmente é estabelecido estudando-se um grupo controle constituído de indivíduos clinicamente normais. Após tratamento estatístico, os resultados centrais são aqueles que melhor preenchem o critério de normalidade para determinado parâmetro laboratorial.

PERFIL LIPÍDICO[2]

Introdução

Os estudos que avaliaram o impacto do tratamento sobre o risco cardiovascular basearam-se na análise do perfil lipídico, o qual, do ponto de vista bioquímico, é definido pelas determinações do colesterol total, HDL-colesterol, LDL-colesterol (LDL-C), não HDL-colesterol, VLDL-colesterol e triglicérides.[3] Inúmeros outros parâmetros complementares para avaliação do risco cardiovascular são descritos na literatura. Neste capítulo, será descrita a utilidade das determinações das apolipoproteínas, lipoproteína (a) ou Lp(a) e da proteína C-reativa ultrassensível.

Exames laboratoriais para avaliação do risco cardiovascular

Apolipoproteínas A-1 e B	
Correlação clínico-laboratorial	A apolipoproteína B (Apo B) é a principal proteína presente nas lipoproteínas VLDL-colesterol, IDL-colesterol e LDL-colesterol. A concentração da Apo B é uma boa estimativa do número dessas partículas no sangue, particularmente na sua capacidade de avaliar a presença das partículas de LDL-colesterol pequenas e densas. A apolipoproteína A-1 (Apo A-1) é a principal proteína no HDL-colesterol e fornece uma boa estimativa da concentração de HDL-colesterol. A relação entre as Apo B e A-1 é útil como indicador para avaliação do risco cardiovascular.
Valores de referência	Apo A-1 Masculino: 90-170 mg/dL Feminino: 107-214 mg/dL Apo B Masculino: 56-162 mg/dL Feminino: 51-171 mg/dL Relação Apo B/Apo A-1: Masculino: até 0,9 Feminino: até 0,8

Colesterol total	
Correlação clínico-laboratorial	O colesterol tem importante função fisiológica no organismo como precursor dos hormônios esteroidais, dos ácidos biliares e da vitamina D. Além disso, é importante constituinte das membranas celulares. Do ponto de vista clínico, a avaliação do colesterol total tem por finalidade mensurar o risco cardiovascular, sendo recomendada pelos programas de rastreamento populacional.
Valor de referência	*Vide* Tabela 1.

HDL-colesterol	
Correlação clínico-laboratorial	O HDL-colesterol é sintetizado no fígado e no intestino e tem por função transportar o colesterol residual da periferia para o fígado. Os estudos demonstram uma correlação inversa entre os níveis séricos de HDL-colesterol e a doença cardiovascular.
Valores de referência	*Vide* Tabela 1.

LDL-colesterol	
Correlação clínico-laboratorial	O LDL-colesterol deriva do VLDL-colesterol, que é sintetizado no fígado. Esta lipoproteína é responsável pelo transporte do colesterol a partir do fígado para a periferia do organismo, onde será internalizado e utilizado pelas células como fonte de energia ou para incorporação à estrutura celular. A relação entre níveis elevados do LDL-colesterol e aumento do risco cardiovascular está muito bem definida. O valor do LDL-colesterol pode ser obtido pela fórmula de Martin/Hopkins, em que: LDL-colesterol = colesterol total – (HDL-colesterol + triglicérides/fator*) *O fator que divide o valor do triglicérides é variável conforme estabelecido na tabela de Martins e colaboradores, que correlaciona os níveis de triglicérides e não HDL-colesterol.
Valores de referência	*Vide* Tabela 2.

Não HDL-colesterol	
Correlação clínico-laboratorial	O não HDL-colesterol é útil para avaliação do número total de partículas aterogênicas no plasma (VLDL + IDL + LDL) e se correlaciona com os níveis de apolipoproteína B. O não HDL-colesterol é calculado pela seguinte equação: Não HDL-colesterol = colesterol total – HDL-colesterol O cálculo do não HDL-colesterol fornece melhor estimativa do risco cardiovascular, principalmente nos pacientes com hipertrigliceridemia.
Valores de referência	*Vide* Tabela 2.

Triglicérides	
Correlação clínico-laboratorial	Os triglicérides oriundos da dieta são absorvidos em nível intestinal e incorporados aos quilomícrons. Esta lipoproteína inicialmente circula pela via linfática, alcança a circulação sistêmica pelo duto torácico ao nível da veia cava superior e é direcionada para o fígado, onde é internalizada. Níveis elevados de triglicérides estão frequentemente associados a baixos níveis de HDL-colesterol e altos níveis de partículas de LDL-colesterol pequenas e densas, as quais são potencialmente aterogênicas.
Valores de referência	*Vide* Tabela 1.

VLDL-colesterol	
Correlação clínico-laboratorial	O VLDL-colesterol é sintetizado pelo fígado e transporta principalmente os triglicérides do fígado para as células periféricas. Na circulação, sofre a ação da lipase lipoproteica, que promove a hidrólise parcial de seu conteúdo de triglicérides, originando o IDL-colesterol (lipoproteína de densidade intermediária), que é rapidamente transformado em LDL-colesterol.
Valores de referência	≥ 20 anos: Com jejum de 12 horas: Desejável: menor que 30 mg/dL Sem jejum de 12 horas: Desejável: menor que 35 mg/dL

Lipoproteína (a) ou Lp(a)	
Correlação clínico-laboratorial	A Lp(a) é um marcador complementar para a avaliação do risco cardiovascular. O nível plasmático de Lp(a) é, em grande parte, determinado geneticamente. A dosagem do Lp(a) deve ser considerada em pessoas com alto risco para doença cardiovascular, com história familiar de doença aterotrombótica ou na hipercolesterolemia familiar.
Valores de referência	Até 75 nmol/L

Proteína C-reativa ultrassensível (PCR ultrassensível)	
Correlação clínico-laboratorial	A proteína C-reativa (PCR) é uma proteína de fase aguda, produzida no fígado em resposta à produção de citocinas e fatores de crescimento durante lesão tecidual, inflamação ou infecção. A elevação da concentração de PCR, mesmo dentro do intervalo referencial, está associada ao aumento do risco para futuros eventos de doença coronariana em homens e mulheres. Para que a PCR possa ser utilizada como marcador de risco cardiovascular, a dosagem deve ser realizada utilizando métodos ultrassensíveis.
Valores de referência	Níveis de PCR ultrassensível para avaliação de risco cardiovascular segundo a American Heart Association:[4] Baixo risco: < 1 mg/L Médio riso: 1-3 mg/L Alto risco: > 3 mg/L Níveis de PCR ultrassensível para avaliação de risco cardiovascular segundo a Sociedade Brasileira de Cardiologia: Baixo risco: < 1 mg/L Médio risco: 1-2 mg/L Alto risco: > 2 mg/L Muito alto risco: ≥ 10 mg/L

A flexibilização do jejum para a coleta do perfil lipídico

Em 2016, o Departamento de Aterosclerose da Sociedade Brasileira de Cardiologia (SBC), a Sociedade Brasileira de Patologia Clínica/Medicina Laboratorial (SBPC/ML), a Sociedade Brasileira de Análises Clínicas (SBAC), a Sociedade Brasileira de Diabetes (SBD) e a Sociedade Brasileira de Endocrinologia e Metabologia (SBEM) lançaram um documento denominado Consenso Brasileiro para a Normatização da Determinação Laboratorial do Perfil Lipídico, com a finalidade de estabelecer critérios para a flexibilização do jejum para a avaliação do perfil lipídico.[2]

As determinações de colesterol total, HDL-colesterol, não HDL-colesterol e LDL-colesterol não diferem significativamente se realizadas no estado pós-prandial ou no estado de jejum. Há aumento nos níveis de triglicérides no estado alimentado, porém esse aumento é pouco relevante desde que se considere uma refeição usual não sobrecarregada em gordura, havendo a possibilidade de ajustar os valores de referência.

A interpretação do resultado do perfil lipídico coletado com ou sem jejum de 12 horas para adultos maiores de 20 anos estão descritos na Tabela 1.

Em relação ao LDL-colesterol e ao não HDL-colesterol, estabeleceram-se valores de alvo terapêutico conforme a categoria de risco para a doença cardiovascular, de acordo com o descrito na Tabela 2.

É sempre importante ressaltar que a definição acerca da coleta do perfil lipídico com ou sem jejum de 12 horas é estabelecida pelo médico. As sociedades científicas sugerem que o paciente seja orientado e que a instrução conste no pedido médico.

TABELA 1 Valores referenciais do perfil lipídico (com e sem jejum de 12 horas) para adultos com idade maior que 20 anos, conforme o Consenso Brasileiro para a Normatização da Determinação Laboratorial do Perfil Lipídico

Lípides	Com jejum (mg/dL)	Sem jejum (mg/dL)	Categoria referencial
Colesterol total*	< 190	< 190	Desejável
HDL-colesterol	> 40	> 40	Desejável
Triglicérides**	< 150	< 175	Desejável

* Colesterol total maior que 310 mg/dL pode ser indicativo de hipercolesterolemia familiar, se excluídas as dislipidemias secundárias.

** Quando os níveis de triglicérides estiverem acima de 440 mg/dL (sem jejum), o médico solicitante fará outra prescrição para a avaliação de triglicérides com jejum de 12 horas. Este será considerado um novo exame de triglicérides pelo laboratório clínico.

TABELA 2 Valores de alvo terapêutico para LDL-colesterol e não HDL-colesterol, conforme avaliação de risco cardiovascular estimado pelo médico solicitante do perfil lipídico, para adultos com idade maior que 20 anos[5]

Lípides	Com jejum (mg/dL)	Sem jejum (mg/dL)	Categoria de risco
LDL-colesterol	< 130	< 130	Baixo
	< 100	< 100	Intermediário
	< 70	< 70	Alto
	< 50	< 50	Muito alto
Não HDL-colesterol	< 160	< 160	Baixo
	< 130	< 130	Intermediário
	< 100	< 100	Alto
	< 80	< 80	Muito alto

DIAGNÓSTICO LABORATORIAL DO DIABETES

Classificação do *diabetes mellitus*

- ***Diabetes mellitus* tipo 1:** neste tipo de diabetes, os pacientes apresentam deficiência absoluta da insulina e necessitam de reposição. Decorre da destruição mediada por anticorpos das células beta do pâncreas, responsáveis pela produção, armazenamento e liberação de insulina. Ocorre em cerca de 10% dos diabéticos.
- ***Diabetes mellitus* tipo 2:** é o tipo mais comum de diabetes, atingindo cerca de 90% dos pacientes, os quais apresentam concentração de insulina plasmática normal ou mesmo elevada, mas insuficiente para a manutenção de níveis adequados de glicemia. Há uma deficiência relativa na atividade da insulina, estando associados defeito na secreção de insulina e desenvolvimento de resistência à sua atuação nos tecidos periféricos. Frequentemente, a obesidade está associada a esse tipo de diabetes.
- **Diabetes gestacional:** corresponde a qualquer grau de intolerância à glicose com início ou primeiro reconhecimento durante a gravidez.
- **Outros tipos de diabetes:** tipos específicos de diabetes decorrentes de outras causas. Exemplos: diabetes monogênicas, como o diabetes neonatal e o diabetes do adulto de início no jovem (Mody, do inglês *maturity-onset diabetes of the young*), doenças do pâncreas exócrino, como fibrose cística, e diabetes induzido quimicamente ou por drogas, como no tratamento do HIV ou após transplante de órgãos.

Diagnóstico laboratorial do *diabetes mellitus* no adulto não gestante[6]

A glicemia de jejum é o exame recomendado, e o valor de referência é de 70 a 99 mg/dL.

Os critérios para o diagnóstico do *diabetes mellitus* são:

1. Glicemia de jejum maior ou igual a 126 mg/dL em mais de uma ocasião confirma o diagnóstico de *diabetes mellitus*. O estado de jejum corresponde à abstenção de ingestão calórica por, pelo menos, 8 horas.
2. Resultado de hemoglobina glicada maior ou igual a 6,5%, dosado por método certificado pelo National Glycohemoglobin Standardization Program (NGSP).
3. No adulto não gestante, glicemia igual ou superior a 200 mg/dL, aos 120 minutos após uma sobrecarga oral com 75 g de glicose oral, firma o diagnóstico de *diabetes mellitus*. Crianças devem receber 1,75 g/kg de peso corpóreo até a dose máxima de 75 g.
4. Paciente com sintomas clássicos de hiperglicemia ou crise hiperglicêmica, com uma glicemia colhida ao acaso maior ou igual a 200 mg/dL.

Na ausência de uma hiperglicemia inequívoca, os critérios de 1 a 3 devem ser confirmados com um segundo teste.

Para a realização do teste de sobrecarga oral de glicose, o paciente deve tomar os seguintes cuidados: ingerir pelo menos 150 g de carboidratos por dia, durante os três dias que antecedem a prova; exercer suas atividades físicas habituais e manter regime alimentar usual; não fazer uso de medicação que, sabidamente, interfira no metabolismo de carboidratos; e manter-se em repouso e sem fumar durante o teste. A prova deve ser realizada pela manhã, com jejum de 8 a 10 horas.

O termo pré-diabetes é utilizado em três situações:

- Glicose de jejum entre 100 e 125 mg/dL.
- Glicemia aos 120 minutos após sobrecarga oral entre 140 e 199 mg/dL.
- Hemoglobina glicada entre 5,7 e 6,4%.

No pré-diabetes, os pacientes apresentam maior risco de desenvolvimento de diabetes e necessitam de acompanhamento mais rigoroso.

Importância da hemoglobina glicada no controle do *diabetes mellitus* e na avaliação de risco das complicações crônicas

A hemoglobina glicada (A1C) define um grupo de substâncias formadas a partir da reação entre a hemoglobina A (HbA) e um açúcar. O componente mais importante desse conjunto é a fração A1C, na qual há um resíduo de glicose ligado ao grupo amino terminal (resíduo de valina) de uma ou de ambas as cadeias beta da HbA. A ligação entre a HbA e a glicose é o produto de uma reação não enzimática, definida como glicação. Por essa razão, obedecendo à nomenclatura química, o termo correto é hemoglobina glicada, também denominado HbA1c ou simplesmente A1C.

A dosagem da A1C tem grande importância na avaliação do nível de controle do *diabetes mellitus*, sendo indicada para todos os pacientes portadores de diabetes.

A dosagem da hemoglobina glicada passou a ser considerada um parâmetro essencial na avaliação do controle do *diabetes mellitus* após a publicação dos resultados de dois grandes estudos clínicos: Diabetes Control and Complications Trial (DCCT), em 1993, e United Kingdom Prospective Diabetes Study (UKPDS), em 1998, relativos ao *diabetes mellitus* tipos 1 e 2, respectivamente. Esses estudos demonstraram claramente que manter o nível de A1C abaixo de 7%, no paciente portador de diabetes, reduz significativamente o risco do desenvolvimento das complicações microvasculares e macrovasculares do diabetes em relação ao paciente cronicamente descontrolado.

Hemoglobina glicada no diagnóstico do *diabetes mellitus*

A partir de 2010, a American Diabetes Association (ADA) estabeleceu níveis de hemoglobina glicada para o diagnóstico do *diabetes mellitus*, criando assim mais um critério para o diagnóstico para a doença.

As possíveis interpretações clínicas de acordo com os valores de hemoglobina glicada são:

- **< 5,7% (normal):** valor esperado para não diabéticos.
- **5,7 a 6,4% (pré-diabetes):** risco aumentado para o desenvolvimento de diabetes.
- **≥ 6,5% (diagnóstico de diabetes):** necessidade de confirmação numa segunda dosagem.
- **< 6,5 ou < 7% (controle do diabetes):** meta a ser atingida pelos diabéticos.

As vantagens da utilização da A1C no diagnóstico do *diabetes mellitus* são:[6]

- Melhor índice de exposição glicêmica.
- Permite a predição de complicações crônicas (retinopatia).
- Maior estabilidade da amostra na fase pré-analítica do exame laboratorial.
- Menor variabilidade biológica do resultado, diferentemente da glicose, que sofre grandes variações no decorrer do dia.
- Ausência da necessidade de jejum.
- Mínima interferência de fatores que agudamente costumam alterar a glicemia.
- O exame pode ser utilizado para o acompanhamento da doença.

Hemoglobina glicada e glicose média estimada[7]

A interpretação do resultado da hemoglobina glicada é muito simples e direto. O percentual de hemoglobina glicada reflete o valor integrado da glicose plasmática de 60 a 90 dias anteriores à dosagem.

No entanto, ainda existe uma certa resistência, por parte dos pacientes e dos médicos, em considerar que pequenas elevações (ao nível de 1%) de hemoglobina glicada já representam um aumento considerável no risco de desenvolvimento das complicações crônicas do diabetes, como foi bem demonstrado no estudo DCCT. Assim, foi incorporado o conceito de glicose média estimada. Trata-se de uma equação matemática que se transforma o valor de A1C em concentração de glicose. A fórmula é: glicose média estimada (mg/dL) = 28,7 × A1C – 46,7

A Tabela 3 descreve alguns valores de glicose média estimada com os respectivos valores da hemoglobina glicada.

TABELA 3 Valores de glicose média estimada, calculados a partir dos níveis de hemoglobina glicada

A1C (%)	Glicose média (mg/dL)
6	126
7	154
8	183
9	212
10	240
11	269
12	298

O valor de glicose obtido por essa fórmula permite ao médico e ao paciente um melhor entendimento do grau de controle dos níveis glicêmicos nos últimos 60 a 90 dias previamente à dosagem da A1C.

Metas a serem alcançadas nos níveis de hemoglobina glicada e frequência para realização do exame[7]

Os testes de A1C necessitam ser realizados pelo menos duas vezes ao ano para todos os pacientes portadores de diabetes. Quando eles não conseguem atingir um controle adequado, a recomendação é realizar a dosagem da A1C a cada três meses ou quatro vezes ao ano. A dosagem de A1C está indicada tanto para os portadores de diabetes tipo 1 como para os do tipo 2.

As metas a serem alcançadas pelos diabéticos em relação ao nível de A1C devem ser individualizadas para cada paciente. No entanto, a ADA sugere os seguintes valores:

- **< 7%:** recomendação para a maioria dos diabéticos adultos.
- **< 6,5%:** pacientes com diagnóstico recente, expectativa longa de sobrevida e ausência de doença cardiovascular significativa.
- **< 8%:** pacientes com histórico de hipoglicemia, com expectativa limitada de sobrevida, presença de complicações micro e macrovasculares ou outras comorbidades associadas.
- **< 7,5%:** recomendação para a faixa pediátrica (crianças e adolescentes).

Na gravidez, a dosagem de A1C não está indicada para monitorização. Nesta situação, é muito mais eficiente um controle rigoroso dos níveis de glicemia de jejum e de duas horas após as refeições. O acompanhamento pré-natal da paciente com *diabetes mellitus* é fundamental para minimizar os riscos de complicações, principalmente o aborto espontâneo.

Os níveis de A1C não retornam ao normal imediatamente após a normalização da glicose no sangue. O intervalo para que a A1C atinja os níveis estáveis após um episódio de descontrole é de, aproximadamente, 10 semanas. Assim, o exame de A1C para avaliar a eficácia de um tratamento deve ser repetido somente de 2 a 3 meses após o início ou a modificação do esquema terapêutico. Antes desse tempo, os níveis de A1C não sofrerão grandes mudanças.

AVALIAÇÃO LABORATORIAL DA ATIVIDADE MUSCULAR[8]

Enzimas musculares na avaliação da atividade muscular

A prática de exercícios pode induzir a elevação das atividades enzimáticas de creatinoquinase (CK), desidrogenase láctica (DHL), aldolase e aspartato aminotransferase (AST ou TGO), além da mioglobina. O grau de aumento varia entre as pessoas, além de ser dependente de sexo, raça, condicionamento físico individual e, sobretudo, da duração e da intensidade do treinamento.

Alterações nos níveis séricos de enzimas musculares e isoenzimas também são encontradas em indivíduos normais e atletas após a prática de exercícios. Nem todo exercício físico desencadeia lesão muscular. Condições de treino mal programadas, exercício muito violento, sobretudo de tipo excêntrico, ou condições climáticas adversas (excesso de calor ou humidade), podem desencadear rabdomiólise.

Exames laboratoriais para avaliação da atividade muscular

Aldolase	
Correlação clínico-laboratorial	Valores elevados são encontrados em doenças musculares, como distrofia muscular de Duchenne, dermatomiosite e polimiosite. Embora níveis elevados de CK sejam mais sensíveis e específicos para doenças musculares, ocasionalmente é observada aldolase elevada em alguns pacientes com miosite que apresentam valores normais de CK. A aldolase se mantém em níveis normais nas situações em que a fraqueza muscular é resultado de uma doença neurológica, como a esclerose múltipla. Assim, a determinação da atividade da aldolase no sangue pode ser usada para determinar a origem da fraqueza muscular, permitindo diferenciar um trauma muscular de miopatia neurológica.
Valores de referência	1 mês a 16 anos: 3-12 U/L Maiores de 17 anos: 1,5-8,1 U/L

Aspartato aminotransferase (AST ou TGO)	
Correlação clínico-laboratorial	A AST é encontrada em altas concentrações no fígado, coração, músculo esquelético e rim. A AST está presente no citoplasma e nas mitocôndrias das células. Nos casos que envolvem lesão tecidual leve, a forma predominante de AST é a do citoplasma. Danos graves nos tecidos resultam na liberação de mais enzima mitocondrial. Altos níveis de AST podem ser encontrados em casos como infarto do miocárdio, dano agudo às células do fígado, hepatite viral e envenenamento por tetracloreto de carbono. Elevação leve a moderada da AST é observada na distrofia muscular, dermatomiosite, pancreatite aguda e lesões musculares esmagadas. Valores elevados de AST também podem ser observados em distúrbios que afetam o coração, o músculo esquelético e os rins. Em miopatias, também são observados aumentos de AST, da mesma forma que de outras enzimas, como CK total e DHL. Como a enzima está presente nos eritrócitos, a ocorrência de hemólise amplia sua atividade no soro.
Valores de referência	Maiores de 2 anos: Masculino: até 40 U/L Feminino: até 32 U/L

Creatinoquinase (CK) total	
Correlação clínico-laboratorial	Níveis elevados da CK sérica em indivíduos aparentemente saudáveis podem estar correlacionados com a atividade física. No entanto, se a elevação persistir, particularmente após suspensão da atividade física, pode ser um sinal de doença muscular subclínica, que pode ser evidenciada clinicamente pelo aparecimento de sintomas de fadiga muscular. Quando a intensidade da atividade física está dentro da faixa normal do metabolismo, a célula muscular não sofre alterações marcantes na permeabilidade da membrana. No entanto, quando a intensidade do exercício excede o limite da capacidade muscular, a permeabilidade muda e as enzimas são liberadas. Níveis séricos máximos de CK de cerca de 2 vezes acima do valor superior da referência ocorrem 8 horas após a atividade física. Após exercício prolongado, a atividade sérica total da CK é marcadamente elevada durante 24 horas. Os atletas apresentam níveis mais elevados de CK em repouso em comparação aos indivíduos não treinados, provavelmente pela maior massa muscular e em razão do treinamento diário.

continua

Creatinoquinase (CK) total (*continuação*)	
Valores de referência	Adultos: Masculino: 38-174 U/L Feminino: 26-140 U/L

Creatinoquinase isoenzima MB massa (CK-MB massa)	
Correlação clínico-laboratorial	Durante a vida fetal, a atividade da CK é fornecida principalmente pela isoenzima BB, passando para a predominância de MM durante o desenvolvimento fetal. No recém-nascido, os níveis séricos são mais elevados que nos adultos, atingindo níveis de adulto nos primeiros 10 dias de vida. Nas doenças musculares ou nas lesões musculares crônicas (p. ex., decorrente da prática contínua de exercícios extremos), podem ser observadas elevações significativas de CK-MB pelo fenômeno de "reversão fetal", em que a síntese de CK retorna aos padrões fetais, com maior produção do monômero B.
Valores de referência	Inferior a 5 ng/mL

Desidrogenase láctica (DHL ou LDH)	
Correlação clínico-laboratorial	A DHL, assim como a CK, aumenta significativamente durante o exercício. A resposta da atividade da DHL ao exercício depende de muitas condições e é influenciada pelo nível de treinamento. Observa-se aumento acentuado em indivíduos não treinados, e após a prática de exercício extenuante pode se manter em níveis acima dos valores de referência até 9 dias após o esforço. A atividade da DHL parece estar correlacionada com o nível de treinamento.
Valores de referência	Maiores de 18 anos: Masculino: 135-225 U/L Feminino: 135-214 U/L

Macrocreatinoquinase (macro CK)	
Correlação clínico-laboratorial	Normalmente, a atividade isoenzimática detectada no soro humano é de cerca de 96% para CK-MM e de 4% para a CK-MB. O dímero BB é encontrado basicamente no cérebro, devendo estar ausente no sangue periférico de indivíduos normais. A macro CK é uma forma de isoenzima macromolecular atípica de CK. A presença da macro CK pode induzir elevação persistente da CK total sem uma causa clínica detectável. São descritas duas formas de macro CK: • **Macro CK tipo 1 (citoplasmático):** corresponde a CK-MM ou CK-BB ligada à IgG ou IgA. • **Macro CK tipo 2 (mitocondrial):** associada a neoplasias.
Valores de referência	Pesquisa negativa.

Mioglobina	
Correlação clínico-laboratorial	Elevações em seus níveis séricos podem ser vistas no infarto do miocárdio, nos traumas musculares, nas miopatias, na rabdomiólise e na insuficiência renal. A pesquisa de mioglobina na urina é útil no diagnóstico de doenças que afetam a musculatura esquelética, a exemplo de trauma muscular, processos infecciosos com comprometimento muscular, convulsões repetidas, exercício físico exagerado, choque elétrico e isquemia de grandes áreas de massa muscular. Nessas condições, os níveis de mioglobina na urina costumam estar elevados.
Valores de referência	Masculino: inferior a 72 ng/mL Feminino: inferior a 58 ng/mL

Troponinas ultrassensíveis T e I (cTnI e cTnT)	
Correlação clínico-laboratorial	Troponinas formam um complexo de 3 proteínas que participam do processo de contração muscular no músculo esquelético e cardíaco, com distribuição em intervalo regular com o filamento de tropomiosina. Composto por 3 subunidades: TnT, TnI, TnC. Função: regulação da contração muscular As troponinas T e I apresentam isoforma cardíaca específica (cTnT e cTnI) e diferentes da isoforma da musculatura esquelética. As formas cardíacas das troponinas são consideradas marcadores bioquímicos padrão no infarto agudo do miocárdio (IAM), e os resultados obtidos por métodos ultrassensíveis podem detectar o IAM no intervalo de 2 horas após a lesão ou início dos sintomas, com elevado valor preditivo negativo. O esforço físico intenso pode provocar lesões miocárdicas com elevação das troponinas. Na dependência da extensão do dano, as troponinas podem permanecer elevadas por alguns dias.
Valores de referência	Os valores de referência são variáveis conforme a marca do reagente utilizado pelo laboratório. Adota-se o percentil 99 da população como valor de referência para troponinas T e I.

ANEMIA POR DEFICIÊNCIA DE FERRO, VITAMINA B12 E ÁCIDO FÓLICO[7]

Definição de anemia

Anemia é a condição na qual a dosagem de hemoglobina sanguínea é menor que o limite inferior da normalidade para idade e sexo (em geral, < 13 g/dL para homens e < 11 g/dL para mulheres). Na anemia, a massa eritrocitária não é suficiente para transportar o oxigênio necessário para a demanda metabólica dos tecidos.

Exames laboratoriais para avaliação da anemia por deficiência de ferro

Hemograma	
Correlação clínico-laboratorial	Eritrócitos: diminuídos em número. Volume corpuscular médio (VCM): baixo (microcitose). Hemoglobina corpuscular média (HCM): baixa (hipocromia). Amplitude de distribuição dos glóbulos vermelhos, *red cell distribution width* (RDW) ou índice de anisocitose eritrocitária: elevada (anisocitose). Reticulócitos: normais ou reduzidos.

Ferro, ferritina, capacidade total de ligação de ferro, saturação da transferrina, transferrina (siderofilina)	
Correlação clínico-laboratorial	O ferro é absorvido no intestino delgado e transportado pela transferrina, sendo armazenado como ferritina ou hemossiderina. Em condições normais, o ferro ocupa de 20 a 40% dos sítios de ligação da transferrina (saturação da transferrina). Na deficiência de ferro observa-se uma queda na saturação da transferrina. A capacidade total de ligação do ferro (CTLF) é uma medida indireta da concentração de transferrina e ambas se elevam na deficiência de ferro. A ferritina encontra-se diminuída na ferropenia e aumentada na sobrecarga de ferro. A ferritina apresenta especificidade de 99%, sendo o parâmetro que melhor reflete a deficiência de ferro. A concentração de ferritina no sangue se eleva nos processos inflamatórios e infecciosos. A coleta de ferro deve ser realizada no período matutino. A concentração sérica de ferro apresenta variação circadiana, que chega a ser 30% mais elevada pela manhã.

continua

Ferro, ferritina, capacidade total de ligação de ferro, saturação da transferrina, transferrina (siderofilina) (*continuação*)	
Valores de referência	Ferro – acima de 12 anos: Masculino: 65-175 mcg/dL Feminino: 50-170 mcg/dL Ferritina: Masculino: 26-446 mcg/L Feminino: 15-149 mcg/L Capacidade total de ligação de ferro: 250-425 mcg/dL Saturação da transferrina: Masculino: 20-50% Feminino: 15-50% Transferrina ou siderofilina: 200-360 mg/dL

Exames laboratoriais para avaliação das anemias por deficiências de ácido fólico e vitamina B12

Hemograma	
Correlação clínico-laboratorial	A deficiência de vitamina B12 e/ou ácido fólico é responsável pelo surgimento de anemia megaloblástica. Eritrócitos: diminuídos em número. Volume corpuscular médio (VCM): elevado (macrocitose) ou normal. Neutrófilos hipersegmentados no esfregaço de sangue periférico.

Ácido fólico ou folato	
Correlação clínico-laboratorial	A deficiência de folato também pode acarretar quadro anêmico semelhante à deficiência de vitamina B12, mas sem as alterações neurológicas. O folato é abundante nos vegetais e alimentos fortificados e sua absorção é mais simples que a da vitamina B12.
Valores de referência	Superiores a 3,9 ng/mL

Ácido metilmalônico e homocisteína	
Correlação clínico-laboratorial	As dosagens séricas de vitamina B12 e ácido fólico são os exames padrão para avaliação destes nutrientes, mas resultados falso-positivos e falso-negativos ocorrem em até 50% dos casos e valores normais de vitamina B12 sérica não devem ser utilizados para excluir o diagnóstico de anemia megaloblástica em casos suspeitos. A dosagem de ácido metilmalônico e homocisteína total é muito útil para realizar o diagnóstico de deficiência de vitamina B12, uma vez que estão elevados em mais de 98% dos casos com deficiência clínica de vitamina B12. Na deficiência de ácido fólico também pode ser observada a elevação de homocisteína, mas os níveis de ácido metilmalônico são normais.
Valores de referência	Ácido metilmalônico: ≤ 0,50 μmol/L Homocisteína: 5-15 μmol/L

Vitamina B12	
Correlação clínico-laboratorial	A deficiência de vitamina B12 é responsável pelo surgimento de anemia megaloblástica, caracterizada por anemia macrocítica (VCM de 100-150 fL), geralmente associada com elevação acentuada de DHL e reticulocitopenia. Leucopenia e plaquetopenia são achados frequentes. As causas dessa hipovitaminose podem incluir má nutrição, com baixa ingestão de carnes (principal fonte de B12) e má-absorção após cirurgias do trato gastrintestinal. Comumente está associada a deficiências da absorção vitamínica por atrofia da mucosa gástrica (gastrite atrófica), de origem autoimune (anticorpos anticélulas parietais e antifator intrínseco), resultando na síndrome conhecida como anemia perniciosa.
Valores de referência	Normal: > 300 ng/L Limítrofe: 190-300 ng/L Deficiente: < 190 ng/L

AVALIAÇÃO DA FUNÇÃO RENAL[4,9]

Exames laboratoriais para avaliação da função renal

Cistatina C	
Correlação clínico-laboratorial	A cistatina C é uma protease de baixo peso molecular que é constantemente produzida por células nucleadas. A produção é constante e seu nível sérico é quase totalmente dependente da filtração do glomérulo. A cistatina é reabsorvida e metabolizada pelo túbulo contorcido distal, não sendo detectada na urina, e a concentração no sangue cistatina não sofre alterações com a idade ou com a massa muscular, como ocorre com a creatinina. Além disso, a determinação de cistatina C é mais sensível que a dosagem isolada da creatinina para a detecção de nefropatia em fase inicial, sendo um marcador mais confiável da taxa de filtração glomerular que a creatinina.
Valores de referência	Até 50 anos: Homens: 0,60-1,22 mg/L Mulheres: 0,57-1,07 mg/L Maiores de 50 anos: Homens: 0,72-1,53 mg/L Mulheres: 0,64-1,38 mg/L

Creatinina	
Correlação clínico-laboratorial	A creatinina origina-se do metabolismo da creatina e da fosfocreatina no tecido muscular. Sua concentração no sangue tem estreita correlação com a massa muscular do indivíduo. A dieta pouco interfere nos níveis plasmáticos. A doença renal é a causa mais comum de elevação dos níveis de creatinina. A creatinina é livremente filtrada pelos glomérulos. Em situação normal, uma ínfima quantidade de creatinina é secretada e praticamente não é reabsorvida. Embora a concentração plasmática de creatinina seja frequentemente relacionada com a taxa de filtração glomerular, a relação entre ambas não é linear.
Valores de referência	Maiores de 12 anos: Masculino: 0,7-1,3 mg/dL Feminino: 0,6-1,1 mg/dL

Depuração ou clearance de creatinina	
Correlação clínico-laboratorial	A depuração da creatinina expressa adequadamente a função de filtração glomerular em indivíduos sem doença renal. Quando a insuficiência renal se instala, a secreção tubular de creatinina torna-se mais significativa, podendo superestimar a filtração glomerular em 50 a 200%, quando comparada aos métodos caracterizados como mais exatos. Esses métodos utilizam substâncias exógenas, as quais são livremente filtradas pelos glomérulos, porém necessitam ser infundidas por via venosa para garantir concentração plasmática constante. Essas substâncias podem ser radioativas, como o ácido etilenodiaminotetracético (EDTA) marcado com cromo 51 ou iotalamato de sódio marcado com iodo 125, ou não radioativas, como a inulina e o iotalamato. A dificuldade na obtenção dessas substâncias, aliada às técnicas de dosagem relativamente complexas, limita a utilização desses métodos na prática médica e laboratorial de rotina. O resultado obtido pela fórmula é normalizado para que possa ser comparado a um valor de referência. O parâmetro utilizado para este fim é a superfície corpórea de 1,73 m^2. A maioria dos laudos laboratoriais fornece dois resultados: um direto e outro após correção para a superfície corpórea de 1,73 m^2.
Valores de referência	70-120 mL/min/1,73 m^2

Estimativa da taxa de filtração glomerular	
Correlação clínico-laboratorial	A depuração da creatinina apresenta uma série de dificuldades e limitações, particularmente por erros de coleta da urina e pelas variações diárias na excreção da creatinina. O uso de equações dispensa a necessidade da coleta de urina e permite uma boa estimativa da filtração glomerular, levando em conta o gênero, a idade e o peso corporal do indivíduo. Principais fórmulas (adultos): • Cockroft-Gault. • MDRD (Modification of Diet in Renal Disease Study Group). • CKD-EPI (Chronic Kidney Disease Epidemiology Collaboration): 2009 e 2021.

continua

Estimativa da taxa de filtração glomerular (*continuação*)	
Correlação clínico-laboratorial	Caso haja discordância entre o resultado e o quadro clínico do paciente, indica-se a determinação da depuração ou *clearance* da creatinina. O resultado da estimativa da taxa de filtração glomerular pode apresentar flutuações em virtude da variação biológica do nível de creatinina no sangue, inclusive decorrente do tipo de dieta e/ou uso de medicamentos. O cálculo não pode ser aplicado em pacientes hospitalizados, naqueles com creatinina sérica instável, na insuficiência renal aguda e nos portadores de massa muscular elevada ou muito baixa. As equações CKD-EPI 2009 e MDRD consideram as diferenças étnicas na estimativa da taxa de filtração glomerular. Já o resultado obtido pela equação CKD-EPI 2021 é único e aplicável para todas as etnias.
Valores de referência	Adultos: > 60 mL/min/1,73 m^2

Ureia	
Correlação clínico-laboratorial	A ureia é produzida principalmente no fígado, sendo um produto do metabolismo de proteínas e aminoácidos. É livremente filtrada pelos glomérulos e 40 a 70% é posteriormente reabsorvido nos túbulos renais, retornando para a corrente circulatória. O nível plasmático da ureia varia conforme a dieta e a função hepática. Uremia refere-se a uma condição clínica decorrente da elevação dos níveis de ureia no sangue. A uremia pode ser classificada como de causa pré-renal, renal ou pós-renal. Algumas situações clínicas que podem cursar com quadro de uremia são: • **Uremia pré-renal:** desidratação, insuficiência cardíaca congestiva, hemorragia gastrintestinal, choque. • **Uremia renal:** glomerulonefrite, pielonefrite, necrose tubular aguda. • **Uremia pós-renal:** calculose urinária, tumor, trombose de veia renal.

continua

Ureia (*continuação*)	
Correlação clínico-laboratorial	Habitualmente a unidade de concentração da ureia é expressa na forma de mg/dL. Na literatura internacional, não raramente, observam-se resultados de ureia sob a forma de nitrogênio ureico, ou BUN (do inglês *blood urea nitrogen*), também expresso na unidade mg/dL. Para a conversão dos valores, utilizam-se as seguintes fórmulas: • Ureia (mg/dL) × 0,467 = BUN (mg/dL) • BUN (mg/dL) × 2,146 = ureia (mg/dL)
Valores de referência	10 e 45 mg/dL

Proteína e albumina urinárias	
Correlação clínico-laboratorial	A avaliação da proteinúria e albuminúria é importante no diagnóstico e acompanhamento da doença renal. A coleta de urina de 24 horas é considerada a melhor amostra para avaliação da proteinúria. Já na avaliação da albuminúria, a coleta por um período de 12 horas noturna é preferível, embora amostras de 24 horas também sejam adequadas. O uso da relação proteinúria/creatininúria e albuminúria/creatininúria em amostra isolada é considerado um método de mensuração menos sujeito aos erros de coleta, inclusive apresentando boa correlação com a medida em 24 horas. A presença tanto de proteinúria quanto de albuminúria indica perda proteica urinária e pode estar associada à perda de função renal. A pesquisa de albuminúria, realizada por um método laboratorial diferente da proteinúria convencional, é mais sensível para a detecção de lesões glomerulares precoces, como as que ocorrem na fase inicial da nefropatia por *diabetes mellitus*. Albuminúria persistentemente maior ou igual a 20 μg/min por mais de 3 meses indica doença renal crônica. Fatores como febre, exercício físico intenso, insuficiência cardíaca descompensada, menstruação, infecção urinária, diabetes ou hipertensão arterial não controladas podem elevar transitoriamente os valores de albuminúria.

continua

Proteína e albumina urinárias (*continuação*)	
Valores de referência	Proteína urinária: Amostra de 24 horas: < 0,30 g/24 horas Amostra isolada: relação proteína/creatinina < 0,20 Albumina urinária: mg/24 h µg/min mg/g creatinina mg/mL Normal a pouco aumentado < 30 < 20 < 30 < 20 Moderadamente aumentada 30-300 20-200 30-300 20-200 Muito aumentada > 300 > 200 > 300 > 200

REFERÊNCIAS

1. Sumita NM, Andriolo A, Ferreira CES, Campanha GA, Oliveira GF, Brazão FV, et al., organizadores. Recomendações da Sociedade Brasileira de Patologia Clínica/Medicina Laboratorial (SBPC/ML): Boas práticas em laboratório clínico. Barueri: Manole; 2020. Disponível em: https://bibliotecasbpc.org.br/?P=4&ID=&C=0.2.443&ID=2899. Acesso em 20 ago. 2024.
2. Associação Brasileira de Medicina Diagnóstica, Sociedade Brasileira de Análises Clínicas, Sociedade Brasileira de Cardiologia – Departamento de Aterosclerose, Sociedade Brasileira de Diabetes, Sociedade Brasileira de Endocrinologia e Metabologia, Sociedade Brasileira de Patologia Clínica/Medicina Laboratorial. Consenso Brasileiro para a Normatização da Determinação Laboratorial do Perfil Lipídico, 2016. Disponível em: http://www.sbpc.org.br/?C=2869. Acesso em 20 ago. 2024.

3. Rotondi EMA, Andriolo A. Avaliação do metabolismo do ferro. In: Andriolo A. Manual de residência de medicina laboratorial. Barueri: Manole; 2019. p.139-47.
4. Kidney Disease: Improving Global Outcomes (KDIGO) Diabetes Work Group. KDIGO 2022 Clinical practice guideline for diabetes management in chronic kidney disease. Kidney Int. 2022;102(5S):S1-S127.
5. Faludi AA, Izar MCO, Saraiva JFK, Chacra APM, Bianco HT, Afiune A Neto, et al. Sociedade Brasileira de Cardiologia. Atualização da Diretriz Brasileira de Dislipidemias e Prevenção da aterosclerose – 2017. Arq Bras Cardiol. 2017;109(2Supl.1):1-76.
6. ElSayed NA, Aleppo G, Aroda VR, Bannuru RR, Brown FM, Bruemmer D, et al., on behalf of the American Diabetes Association. Standards of Care in Diabetes—2023. Diabetes Care. 2023;46(Suppl 1):S1-S4.
7. Sumita NM, Andriolo A. Importância da hemoglobina glicada no controle do diabetes mellitus e na avaliação de risco das complicações crônicas. J Bras Patol Med Lab. 2008; 44:169-74.
8. Sumita NM. Creatinoquinase nas alturas? Pode ser apenas um efeito dos exercícios físicos. Revista Médica Fleury. 2009. Ed. 6. Disponível em: https://www.fleury.com.br/medico/artigos-cientificos/creatinoquinase-nas-alturas-pode-ser-apenas-um-efeito-dos-exercicios-fisicos-revista-medica-ed-6-2009. Acesso em 15 out. 2023.
9. Andriolo A. Avaliação laboratorial das funções renais. In: Andriolo A. Manual de residência de medicina laboratorial. Barueri: Manole; 2019. p.100-38.

37

Osteoporose e exercício

Pérola Grinberg Plapler

INTRODUÇÃO

A osteoporose é um distúrbio esquelético progressivo e sistêmico, caracterizado por uma diminuição na densidade e qualidade óssea, com deterioração da microarquitetura, levando a um aumento no risco de fraturas. A palavra "osteoporose" significa literalmente osso poroso.[1]

DESEQUILÍBRIO NA REMODELAÇÃO ÓSSEA E OSTEOPOROSE

Compreender a dinâmica celular da remodelação óssea é crucial para entender a fisiopatologia da osteoporose. Abordagens terapêuticas para a osteoporose frequentemente visam a esses processos celulares para melhorar a formação óssea ou inibir a reabsorção óssea excessiva.

Com base na densitometria, define-se a osteoporose como tendo um T-score igual ou menor do que 2,5 desvios-padrão e osteopenia quando o T-score está entre −1 e −2,5.[2]

- **T-score:** diferença no número de desvios-padrão entre o valor de um indivíduo e o valor médio de um grupo de adultos jovens entre 25 e 45 anos de idade.[3] Para mulheres antes da menopausa e homens abaixo de 65 anos de idade, utiliza-se o Z-escore.
- **Z-score:** diferença no número de desvios-padrão entre o valor médio da densidade mineral óssea do indivíduo e um grupo de pessoas de mesmo sexo e idade.[3]

CÉLULAS ENVOLVIDAS NA REMODELAÇÃO ÓSSEA[4]

A remodelação óssea é um processo dinâmico que ocorre ao longo da vida, envolvendo a remoção contínua do tecido ósseo antigo (reabsorção) e a formação de novo tecido ósseo. Vários tipos de células desempenham papéis fundamentais nesse processo intrincado:

1. **Osteoblastos:**[4] responsáveis pela formação óssea, eles produzem e secretam colágeno e outras proteínas, que formam a matriz orgânica do osso. Essas células desempenham um papel crucial na mineralização, o processo pelo qual o cálcio e outros minerais são depositados na matriz óssea.
2. **Osteoclastos:**[4] células especializadas responsáveis pela reabsorção óssea. Eles quebram e removem o tecido ósseo antigo ou danificado. A atividade dos osteoclastos é rigidamente regulada para manter um equilíbrio entre a formação e a reabsorção óssea.
3. **Osteócitos:**[5] células ósseas maduras que estão incorporadas na matriz óssea. Eles são derivados de osteoblastos. Os osteócitos desempenham um papel na detecção de estresse mecânico nos ossos e sinalizam para outras células ósseas iniciarem o processo de remodelação.

EPIDEMIOLOGIA

A osteoporose é uma importante doença não transmissível e a mais comum no mundo, afetando uma em cada três mulheres e um em cada cinco homens com mais de 50 anos. A principal consequência clínica da osteoporose são as fraturas por fragilidade.[6]

Estima-se que a osteoporose afete 200 milhões de mulheres em todo o mundo, sendo aproximadamente 1/10 das mulheres com 60 anos, 1/5 das mulheres com 70 anos, 2/5 das mulheres com 80 anos e 2/3 das mulheres com 90 anos.

Quanto ao número de fraturas, calcula-se que em 2050 haverá 6,3 milhões de fraturas por ano no mundo inteiro, com mais da metade delas ocorrendo na América Latina e Ásia. No Brasil, o número de fraturas de quadril por ano, que atualmente se encontra por volta de 121.700, pode chegar a 160 mil até o ano de 2050.[1]

ESTUDO NORA[7]

O Estudo Nacional de Avaliação de Risco de Osteoporose (NORA) investigou fatores de risco para osteoporose e fraturas em mulheres na pós-menopausa. Esse estudo avalia o efeito da idade e da densidade mineral óssea (DMO) no risco absoluto e relativo de fraturas osteoporóticas. O risco absoluto de fratura aumentou com a idade para todos os locais de fratura. O risco de fratura do quadril em mulheres com baixa DMO aumentou pelo menos duas vezes por cada década de aumento na idade.[7]

Na América Latina, a prevalência de osteopenia vertebral em mulheres com 50 anos ou mais foi relatada em 45,5 a 49,7% e osteoporose vertebral em 12,1 a 17,6%, enquanto a prevalência de osteopenia do colo femoral foi relatada em 46 a 57,2% e osteoporose do colo femoral em 7,9 a 22%.[7]

CAUSAS DA OSTEOPOROSE

Entre as causas dessa doença multifatorial estão alterações hormonais (declínio do estrogênio), envelhecimento, fatores/predisposições genéticas e condições médicas, desempenhando papéis essenciais. Além disso, fatores de estilo de vida como ingestão inadequada de cálcio e vitamina D, comportamento sedentário, tabagismo, consumo excessivo de álcool e baixo peso corporal são contribuintes significativos. Certas condições médicas (p. ex., artrite reumatoide) e o uso prolongado de medicamentos como corticosteroides também estão associados à perda óssea.[2]

OSTEOPOROSE EM HOMENS: CAUSA, EPIDEMIOLOGIA E FATORES DE RISCO

Entre as causas da osteoporose nos homens, pode-se incluir:[8]

- **Envelhecimento:** a densidade óssea tende a diminuir com a idade, aumentando a suscetibilidade a fraturas, tanto em homens como em mulheres.
- **Alterações hormonais:** a testosterona tem um papel crucial na manutenção da densidade óssea, assim como o estrógeno nas mulheres.
- **Condições médicas e medicamentos:** condições como hipogonadismo, hipertireoidismo e certos distúrbios gastrintestinais podem afetar a saúde óssea nos homens. O uso prolongado de corticosteroides também pode afetar o metabolismo do osso.
- **Estilo de vida:** o sedentarismo, o consumo excessivo de álcool e o tabagismo são fatores que podem aumentar significativamente o risco de osteoporose.

DENSITOMETRIA ÓSSEA

Definição

A densitometria óssea, comumente conhecida como absorciometria de raios X de dupla energia (DXA), é uma técnica diagnóstica não invasiva que mede a DMO, ou seja, a quantidade de conteúdo mineral em áreas específicas do esqueleto, normalmente no quadril e na coluna, fornecendo uma medida quantitativa da saúde óssea.[9]

Quando iniciar o tratamento com base na densitometria

Limiares de tratamento

A decisão de iniciar o tratamento é baseada no julgamento clínico, considerando os resultados da densitometria juntamente com outros fatores de risco. O tratamento é frequentemente considerado para indivíduos com T-score de −2,5 ou inferior no quadril ou coluna ou histórico de fraturas por fragilidade.[10]

FRAX E NOGG

A ferramenta de avaliação de risco de fratura (FRAX) é amplamente utilizada para calcular a probabilidade de um indivíduo ter fraturas osteoporóticas graves e fraturas de quadril em 10 anos, com base em fatores de risco clínicos e na DMO.

O Grupo Nacional de Diretrizes para Osteoporose (NOGG) fornece diretrizes baseadas em evidências para o tratamento da osteoporose. Também oferece recomendações sobre como avaliar o risco de fratura e iniciar o tratamento com base nas pontuações FRAX e outras considerações clínicas.[10]

FRATURAS OSTEOPORÓTICAS MAIS COMUNS

Fraturas vertebrais

As apresentações variam desde aquelas que causam dor intensa (em geral decorrentes de quedas ou outros traumas), exigindo inclusive internação hospitalar, até aquelas que passam despercebidas, o que em geral acontece com microfraturas que vão ocorrendo com atividades corriqueiras do dia a dia. Estas últimas, apesar de não serem sempre clinicamente reconhecidas, são importantes como marcadoras de fragilidade esquelética. São as fraturas mais comuns e estão ligadas a maiores morbidade, mortalidade e outros resultados adversos à saúde. Podem causar perda de altura, deformidades da coluna (principalmente cifose) e dor crônica.[10]

Fraturas de quadril

São uma consequência grave da osteoporose, associada ao aumento da morbidade e mortalidade. Geralmente ocorrem após uma queda e são mais comuns em idosos com baixa densidade óssea. Estão associadas ao aumento das taxas de mortalidade e comprometimento funcional. Requerem tratamentos diferentes, dependendo do local acometido (colo ou trocantéricas). O tratamento pode requerer fixação cirúrgica ou artroplastias. As consequências dessas fraturas podem ser dor e incapacidade de suportar peso, redução do estado funcional e da qualidade de vida, alto risco de mortalidade em curto prazo e custos médicos diretos substanciais.

A epidemiologia das fraturas do quadril mostra um aumento exponencial relacionado ao avanço da idade (a maioria ocorre após os 80 anos), predominância entre as mulheres (apenas cerca de 1/4 das fraturas do quadril ocorrem em homens). Estima-se que ocorreram 2,7 milhões de fraturas do quadril em 2010 em todo o mundo, das quais 1.364.717 (51%) foram calculadas como potencialmente evitáveis (264.162 dos homens e 1.100.555 das mulheres), se a osteoporose tivesse sido previamente prevenida ou tratada.[10]

Fraturas de punho

Também conhecidas como fraturas do rádio distal, são comuns na osteoporose, geralmente resultantes de quedas. Essas fraturas podem afetar significativamente a função das mãos e as atividades diárias. Acometem mais mulheres e ocorrem quando são colocadas em extensão durante a queda, na tentativa de proteger o rosto de bater no chão.

IMPORTÂNCIA DA ATIVIDADE FÍSICA NA PREVENÇÃO E NO TRATAMENTO DA OSTEOPOROSE[11]

Piezoeletricidade e sua relação com os ossos

Piezoeletricidade refere-se à capacidade de certos materiais, incluindo o osso, de gerar uma carga elétrica em resposta ao estresse mecânico. Nos ossos, a piezoeletricidade está envolvida no processo mecanossensorial pelo qual a carga mecânica, gerada por atividades de sustentação de peso, pode estimular a formação óssea. Esse fenômeno ressalta a importância dos exercícios de carga na manutenção da saúde óssea, pois essas atividades geram sinais piezoelétricos que contribuem para a densidade óssea.

Plataforma vibratória e osteoporose

Plataformas vibratórias, que geram vibrações mecânicas, foram estudadas por seus benefícios potenciais no tratamento da osteoporose e da sarcopenia. A investigação sugere que a vibração de todo o corpo pode influenciar positivamente a densidade mineral óssea e a força muscular, tornando-a uma potencial terapia adjuvante para indivíduos com osteoporose. Ela é mais importante em pessoas que têm alguma limitação para fazer atividades físicas, como os pacientes com alguns tipos de incapacidade física (p. ex., lesão medular, após acidente vascular cerebral, paralisia cerebral).

Melhores exercícios para osteoporose

Exercícios de levantamento de peso e treinamento de resistência

O treinamento de resistência progressivo com pesos ou faixas de resistência ajuda a fortalecer músculos e ossos.

Agachamentos e flexões melhoram a densidade óssea e a força muscular sem a necessidade de equipamento adicional.

Exercícios de equilíbrio e flexibilidade

Alongamentos não garantem a melhora da massa muscular ou óssea, mas são fundamentais na liberdade de movimento e na proteção durante desequilíbrios ou quedas.

- **Tai chi:** combinando equilíbrio, flexibilidade e treinamento de força, o tai chi reduz o risco de quedas e fraturas.
- **Caminhada:** é um exercício de carga de peso simples e eficaz, acessível à maioria das pessoas. Caminhar usando o peso do próprio corpo e com baixo impacto é benéfico para a saúde óssea geral, apesar de não ser o movimento que mais melhora a massa muscular e óssea.
- **Dança aeróbica:** combinando benefícios cardiovasculares e de sustentação de peso, a dança aeróbica aumenta a densidade óssea e a força muscular.[11]
- **Ioga:** melhora a flexibilidade, o equilíbrio e a força muscular, contribuindo para a saúde óssea geral. No entanto, alguns movimentos devem ser evitados, principalmente em pessoas com muito baixa massa óssea; entre eles, movimentos de flexão acentuada da coluna.

Considerações para indivíduos com osteoporose

- **Consulta com profissionais de saúde:** antes de iniciar qualquer programa de exercícios, os indivíduos com osteoporose devem consultar seu médico para garantir a segurança.
- **Programas individualizados:** os programas de exercícios devem ser adaptados às necessidades individuais, levando em consideração fatores como idade, nível de condicionamento físico e saúde geral.
- **Evitar atividades de alto impacto:** indivíduos com osteoporose grave ou histórico de fraturas devem evitar atividades de alto impacto que possam aumentar o risco de lesões.

Conselhos para pessoas com osteoporose e seus níveis de evidência

- Atividade física e exercícios de fortalecimento muscular devem ser feitos em dois ou três dias da semana para manter a resistência óssea (nível de evidência: E).
- Para máximo benefício, o fortalecimento muscular deve incluir treinamento progressivo de resistência muscular (peso que pode ser levantado de 8 a 12 vezes em até 3 séries por exercício).
  - Iniciar com exercícios de baixa intensidade e aumentar lenta e progressivamente (nível de evidência: E).
  - Todos os grupos musculares devem ser trabalhados, incluindo os músculos das costas para aumentar a resistência óssea e muscular na coluna, melhorando a postura (nível de evidência: C).
- O ideal é fazer atividade física diária, distribuída ao longo do dia e evitando períodos prolongados de inatividade (nível de evidência: C).
- Recomenda-se abordagem positiva e tranquilizadora para reduzir o medo e aumentar a confiança e o controle dos indivíduos com osteoporose que necessitam se exercitar (nível de evidência: C).
  - Orientar "como fazer" em vez de "não fazer" (nível de evidência: C).
  - Repetir exercícios de 3 a 5 vezes e manter por 3 a 5 segundos pelo menos duas vezes por semana (nível de evidência: C).
  - Qualquer exercício que faça com que as costas se curvem excessivamente, especialmente com uma carga adicional, deve ser modificado ou evitado (nível de evidência: C).

INGESTÃO DE CÁLCIO[12]

A ingestão adequada de cálcio é crucial para manter a saúde óssea. A ingestão diária recomendada de cálcio para adultos varia, mas geralmente fica entre 1.000 e 1.300 mg. Produtos lácteos, folhas verdes e alimentos fortificados são excelentes fontes de cálcio na dieta.

Se não houver ingestão de cálcio suficiente por meio da dieta, poderá ser necessário suplementar. Os suplementos vêm na forma de carbonato de cálcio ou citrato de cálcio.

A seguir, estão descritos alguns dos principais aspectos da importância do cálcio.

1. **Estrutura óssea:**
   - **Formação e manutenção óssea:** o cálcio é um componente fundamental na formação e manutenção dos ossos. Os ossos contêm uma matriz de minerais, principalmente cálcio e fósforo, que confere força e rigidez à estrutura óssea.
   - **Desenvolvimento ósseo:** durante a infância e a adolescência, quando os ossos estão em fase de crescimento, a ingestão adequada de cálcio é crucial. A falta de cálcio nesse período pode resultar em desenvolvimento ósseo inadequado, predispondo a condições como a osteoporose na idade adulta.
2. **Funções musculares:**
   - **Contração muscular:** o cálcio desempenha um papel vital na transmissão de sinais nervosos que levam à contração muscular. Ele atua como um mensageiro intracelular nas células musculares, permitindo a contração adequada dos músculos.
3. **Coagulação sanguínea:**
   - **Processo de coagulação:** o cálcio é necessário para a coagulação sanguínea. Ele desempenha um papel importante nas reações enzimáticas que levam à formação de coágulos sanguíneos, essenciais para controlar sangramentos.
4. **Função nervosa:**
   - **Transmissão de sinais nervosos:** o cálcio é fundamental para a transmissão eficiente de sinais nervosos entre as células nervosas. Isso é crucial para a comunicação rápida e eficaz no sistema nervoso.
5. **Funções celulares:**
   - **Regulação celular:** o cálcio atua como um segundo mensageiro em várias vias de sinalização celular, desempenhando um papel na regulação de diversas funções celulares, como a divisão celular e a secreção de hormônios.
6. **Saúde cardiovascular:**
   - **Contração cardíaca:** o cálcio é essencial para a contração adequada do músculo cardíaco. A regulação cuidadosa dos níveis de cálcio é crucial para manter a função cardiovascular adequada.

7. **Sistema endócrino:**
   - **Liberação de hormônios:** o cálcio desempenha um papel na liberação de certos hormônios, contribuindo para a regulação do equilíbrio hormonal no organismo.

VITAMINA D NA OSTEOPOROSE[12]

A vitamina D é essencial para a absorção de cálcio e a saúde óssea. Exposição solar, fontes alimentares (peixes gordurosos, alimentos fortificados) e suplementos são formas de garantir níveis suficientes de vitamina D. Uma dose diária de 2.000 a 4.000 UI pode ser considerada segura em uma população adulta (mesmo repleta de vitamina D).

MEDICAÇÃO ANTIRREABSORTIVA

Os medicamentos antirreabsortivos são desenvolvidos para inibir a reabsorção óssea, desempenhando um papel vital no tratamento da osteoporose, preservando assim a massa óssea e reduzindo o risco de fraturas.

Planos de tratamento individualizados, considerando as características únicas de cada paciente, são essenciais para otimizar os resultados.

Bisfosfonatos

Os bisfosfonatos são medicamentos que retardam a degradação e remoção do osso (ou seja, a reabsorção). São muito usados tanto para a prevenção quanto para o tratamento da osteoporose.

Os mais comuns são:

- **Alendronato:** capaz de reduzir o risco de fraturas vertebrais e de quadril, está disponível na forma de comprimido semanal.
- **Risedronato:** capaz de reduzir o risco de fraturas vertebrais e de quadril, está aprovado tanto para prevenção quanto para tratamento da osteoporose. Disponível em comprimidos uma vez por semana ou uma vez por mês.
- **Ibandronato:** embora também seja um bisfosfonato, sua ação antifratura no quadril não foi comprovada. Pode ser usado para prevenção e tratamento da osteoporose. Seu uso pode ser oral, mensalmente, ou injetável, a cada 3 meses.

Os bisfosfonatos orais precisam ser tomados logo pela manhã, em jejum, com um copo cheio de água pura (sem gás). Após a ingestão, deve-se aguardar meia hora (alendronato ou risedronato) ou uma hora (ibandronato) para comer ou se deitar. O bisfosfonato oral é mal absorvido e sua ingestão com qualquer alimento pode impedir uma boa absorção. Na presença de refluxo pode causar esofagite, o que justifica esse cuidado de não se deitar durante a fase de passagem pelo esôfago. Uma tecnologia específica para alguns risedronatos de 35 mg (de liberação retardada) permite que sejam tomados junto com o café da manhã, sem diminuir sua absorção.

Em geral, recomenda-se que o uso da medicação seja interrompido após 5 anos, pelo período de 1 ano, e retomada, caso haja perda de massa óssea.

O ácido zoledrônico, disponível em uma dose intravenosa anual, aplicada durante 15 minutos, é geralmente bem tolerado. Pode melhorar a densidade óssea e diminuir o risco de fraturas vertebrais e de quadril. É uma boa opção para pacientes com baixa adesão aos tratamentos, ou que tenham contraindicação para o tratamento oral. Geralmente é administrado por três anos e depois descontinuado, por entrar em um platô quanto ao aumento da massa óssea. No entanto, a interrupção e o retorno à medicação devem ser avaliados individualmente, pesando riscos e benefícios de manter a administração.

Moduladores seletivos do receptor de estrogênio

Os moduladores seletivos do receptor de estrogênio (SERM, medicamentos "semelhantes ao estrogênio"), que incluem raloxifeno e tamoxifeno, fornecem proteção contra a perda óssea na pós-menopausa e não são indicados antes desse período. O raloxifeno pode ser utilizado para prevenção e tratamento da osteoporose em mulheres na pós-menopausa. Não são tão eficazes na prevenção da perda óssea quanto os bisfosfonatos ou o estrogênio. O tamoxifeno é geralmente administrado a mulheres com câncer de mama com o objetivo de reduzir o risco de recorrência.

Terapia hormonal

Apesar de o estrogênio ajudar a manter a densidade óssea ao inibir a atividade dos osteoclastos, a terapia hormonal com estrogênio tem outras indicações além da prevenção ou tratamento da osteoporose em mulheres na pós-menopausa. O estrogênio é um tratamento apropriado para a prevenção da osteoporose em mulheres jovens cujos ovários não produzem estrogênio. Mulheres que fazem uso do estrogênio para aliviar os sintomas da menopausa também terão o benefício de uma redução no risco de perda óssea e fratura.

É principalmente indicado para algumas mulheres na pós-menopausa que não toleram qualquer outro tipo de tratamento para osteoporose. Pode ser aplicado como adesivo na pele ou por via oral, como na forma de pílulas anticoncepcionais.

Denosumabe

Anticorpo monoclonal que inibe a formação e função dos osteoclastos, diminuindo a capacidade de reabsorção e aumentando a massa óssea. É administrado através de uma injeção subcutânea a cada 6 meses. O denosumabe melhora a densidade mineral óssea e reduz fraturas em mulheres na pós-menopausa com osteoporose. Os efeitos colaterais, que são raros, incluem infecções de pele (celulite) e eczema. Também foi relatada uma redução leve e transitória dos níveis de cálcio no sangue, mas isso geralmente não é um problema em pacientes com boa função renal, com níveis de cálcio e vitamina D suficientes.

A interrupção do denosumabe resulta em perda óssea em um tempo relativamente curto, em um "efeito rebote". Com isso acontece um risco aumentado de fratura vertebral. Em caso de necessidade de interromper a medicação, é obrigatória a introdução de outro antirreabsortivo, de preferência o ácido zoledrônico.

MEDICAÇÕES DE EFEITO DUAL[13]

Romosozumabe: mecanismo de ação, indicações e contraindicações

O romosozumabe é um anticorpo monoclonal que tem como alvo a esclerostina, uma proteína que inibe a formação óssea. A esclerostina é produzida pelos osteócitos e atua como um regulador negativo da formação óssea, inibindo a via de sinalização Wnt/β-catenina – ou seja, na presença da esclerostina existe uma diminuição da massa óssea. Ao ligar-se à esclerostina, o romosozumabe melhora a formação óssea e reduz a reabsorção óssea, resultando num aumento da densidade mineral óssea.[1]

Indicado para o tratamento da osteoporose em mulheres na pós-menopausa com alto risco de fraturas. É particularmente recomendado para indivíduos que sofreram fraturas por fragilidade ou que apresentam múltiplos fatores de risco para fratura. O romosozumabe é frequentemente considerado para aqueles que necessitam de rápida melhora na densidade óssea e redução no risco de fraturas.

São contraindicações do romosozumabe:

- **Hipersensibilidade:** indivíduos com hipersensibilidade ou alergia conhecida ao romosozumabe ou a qualquer um de seus componentes não devem usar este medicamento.
- **História de infarto do miocárdio ou acidente vascular cerebral:** é contraindicado em indivíduos com história de infarto do miocárdio ou acidente vascular cerebral no último ano, pois tem sido associado a risco aumentado de eventos cardiovasculares.
- **Hipocalcemia:** indivíduos com hipocalcemia preexistente não devem usar romosozumabe, pois pode diminuir ainda mais os níveis de cálcio.

MEDICAÇÃO FORMADORA

Teriparatida: mecanismo, indicações e considerações

A teriparatida é uma forma sintética do hormônio da paratireoide (PTH) que desempenha um papel crucial no metabolismo ósseo. Ao contrário da exposição contínua ao PTH, a administração intermitente de teriparatida estimula a formação óssea, aumenta significativamente a densidade mineral óssea e reduz o risco de fraturas vertebrais e não vertebrais em indivíduos com osteoporose pela atividade dos osteoblastos. Também aumenta a absorção de cálcio no intestino e nos túbulos renais, contribuindo para a melhoria da DMO.

Indicada principalmente para o tratamento da osteoporose em mulheres na pós-menopausa e em homens com alto risco de fraturas. É frequentemente considerada para indivíduos que não responderam bem a outros medicamentos para osteoporose ou para aqueles com osteoporose grave, incluindo histórico de fraturas.

A teriparatida é administrada por injeção subcutânea diária. A duração típica do tratamento é limitada a dois anos em virtude de preocupações sobre o risco potencial de osteossarcoma com uso prolongado. Não é recomendada para indivíduos com histórico de doença de Paget, radioterapia prévia ou elevações inexplicáveis na fosfatase alcalina. Após a conclusão do tratamento com teriparatida, muitas vezes é seguido por uma medicação antirreabsortiva para manter os ganhos na densidade óssea. A ingestão adequada de cálcio e vitamina D é crucial durante o tratamento com teriparatida para apoiar a saúde óssea e minimizar o risco de hipocalcemia.[14]

REFERÊNCIAS

1. Zanchetta J. Auditoria Regional da América Latina ©2012 International Osteoporosis Foundation 2012 [updated 2012. Disponível em: https://www.osteoporosis.foundation/sites/iofbonehealth/files/2019-06/2012_Latin_America_Audit_Portugues.pdf. Acesso em 20 ago. 2024.
2. Compston JE, McClung MR, Leslie WD. Osteoporosis. Lancet. 2019;393(10169):364-76.
3. Cummings, SR, Bates, D, Black, DM. Clinical use of bone densitometry: scientific review. JAMA. 2002;288(15):1889-97.
4. Rucci N. Molecular biology of bone remodelling. Clin Cases Miner Bone Metab. 2008;5(1):49-56.
5. Bellido T. Osteocyte-driven bone remodeling. Calcif Tissue Int. 2014;94(1):25-34.
6. International Osteoporosis Foundation. Epidemiology. Disponível em: https://www.osteoporosis.foundation/health-professionals/about-osteoporosis/epidemiology. Acesso em 20 ago. 2024.
7. Siris ES, Brenneman SK, Barrett-Connor E, Miller PD, Sajjan S, Berger ML, et al. The effect of age and bone mineral density on the absolute, excess, and relative risk of fracture in postmenopausal women aged 50–99: results from the National Osteoporosis Risk Assessment (NORA). Osteoporos Int. 2006;17(4):565-74.
8. Adler, RA. Osteoporosis in men: a review. Bone Res. 2014;2:14001.
9. Johns Hopkins Medicine. Bone Densitometry. 2023. Disponível em: https://www.hopkinsmedicine.org/health/treatment-tests-and-therapies/bone-densitometry. Acesso em 20 ago. 2024.
10. Gregson CL, Armstrong DJ, Bowden J, Cooper C, Edwards J, Gittoes NJL, et al. UK clinical guideline for the prevention and treatment of osteoporosis. Arch Osteoporos. 2022;17(1):58.
11. Brooke-Wavell K, Skelton DA, Barker KL, Clark EM, De Biase S, Arnold S, et al. Strong, steady and straight: UK consensus statement on physical activity and exercise for osteoporosis. Br J Sports Med. 2022;56(15):837-46.
12. Rosen HN. Patient education: osteoporosis prevention and treatment (beyond the basics). UpToDate: Wolters Kluwer Health; 2023 [updated Feb 01, 2023]. Disponível em: https://www.uptodate.com/contents/osteoporosis-prevention-and-treatment-beyond-the-basics/print. Acesso em 20 ago. 2024.
13. Cosman F, Crittenden DB, Ferrari S, Khan A, Lane NE, Lippuner K, et al. FRAME Study: The Foundation Effect of Building Bone With 1 Year of Romosozumab Leads to Continued Lower Fracture Risk After Transition to Denosumab. J Bone Miner Res. 2018;33(7):1219-26.
14. Lindsay R, Scheele WH, Neer R, Pohl G, Adami S, Mautalen C, et al. Sustained vertebral fracture risk reduction after withdrawal of teriparatide in postmenopausal women with osteoporosis. Arch Intern Med. 2004;164(18):2024-30.

38

Câncer e exercício

Ricardo Caponero

INTRODUÇÃO

As neoplasias têm incidência crescente, em especial nos países em desenvolvimento, sendo as de maior incidência as neoplasias colorretal, de mama, de pulmão e de próstata.[1]

Segundo a União Internacional Contra o Câncer (UICC), até um terço das neoplasias poderia ser evitado com vacinação (p. ex., HPV, hepatite C etc.) e com mudanças de estilo de vida. Essas medidas apresentam custos mais baixos e são as mais efetivas para evitar as mortes por câncer, evitando sua ocorrência.

Para os casos que não podem ser submetidos à prevenção primária, o rastreamento populacional, para diagnóstico precoce, e o tratamento efetivo e em tempo adequado são fundamentais para permitir maiores taxas de cura, ou sobrevida por tempo mais prolongado.

Entre as mudanças de hábito de vida com a finalidade de reduzir a incidência, a mais significativa é a abolição do tabagismo, o qual se relaciona com diversas neoplasias; redução no consumo de álcool; menor exposição à radiação ultravioleta; tratamento de infecções patogênicas; e o controle da massa corpórea, com redução do excesso de peso por meio de dieta e exercícios.[2]

O PAPEL DA DIETA E DO EXERCÍCIO

Dieta saudável e exercícios físicos frequentemente andam juntos. É mais provável que as pessoas que praticam exercícios adotem uma dieta mais adequada e obtenham melhor controle da massa corpórea. O oposto nem sempre é verdadeiro, já que muitas pessoas adotam uma dieta saudável, mas não aderem à prática esportiva regular. As duas modalidades apresentam benefícios sinérgicos.

Hábitos de vida saudáveis podem ser utilizados como prevenção primária do câncer, como fatores de melhora dos desfechos do tratamento (melhor prognóstico), para propiciar menores sequelas nos sobreviventes e para melhora na qualidade de vida na doença avançada.

EFEITO PARADOXAL DA DIETA E DO EXERCÍCIO

Muitos dos fatores ambientais de risco para as neoplasias se sobrepõem aos fatores de risco para doenças metabólicas (p. ex., diabetes tipo 2) e doença cardiovascular, que podem ser fatais em idades anteriores à do desenvolvimento do câncer. Ao mesmo tempo que se removem esses fatores etiológicos, permite-se maior longevidade, e a idade é o principal fator de risco para o desenvolvimento de neoplasias. Por isso, o efeito das intervenções nem sempre é nítido. Por um lado, retiram-se fatores cancerígenos, mas, por outro, permite-se o envelhecimento, que também é um fator de risco.

PROBLEMAS NA INTERPRETAÇÃO DE ESTUDOS EM NUTRIÇÃO E ATIVIDADE FÍSICA

É imenso o número de estudos disponíveis com intervenções dietéticas e recomendações de práticas desportivas. Muitas vezes os resultados são conflitantes e difíceis de interpretar. Os principais problemas são descritos a seguir.

Tipo de intervenção

Há grande variabilidade nas recomendações para intervenção no estilo de vida.

Adesão às recomendações

Um ponto crítico é a porcentagem de adesão às recomendações. Nem sempre a população do grupo de intervenção segue as recomendações com constância. Quanto mais as recomendações fogem do estilo de vida previamente adotado, menores as chances de uma adesão significativa.

Início da intervenção (em qual idade?)

É evidente que a idade em que se iniciam as intervenções tem impacto marcante. O efeito pode ser evidente décadas depois da intervenção, como a vacinação contra o papilomavírus humano (HPV), cuja recomendação é para que seja feita dos 9 aos 13 anos, para reduzir o risco de câncer de colo uterino mais de uma década depois.

As intervenções dietéticas feitas durante a gravidez, enquanto o feto está em formação, são as que mais têm impacto nesse feto após o nascimento e ao longo da vida. É durante a vida intrauterina que a rápida proliferação celular é mais propensa a erros e onde se acumulam as alterações na regulação epigenética por metilação do DNA.

O início da atividade física na infância modifica de forma mais marcante o estilo de vida do que iniciar práticas esportivas após décadas de vida sedentária.

Duração da intervenção (por quanto tempo?)

Os efeitos das alterações nos hábitos de vida não são imediatos. Precisam de um longo tempo de intervenção para que seus efeitos sejam mais pronunciados. Muitos trabalhos são feitos como teses de pós-graduação ou conclusão de curso e utilizam intervenções de alguns meses, com desfechos em poucos anos, e por isso muitos resultados são negativos.

Tempo até o desfecho primário ser observado

A grande parte dos efeitos surge muito tempo depois de iniciada a intervenção, mas esses estudos prospectivos com seguimento de longo prazo são muitas vezes inviáveis e não são valorizados.

Da mesma forma, iniciar uma intervenção dietética após os 60 anos de idade pode ter impacto mínimo ou nenhum na incidência de neoplasias.

Avaliação adequada de covariáveis

É evidente que, em uma doença na qual não se identifica uma causa, mas uma pluralidade de fatores de risco, o controle de todos os fatores é importante. Algumas pessoas aderem a dieta e prática esportiva, mas mantêm o tabagismo ou o etilismo. Ou praticam atividade física expostas ao sol, sem proteção contra a radiação ultravioleta. Ou fazem exercícios físicos, mas mantêm uma dieta rica em gorduras. Embora a análise multivariada possa fornecer indicações do peso de cada variável, essa análise estatística não elimina totalmente as interações.

Heterogeneidade dos estudos

Finalmente, o grande número de estudos, com diferenças significativas na metodologia e forma de intervenção, produz resultados díspares, muitas vezes antagônicos, contaminando os desfechos de metanálises.

A título de exemplo, uma metanálise sobre o efeito da dieta *plant-based* na prevenção do carcinoma colorretal, com 39 artigos e 3.059.009 sujeitos, mostra estudos francamente favoráveis à intervenção, pelo menos um estudo contra e vários estudos sem significância estatística, resultando em uma redução de risco relativo (RR) de 0,93 [intervalo de confiança de 95% (IC 95%) de 0,80 a 1,03, com valor de $p = 0,277$ e grande heterogeneidade ($I^2 = 53,9\%$)].[3]

Dessa forma, mesmo existindo estudos francamente favoráveis à dieta *plant-based*, o resultado da metanálise, teoricamente com maior peso de evidência científica, é negativo, enfraquecendo a evidência da recomendação.

FISIOPATOGENIA

A dieta pode conter agentes diretamente carcinogênicos ou fatores de risco, como alimentos com alto índice glicêmico, ácidos graxos (principalmente de cadeias curtas), lipoproteínas, entre outros. Esses componentes da dieta podem ser carcinogênicos por si mesmos, ou induzir à obesidade.[4]

Embora a vida sedentária não seja "carcinogênica", ela predispõe a uma mudança na composição corporal (proporção entre massa magra e massa gorda), e o excesso de massa gorda leva a uma situação pró-inflamatória que aumenta o risco para neoplasias.[5]

A obesidade é um fator de risco estabelecido para 13 locais diferentes de câncer (endométrio, mama pós-menopausa, colorretal, esôfago, renal/rins, meningioma, pâncreas, cárdia gástrica, fígado, mieloma múltiplo, ovário, vesícula biliar e tireoide). Os principais mecanismos biológicos pelos quais a atividade física, o comportamento sedentário e a obesidade estão relacionados à incidência de câncer incluem um efeito sobre esteroides sexuais endógenos e hormônios metabólicos, sensibilidade à insulina e inflamação crônica. São apresentadas várias vias emergentes relacionadas a estresse oxidativo, metilação do DNA, comprimento dos telômeros, função imunológica e microbioma intestinal.[5]

EXERCÍCIOS NA PREVENÇÃO PRIMÁRIA DO CÂNCER

A prática regular de atividade física interfere favoravelmente em várias vias que regulam a carcinogênese. A discussão está na frequência, intensidade, tempo e tipo de exercício, que variam de acordo com a faixa etária e o condicionamento físico já obtido.

Frequência

A periodicidade é um fator importante. A prática diária tende a ser mais benéfica que a concentração de exercícios em poucos dias da semana. Para idosos ou pessoas mais debilitadas, pode ser adequado intercalar exercícios de benefício cardiovascular com 2 ou 3 dias de exercícios de força e equilíbrio.

Durante a gestação e pós-parto, a prática de 150 minutos por semana é suficiente. Para crianças, adolescentes e adultos, a recomendação é para a prática de 150 a 300 minutos por semana, preferencialmente distribuídos em sessões diárias de 60 minutos. No entanto, quanto mais tempo, melhor, para todos os que estiverem aptos, a prática de mais de 300 minutos por semana é recomendada, dentro da capacidade de cada um.[6]

O excesso de exercício e a prática de atividades físicas inadequadas, sem orientação, pode ser prejudicial ao levar a lesões osteomusculares.

Intensidade e tempo

A intensidade do exercício físico deve ser ajustada com base no condicionamento físico de cada um, tentando obter um mínimo de 150 minutos de atividade física moderada ou pelo menos 75 minutos de atividade física vigorosa por semana. Isso não significa apenas ir à academia. São atividades consideradas de intensidade moderada: caminhadas, tarefas domésticas, natação, ciclismo, jardinagem, dança etc. E são consideradas de intensidade vigorosa: corrida, ciclismo rápido, esportes coletivos, natação rápida e ginástica aeróbica etc.[7]

A forma ideal de mensurar a intensidade é o equivalente metabólico da tarefa (MET), que é a medida objetiva da razão entre a taxa na qual uma pessoa gasta energia em relação à massa dessa pessoa, enquanto realiza alguma atividade física específica em comparação com uma referência, atualmente definida por convenção em 3,5 mL absolutos de oxigênio/kg/min, que é a energia gasta ao se sentar calmamente por um indivíduo de referência, escolhido para ser aproximadamente representativo da população em geral e, portanto, adequado para pesquisas epidemiológicas.

Uma unidade de MET corresponde a 1 kcal/kg/h, que representa o gasto energético de uma pessoa de 70 kg sentada em repouso. A partir daí, diferentes atividades e exercícios físicos terão seu próprio valor de MET.

Tipo de exercício

Como visto, qualquer tipo de exercício pode ser útil. O ideal é que seja ajustado às preferências individuais e associado a prazer, não à obrigação. Isso facilita a adesão ao programa de atividade física.

ATIVIDADE FÍSICA COMO PREVENÇÃO DE NEOPLASIAS

Em estudo, um total de 755.459 participantes [idade média 62 anos (variação 32-91 anos); 53% mulheres] foi acompanhado por 10,1 anos, e foi observada uma incidência acumulada de 50.620 casos de câncer. O envolvimento em quantidades recomendadas de atividade (7,5-15,0 MET horas/semana) foi associado a um risco inferior estatisticamente significativo de 7 dos 15 tipos de câncer estudados, incluindo cólon (risco 8-14% menor em homens), mama (6-10% menor risco), endométrio (10-18% menor risco), rim (11-17% menor risco), mieloma (14-19% menor risco), fígado (18-27% menor risco) e linfoma não Hodgkin (risco 11-18% menor em mulheres). A resposta à dose foi linear para metade das associações e não linear para as demais. Os resultados para atividade física de lazer de intensidade moderada e vigorosa foram mistos. O ajuste para o índice de massa corporal eliminou a associação com câncer endometrial, mas teve limitação do efeito sobre outros tipos de câncer.[8]

ATIVIDADE FÍSICA DURANTE E APÓS O TRATAMENTO ONCOLÓGICO

O exercício durante o tratamento do câncer levou a melhorias na aptidão cardiorrespiratória, força, fadiga e outros resultados relatados pelos pacientes. O exercício pré-operatório em pacientes com câncer de pulmão levou a uma redução no tempo de internação hospitalar pós-operatória e nas complicações.[9]

As recomendações da American Cancer Society são:[10]

1. Alcançar e manter um peso corporal saudável ao longo da vida.
   - Manter o peso corporal dentro da faixa saudável e evitar ganho de peso a vida adulta.
2. Ser fisicamente ativo.
   - Os adultos devem realizar de 150 a 300 minutos de intensidade física moderada por semana (ou 75-150 min de intensidade atividade física vigorosa); esforçar-se para atingir ou exceder o limite superior de 300 minutos é o ideal.

- Crianças e adolescentes devem praticar pelo menos 1 hora de atividades de intensidade moderada ou vigorosa todos os dias.
- Mover-se mais e sentar-se menos.

3. Seguir um padrão alimentar saudável em todas as idades.
   - Um padrão alimentar saudável inclui:
   - Alimentos ricos em nutrientes em quantidades que ajudam a alcançar e manter um peso corporal saudável.
   - Uma variedade de vegetais nas cores verde-escuro, vermelha e laranja, leguminosas ricas em fibras (feijão e ervilha) e outros.
   - Frutas, principalmente inteiras e com cores variadas.
   - Grãos integrais.
   - Um padrão alimentar saudável limita ou não inclui:
   - Carnes vermelhas e processadas.
   - Bebidas adoçados com açúcar.
   - Alimentos altamente processados e produtos de grãos refinados.
4. É melhor não beber álcool.
   - As pessoas que optam por beber álcool devem limitar seu consumo a não mais do que 1 bebida por dia para mulheres e 2 bebidas por dia para homens.

ATIVIDADE FÍSICA NAS FASES FINAIS DE VIDA

Em pacientes fora de expectativa de cura, os cuidados paliativos devem ser indicados desde o início do tratamento, em conjunto com as modalidades antineoplásicas. Nesse contexto, a manutenção da atividade física, tanto quanto possível, é fundamental para a manutenção da força muscular, o que garante funcionalidade e independência dos pacientes por mais tempo. A falta de exercícios físicos agrava a sarcopenia causada pela doença e piora de forma significativa a força muscular e a capacidade para exercer com autonomia as atividades básicas de vida. A incapacidade leva à dependência de outros, por vezes até para a higiene pessoal, o que causa grande sofrimento psicológico.

CONTEXTUALIZAÇÃO DAS RECOMENDAÇÕES

Em um país com grande disparidade social, como o nosso, é importante adequar as recomendações para a realidade de cada pessoa. É difícil recomentar dieta mediterrânea ou *plant-based* para quem não tem acesso ao básico. Da mesma forma, é difícil recomendar a prática regular de atividade física para quem faz dupla jornada de trabalho. É tudo uma questão de diálogo e bom senso, e de não transformar recomendações de saúde em uma paranoia de cancerofobia.

REFERÊNCIAS

1. Soerjomataram I, Bray F. Planning for tomorrow: global cancer incidence and the role of prevention 2020-2070. Nat Rev Clin Oncol. 2021;18:663-72.
2. American Association for Cancer Research (AACR). 2022. Disponível em: http://www.cancerprogressreport.org/. Acesso em 26 set. 2023.
3. Zhao Y, Zhan J, Wang Y, Wang D. The relationship between plant-based diet and risk of digestive system cancers: a meta-analysis based on 3,059,009 subjects. Front Public Health. 2022;10:892153.
4. Lauby-Secretan B, Scoccianti C, Loomis D, Grosse Y, Bianchini F, Straif K; International Agency for Research on Cancer Handbook Working Group. Body fatness and cancer--viewpoint of the IARC Working Group. New Engl J Med. 2016;375(8):794-8.
5. Friedenreich CM, Ryder-Burbidge C, McNeil J. Physical activity, obesity and sedentary behavior in cancer etiology: epidemiologic evidence and biologic mechanisms. Mol Oncol. 2021;15(3):790-800.
6. World Health Organization (WHO). WHO guidelines on physical activity and sedentary behaviour. Disponível em: https://www.who.int/publications/i/item/9789240015128. Acesso em 21 ago. 2024.
7. World Cancer Research Foundation. Be physically active. Disponível em: https://www.wcrf.org/diet-activity-and-cancer/cancer-prevention-recommendations/be-physically-active/. Acesso em 21 ago. 2024.
8. Matthews CE, Moore SC, Arem H, Cook MB, Trabert B, Håkansson N, et al. Amount and intensity of leisure-time physical activity and lower cancer risk. J Clin Oncol. 2020;38(7):686-97.
9. Ligibel JA, Bohlke K, May AM, Clinton SK, Demark-Wahnefried W, Gilchrist SC, et al. Exercise, diet, and weight management during cancer treatment: ASCO guideline. J Clin Oncol. 2022;40(22):2491-507.
10. Rock CL, Thomson CA, Sullivan KR, Howe CL, Kushi LH, Caan BJ, et al. American Cancer Society nutrition and physical activity guideline for cancer survivors. CA Cancer J Clin. 2022;72(3):230-62.

39

Hipertensão e exercícios

Bruno Bassaneze
Renier Soares Pires
Alessandra Geisler Daud Lopes
João Manoel Theotonio dos Santos
Albina de Fátima Silva Ramalho Garcia
Nabil Ghorayeb

INTRODUÇÃO

A hipertensão (HAS) é a alteração cardiovascular mais frequente na população em geral e em atletas.[1,2] A pressão arterial (PA) deve ser mensurada em todas as pessoas que desejarem participar de atividades esportivas competitivas. Quando é observada PA elevada (≥ 140/90) persistente durante uma avaliação, o atleta deve ter sua PA verificada novamente em uma visita subsequente (garantindo o tamanho adequado do manguito e a técnica correta para a repetição da medição). Se a PA medida adequadamente permanecer elevada em duas consultas distintas, o diagnóstico de hipertensão é estabelecido.[1,3] De acordo com diretrizes bem estabelecidas de avaliação pré-participação esportiva (APP), PA elevada é a anormalidade cardiovascular mais comumente identificada durante a APP, contudo, a hipertensão em atletas não é bem estudada.[1,4]

Não há evidências de risco aumentado de HAS em levantadores de peso ou atletas de força, como arremessadores de disco e de peso, embora a PA medida em atletas de força durante exercícios de resistência estática, como levantamento de peso, possa se elevar de maneira significativa.[5-7]

AVALIAÇÃO PRÉ-PARTICIPAÇÃO E LIBERAÇÃO PARA PARTICIPAÇÃO ESPORTIVA

Quando um atleta deseja participar de esportes de alta intensidade, faz-se necessária a realização de uma APP para identificar atletas com sintomas induzidos pelo exercício, resposta excessiva da PA ao exercício e presença de lesão em órgãos-alvo.[8] As recomendações atuais para avaliação de atletas sugerem que a PA seja aferida durante a APP.[1] Especialmente em pacientes mais jovens, se a PA no membro superior estiver elevada, sugere-se que a aferição e a avaliação do pulso também sejam feitas no membro inferior, para excluir a presença de coarctação da aorta. Além disso, especialmente em atletas, é importante evitar aferir a PA dentro de uma hora após o treino.

Ao mensurar a PA, o médico deve obter um histórico adequado, incluindo perguntas sobre uso de substâncias que podem causar elevação transitória da PA no dia do exame.[1,2] Essas substâncias incluem: tabaco, bebidas alcoólicas e com cafeína (incluindo bebidas energéticas), estimulantes (lícitos e ilícitos) e quaisquer suplementos ou medicamentos fitoterápicos. É importante ressaltar que atletas podem realizar dietas restritivas ou hipercalóricas de acordo com o esporte praticado. Além disso, é importante que o eletrocardiograma (ECG) seja interpretado por um médico familiarizado com as alterações no ECG comumente associadas ao coração do atleta, pois frequentemente manifestam achados no ECG que podem sugerir patologia em não atletas, mas são variantes da normalidade nessa população.

Indivíduos com sintomas sugestivos de doença arterial coronariana (DAC) necessitam de avaliação adicional e otimização da terapia médica antes da participação em esportes. Se os níveis de pressão arterial sistólica (PAS) em repouso estiverem acima de 160 mmHg, o teste de esforço máximo deve ser adiado até que a PA esteja controlada.[9] Enquanto não estiver controlada, recomenda-se a restrição temporária de esportes competitivos, com a possível exceção de esportes de habilidade.[10]

Em indivíduos com perfil de alto risco, incluindo aqueles com lesão em órgãos-alvo (hipertrofia ventricular esquerda, disfunção diastólica, evidência ultrassonográfica de espessamento da parede arterial ou placa aterosclerótica, retinopatia hipertensiva, aumento da creatinina sérica [(homens 1,3-1,5 mg/dL, mulheres 1,2-1,4 mg/dL) e/ou microalbuminúria nas quais a PA está controlada], a participação em todos os esportes competitivos é possível, com exceção das modalidades com maior utilização de força, como lançamento de disco/dardo, lançamento e levantamento de peso.[10]

Durante a participação esportiva, é recomendado o acompanhamento regular, dependendo da gravidade da hipertensão e da categoria de risco. Em indivíduos com níveis de PA limítrofes, deve-se realizar o acompanhamento regular da PA. Em indivíduos com baixo ou moderado risco cardiovascular e PA controlada, não deve haver restrições à participação esportiva; no entanto, o levantamento de peso com cargas muito elevadas, especialmente quando inclui trabalho muscular (estático) significativo, pode contribuir para a elevação acentuada da PA, devendo ser evitado.[9] Nesse contexto, é necessário evitar a manobra de Valsalva, porque está associada a maior elevação da PAS e da pressão arterial diastólica (PAD).[1]

Quando corretamente executado, o treinamento resistido dinâmico de alta intensidade [até 80% de 1 repetição máxima (RM)], com baixo número de repetições ($n < 10$), não leva a maiores incrementos na PA, em comparação com o treinamento resistido dinâmico de baixa intensidade (< 50% de 1 RM) com elevado número de repetições ($n \geq 20$).[12-17]

Alguns indivíduos normotensos em repouso poderão apresentar uma resposta exacerbada da PA ao exercício, aumentando a incidência de hipertensão em atletas altamente treinados e normotensos em um período de médio prazo.[18] Se a PAS atingir níveis maiores que 200 mmHg com uma carga de trabalho de 100 W durante o teste ergométrico,[19] a terapia medicamentosa anti-hipertensiva deve ser otimizada e a avaliação clínica, incluindo ECG e ecocardiograma, deve ser considerada, mesmo se o atleta estiver normotenso em repouso.[10] Além disso, em atletas olímpicos jovens, um pico de PAS acima de 220 mmHg nos homens e 200 mmHg nas mulheres, medido durante a bicicleta ergométrica, está além do percentil 95.[10]

TRATAMENTO

Pacientes hipertensos devem realizar pelo menos 150 minutos por semana de atividade física moderada, complementada por atividades resistidas.[3] Essa intervenção está associada a uma redução média de 7 mmHg da PAS e de 5 mmHg da PAD.[20] Evidências recentes sugerem que os exercícios aeróbicos, de resistência dinâmica, combinados, intervalados de alta intensidade (HIIT) e os exercícios isométricos são significativamente eficazes na redução da PAS e da PAD em repouso.[21] Na verdade, o efeito do exercício resistido e do exercício isométrico na redução da PA pode ser comparável, ou até mesmo maior, ao do exercício aeróbico.[21,22]

O tratamento não farmacológico deve ser considerado como primeira opção no tratamento da HAS, incluindo: restrição da ingestão de sal e de álcool, redução de peso, se aplicável, dieta equilibrada (p. ex., dieta DASH) e cessação do tabagismo. Os programas de exercícios aeróbicos devem complementar o cronograma de treinamento do atleta.[3,9,10] Se o paciente for de baixo risco e essas mudanças no estilo de vida não reduzirem a PA após 3 meses e a PAS permanecer acima de 140 mmHg, deve ser iniciado o tratamento farmacológico.[3,9] O tratamento medicamentoso associado a intervenções no estilo de vida deve ser considerado em indivíduos com idade acima de 65 anos, mas abaixo de 80, desde que seja bem tolerado.[9,10,23]

Vale ressaltar que o manejo da HAS em atletas pode diferir das abordagens padrão, principalmente pelos potenciais efeitos colaterais de alguns medicamentos que podem afetar o treinamento e ser considerados *doping*. Atletas que competem em nível nacional e/ou internacional devem rever a lista atual de substâncias e métodos proibidos da World Anti-Doping Association (Wada) antes de iniciarem a terapêutica medicamentosa. Se necessário, deverá ser obtida uma isenção de uso terapêutico para receber a autorização para uso do medicamento necessário.

Deve-se levar em consideração que os betabloqueadores são proibidos em alguns esportes competitivos, como o tiro (a lista completa está disponível no site da Wada),[9] podendo causar bradicardia e/ou diminuição da capacidade de exercício.[7] Os diuréticos são proibidos em todos os esportes competitivos, pois podem prejudicar o desempenho em virtude da depleção de volume, e são proibidos por muitos dos órgãos reguladores, pois podem ser utilizados para prevenir a detecção de drogas que melhoram o desempenho.[9]

Os inibidores da enzima conversora de angiotensina (Ieca), os bloqueadores dos receptores da angiotensina II e os bloqueadores dos canais de cálcio di-hidropiridínicos (BCC) são os medicamentos de escolha em indivíduos que praticam exercícios. As doses iniciais para atletas são as mesmas quando comparadas à população em geral, assim como a abordagem para aumentar a dose conforme necessário com base na resposta do paciente. Vale ressaltar que o uso de medicamentos inflamatórios não esteroides (Aine) para dores musculoesqueléticas pode contribuir para o aumento da PA.[10] De maneira geral, não se deve suspender, reduzir ou modificar a dose dos medicamentos em uso durante períodos de treinamento ou competição.

RESUMO E RECOMENDAÇÕES

- **Suplementos e medicamentos associados à hipertensão arterial:** hormônio do crescimento humano, hormônios andrógenos (esteroides anabolizantes), Aine, eritropoietina ("epo") e uma variedade de estimulantes lícitos e ilícitos (p. ex., cafeína, nicotina, medicamentos e suplementos contendo efedrina, anfetaminas, cocaína).
- Em atletas com PA bem controlada, recomenda-se a prática de exercícios resistidos, pelo menos 3 vezes por semana, além de exercício aeróbico de moderada ou alta intensidade (pelo menos 30 minutos, 5 a 7 dias por semana), para redução da PA e do risco de doenças cardiovasculares.[23]
- Em atletas com PA bem controlada, alto risco cardiovascular e/ou lesão de órgão-alvo, não é recomendada a prática de exercícios resistidos de alta intensidade.[9]

- Em atletas com níveis de PA ainda elevados (PAS > 160 mmHg), não é recomendada a prática de exercícios de alta intensidade até que a PA esteja controlada.[9]
- Os Ieca, os bloqueadores dos receptores da angiotensina II e os BCC são os anti-hipertensivos de escolha em indivíduos que praticam exercícios.

REFERÊNCIAS

1. MacDonald J, Schaefer M, Stumph J. The preparticipation physical evaluation. Am Fam Physician. 2021;103(9):539-46.
2. Black HR, Sica D, Ferdinand K, White WB. Eligibility and disqualification recommendations for competitive athletes with cardiovascular abnormalities: Task Force 6: Hypertension: a scientific statement from the American Heart Association and the American College of Cardiology. Circulation. 2015;132(22):e298-302.
3. Rodrigues CI, Bortolotto LA, Motagomes MA, Brandão AA, Feitosa ADM, Machado CA, et al. Diretrizes Brasileiras de Hipertensão Arterial – 2020. Arq Bras Cardiol. 2021;116(3):516-658.
4. Leddy JJ, Izzo J. Hypertension in athletes. J Clin Hypertens (Greenwich). 2009;11:226.
5. MacDougall JD, Tuxen D, Sale DG, Moroz JR, Sutton JR. Arterial blood pressure response to heavy resistance exercise. J Appl Physiol (1985). 1985;58(3):785-90.
6. MacDougall JD, McKelvie RS, Moroz DE, Sale DG, McCartney N, Buick F. Factors affecting blood pressure during heavy weight lifting and static contractions. J Appl Physiol (1985). 1992;73(4):1590-7.
7. McCartney N, McKelvie RS, Martin J, Sale DG, MacDougall JD. Weight-training--induced attenuation of the circulatory response of older males to weight lifting. J Appl Physiol (1985). 1993;74(3):1056-60.
8. Mancia G, Fagard R, Narkiewicz K, Redon J, Zanchetti A, Böhm M, et al. ESH/ESC guidelines for the management of arterial hypertension: the Task Force for the Management of Arterial Hypertension of the European Society of Hypertension (ESH) and of the European Society of Cardiology (ESC). Eur Heart J. 2013;34(28):2159-219.
9. Pelliccia A, Sharma S, Gati S, Bäck M, Börjesson M, Caselli S, et al.; ESC Scientific Document Group. 2020 ESC Guidelines on sports cardiology and exercise in patients with cardiovascular disease. Eur Heart J. 2021;42(1):17-96.
10. Niebauer J, Börjesson M, Carre F, Caselli S, Palatini P, Quattrini F, et al. Recommendations for participation in competitive sports of athletes with arterial hypertension: a position statement from the sports cardiology section of the European Association of Preventive Cardiology (EAPC). Eur Heart J. 2018;39(40):3664-71.
11. World Anti-Doping Agency (Wada). International Standards, 2019. Disponível em: https://www.wada-ama.org/en/what-we-do/international-standards. Acesso em 21 ago. 2024.
12. de Sousa NM, Magosso RF, Dipp T, Plentz RD, Marson RA, Montagnolli AN, et al. Continuous blood pressure response at different intensities in leg press exercise. Eur J Prev Cardiol. 2014;21(11):1324-31.

13. de Souza Nery S, Gomides RS, da Silva GV, de Moraes Forjaz CL, Mion D Jr, Tinucci T. Intra-arterial blood pressure response in hypertensive subjects during low- and high-intensity resistance exercise. Clinics (São Paulo). 2010;65(3):271-7.
14. Lamotte M, Niset G, van de Borne P. The effect of different intensity modalities of resistance training on beat-to-beat blood pressure in cardiac patients. Eur J Cardiovasc Prev Rehabil. 2005;12(1):12-7.
15. Sardeli AV, do Carmo Santos L, Ferreira MLV, Gáspari AF, Rodrigues B, Cavaglieri CR, Chacon-Mikahil MPT. Cardiovascular responses to different resistance exercise protocols in elderly. Int J Sports Med. 2017;38(12):928-36.
16. Gjovaag T, Hjelmeland AK, Oygard JB, Vikne H, Mirtaheri P. Acute hemodynamic and cardiovascular responses following resistance exercise to voluntary exhaustion. Effects of different loadings and exercise durations. J Sports Med Phys Fitness. 2016;56(5):616-23.
17. Hansen D, Abreu A, Doherty P, Völler H. Dynamic strength training intensity in cardiovascular rehabilitation: is it time to reconsider clinical practice? A systematic review. Eur J Prev Cardiol. 2019;26(14):1483-92.
18. Caselli S, Serdoz A, Mango F, Lemme E, Vaquer Seguì A, Milan A, et al. High blood pressure response to exercise predicts future development of hypertension in young athletes. Eur Heart J. 2019;40(1):62-8.
19. Kjeldsen SE, Mundal R, Sandvik L, Erikssen G, Thaulow E, Erikssen J. Supine and exercise systolic blood pressure predict cardiovascular death in middle-aged men. J Hypertens. 2001;19(8):1343-8.
20. Wen H, Wang L. Reducing effect of aerobic exercise on blood pressure of essential hypertensive patients: a meta-analysis. Medicine (Baltimore). 2017;96(11):e6150.
21. Edwards JJ, Deenmamode AHP, Griffiths M, Arnold O, Cooper NJ, Wiles JD, O'Driscoll JM. Exercise training and resting blood pressure: a large-scale pairwise and network meta-analysis of randomised controlled trials. Br J Sports Med. 2023;57(20):1317-26.
22. MacDonald HV, Johnson BT, Huedo-Medina TB, Livingston J, Forsyth KC, Kraemer WJ, et al. Dynamic resistance training as stand-alone antihypertensive lifestyle therapy: a meta-analysis. J Am Heart Assoc. 2016;5(10):e003231.
23. Williams B, Mancia G, Spiering W, Agabiti Rosei E, Azizi M, Burnier M, et al. ESC/ESH Guidelines for the management of arterial hypertension. Eur Heart J. 2018;39(33):3021-104.

40

Obesidade e exercícios

Durval Ribas-Filho
Aline Rodrigues Zanetta
Carlos Alberto Werutsky

INTRODUÇÃO

Obesidade, segundo a Organização Mundial de Saúde (OMS), é o excesso de gordura corporal, em quantidade que determine prejuízos à saúde. Faz parte do rol das doenças crônicas não transmissíveis (DCNT), e esse grupo de doenças tem como principais características ter um longo período de latência e ser multifatorial, ou seja, essas doenças são determinadas por diversos fatores, sejam eles sociais ou individuais.

No Brasil e no mundo, a prevalência de obesidade aumentou celeremente. Segundo dados do Plano Nacional de Saúde (PNS 2020-2023), o predomínio de obesidade no Brasil cresceu 67,8%, passando de 11,8% em 2006 para 19,8% em 2018. O aumento percentual foi de 64% em homens (11,4% em 2006 e 18,7% em 2018) e de 71,1% em mulheres (12,1% em 2006 e 20,7% em 2018).[1] Por estar associada a várias outras doenças crônicas, transformou-se no principal problema de saúde da atualidade e é considerada um enorme desafio de saúde pública, sendo responsável pelo aumento substancial da morbimortalidade.

O índice de massa corporal (IMC) é a medida mais utilizada na classificação do indivíduo de acordo com seu peso e altura.

$$\text{IMC} = \frac{\text{Peso}}{\text{Altura} \times \text{Altura}}$$

Com base na classificação da OMS, adultos com IMC entre 25 e 30 são classificados como sobrepeso e indivíduos com IMC maior ou igual a 30 são considerados obesos e então categorizados em três níveis.[2,3]

TABELA 1 Classificação do estado nutricional de acordo com a OMS[4]

IMC	Classificação
< 18,5	Baixo peso
18,5-24,9	Eutrofia
≥ 25	Excesso de peso
25-29,9	Pré-obesidade
30-34,9	Obesidade classe I
35-39,9	Obesidade classe II
≥ 40	Obesidade classe III

FISIOPATOLOGIA

Como dito anteriormente, a obesidade é uma síndrome crônica multifatorial. Portanto, temos o envolvimento de fatores genéticos, comportamentais e ambientais que agem no equilíbrio energético de cada indivíduo.[2,5]

A obesidade pode se desenvolver como resultado do desequilíbrio entre a ingestão energética e o gasto energético, gerando um gasto energético positivo, quando a ingestão energética é maior do que o gasto. Para que se possa entender a etiologia da obesidade é preciso compreender os complexos meios que podem levar a esse desequilíbrio energético.[2,5]

Como influências biológicas, pode-se citar: as modificações genéticas isoladas e raras que favorecem o desenvolvimento da obesidade em alguns indivíduos – patologias congênitas ou os distúrbios clínicos adquiridos;[2,5] a hereditariedade do peso corporal – o IMC correlaciona-se com parentes de primeiro grau, portanto pais com sobrepeso aumentam as chances de os filhos também terem sobrepeso;[5,6] distúrbios genéticos – mutações ou deficiências nos genes que fazem a regulação da gordura corporal, do peso corporal ou da saciedade como a leptina e seu receptor, o receptor de melanocortina-4 (MCR4), a pró-opiomelanocortina (POMC) e a pró-hormônio convertase 1 (PCl);[2,5,6] influências genéticas – diversos genes que parecem estar associados à regulação do peso corporal já foram identificados, e esses polimorfismos podem afetar a suscetibilidade do indivíduo à obesidade;[5,6] condições clínicas – como distúrbios endócrinos, psiquiátricos, neurológicos e o ganho de peso iatrogênico causado pelo uso de determinadas classes de fármacos.[5]

Já as influências ambientais, um ambiente obesogênico em que o consumo calórico baseia-se predominantemente em alimentos processados e /ou ultraprocessados, com alta densidade energética e elevados teores de lipídios e carboidratos,[2,5,7,8] pobres em nutrientes, propiciam a adoção de escolhas não saudáveis e de comportamentos sedentários.[8] Dietas ricas em gordura e alta densidade energética podem levar à superalimentação, uma vez que a gordura fornece mais energia (9 kcal/g).[5,9] A ingestão de bebidas açucaradas contribui de maneira significativa para o ganho de peso, podendo também levar a um maior risco de *diabetes mellitus* do tipo 2 e de doenças cardiovasculares.[5,10] Os fatores econômicos, pois alimentos processados e ultraprocessados, ricos em gorduras e açúcares refinados tendem a ter o custo mais acessível, favorecendo assim o aumento da obesidade na população economicamente vulnerável.[5,11] Um baixo nível de atividade física leva à diminuição do gasto energético total (GET) e, quando não compensado pela diminuição da ingestão calórica, causa ganho de peso.[5,12] Fatores precoces como influências pré-natais, tipo de parto, aleitamento materno, são fatores que interferem tanto aumentando como diminuindo a possibilidade do desenvolvimento de doenças na vida adulta.[5,13] E outros fatores, como a exposição a vírus e toxinas, cessação do tabagismo, privação do sono e manejo do estresse.[2,5,14]

Apesar de parecer simples, nem sempre ter balanço energético negativo por meio de uma alimentação saudável e de exercícios físicos são suficientes para a redução do IMC em pacientes que já convivem com o peso corporal acima do esperado. O aumento da gordura corporal está associado a diversos distúrbios homeostáticos – como a ativação do sistema renina-angiotensina-aldosterona, a ativação do sistema simpático, a hiperleptinemia, além da desregulação dos fatores de crescimento. Outro aspecto importante a ser levado em consideração é o fato de que o tecido adiposo passou a ser reconhecido com um órgão endócrino e não mais apenas como um tecido de armazenamento, uma vez que os adipócitos sintetizam tanto adipocinas que podem ter um efeito cardioprotetor quanto citocinas pró-inflamatórias que promovem um estado pró-inflamatório, levando a resistência insulínica.[2]

TRATAMENTO NUTROTERÁPICO

A abordagem multidisciplinar no tratamento da obesidade é fundamental para o sucesso no tratamento do paciente obeso.[2] E, quando falamos sobre doenças crônicas, falamos também de tratamento crônico, ou seja, a obesidade é uma patologia que muitas vezes requer alguma intervenção terapêutica por toda a vida.[15]

Para iniciarmos a elaboração do plano terapêutico, além de considerarmos as peculiaridades de cada paciente, devemos calcular sua taxa metabólica basal (TMB), o que pode ser feito por meio da bioimpedância, da calorimetria indireta e até mesmo utilizando a equação de Harris-Benedict:

- Homens: TMB = 66,5 + (13,8 × peso em kg) + (5 × altura em cm) – (6,8 × idade em anos).
- Mulheres: TMB = 655,1 + (9,5 × peso em kg) + (1,8 × altura em cm) – (4,7 × idade em anos).

Dessa maneira, estimamos o GET e traçamos a meta de consumo da nutroterapia, lembrando que precisamos de balanço energético negativo.[2]

As dietas mediterrânea e DASH (*dietary approaches to stop hypertension*) são as mais utilizadas em *guidelines*, apesar de alguns estudos não mostrarem benefícios quanto à perda de peso quando comparada com dietas populares. No entanto, elas se mostram superiores quando falamos sobre redução dos níveis de LDL e redução no risco cardiovascular.[2,16] Ambas orientam a troca de fontes de gorduras saturadas por monoinsaturadas, estimulam o consumo de frutas, vegetais, cereais integrais, grãos, castanhas e carnes magras.[2]

TRATAMENTO FARMACOLÓGICO

O tratamento farmacológico é adjuvante das demais terapias associadas no tratamento do paciente obeso. Os medicamentos antiobesidade devem ser escolhidos e adaptados de forma individual, sempre sob supervisão médica contínua.[15]

On label

Atualmente, contamos com quatro medicamentos liberados para o tratamento da obesidade no Brasil: sibutramina, orlistate, liraglutida e, recentemente, a semaglutida.

Sibutramina

Medicamento disponibilizado desde 1997, com atuação em dois sítios – central e periférico. Sua ação é mediada pela noradrenalina, de forma central, e, de maneira semelhante aos anorexígenos, bloqueia a recaptação pré-sináptica de monoaminas (noradrenalina, serotonina e dopamina). Já sua ação periférica se dá pelo aumento da oxidação de gorduras.[15,17]

Orlistate

Assim como a sibutramina, esse fármaco também foi lançado no mercado em 1997 e é o único com ação exclusivamente periférica. Liga-se de maneira irreversível ao sítio ativo da lipase, garantindo que cerca de um terço dos triglicerídeos ingeridos não sejam digeridos e consequentemente absorvidos.[15,18]

Liraglutida

O fármaco disponível no mercado brasileiro desde 2011, inicialmente utilizado no tratamento do diabetes tipo 2, só passou a fazer parte dos medicamentos antiobesidade a partir de 2016. É um agonista dos receptores do peptídeo semelhante ao glucagon-1 (GLP-1) humano; o GLP-1 é um regulador fisiológico do apetite e da ingesta alimentar, secretado pelas células L intestinais após uma refeição. Sua ação hipotalâmica em neurônios ligados ao balanço energético, em centros ligados à recompensa e ao prazer, também tem menor ação no tempo de esvaziamento gástrico.[2,15]

Semaglutida

Assim como a liraglutida, a medicação foi inicialmente introduzida no mercado como uma medicação adjuvante no tratamento do diabetes tipo 2, e desde 2023 foi liberada para tratamento da obesidade. Também se trata de um análogo do GLP-1, atuando como um agonista do receptor de GLP-1, sendo a principal diferença entre ele e a liraglutida sua meia-vida de mais de 150 horas.[2,15,19]

TABELA 2 Medicamentos no tratamento da obesidade

Medicamento	Ação	Dose	Via de administração
Sibutramina	Sacietógeno	10-15 mg/dia	Oral
Orlistate	Disabsortivo	120 mg 3×/dia	Oral
Liraglutida	Análogo do GLP-1	0,6-3 mg/dia	Subcutâneo
Semaglutida	Análogo do GLP-1	0,25-2,4 mg/semanal 3-14 mg/dia	Subcutâneo Oral

Off label

Vários medicamentos aprovados para outras indicações também têm sido utilizados no tratamento da obesidade. Dentre eles, destacamos fármacos utilizados no controle da diabetes como a metformina, antidepressivos como a fluoxetina e a bupropiona e anticonvulsivantes como o topiramato.[2,15]

Importante ressaltar o fato de existirem outros medicamentos antiobesidade, como os fármacos catecolaminérgicos, que têm efeito anorexígeno, e que por isso são frequentemente confundidos com as anfetaminas. Medicamentos como a anfepramona, o femproporex, a fentermina e o mazindol surgiram na década de 1960 e provaram melhores resultados além da diminuição dos efeitos colaterais quando comparados com as anfetaminas.[15]

No Brasil, as anfetaminas deixaram de fazer parte do arsenal disponível no tratamento da obesidade, com o surgimento desses fármacos, mas ainda têm seu uso aprovado para certas patologias, como o caso do transtorno de déficit de atenção.[15]

O RECURSO TERAPÊUTICO DOS EXERCÍCIOS

O índice de massa corporal (IMC) representa associações conjuntas, mas opostas, de gordura corporal e massa livre de gordura com mortalidade. Tanto a gordura corporal elevada como a baixa massa livre de gordura são preditores independentes de mortalidade por todas as causas.[20]

O sedentarismo é considerado fator isolado de alto risco cardiovascular (Figura 1).[20,21] Essa insuficiência de atividade física é definida como < 150 min/semana de atividade física moderada para adultos.

A quantidade de atividade física para adultos que traz benefícios adicionais à saúde (recurso terapêutico) é ≥ 300 min/semana de atividade moderada [3-6 equivalentes metabólicos (MET)] ou de ≥ 150 min/semana de atividade vigorosa (> 6 MET).[22]

Ao consultar a tabela de MET, pode-se estimar o gasto calórico ($1\ kcal \times kg^{-1} \times h^{-1}$) de uma mulher de 82 kg com 1,65 m de altura (IMC = 30,14 kg/m^2), caminhando no plano 6 km em uma hora (4 MET = atividade moderada):

$$\mathbf{4\ MET \times 82\ kg \times 1\ h \cong 216{,}5\ kcal\ (\cong 3{,}6\ kcal/min)}$$

Logo, para atingir a recomendação mínima de 300 min/semana de atividade moderada, o gasto estimado seria de 1.080 kcal. Sabendo que são necessárias entre 7.000-8.000 kcal para perder (emagrecer) 1 kg de gordura corporal, a atividade física contribuiria pouco para o balanço energético negativo necessário para resultar no emagrecimento de pacientes com sobrepeso/obesos.

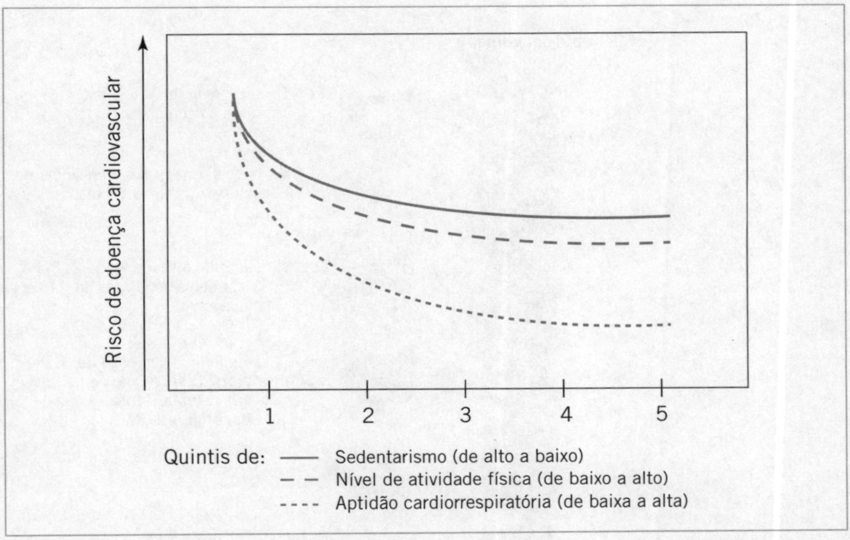

FIGURA 1 Representação esquemática da relação entre sedentarismo, atividade física, aptidão cardiorrespiratória e risco de doença cardiovascular.

O benefício da atividade física é bem mais amplo do que o gasto de energia no processo de emagrecimento. A cada contração muscular, por ocasião da atividade física ou exercícios, o músculo esquelético produz citocinas do músculo esquelético (miocinas), que, liberadas para a corrente circulatória, vão promover um alto grau de *crosstalk* intertecidual com vários órgãos e sistemas (Figura 2).[23]

Mais recentemente, essas miocinas receberam a denominação de exercinas, definidas como uma porção sinalizadora liberada pelo músculo em resposta ao exercício agudo e/ou crônico, exercendo seus efeitos através de vias endócrinas, parácrinas e/ou endócrinas.

As exercinas possuem um elevado potencial como biomarcadores para prever resultados, facilitar programas de exercícios personalizados para melhorar a saúde, reduzir doenças e promover a resiliência ao longo da vida.[24,25]

Graças às ações das exercinas existe o obeso metabolicamente saudável, que se exercita regularmente. Esse perfil de obesos mantém o peso mais ou menos estável (IMC > 30 kg/m^2), mas é fisicamente muito ativo. Comparados aos obesos metabolicamente não saudáveis, eles são mais jovens, com menor área de gordura visceral, preservam melhor sensibilidade à insulina, baixa atividade inflamatória, função hepática e perfil lipídico normais, são normotensos e têm um melhor *status* nutricional.[26]

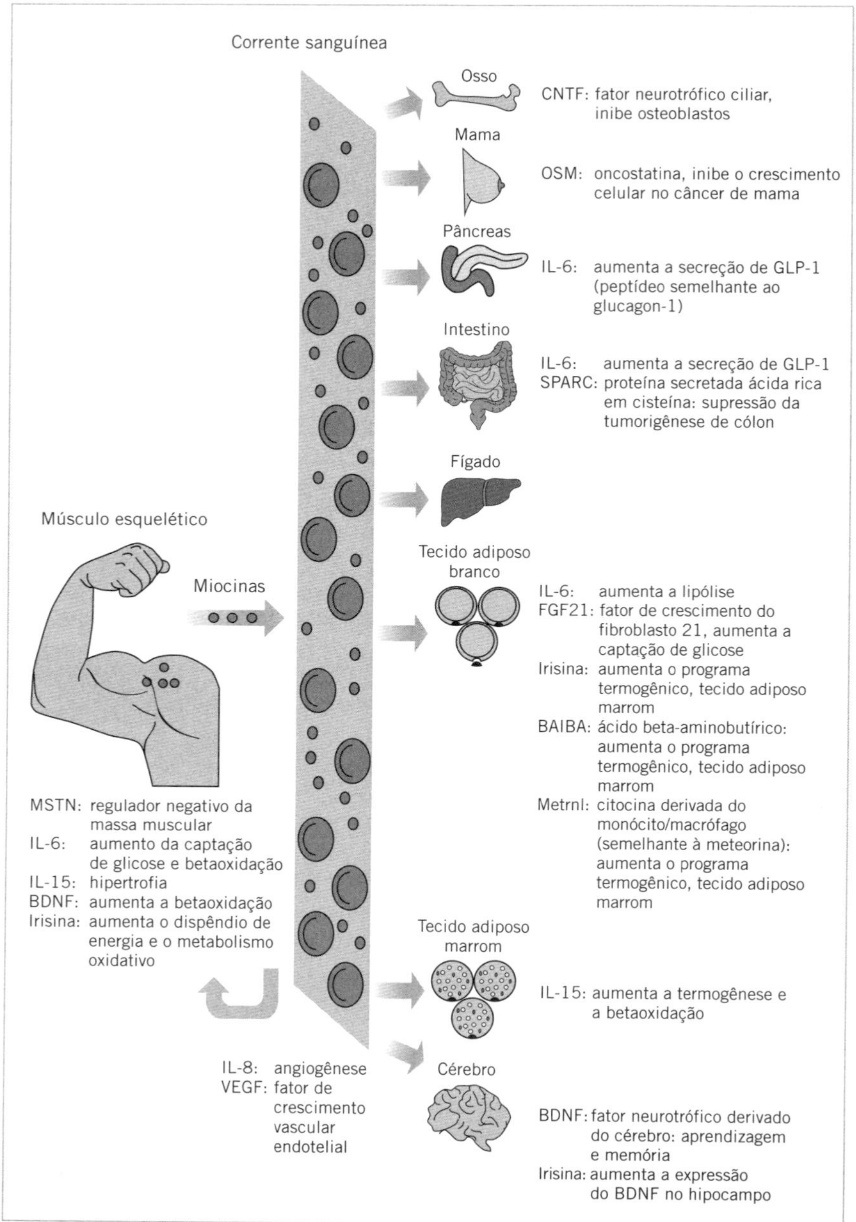

FIGURA 2 Efeitos autócrinos, parácrinos e endócrinos das miocinas e suas consequências fisiológicas no musculo esquelético e em outros órgãos.

A aceitação do paciente obeso para ingressar em um programa de exercícios tem um pré-requisito importante, que é o Teste de Esforço (TE). Esse teste tem dois objetivos: avaliar potencial risco isquêmico (indivíduos classificados como de alto risco pelo escore de Framingham) e avaliar a frequência cardíaca máxima ($FC_{máx}$), dado fisiológico para a prescrição de cargas tanto aeróbica como anaeróbica. Para obtenção da $FC_{máx}$ de obesos no TE, pode ser necessária a adaptação de protocolos do exame, pela limitação física desses pacientes.[27]

ORIENTAÇÃO DE PROGRAMAS DE EXERCÍCIOS PARA PACIENTES PORTADORES DE OBESIDADE

A obesidade está associada a declínio cardiorrespiratório, limitando as atividades aeróbicas cotidianas, e prejuízo na performance de força pela esteatose do músculo esquelético.

No processo de perda de peso do obeso sedentário, a perda da força muscular está associada à perda de massa muscular.

Um dos programas de exercícios no tratamento da obesidade que tem apresentado maior eficiência é o treino concorrente (aeróbico a anaeróbico).[28] Enquanto o exercício aeróbico (ações centrais cardiopulmonares) aumenta a biogênese mitocondrial e a atividade do eixo proteinoquinase ativada por mitógeno (MAPK-p38) e coativador 1-alfa do receptor ativado por proliferadores de peroxissomas gama (PCG-1α), o exercício resistido (ações periféricas musculares) aumenta a síntese proteica pelo aumento da fosforilação da proteína-alvo da rapamicina em mamíferos (M-TOR), da quinase ribossomal (S6K1) e da proteína ligante (4E-BP1).

O modelo de treino concorrente (Figura 3) pode ser programado para a mesma sessão de exercícios (resistido pré-aeróbico), ou em dias alternados (exercícios resistidos 2×/semana; aeróbicos 2×/semana).[29]

O estudo RESOLVE (REverse metabolic SyndrOme by Lifestyle and Various Exercises) concluiu que os exercícios concorrentes (anaeróbio/aeróbico), praticados de forma regular e com certa intensidade, reduziram a gordura visceral, revertendo os marcadores de risco cardiovascular do obeso com síndrome metabólica.[30]

A frequência semanal da atividade física em rotina horária, independentemente do turno do dia/noite, ajuda a atingir níveis mais elevados de intensidade (≥ 6 MET), contribuindo para alterações metabólico-hormonais que favorecem a manutenção do peso perdido.[31]

Além da dieta hipocalórica, o uso de drogas antiobesidade em indivíduos que aderiram a programas de exercícios pode provocar aceleração da perda de peso. Logo, o reganho de peso por *dropout* também pode apresentar uma amplitude maior da flutuação de peso (ciclagem do peso), elevando o risco de desenvolvimento de diabetes tipo 2 e doenças cardiovasculares.[32]

O controle da perda de peso em pacientes com sobrepeso/obesos deve ser feito com avaliações repetidas da composição corporal, na prática, pelos métodos duplamente indiretos como a antropometria (equações para obesos) ou a bioimpedanciometria multifrequencial segmentar a cada perda de peso superior a 3 kg, como forma de monitorar a perda de massa livre de gordura.[33]

Tanto a adequação da dieta, suficiente em proteínas de qualidade, quanto um programa de exercícios estruturados (frequência-intensidade-duração), são recursos insubstituíveis no tratamento da doença obesidade.

CONCLUSÃO

A terapia da obesidade é complexa, justamente por se tratar de uma patologia multifatorial. É preciso esclarecer a população de que as mudanças no estilo de vida são essenciais para o sucesso do tratamento e que a prescrição medicamentosa nunca deve ser feita de forma isolada, uma vez que não existe a pílula mágica, nem soluções milagrosas.

É fundamental, para nós nutrólogos, estarmos preparados para orientar e traçar a terapia nutrológica mais adequada para cada paciente, levando sempre em conta todas as possibilidades de tratamentos disponíveis.

REFERÊNCIAS

1. Brasil. Ministério da Saúde. Plano Nacional de Saúde 2020-2023. 2.ed. Brasília: Ministério da Saúde; 2021.
2. Ribas-Filho D, Nogueira-de-Almeida CA. Livro-texto de obesidade: uma visão clínica e abrangente da Abran. Santana do Parnaíba: Manole; 2021.
3. Weir CB, Jan A. Percentil de classificação do IMC e pontos de corte. [Atualizado em 26 de junho de 2023]. Ilha do Tesouro (FL): StatPearls, 2024. Disponível em: https://www.ncbi.nlm.nih.gov/books/NBK541070/.
4. World Health Organization (WHO). Obesity: preventing and managing the global epidemic – report of a WHO Consultation. Geneva: World Health Organization; 1998.
5. Ross AC, Caballero B, Cousins RJ, Tucker KL, Ziegler TR. Nutrição moderna de Shils na saúde e na doença. 11.ed. Barueri: Manole; 2016.
6. Marques-Lopes I, Marti A, Moreno-Aliaga MJ, Martínez A. Aspectos genéticos da obesidade. Rev Nutr:2004 Jul;17(3):327-38. https://doi.org/10.1590/S1415-52732004000300006.
7. Coutinho W, Dualib P. Etiologia da obesidade. Revista da Abeso. 2007;7(30):1-14.
8. Tardido AP, Falcão MC. O impacto da modernização na transição nutricional e obesidade. Rev Bras Nutr Clín. 2006;21(2):117-24.

9. Francischi RPP de, Pereira LO, Freitas CS, Klopfer M, Santos RC, Vieira P, et al. Obesidade: atualização sobre sua etiologia, morbidade e tratamento. Rev Nutr. 2000Jan;13(1):17-28. https://doi.org/10.1590/S1415-52732000000100003.
10. Rodrigues AS, Carmo I, Breda J, Rito AI. Associação entre o marketing de produtos alimentares de elevada densidade energética e a obesidade infantil, Revista Portuguesa de Saúde Pública. 2011;29(2):180-7. https://doi.org/10.1016/S0870-9025(11)70022-0.
11. Ferreira VA, Magalhães R. Obesidade no Brasil: tendências atuais. Revista Portuguesa de Saúde Pública. 2006;24(2):71-81.
12. Fisher G, Brown AW, Bohan Brown MM, Alcorn A, Noles C, Winwood L, et al. High intensity interval- vs moderate intensity- training for improving cardiometabolic health in overweight or obese males: a randomized controlled trial. PLoS One. 2015 Oct 21;10(10):e0138853. doi:10.1371/journal.pone.0138853.
13. Panera N, Mandato C, Crudele A, Bertrando S, Vajro P, Alisi A. Genetics, epigenetics and transgenerational transmission of obesity in children. Front Endocrinol (Lausanne). 2022 Nov 14;13:1006008. doi:10.3389/fendo.2022.1006008.
14. Gaspar JM, Talbot S, Latini A. Editorial: Obesity and diabetes: implications for brain-immunometabolism. Front Neurosci. 2020 Feb 12;14:56. doi:10.3389/fnins.2020.00056.
15. Ribas-Filho D, Suen VMM. Tratado de nutrologia. 3.ed. Santana do Parnaíba: Manole; 2023.
16. Martínez-González MA, Salas-Salvadó J, Estruch R, Corella D, Fitó M, Ros E; Investigadores Predimed. Benefícios da dieta mediterrânea: insights do Estudo Predimed. Prog Cardiovasc Dis. 2015 Jul/Aug;58(1):50-60. doi:10.1016/j.pcad.2015.04.003.
17. De Vincentis A, Pedone C, Vespasiani-Gentilucci U, Picardi A, Derosa G, Maffioli P, et al. Effect of sibutramine on plasma C-reactive protein, leptin and adipon ectin concentrations: a systematic review and meta-analysis of randomized controlled trials. Curr Pharm Des. 2017;23(6):870-8. doi:10.2174/1381612822666161006122934.
18. O'Meara S, Riemsma R, Shirran L, Mather L, ter Riet G. A rapid and systematic review of the clinical effectiveness and cost-effectiveness of orlistat in the management of obesity. Health Technol Assess. 2001;5(18):1-81. doi:10.3310/hta5180.
19. Davies M, Færch L, Jeppesen OK, Pakseresht A, Pedersen SD, Perreault L, et al.; Step 2 Study Group. Semaglutide 2·4 mg once a week in adults with overweight or obesity, and type 2 diabetes (Step 2): a randomised, double-blind, double-dummy, placebo-controlled, phase 3 trial. Lancet. 2021 Mar 13;397(10278):971-84. doi:10.1016/S0140-6736(21)00213-0.
20. Bigaard J, Frederiksen K, Tjønneland A, Thomsen BL, et al. Body fat and fat-free mass and all-cause mortality. Obes Res. 2004;12:1042-9.
21. Després J-P. Physical activity, sedentary behaviours, and cardiovascular health: when will cardiorespiratory fitness become a vital sign? Can J Cardiol. 2016;32(4):505-13.
22. World Health Organization (WHO). Global status report on physical activity. World Health Organization, 2022.

23. Schnyder S, Handschin C. 2015. Skeletal muscle as an endocrine organ: PGC-1a, myokines and exercise. Bone. 2015;80:115-25.
24. Chow LS, Gerszten RE, Taylor JM, Pedersen BK, et al. Exerkines in health, resilience and disease. Nat Rev Endocrinol. 2022;18(5):273-89.
25. Ruegsegger GN, Booth FW. Health benefits of exercise. Cold Spring Harb Perspect Med. 2018;8(7):1-16.
26. Iacobini C, Pugliese G, Fantauzzi CB, Federici M, et al. Metabolically healthy versus metabolically unhealthy obesity. Metabolism. 2019;92:51-60. doi:10.1016/j.metabol.2018.11.009.
27. Meneghelo RS, Araujo CGS, Stein R, Mastrocolla LE, et al. Sociedade Brasileira de Cardiologia. III Diretrizes da Sociedade Brasileira de Cardiologia sobre Teste Ergometrico. Arq Bras Cardiol. 2010;95(5 Suppl 1):1-26.
28. Cadore EL, Izquierdo M, Pinto SS, Alberton CL, et al. Neuromuscular adaptations to concurrent training in the elderly: effects of intrasession exercise sequence. Age (Dordr). 2013;35(3):891-903.
29. Ferrari R, Kruel LFM, Cadore EL, Alberton CL, et al. Efficiency of twice weekly concurrent training in trained elderly men. Exp Gerontol. 2013;48:1236-42.
30. Dutheil F, Lac G, Lesourd B, Chapier R, et al. Different modalities of exercise to reduce visceral fat mass and cardiovascular risk in metabolic syndroime: the Resolve randomized trial. Int J Cardiol. 2013;168:3634-42.
31. Schumacher LM, Thomas JG, Raynor HA, Rhodes RE, et al. Relationship of consistency in timing of exercise performance and exercise levels among successful weight loss maintainers. Obesity. 2019;27:1285-91. doi:10.1002/oby.22535
32. Massey RJ, Siddiqui MK, Pearson ER, Dawed AY. Weight variability and cardiovascular outcomes: a systematic review and meta-analysis. Cardiovasc Diabetol. 2023;22(1):5. doi:10.1186/s12933-022-01735-x.
33. Kyle UG, Zhang FF, Morabia A, Pichard C. Longitudinal study of body composition changes associated with weight change and physical activity. Nutrition. 2006;22: 1103-11.

41

Sarcopenia e exercícios

José Maria Santarem
Carlos Alberto Werutsky

INTRODUÇÃO

Embora exista um consenso de que a sarcopenia é uma síndrome multifatorial, sua etiologia e seus mecanismos subjacentes ainda não estão delineados.

Grupos de trabalho sobre sarcopenia como o EWGSOP2 (Grupo de Trabalho Europeu sobre Sarcopenia em Pessoas Idosas)[1] recomendaram medidas para sarcopenia e seus pontos de corte que servem para diagnóstico (Tabela 1).

TABELA 1 Diagnóstico de sarcopenia

Força muscular	Massa muscular	Função muscular
Dinamômetro Força de preensão < 16 kg (mulher) < 27 kg (homem)	Bioimpedância multifrequencial segmentar Massa muscular apendicular (Índice) < 5,5 kg/m^2 (mulher) < 7,0 kg/m^2 (homem)	Velocidade de marcha Superfície plana 4 m (cronometrada) ≤ 0,8 m/s

Intervenções nutricionais como dietas do tipo mediterrânea, com proteínas em qualidade e quantidade (~1,6 g/kg/dia) adequadas, aliadas aos exercícios resistidos, constituem os principais pilares do tratamento da sarcopenia.[2]

Suplementos alimentares podem ser usados para vencer a resistência anabólica muscular e a inflamação crônica de baixo grau (*inflammaging*) da sarcopenia (Tabela 2).[3]

TABELA 2 Suplementação alimentar

Suplementos	Dosificação	Observações
Whey protein **Caseína micelar** **Leucina**	30-40 g pós-exercícios 30-40 g na ceia 2 g diárias	Manter proteína da dieta em 1,6 g/kg/dia.
Creatina monoidratada	3-5 g diárias	Para "carregamento" com 20 g/dia/7dias; dosar antes cistatina C sérica
Pufa ômega-3	1-2 g/dia de EPA 0,5-1 g/dia de DHA	Manter gorduras da dieta em > 20 ≤ 30% do VET

DHA: ácido docosa-hexanoico; EPA: ácido eicosapentanoico; Pufa: ácidos graxos poli-insaturados; VET: valor energético total.

Doses bem superiores às DRI (*dietary reference intakes*) de vitaminas e minerais, sob prescrição médica, podem ser necessárias para corrigir carências nutricionais da disabsorção gastrintestinal crônica do idoso sarcopênico (Tabela 3).[4]

TABELA 3 Suplementos medicamentosos (sob prescrição médica)

Produto	Dosificação	Observações
Vitamina D_3 **Carbonato de cálcio**	≥ 4.000 UI/dia-50.000 UI/semana 1.000-1.300 mg/dia	Manter níveis séricos de vit. D25 > 30 < 100 ng/mL Dosar PTH
Ferro orgânico **Hidróxido férrico sacarato**	Cápsulas 300 mg = 30 mg Fe III 3-4×/dia VO Amp. 5 mL = 100 mg Fe III até 3×/sem IV	Dosar Fe sérico e saturação transferrina Ferritina?
Cianocobalamina (vit. B_{12})	Drágeas 5.000 mcg 1×/sem VO Ampolas 1.000 mcg 2-3×/sem IM ou ampolas 5.000 mcg 1×/sem IM	Dosar vit. B_{12}, homocisteína, folato

IM: intramuscular; IV: intravenoso; PTH: paratormônio; VO: via oral.

Apesar dos conhecidos efeitos fisiológicos da testosterona, não há consenso sobre seu uso na prática clínica como adjuvante ou principal tratamento para condições de perda muscular e força nos idosos sarcopênicos.[5]

Por último, os miRNA, em particular aqueles produzidos pelo músculo esquelético (myomiR), podem representar uma ferramenta válida para avaliar a progressão da sarcopenia como um potencial biomarcador rápido e precoce para diagnóstico e caracterização.[6]

O exercício físico, a nutrição adequada e a homeostase hormonal otimizada representam os três pilares do combate à sarcopenia. O exercício físico representa o remédio mais eficaz para enfrentar a sarcopenia, principalmente se for combinado com uma dieta adequada, em um meio endócrino adequado.

O ENVELHECIMENTO DO MÚSCULO ESQUELÉTICO

Durante o envelhecimento ocorre hipotrofia de fibras musculares brancas e vermelhas e diminuição do número de fibras brancas. A involução de neurônios motores alfa-1, que inervam as fibras brancas, faz com que muitas fibras conhecidas como IIA apresentem atrofia e desapareçam.[7] A atividade física pode atenuar o processo de hipotrofia, mas tudo indica que não consegue evitar a involução neuronal. Assim, as características básicas dos músculos esqueléticos envelhecidos são a hipotrofia de fibras brancas e vermelhas e a diminuição do número de fibras brancas. Outra característica histológica são unidades motoras vermelhas grandes, ou seja, formadas por maior número de fibras que o habitual em pessoas mais jovens (Quadro 1). Uma provável explicação para isso é que, quando a involução dos neurônios alfa-1 denerva algumas fibras brancas, estas podem ser reinervadas por brotos de neurônios alfa-2, que inervam fibras vermelhas, e assim algumas dessas fibras brancas se transformam em fibras vermelhas.

QUADRO 1 Principais alterações do músculo esquelético no envelhecimento

- Hipotrofia de fibras brancas e vermelhas
- Diminuição do número de fibras brancas
- Unidades motoras vermelhas grandes

FUNCIONALIDADE

Entende-se por funcionalidade a aptidão física adequada para a realização confortável e segura dos esforços da vida diária. Todas as formas de aptidão física têm importância para a funcionalidade: força/potência, resistência, flexibilidade e coordenação.

Força é a capacidade de transmitir energia por meio da contração muscular. A aplicação rápida de força é conhecida como potência, que para ocorrer não exige nenhum treinamento específico, a não ser o aumento da força. Resistência é a capacidade de prolongar esforços. Os exercícios resistidos normalmente aumentam a flexibilidade porque forçam os limites da amplitude articular.

Os exercícios repetidos com frequência tendem a melhorar a coordenação, desde que a integridade do sistema motor não esteja demasiadamente comprometida.

EXERCÍCIOS RESISTIDOS

Os exercícios resistidos são realizados com alguma forma graduável de resistência à contração muscular, geralmente pesos. Em português tornou-se popular a denominação "musculação". Na área do treinamento esportivo, os exercícios com pesos são denominados "treinamento de força". Na fisioterapia constituem a principal intervenção da mecanoterapia. Os exercícios resistidos são sempre intervalados para permitir a recuperação dos músculos e o metabolismo energético é quase exclusivamente anaeróbio. Isso ocorre pela contração de um porcentual de fibras acima do limiar anaeróbio, o que dificulta ou impede a circulação intramuscular para suprir as fibras com oxigênio durante os movimentos.

Diversas formas de exercícios têm sido estudadas para profilaxia e tratamento da sarcopenia, mas os exercícios resistidos têm sido considerados os mais adequados em razão da eficiência e segurança. O aumento da massa muscular é estimulado de forma otimizada nos exercícios resistidos, sendo possível selecionar pesos adequados para as condições de cada pessoa, para que seja possível realizar o número adequado de repetições (movimentos consecutivos) em cada série (conjunto de repetições). O número de séries e de exercícios é facilmente manipulado, assim como a frequência semanal, para que os resultados sejam os melhores possíveis.

O aumento da massa óssea tende a ocorrer em decorrência do estímulo da compressão dos ossos.[8] Exercícios com pesos e saltos (Quadro 2) são as atividades físicas mais eficientes para estimular a massa óssea.

QUADRO 2 Exercícios mais eficientes para estimular o aumento da massa óssea

- Exercícios com pesos: compressão pela gravidade
- Exercícios com saltos: compressão pelo impacto

A compressão dos ossos nos exercícios resistidos ocorre pela ação da gravidade sobre os pesos, enquanto nos saltos ocorre pelo impacto, que é a interrupção brusca do corpo em movimento. É importante observar que saltos não são exercícios adequados para pessoas fragilizadas em razão do risco de lesões, enquanto os exercícios resistidos são seguros em todas as situações de saúde e de aptidão. Um dos mecanismos envolvidos no aumento da massa óssea promovido por exercícios é o efeito piezoelétrico, a atração molecular de íons cálcio que se depositam na matriz óssea e que ocorre pela deflexão elástica das trabéculas ósseas. O realinhamento das trabéculas ósseas promovido pela compressão também aumenta a resistência dos ossos, embora esse mecanismo não tenha repercussão na densitometria óssea. Outro mecanismo é a atuação das miocinas, substâncias produzidas pelo músculo esquelético em contração, com destaque para a irisina, de ação osteogênica. O aumento da matriz colágena dos ossos também é estimulado por miocinas, o que é importante para que os ossos mantenham a flexibilidade, em associação com a rigidez produzida pela mineralização.

Os exercícios resistidos são considerados muito seguros porque têm compressões e trações que podem ser grandes, mas são lentamente evolutivas, permitindo a adaptação do organismo. Além disso, as amplitudes dos movimentos podem ser facilmente adaptadas para as limitações individuais: os movimentos são lentos, sem mudança de direção e sem impactos, com o corpo sempre bem posicionado.

A apneia, inevitável nos esforços maiores, cria uma proteção para a ruptura arterial por exercer uma pressão de fora para dentro nos grandes vasos, equilibrando a pressão transmural. Além disso, a elevação da pressão diastólica aumenta o fluxo coronariano e o pequeno volume diastólico final nas câmaras cardíacas, pela discreta elevação do volume de sangue circulante, determina pequena tensão de parede do miocárdio, favorecendo a circulação coronariana (Quadro 3).

QUADRO 3 Fatores determinantes da melhor tolerância de pacientes coronarianos aos exercícios com pesos, comparativamente aos exercícios contínuos

- Menor frequência cardíaca (menor trabalho do miocárdio)
- Maior pressão diastólica (melhor fluxo coronariano)
- Menor volume diastólico final (melhor fluxo coronariano)

Assim, comparativamente aos exercícios aeróbicos, nos exercícios resistidos o coração trabalha menos, recebe mais sangue e o sangue circula melhor no miocárdio. A tolerância de pacientes coronarianos aos exercícios resistidos já está bem documentada. Um aspecto interessante é que os exercícios com mais peso impõem menores sobrecargas cardiovasculares do que com menos peso.[9] Isso se deve ao fato de que, com mais peso, o número de repetições é menor, embora a pressão arterial sistólica seja maior.

PRESCRIÇÃO DOS EXERCÍCIOS RESISTIDOS

Os programas de musculação podem exercitar todo o corpo em uma única sessão, 2 ou 3 vezes por semana, ou partes do corpo, completando o treinamento em outras sessões, geralmente de 4 a 6 vezes por semana. Os exercícios mais importantes são os que utilizam os movimentos mais funcionais do corpo humano, nos quais as articulações estão nas suas posições mais anatômicas, sem sobrecargas maiores em cápsulas, ligamentos e tendões e nos quais os músculos trabalham praticamente na sua totalidade de fibras. São conhecidos como exercícios básicos: *press* peitoral, remadas, desenvolvimento em pé ou sentado, flexões de cotovelo (roscas), extensões de cotovelo, agachamento ou *leg press*, flexões plantares e flexões abdominais. Muitos praticantes costumam utilizar exercícios adicionais, mas isso não é necessário para os melhores resultados em força e hipertrofia, que são os objetivos básicos do treinamento com pesos para todas as pessoas. Os demais benefícios não exigem adaptações específicas. Exercícios adicionais podem até mesmo dificultar o progresso por aumentarem o catabolismo, principalmente quando a genética para hipertrofia não é favorável.

A adaptação para o conforto das amplitudes dos exercícios é muito importante, principalmente no envelhecimento, em virtude dos processos degenerativos habituais. Recomenda-se que o treinamento utilize entre 6 e 12 repetições, um pouco mais altas para gêmeos e abdominais e, quando exercitados, os músculos do antebraço. No caso da sarcopenia e de doenças neuromusculares, pode não ser possível mais do que 3 ou 4 repetições em virtude da fadiga muscular. O mesmo pode ocorrer na insuficiência cardíaca e nas pneumopatias crônicas, por desconforto respiratório.

Para estimular adequadamente a força e a hipertrofia, quando se exercita todo o corpo em uma sessão, 2 ou 3 vezes por semana, costuma-se realizar de 3 a 5 séries por exercício, sendo um para cada grupo muscular. Para enfatizar alguma região, dois exercícios podem ser utilizados, com 2 ou 3 séries nos segundos exercícios, mas não para todos os grupos musculares. Essa é a abordagem habitual nos casos de sarcopenia, mas também muito produtiva para qualquer pessoa. O treinamento dividido exercita grupos musculares em dias diferentes, geralmente 4 ou 6 vezes por semana, e é habitual nos programas de musculação, para que as sessões sejam relativamente curtas e mais agradáveis. Geralmente se exercita cada grupo muscular duas vezes por semana, com um exercício básico e frequentemente mais um exercício complementar, embora não necessariamente. Não há critérios definidos para a divisão dos músculos exercitados em cada dia, mas um princípio que costuma ser adotado é procurar descansar em um dia músculos que foram bastante solicitados no dia anterior. Para divisão em duas partes, um exemplo é peito, costas, abdome e panturrilhas em um dia e ombros, braços e coxas no dia seguinte. Para divisão em três partes, pode-se realizar em um dia peito e costas, no dia seguinte ombros e braços, pernas e abdome no terceiro dia.

A intensidade do treinamento com pesos é um conceito ainda em evolução. Uma das propostas é considerar intensidade máxima quando se utiliza o máximo peso possível para uma única repetição. A partir de um teste de carga máxima, que é a determinação do peso máximo para uma única repetição (uma repetição máxima – 1RM), consideram-se percentuais de carga para definir a intensidade. Intensidade alta seria a utilização de pesos acima de 80% de 1RM; intensidade média, entre 70 e 80%, e intensidade baixa, abaixo de 70%. Essa proposta tem o evidente inconveniente da realização periódica do teste de 1RM para definir os pesos de treinamento, além de ser assustador para pessoas mais fragilizadas. Outra proposta clássica é utilizar uma escala subjetiva de esforço, para que o praticante defina o grau de esforço que sente estar realizando. As mais utilizadas são a Escala OMNI e a Escala de Borg adaptada. Nossa proposta (Tabela 4) é utilizar o conceito de "repetições em reserva", ou seja, o número de repetições que faltam para atingir a falha quando se interrompe a série.[10]

TABELA 4 Classificação da intensidade (grau de esforço) no treinamento resistido com base nas repetições em reserva

Intensidade	Definição	Sensação
Máxima	Falha concêntrica	Extremamente difícil
Alta	Falha menos 1-2 rep.	Muito difícil
Baixa	Falha menos 3-4 rep.	Difícil

Assim, o esforço máximo seria a falha; esforço intenso ou alto quando se interrompe a série 1 ou 2 repetições antes da falha; e esforço suave ou baixo quando a interrupção ocorre 3 ou 4 repetições antes da falha. Mesmo pessoas idosas e não habituadas ao treinamento com pesos conseguem definir, com a ajuda dos professores, os pesos adequados para o nível de esforço desejado. Na sarcopenia inicia-se o treinamento com esforço submáximo suave, evoluindo para intenso a depender das condições individuais.

Hipertensos devem estar com a pressão normalizada no início dos exercícios e diabéticos, com glicemia acima de 100 mg/dL e abaixo de 250. Não há benefícios na monitoração contínua da frequência cardíaca em uma sessão de musculação, por não ser esse um parâmetro para orientação de treinamento e por se tratar de um exercício intervalado, sem risco de atingir níveis perigosos mesmo para pacientes coronarianos.

Tem sido demonstrado que apenas 25% das pessoas reagem bem à musculação, com grande ativação gênica; 50% reagem medianamente, com ativação gênica também mediana; e 25% reagem muito mal, com mínima ativação gênica (Quadro 4). Em todos esses grupos há homens e mulheres, jovens e idosos.

QUADRO 4 Porcentagens de pessoas que reagem bem, medianamente ou muito mal aos estímulos para hipertrofia muscular – ativação gênica nas mesmas proporções

- Boa reação – 25%
- reação mediana – 50%
- reação mínima – 25%

REFERÊNCIAS

1. Cruz-Jentoft AJ, Bahat G, Bauer J, Boirie Y, Bruyère O, Cederholm T, et al.; Writing Group for the European Working Group on Sarcopenia in Older People 2 (EWGSOP2), and the Extended Group for EWGSOP2. Sarcopenia: revised European consensus on definition and diagnosis. Age Ageing. 2019;48:16-31.
2. Coletta G, Phillips SM. An elusive consensus definition of sarcopenia impedes research and clinical treatment: a narrative review. Ageing Res Rev. 2023;86:101883.
3. Ali S, Corbi G, Medoro A, Intrieri M, Scapagnini G, Davinelli S. Relationship between monounsaturated fatty acids and sarcopenia: a systematic review and meta-analysis of observational studies. Aging Clin Exp Res. 2023;35:1823-34.
4. Kirk B, Zanker J, Duque G. Osteosarcopenia: epidemiology, diagnosis, and treatment-facts and numbers. J. Cachexia Sarcop Muscle. 2020;11:609-18.
5. Falqueto H, Dos Santos MR, Manfredi LH. Anabolic-androgenic steroids and exercise training: breaking the myths and dealing with better outcome in sarcopenia. Front Physiol. 2022;13:838526.
6. Cannataro R, Carbone L, Petro JL, Cione E, Vargas S, Angulo H, et al. Sarcopenia: etiology, nutritional approaches, and miRNAs. Int J Mol Sci. 2021;22:9724.
7. Distefano G, Goodpaster BH. Effects of exercise and aging on skeletal muscle. Cold Spring Harb Perspect Med. 2018;8:a029785.
8. Guadalupe-Grau A, Fuentes T, Guerra B, Calbet JAL. Exercise and bone mass in adults. Sports Med. 2009;39(6):439-68.
9. Santarem JM. Musculação em todas as idades. Barueri: Manole; 2012.
10. Jesus SN. Intensidade no treinamento resistido: variáveis associadas ao treinamento e sobrecarga cardiovascular (dissertação). São Paulo: Faculdade de Medicina da Universidade de São Paulo; 2023.

42

Doenças neurodegenerativas e exercício

Nelson Yucif Junior

INTRODUÇÃO

Os humanos evoluíram de macacos que viviam em árvores até o *Homo sapiens*, quando começaram a andar sobre duas pernas. Os hominídeos de então ganharam enorme desenvolvimento muscular, e, paralelamente, ocorreram grandes alterações em seus cérebros, conforme cientificamente documentado. Essa concomitância provavelmente tornou o ser humano dependente da prática desportiva para manter uma vida saudável e o bom desempenho cerebral, ou seja, o exercício parece que não apenas ajuda no desempenho físico e muscular, mas também parece ser essencial para ativar e aumentar o número de neurônios, bem como suas conexões.[1,2] Nossos ancestrais paleolíticos viveram em um mundo onde eles tinham que se exercitar para poder caçar. A ingestão alimentar flutuava dependendo do êxito da caçada e a atividade física incluía caminhadas em busca de caça, fuga de predadores e luta pela sobrevivência.[1]

Os humanos de hoje muitas vezes vivem em um ambiente onde o exercício não é parte integrante da sua vida diária, em uma incompatibilidade com nosso passado evolutivo, e essa inatividade nos coloca em risco de desenvolver doenças como obesidade, diabetes, depressão e demência. Tanto a perspectiva histórica como a evolutiva sugerem uma forte ligação entre os músculos e o cérebro. Por outro lado, a ciência tem acumulado evidências de que a atividade física moderada a vigorosa traz benefícios para a saúde cerebral e a função cognitiva.[1,2] Assim, juntamente com a comprovada relação inversa entre atividade física e mortalidade por todas as causas, a AF diminui o risco de doenças como a demência e pode ser útil no seu tratamento.

O exercício pode diminuir a taxa de declínio cognitivo em pacientes com doenças neurodegenerativas e, mesmo em pessoas saudáveis, parece ter influência positiva sobre estresse, ansiedade e depressão. O exercício físico também demonstrou ter efeitos positivos na aprendizagem, memória e atenção, em processamento, velocidade e funções executivas; tempo de reação, aprendizado de idiomas, habilidades motoras e desempenho em testes cognitivos visuoespaciais. Adicionalmente, o exercício melhora vários aspectos fisiológicos básicos, como sono, apetite e humor. Recente revisão da literatura concluiu que uma grande rede de áreas cerebrais, igual a 82% da massa cinzenta total, foi modificável pela atividade física. O hipocampo, que está envolvido na memória e na aprendizagem, é a região do cérebro mais afetada pelo exercício. Estudos em ratos documentaram que o exercício leva a um aumento no volume do hipocampo, bem como um aumento do fluxo sanguíneo para essa região.[1,3] Em vários modelos de camundongos, foi demonstrado que o exercício aumenta a plasticidade das sinapses, bem como induz a alterações morfológicas benéficas nos dendritos.[1,2]

Uma questão importante é tentar entender o mecanismo pelo qual a atividade muscular pode influenciar a função cerebral em atividades como humor, aprendizagem, memória e outros, notadamente na prevenção ou tratamento das doenças neurodegenerativas (DND).

MIOCINAS

Doenças neurodegenerativas, como doença de Alzheimer (DA), doença de Parkinson e outras, são caracterizadas por degeneração progressiva do sistema nervoso central. Ocorrem perda progressiva de neurônios e acúmulo de agregados proteicos anormais, acompanhados por deficiências cognitivas, perda de memória, problemas locomotores e vários processos fundamentais, incluindo sobrevivência celular, neurogênese, neuroinflamação, proteostase, estresse oxidativo e modificação de proteínas.

Atualmente, não há nenhum tratamento específico que possa deter o avanço da maioria das DND. Entretanto, numerosos estudos realizados em modelos humanos e animais nas últimas décadas mostraram que os exercícios tiveram efeitos benéficos sobre essas doenças. Mecanismos moleculares de como a atividade física exerce efeitos protetores contra DND ainda não foram completamente elucidados. No entanto, a comunicação entre tecidos pela miocina está sendo proposta como uma forte candidata. Como uma citocina ou peptídeo produzido e secretado pelo músculo esquelético, a miocina exerce efeitos autócrinos, parácrinos e endócrinos.[4] Ela medeia a comunicação entre músculos e outros órgãos, promovendo neurogênese e vascularização no cérebro, transformando tecido adiposo branco em tecido marrom, acelerando a produção hepática de glicose e da secreção de insulina pelas células pancreáticas. Algumas das principais miocinas são: fator neurotrófico derivado do cérebro (BDNF), catepsina B (CTSB), neurotactina (CX3CL-1), fator de crescimento de fibroblastos 2 (FGF-2), fator de crescimento de fibroblastos 21 (FGF-21) e fator de crescimento semelhante à insulina 1 (IGF-1).[4,5]

A maioria das DND, incluindo doença de Alzheimer e doença de Parkinson, compartilha alterações patológicas comuns, como perda progressiva de neurônios, acúmulo de agregados proteicos anormais e elevação da neuroinflamação. Estudos sobre as miocinas produzidas pelo exercício mostraram que elas desempenham um papel benéfico nos DND por uma variedade de mecanismos, incluindo sobrevivência celular, neurogênese, redução da neuroinflamação e do estresse oxidativo, proteostase e proteção mitocondrial.[4]

EFEITO DAS DIFERENTES MODALIDADES DE EXERCÍCIOS

Como visto, o exercício é um estímulo potente para a plasticidade cerebral, resultando em neurogênese e saúde psicológica. A participação em um programa de exercícios pode reduzir os sintomas de depressão e ansiedade, ao mesmo tempo que melhora o humor e a capacidade de resposta ao estresse. O exercício também demonstrou melhorar as tarefas de memória do hipocampo, como memória visuoespacial. Esses benefícios à saúde estão relacionados em parte ao papel que o exercício físico tem na estimulação da expressão ou no aumento da concentração de neurotrofinas e no efeito correspondente ao aumento da morfologia neuronal no cérebro.

Embora o exercício pareça ter um efeito potente na neurogênese cerebral, existem numerosos paradigmas de treinamento que podem resultar em adaptações fisiológicas variadas. Assim, vamos tentar detalhar os aspectos relacionados à neuroplasticidade e neurobiologia nas diversas modalidades de treinamento.[2,6]

Exercício aeróbico

O exercício aeróbico parece afetar a plasticidade cerebral por vários mecanismos. No nível celular, o exercício aumenta a proliferação de células do hipocampo, estimula as vias antiapoptóticas e aumenta a expressão do BDNF. Morfologicamente, os achados de estudos tanto em humanos como em roedores sugerem que a atividade física prolongada pode melhorar estrutura e função do cérebro. Está bem estabelecido que o exercício aeróbico de intensidade moderada aumenta os níveis de BDNF em roedores, especialmente no hipocampo. Quando elevado, o BDNF liga-se ao receptor de tropomiosina quinase B (TrkB), que ativa a proteína de ligação ao elemento de resposta à adenosina monofosfato cíclico (cAMP) (Creb). A atividade do Creb resulta em uma regulação positiva dos genes que promovem a neurogênese e a sobrevivência neuronal. O exercício aeróbico também aumenta a proliferação das células endoteliais cerebrais e a angiogênese resultando no aumento da densidade capilar cerebral. Estudos anteriores relataram uma associação positiva entre angiogênese, função cerebral e neurogênese.[2,5]

Estudos em humanos

Os benefícios do exercício sobre a neurogênese e a função cognitiva em estudos com animais estão bem documentados. No entanto, limitações tecnológicas diminuem a capacidade de examinar a neurogênese em humanos. Um estudo[15] examinou 120 pessoas que foram aleatoriamente randomizadas para exercício aeróbico de moderada intensidade e um grupo controle que recebeu educação em saúde. Os investigadores relataram que os participantes que realizaram o programa de exercícios aeróbicos tiveram melhorias significativamente maiores na função cognitiva e medidas de qualidade de vida relacionadas à saúde do que o grupo controle.[15]

Uma metanálise recente examinando 13 estudos randomizados controlados com tamanho de amostra de 673 indivíduos com diagnóstico de DA mostrou que a intervenção com exercícios aeróbicos melhorou significativamente a capacidade cognitiva em comparação com indivíduos controle. Uma metanálise adicional examinou 27 estudos com um total de 2.077 pessoas com comprometimento competitivo leve (MCI) e relatou que o exercício físico melhorou significativamente a função cognitiva global, a função executiva e a recordação. Curiosamente, os autores deste último estudo indicaram que o exercício aeróbico de intensidade moderada teve um efeito maior sobre o desempenho cognitivo do que exercícios aeróbicos de baixa e alta intensidade para sujeitos com transtorno cognitivo leve.[2,6]

Exercício anaeróbico

Em contraste com o treinamento aeróbico, que é realizado em intensidade submáxima, o exercício anaeróbico é realizado em alta intensidade, incapaz de ser sustentado por mais de alguns minutos. Um método comum para treinamento anaeróbico envolve o uso de "tiros" repetidos ou outra atividade de alta intensidade que seja intercalada com atividades de menor intensidade ou descanso. Esse tipo de treino é chamado de treinamento intervalado de alta intensidade (HIIT em inglês). O HIIT demonstrou induzir a secreção do fator de crescimento endotelial vascular pró-angiogênico (VEGF).

Acredita-se que aumentos no VEGF sejam estimulados por elevações no lactato sanguíneo muscular. Aumentos nas concentrações de lactato interagem com seu receptor nas células endoteliais cerebrais. Estudos em animais de laboratório submetidos ao HIIT em comparação com sedentários demonstraram o efeito desse treino na angiogênese, com aumento significativo no VEGF e densidade capilar no giro denteado do hipocampo nos exercitados, em comparação com camundongos sedentários. Os investigadores também observaram que injeções de lactato, iguais em concentração à experimentada pelos animais do grupo intervenção, resultaram em melhorias semelhantes no VEGF e na densidade capilar.

O VEGF também parece desempenhar um papel significativo na via da neurogênese. Estudo laboratorial com células-tronco neurais isoladas do hipocampo mostraram que o tratamento exógeno com VEGF elevou a neurogênese, fato revertido pelo bloqueio do receptor VEGF. Embora tanto o exercício aeróbico de intensidade moderada quanto o HIIT em roedores melhore a neurogênese, alguns estudos sugerem que o exercício de alta intensidade pode ser superior ao de menor intensidade.

Estudos em humanos

Estudos em humanos também têm evidenciado a superioridade dos exercícios de alta intensidade em relação aos de moderada intensidade. Embora os benefícios do treinamento aeróbico na função cognitiva tenham sido bem documentados, existem diversas investigações em humanos que sugerem que o HIIT tem um impacto ainda maior que o treinamento aeróbico contínuo de menor intensidade, inclusive maior aumento do BDNF circulante em comparação ao treinamento de intensidade moderada. Assim, tomando por base as evidências disponíveis, parece que o treinamento anaeróbico de alta intensidade pode ter um impacto maior na neurogênese e na cognição em comparação ao treinamento aeróbico de menor intensidade.[2]

Exercícios de resistência

O músculo esquelético, o maior órgão do corpo humano, secreta sistemicamente miocinas essenciais para a função cognitiva. Como resultado, foi demonstrado que aumentos induzidos pelo exercício nas concentrações circulantes dessas miocinas regulam positivamente e promovem a neurogênese, a sobrevivência neuronal e a neuroplasticidade, bem como melhoram a função cognitiva. O treinamento resistido é um estímulo potente para aumentar as concentrações circulantes de BDNF, IGF-1, irisina e outras miocinas. O IGF-1 é um importante fator neurotrófico que possui propriedades neuroprotetoras e angiogênicas. A elevação do IGF-1 com exercícios resistidos é maior que a obtida com exercícios aeróbicos, bem como apenas o exercício resistido promove a regulação positiva dos receptores de IGF-1 no hipocampo. Embora os estudos de neuroplasticidade e principalmente neurogênese com exercício resistido sejam em menor número, os estudos existentes também mostram efeitos positivos.[2]

Estudos em humanos

Em diversas investigações, o treinamento resistido tem demonstrado melhora na memória de trabalho e nas funções executiva e cognitiva. Além disso, tem demonstrado melhora inclusive sintomas psiquiátricos. Embora a investigação que examina o exercício de resistência e a neurogênese seja limitada, os estudos disponíveis têm sido consistentes na demonstração de um benefício positivo na melhoria cognitiva e na elevação de fatores neurotróficos associados à neuroplasticidade.

Em conclusão, os efeitos benéficos do exercício físico na plasticidade cerebral e neurogênese são conclusivos. A maioria das pesquisas que examina o exercício e a plasticidade cerebral tem se concentrado em exercícios aeróbicos contínuos. No entanto, todos os modos de treinamento (exercícios aeróbicos, anaeróbicos e de resistência) parecem ser potentes estimuladores da saúde cerebral. Investigações recentes indicaram que o treinamento de alta intensidade pode ter uma vantagem maior em afetar a gênese e a função cognitiva que o treinamento de baixa intensidade e contínuo. Além disso, estudos iniciais sobre o efeito do exercício resistido na plasticidade cerebral e na função cognitiva são bastante positivos e, juntamente com os benefícios na saúde óssea e muscular, podem tornar essa forma de treinamento a ideal para a maioria dos grupos populacionais.[2,5,6]

ATIVIDADE FÍSICA E DOENÇA DE ALZHEIMER

A expectativa de vida está aumentando em todas as partes do mundo e essa tendência populacional está associada a um aumento na incidência de doenças crônicas, dentre elas as DND. As DND estão entre as principais causas de morbidade e mortalidade em idosos, e a demência, particularmente a DA, está entre as condições mais prevalentes nessa faixa etária.[3]

A DA é caracterizada por sua irreversibilidade e progressiva perda funcional, cognitiva e comportamental, geralmente acompanhada por vários distúrbios cerebrais como amnésia, agnosia, apraxia e afasia. Na DA ocorre perda de sinapses neuronais e neurônios piramidais, acompanhada de neurodegeneração cognitiva progressiva, e as regiões associadas a maior complexidade das funções cerebrais, como o hipocampo e o neocórtex, são as mais afetadas.[5] Embora existam várias hipóteses para explicar a origem da DA, as duas principais características neuropatológicas incluem o acúmulo extracelular de placas senis resultantes do depósito da substância beta-amiloide ao redor dos neurônios e glia e a formação intracelular de emaranhados neurofibrilares (NFT) pela hiperfosforilação da proteína tau. Outras possíveis causas são inflamação, sistema imunológico, disfunção endotelial e insuficiência cerebrovascular, apoptose e morte celular, metabolismo, estresse oxidativo e neurotoxicidade e alteração da plasticidade sináptica.[3,5]

A relação inversa entre uma vida fisicamente ativa e o risco de sofrer declínio cognitivo está amplamente documentada. Inicialmente, o treinamento aeróbico era o mais frequentemente utilizado nos estudos para essa finalidade, porém mais recentemente o exercício resistido tem mostrado seu impacto positivo na função cognitiva.[5] A atividade física exerce seu efeito benéfico em vários campos de ação. Estudos tanto em animais como em humanos encontraram uma correlação inversa entre atividade física e os níveis plasmáticos e cerebrais da beta-amiloide,[3,5] indicando um papel potencial do exercício na modulação da beta-amiloide. Sistemicamente, o exercício físico tem demonstrado um efeito positivo nos marcadores de inflamação e, recentemente, esses efeitos foram estendidos ao sistema nervoso central. Principalmente nos idosos, a atividade física regular tem demonstrado efeito redutor nos marcadores de inflamação como PCR, IL-6 e TNF-alfa, associado a melhor desempenho nos testes cognitivos.[3,5]

Fatores neurotróficos, que regulam crescimento axonal, plasticidade sináptica, neurotransmissão, neurogênese hipocampal e expressão proteica, são elevados no exercício. Dentre as neurotrofinas, o BDNF apresenta forte correlação entre exercício e função cognitiva, elevando-se com o exercício em pacientes tanto saudáveis quanto com transtorno cognitivo leve e mesmo DA e, paralelamente, aumento no volume do hipocampo tem sido associado a níveis elevados de BDNF, conquanto níveis elevados de BDNF são tidos como protetores para DA.[5]

O exercício físico modula a concentração de citocinas, hormônios, fatores de crescimento e o estado oxidativo. Além disso, afeta o equilíbrio energético por meio da mobilização e do metabolismo de substratos como carboidratos ou ácidos graxos livres. Todos esses fatores são conhecidos por mediar e até retardar a morte ou prolongar a sobrevivência celular.[3] O envelhecimento tem sido associado à redução do fluxo sanguíneo cerebral (FSC), bem como ao declínio cognitivo, e ambos estão mais reduzidos nos pacientes com DA.

Em idosos, o exercício melhora a função endotelial periférica, bem como o FSC em áreas importantes como o hipocampo.[5]

Recente revisão de várias metanálises concluiu que há fortes evidências meta-analíticas de que a atividade física regular reduz o risco de incidente de DA, embora pesquisas adicionais sejam necessárias para confirmar quão diferentes níveis de atividade (ou seja, volume ou intensidade) influenciam essa associação. Além disso, em pacientes que já têm DA, fortes evidências meta-analíticas mostram que o exercício físico parece melhorar a função cognitiva global, o desempenho físico e a independência funcional. Pesquisas futuras devem elucidar o tipo, o volume e a intensidade para maximizar esses benefícios.[7]

ATIVIDADE FÍSICA E DOENÇA DE PARKINSON

A doença de Parkinson (DP) idiopática afeta aproximadamente 1,6 a 1,8% da população com 65 anos ou mais, bem como alguns indivíduos mais jovens, prevendo-se que a prevalência duplique até 2040. A idade média de início é 61 anos; no entanto, até 13% serão diagnosticados antes dos 50 anos. Historicamente, o início da incapacidade na DP tem sido associado à gravidade moderada da doença. Contudo, o exame cuidadoso de uma variedade de sistemas fisiológicos revela a presença de incapacidade mensurável em relação a controles neurologicamente saudáveis da mesma idade, muito mais cedo no curso da doença e, em alguns casos, antes mesmo do diagnóstico.[6]

As alterações precoces na marcha são particularmente preocupantes. A velocidade da marcha tem sido referida como um sinal vital para o reconhecimento de incapacidade iminente em idosos, e estudos sobre a DP relatam mudanças clinicamente significativas na velocidade da marcha. A perda do controle postural também é um sinal adicional de incapacidade precoce na DP e essa deficiência pode ser clinicamente detectada mesmo em alguns pacientes sem queixa pertinente, indicando que o rastreio de quedas e o treino de equilíbrio devem ocorrer precocemente no curso da doença.

Evidências epidemiológicas sugerem que atividade moderada a vigorosa na vida adulta está associada a um menor risco de DP.[6,8] O exercício aumenta a liberação de dopamina, altera a sinaptogênese, aumenta o FSC cerebral regional e aumenta os níveis fatores neurotróficos cerebrais (p. ex., BDNF). Os resultados de estudos epidemiológicos e em animais sugerem que o exercício aeróbico influencia o processo da doença subjacente, levando a um efeito modificador da doença. Melhorias em vários parâmetros da marcha, como capacidade e velocidade de caminhada e variáveis espaçotemporais, são mais frequentemente relatadas com exercícios aeróbicos que incorporam alguma forma de caminhada, notadamente esteira. Assim, o exercício aeróbico de intensidade moderada a alta pode ser benéfico na atenuação dos sintomas motores, na melhoria da função física e na redução da incapacidade; todavia é necessário empenho de longo prazo em exercícios aeróbicos para obtenção de efeito sustentado.[6]

Há menos estudos clínicos bem controlados sobre treinamento de resistência na DP que ensaios sobre exercícios aeróbicos, mas seus resultados demonstram consistentemente aumento da força muscular e melhora da mobilidade funcional. As medidas de volume por ressonância magnética documentam a hipertrofia muscular dos músculos treinados e a eletromiografia das contrações musculares fornece informações sobre melhorias neurológicas.[6,8]

Com efeito, recente metanálise e revisão sistemática da literatura em exercícios de alta intensidade encontrou evidências robustas de que o treinamento resistido pode melhorar a força muscular na DP e que os exercícios aeróbicos de alta intensidade podem melhorar a eficiência cardiorrespiratória nesses pacientes conquanto ambos podem melhorar a capacidade funcional na DP.[8]

Finalmente, para orientação clínica, recente revisão Cochrane também encontrou evidências de efeitos benéficos na gravidade dos sinais motores e na qualidade de vida na maioria dos tipos de exercício físico para pessoas com DP, destacando a importância do exercício físico em relação aos desfechos primários, gravidade dos sinais motores e qualidade de vida em pacientes com DP, enquanto o tipo exato de exercício parece ser secundário, ressaltando que que sintomas motores específicos podem ser tratados de forma mais eficaz por programas específicos para a afecção.

Quanto aos efeitos adversos, embora a evidência seja um pouco incerta, as intervenções parecem ser relativamente seguras. Estudos adicionais recrutando pessoas com gravidade avançada da doença e comprometimento cognitivo podem ajudar a estender a generalização dessas descobertas para uma gama mais ampla de pessoas com DP.[9]

REFERÊNCIAS

1. Pedersen BK. Physical activity and muscle-brain crosstalk. Nat Rev Endocrinol. 2019;15(7):383-92.
2. Ben-Zeev T, Shoenfeld Y, Hoffman JR. The effect of exercise on neurogenesis in the brain. Isr Med Assoc J. 2022;24(8):533-8.
3. López-Ortiz S, Pinto-Fraga J, Valenzuela PL, Martín-Hernández J, Seisdedos MM, et al. Physical exercise and Alzheimer's disease: effects on pathophysiological molecular pathways of the disease. Int J Mol Sci. 2021;22(6):2897.
4. Lee B, Shin M, Park Y, Won SY, Cho KS. Physical exercise-induced myokines in neurodegenerative diseases. Int J Mol Sci. 2021;22(11):5795.

5. De la Rosa A, Olaso-Gonzalez G, Arc-Chagnaud C, Millan F, Salvador-Pascual A, García-Lucerga C, et al. Physical exercise in the prevention and treatment of Alzheimer's disease. J Sport Health Sci. 2020;9(5):394-404.
6. Ellis TD, Colón-Semenza C, DeAngelis TR, Thomas CA, Hilaire MS, Earhart GM, Dibble LE. Evidence for early and regular physical therapy and exercise in Parkinson's disease. Semin Neurol. 2021;41(2):189-205.
7. López-Ortiz S, Lista S, Valenzuela PL, Pinto-Fraga J, Carmona R, Caraci F, et al. Effects of physical activity and exercise interventions on Alzheimer's disease: an umbrella review of existing meta-analyses. J Neurol. 2023;270(2):711-25.
8. Gamborg M, Hvid LG, Dalgas U, Langeskov-Christensen M. Parkinson's disease and intensive exercise therapy - An updated systematic review and meta-analysis. Acta Neurol Scand. 2022;145(5):504-28.
9. Ernst M, Folkerts AK, Gollan R, Lieker E, Caro-Valenzuela J, Adams A, et al. Physical exercise for people with Parkinson's disease: a systematic review and network meta-analysis. Cochrane Database Syst Rev. 2023;1(1):CD013856.

43

Hiperuricemia e exercício

Carlos Alberto Werutsky

INTRODUÇÃO

O ácido úrico sérico é o produto final do metabolismo das purinas; a hiperuricemia (HUA) pode se desenvolver quando a via do metabolismo das purinas é anormal, como nos polimorfismos genéticos dos transportadores URAT1 (transportador de urato 1) e ABCG2 (membro 2 da subfamília G de transportadores de cassetes de ligação de ATP), mais frequente em japoneses.[1,2]

De acordo com estudos epidemiológicos, a prevalência de hiperuricemia foi de 8,5 a 18,4% de 2001 a 2017 na China, tornando-se um importante problema de saúde pública.

Níveis elevados de ácido úrico podem estimular respostas inflamatórias e agravar doenças com estresse oxidativo excessivo, associando-se ao risco aumentado de mortalidade cardiovascular e mortalidade por todas as causas.[3]

A hiperuricemia ($\geq$ 7 mg/dL) é um fator de risco crucial para a gota, uma condição comum causada pela deposição de cristais de urato monossódico em estruturas articulares e não articulares, com episódios intermitentes de artrite gravemente dolorosa (crise de gota), causadas pela resposta imune inata aos cristais de urato monossódico depositados.[4]

A hiperuricemia mantém intricada relação com transportadores, fatores genéticos, dieta, estilo de vida, gota, diabetes, síndrome metabólica, aterosclerose, hipertensão, doenças renais, doenças cardiovasculares, doenças neurológicas e câncer (Figura 1).[5]

A identificação dos fatores potencialmente modificáveis da hiperuricemia é urgente e essencial para a prevenção da gota, e até de outras doenças associadas à hiperuricemia.

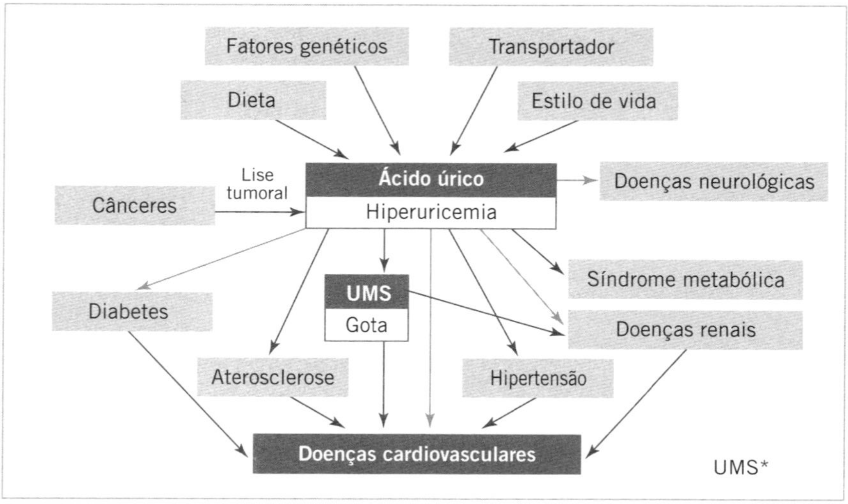

FIGURA 1 Visão geral da hiperuricemia e suas multifacetadas relações com doenças. UMS: urato monossódico.

As modificações do estilo de vida incluem:[6]

- Manter o peso mais próximo do saudável (IMC $\cong$ 25 kg/m^2).
- Evitar dietas muito restritivas e jejuns prolongados.
- Evitar bebidas alcoólicas, pincipalmente o excesso de consumo.
- Aumentar a ingestão líquida não alcoólica (12 × 250 mL/dia).
- Pode ser necessário reduzir o consumo de determinados alimentos como:
  - Sardinhas, anchovas e frutos do mar.
  - Aves domésticas e carnes.
  - Miúdos (rim, fígado).
  - Legumes (feijão, soja, ervilha).

As dietas recomendadas para prevenir e tratar a hiperuricemia/gota, como a mediterrânea e a DASH (*dietary approaches to stop hypertension*), são ricas em alimentos integrais, incluindo frutas, vegetais, peixe, nozes e feijão, alimentos pouco processados, pouca gordura saturada e pouco sal. Essas dietas, ótimas para a saúde em geral, têm ações anti-inflamatórias e antioxidantes.[6]

Sujeitos hiperuricêmicos (≥ 7 mg/dL), sem história de gota, foram incluídos em um estudo randomizado, controlado por 1 ano. Em um dos grupos, os indivíduos praticaram exercícios de baixa intensidade, caminhada rápida (57-63% da $FC_{máx}$)/150 min/semana, e no outro grupo, exercícios de moderada intensidade, *jogging* (64-76% da $FC_{máx}$)/150 min/semana, além do grupo controle, durante um ano de seguimento. Os resultados foram a redução do ácido úrico sérico em relação do grupo controle.[7]

Os níveis séricos de ácido úrico reduziram em 41,8% ($P < 0{,}05$) em um grupo de homens hipertensos e hiperuricêmicos submetidos a exercícios de moderada intensidade (60-79% do $FC_{máx}$)/8 semanas.[8]

Em contrapartida, o estudo de Huang et al. mostrou que o nível de ácido úrico de atletas profissionais aumentou significativamente após treinamento de alta intensidade e curto prazo ($P < 0{,}05$). O mecanismo pode ser a redução da excreção de ácido úrico após exercício de alta intensidade, o que, por sua vez, leva a um aumento no ácido úrico sérico.[9]

Altas cargas absolutas de treinamento estão associadas a um risco aumentado de doenças em atletas recreativos e de subelite (curva em forma de J).[10] Há algumas evidências de que esse pode não ser o caso em atletas de elite de alto nível (curva em forma de S), mas podem ser afetados pela genética e repercussões renais (disuricemia) da sobrecarga de treinamento, predispondo à hiperuricemia.

O acompanhamento regular do atleta é fundamental para garantir cargas de treino externas e internas adequadas para maximizar o desempenho e minimizar o risco de doenças (Figura 2).[10]

O tratamento medicamentoso da hiperuricemia/gota tem como alvo os níveis de ácido úrico sérico < 6 mg/dL. Pacientes com concentrações

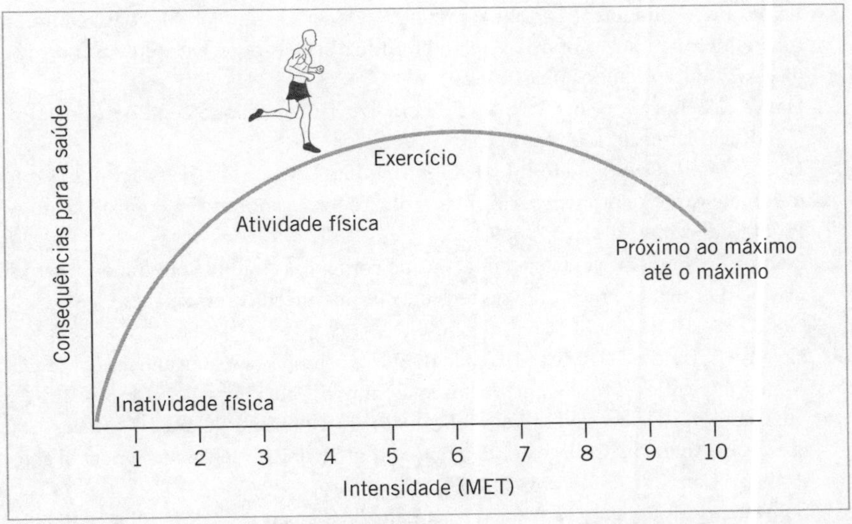

FIGURA 2 A prática de atividade física, exercício físico e treinamento físico traz consequências benéficas para a saúde.

marcadamente elevadas de ácido úrico (> 9 mg/dL) têm maior probabilidade de apresentar progressão para gota.

Os medicamentos de primeira linha (uricosúricos) para tratar hiperuricemia são alopurinol ou febuxostate. A escolha do pegloticase como terapia de primeira linha é fortemente desaconselhada.

Nas crises de gota, é fortemente recomendado o uso da colchicina e/ou de anti-inflamatórios não esteroides (AINEs) e/ou glicocorticoides de uso oral, intra-articular ou intramuscular.[11]

É condicionalmente recomendado para pacientes em tratamento para hiperuricemia/gota a escolha da losartana em vez dos diuréticos, e a suspensão da vitamina C e do ácido acetilsalicílico em baixas doses.[10,11]

REFERÊNCIAS

1. Feig DI, Kang DH, Johnson RJ. Uric acid and cardiovascular risk. N Engl J Med. 2008;359:18110-21.
2. Tin A, Marten J, Halperin Kuhns VL, Li Y, Wuttke M, Kirsten H, et al. Target genes, variants, tissues and transcriptional pathways influencing human serum urate levels. Nat Genet. 2019;51:1459-74.
3. Yang X, Gu J, Lv H, Li H, Cheng Y, Liu Y, et al. Uric acid induced inflammatory responses in endothelial cells via up-regulating(pro)renin receptor. Biomed Pharmacother. 2019;109:1163-70.
4. Dalbeth N, Gosling A, Gaffo A, Abhishek A. Gout. Lancet. 2021;397:1843-55.
5. Kuwabara M, Eukuuchi T, Aoki Y, Mizuta E, Ouchi M, Kurajoh M, et al. Exploring the multifaceted nexus of uric acid and health: a review of recent studies on diverse diseases. Biomolecules. 2023;13:1519.
6. Danve A, Sehra ST, Neogi T. Role of diet in hyperuricemia and gout. Best Pract Res Clin Rheumatol. 2021;35(4):101723.
7. Hou Y, Ma R, Gao S, Kaudimba KK, Yan H, Liu T, Wang R. The effect of low and moderate exercise on hyperuricemia: protocol for a randomized controlled study. Front Endocrinol. 2021;12:716802.
8. Lamina S. Comparative effect of interval and continuous training programs on serum uric acid in management of hypertension: a randomized controlled trial. J Strength Cond Res. 2011;25(3):719-26.
9. Huang L-L, Huang C-T, Chen M-L, Mao IF. Effects of profuse sweating induced by exercise on urinary uric acid excretion in a hot environment. Chin J Physiol. 2010;53(4):254-61.
10. FitzGerald JD, Dalbeth N, Mikuls T, Brignardello-Petersen R, Guyatt G, Abeles AM, et al. 2020 American College of Rheumatology guideline for the management of gout. Arthritis Care Res. 2020;72(6):744-60.
11. Sohwellnus M, Soligard T, Alonso J-M, Bahr R, Clarsen B, Dijkstra HP, et al. How much is too much? (Part 2) International Olympic Committee consensus statement on load in sport and risk of illness. Br J Sports Med 2016;50:1043-52.

44

Diabetes e exercício

Fernando Valente

INTRODUÇÃO

O *diabetes mellitus* (DM) é uma doença de grande prevalência, acometendo cerca de 10% da população mundial. Sua incidência é crescente – estima-se que em 2045 ocorra um aumento de 50% no número de pessoas com DM nas Américas do Sul e Central.[1] O DM tipo 2 (DM2) corresponde a 90% dos casos, e é desencadeado por fatores ambientais que aumentam a resistência à ação da insulina, como sedentarismo, alimentação inadequada e principalmente ganho de peso em pessoas geneticamente predispostas. O exercício físico tem um papel tanto na prevenção quanto no tratamento do DM2, como forma de auxiliar o controle glicêmico, melhorar a qualidade de vida, prevenir o aparecimento de complicações do DM e aumentar os anos de vida saudáveis. Na maior parte dos casos, um estilo de vida saudável deve vir acompanhado do uso de fármacos que melhoram a resistência à insulina, reduzem o peso corporal ou aumentam a secreção de insulina endógena.

O DM tipo 1 (DM1) responde por 5 a 10% dos casos de DM, é caracterizado por falência na produção de insulina secundária a uma autoimunidade pancreática e é o tipo mais comum em crianças e adolescentes, embora possa ocorrer em qualquer idade. O exercício não previne o aparecimento do DM1, mas é um pilar importante no tratamento da hiperglicemia, associado à terapia intensiva com insulina desde o diagnóstico.

Outro tipo frequente de DM é o gestacional (DMG), desencadeado por uma incapacidade de aumentar a secreção pancreática de insulina diante da resistência à insulina pela produção de hormônios placentários. Dados da International Diabetes Federation (IDF) apontam que, a cada seis crianças nascidas vivas, uma é exposta à hiperglicemia na vida intrauterina,[1] o que aumenta não apenas o risco de complicações perinatais, mas também o risco de essa criança desenvolver obesidade e diabetes na vida adulta. O exercício é uma ferramenta importante não apenas na prevenção e no tratamento do DMG.

RECOMENDAÇÕES

Segundo a Sociedade Brasileira de Diabetes (SBD), são recomendados pelo menos 150 minutos por semana de exercícios aeróbios e de 2 a 3 sessões por semana de exercícios anaeróbios, com 10 a 15 repetições de 5 ou mais exercícios, não ultrapassando mais do que dois dias sem exercícios. Assim, exercícios com pesos, elásticos ou utilizando o próprio peso do corpo como sobrecarga, devem ser combinados com caminhada, corrida, natação ou bicicleta.

Além disso, a diminuição do tempo sentado repercute de modo benéfico tanto na glicemia como no risco cardiovascular (CV).[2] Recomenda-se interromper o tempo sentado a cada 30 minutos, com pequenas caminhadas ou exercícios resistidos.[3] Exercícios de apenas 3 minutos de duração a cada meia hora sentado já melhoram significativamente a glicemia.[4]

Estabelecer metas específicas e utilizar aplicativos, pedômetros ou acelerômetros são maneiras de aumentar a aderência ao exercício físico. Um incremento de 500 passos por dia é capaz de reduzir a morbidade CV e a mortalidade por todas as causas em 2 a 9%, e estima-se que uma caminhada rápida de 5 a 6 minutos por dia represente um ganho de 4 anos em expectativa de vida.[3] Para os idosos, também são recomendados exercícios que melhorem o equilíbrio e a flexibilidade, como tai chi e ioga, de 2 a 3 vezes por semana, com o objetivo de reduzir quedas.[5]

Tais recomendações devem ir além de uma orientação verbal, constando em prescrição. Dados da literatura apontam para o significativo aumento do entendimento e da aderência ao exercício quando este é recomendado formalmente por escrito.[6] Os Quadros 1[5] e 2[7] trazem modelos de prescrição de exercícios para pessoas com DM.

AVALIAÇÃO DO RISCO CARDIOVASCULAR E RASTREAMENTO

O eletrocardiograma de repouso é um exame essencial, barato e não invasivo, e deve ser pedido em todos os casos pertinentes. A escolha de um exame mais complexo para a investigação CV deve ser individualizada.

Faz-se necessária uma avaliação CV antes de iniciar um programa de exercícios para todo indivíduo com sintomas típicos ou atípicos sugestivos de doença CV. Para os assintomáticos, o rastreamento de doença CV é recomendado para quem vai iniciar um exercício de alta intensidade ou caso o risco CV seja alto ou muito alto, de acordo com os estratificadores da Tabela 1.[5]

QUADRO 1 Modelo de orientação de exercícios físicos para pessoas com diabetes[5]

1. Aumente o nível de atividade física no seu dia a dia (use escadas, passeie com o cachorro, cuide do jardim) e reduza o tempo sedentário (limite o tempo de TV/computador a não mais que 2 horas por dia)
2. Inicie com um exercício aeróbico: ideal ___ minutos, ___ vezes por semana. O alvo ideal é de 150 minutos por semana, mas você pode iniciar com ___ a ___ minutos por dia e aumentar progressivamente 5 minutos a cada semana.
3. Inicie um exercício resistido** 2 vezes por semana.
4. Continue com o exercício aeróbico* 5 dias por semana por no mínimo 30 minutos por sessão.
5. Continue com o exercício resistido** 3 ou mais vezes por semana.

*Exercício aeróbico, como caminhada, ciclismo, natação e corrida, é um exercício contínuo ou intermitente que acelera a frequência cardíaca e a respiração.

**Exercício resistido envolve exercícios de repetição rápida com pesos livres (ou garrafas PET com água ou areia), aparelho de musculação, elásticos ou seu próprio corpo. Devem ser trabalhados os grandes grupos musculares (dos braços, peitorais, ombros, costas, abdome e pernas). O ideal é 8 a 10 exercícios diferentes, em ____ séries com ____ repetições cada.

QUADRO 2 Sugestão da Sociedade Canadense de Diabetes para incremento gradual no número de passos por dia[7]

Diretrizes para profissionais da saúde				
Sugira aumentos na contagem de passos a cada consulta para atingir a meta (um aumento de 3.000 passos por dia acima da contagem de passos inicial em 1 ano).				
Número inicial de passos por dia	Consulta 1 (0 meses)	Consulta 2 (3 meses)	Consulta 3 (6 meses)	Consulta 4 (9 meses)
< 5.000	+500	+750	+750	+1.000
5.000-7.499	+750	+1.000	+1.250	
≥ 7.500	+1.000/+2.000	+1.000		
Data de início:				
Nome do paciente:				
Contagem de passos da linha de base: ______ Contagem de passos recomendada: ______ Número de visita clínica: __________ Data de início para aumento de passos: __________				
Prescrição de contagem de passos do paciente				
Data de hoje: Nome do paciente:				
• Por favor, tente completar pelo menos ____ passos por dia até sua próxima consulta. • Por favor, registre sua contagem de passos em suas folhas de registro no final de cada dia. • Por favor, traga suas folhas de registro para a próxima consulta, que será daqui a aproximadamente três meses.				
Nome do médico: Assinatura do médico:				

TABELA 1 Estratificação do risco CV de pessoas com diabetes[5]

Categoria de risco	Idade (anos)	Estratificadores de risco cardiovascular
Baixo	Homens: < 38 Mulheres: < 46	Sem estratificadores de risco
Intermediário	Homens: 38-49 Mulheres: 46-56	
Alto	Qualquer idade	**Estratificadores de alto risco** • DM2 há mais de 10 anos • História familiar de DAC prematura • Síndrome metabólica • Hipertensão arterial • Tabagismo • NAC incipiente • Retinopatia não proliferativa • Doença renal de alto risco • Escore de cálcio coronário > 10 Ag • Placa na carótida > 1,5 mm • Ângio-TC de coronárias com placa • ITB < 0,9 • Aneurisma de aorta abdominal
Muito alto	Qualquer idade	**Estratificadores de muito alto risco** • 3 ou mais condições de alto risco • DM1 com duração > 20 anos e início após os 18 anos • Estenose > 50% em qualquer artéria • Doença renal de muito alto risco • Hipercolesterolemia familiar • NAC grave • Retinopatia M-S ou proliferativa • Síndrome coronariana aguda • IAM ou AVC prévios • Angina estável • Revascularização (qualquer artéria) • Insuficiência vascular periférica • Amputação

Ângio-TC: angiotomografia de artérias coronárias; AVC: acidente vascular cerebral; DAC: doença arterial coronariana; IAM: infarto agudo do miocárdio; ITB: índice tornozelo-braquial; NAC: neuropatia autonômica.

A estratificação de risco CV leva em conta idade, presença de fatores de risco clássicos (como tabagismo, maior duração do DM, ter parentes de primeiro grau com doença CV precoce), comorbidades (hipertensão, dislipidemia, síndrome metabólica), complicações do DM (em rins, olhos, nervos), doença aterosclerótica subclínica em exames (alterações em escore de cálcio, angiotomografia coronariana, Doppler de carótidas, índice tornozelo-braquial) e doença CV estabelecida (infarto, angina, acidente vascular cerebral, revascularização miocárdica, insuficiência vascular periférica, amputação).

O indivíduo com DM só é considerado de risco baixo ou intermediário quando não houver nenhum fator estratificador de risco e a idade for, respectivamente, abaixo de 38 e 50 anos para homens, e abaixo de 46 e 57 anos para mulheres.

RESTRIÇÕES E PRECAUÇÕES

Assim como a doença CV, a presença de complicações microvasculares pode ser um fator limitante para iniciar exercícios (Tabela 2). O risco de lesões osteomioarticulares é maior na pessoa com neuropatia periférica sensitiva em razão da perda da sensibilidade protetora de membros inferiores, o que torna desaconselháveis algumas atividades de impacto repetitivo sobre os pés, como uma caminhada prolongada.

As retinopatias diabéticas proliferativa e não proliferativa moderada a grave são condições de maior risco de hemorragia e descolamento de retina com consequente perda da visão, que podem ocorrer, por exemplo, durante o levantamento de peso ou qualquer exercício com manobra de Valsalva.

Prevenção de hipoglicemia

Enquanto o exercício aeróbico reduz a glicemia por aumento da captação periférica de glicose, o anaeróbico pode promover um aumento da glicemia durante o exercício por meio da liberação de catecolaminas. Assim, antecipá-lo pode ser uma estratégia para reduzir o risco de um episódio de hipoglicemia (glicemia < 70 mg/dL) pós-exercício. Um curto *sprint* de 10 segundos de máxima intensidade antes ou após um exercício de moderada intensidade também é uma opção útil na prevenção de hipoglicemia.[8] Para pessoas que usam insulina, a atividade física pode aumentar o risco de hipoglicemia se não houver monitorização, orientação adequada e ajuste individualizado no tratamento. A hipoglicemia desencadeada por exercício pode se tornar uma barreira para uma vida mais saudável ao aumentar o medo de novos episódios.

TABELA 2 Complicações microvasculares do diabetes e restrições para o exercício[5]

Condição	Limitação	Recomendações	Restrições	Modalidade
Neuropatia periférica sensitiva	Perda da sensibilidade protetora dos membros inferiores Maior risco de lesões osteomioarticulares e ulcerações	Inspecionar o interior dos calçados Usar tênis e meias apropriados	Evitar exercício com impacto repetido sobre os pés: esteira, caminhada prolongada, corrida, escada	Braquiergometria, hidroginástica, natação, remo, bicicleta estacionária, exercícios de musculação (sentado)
Neuropatia autonômica	Hipotensão postural, disfunção na termorregulação Redução da sensação de sede, taquicardia de repouso, tendência a arritmias e isquemia silenciosa, hipoglicemia assintomática	Hidratação: não esperar sentir sede para se hidratar Valorizar os períodos de aquecimento e desaquecimento Avaliação cardiovascular obrigatória pré-participação	Evitar exercício em ambiente muito quente ou muito frio	Analisar caso a caso

continua

TABELA 2 Complicações microvasculares do diabetes e restrições para o exercício[5] (*continuação*)

Condição	Limitação	Recomendações	Restrições	Modalidade
Retinopatia	Redução da acuidade visual Risco de hemorragia vítrea e descolamento de retina	Após a fotocoagulação a *laser*, aguardar 3 a 6 meses para o reinício do treinamento	**Moderada:** evitar exercícios com manobra de Valsalva: levantamento de peso **Grave:** evitar, além dos exercícios acima, salto, luta e esportes competitivos **Proliferativa:** evitar, além dos exercícios acima, corrida, esportes com raquetes e de alta intensidade	Analisar caso a caso
Nefropatia	Fraqueza, náuseas, intolerância ao exercício	Elevação transitória da proteinúria Hematúria Risco de hipoglicemia aumentado em pessoas com *clearance* de creatinina mais baixo	Não há	Não há

Uma estratégia interessante é fazer uma reposição da reserva de glicogênio pela ingestão de carboidratos de lenta absorção antes do exercício, e ter sempre por perto opções de carboidratos de rápida absorção para tratar imediatamente um evento durante ou após o exercício. Pelo aumento da sensibilidade muscular à insulina secundário ao exercício, o risco de hipoglicemia permanece significativamente mais elevado nas 48 horas subsequentes ao exercício.[9] Desse modo, pode ser necessário reduzir a dose de insulina nas refeições posteriores ao exercício e fazer um lanche noturno extra.

Com o objetivo de evitar episódios de hipoglicemia e hiperglicemia, indivíduos que usam insulina devem fazer uma monitorização glicêmica por meio de glicemias capilares ou de sensores que medem a glicose intersticial antes, durante e depois da prática de exercícios físicos. A partir desses valores, especialmente quem tem DM1 deve fazer adaptações na ingestão de carboidratos (conforme a Tabela 3),[8] na dose de insulina (conforme a Tabela 4)[8] e em tipo, duração, intensidade e ordem dos exercícios.[8] Quando em uso do sensor de glicose, observar as setas de tendência pode ajudar a guiar a necessidade de reposição adicional de carboidratos (seta para baixo) ou de uma eventual aplicação de insulina (glicose mais elevada, com seta de tendência para cima).

Atenção especial deve ser dada ao local de aplicação da insulina, evitando-se as regiões de grupos musculares que serão exercitados. Uma alta quantidade de insulina ativa também é fator de risco para hipoglicemia – daí o momento ideal para o início do exercício ser quando a curva da insulina de ação rápida está descendente. Doses elevadas de insulina basal comumente são grandes responsáveis pelo medo de hipoglicemia durante ou após o exercício e devem ser evitadas. Cabe relembrar que o tratamento com insulina em pessoas com DM1 deve mimetizar a secreção pancreática fisiológica, em que a proporção de insulina basal é de 30 a 50% da dose total diária, sendo igual ou inferior à dose diária de insulina de ação curta.

Por fim, vale salientar que o uso de esteroides anabolizantes e outras drogas que aumentam a performance deve ser desestimulado, pois pode levar a descompensação da glicemia, hipertensão arterial, dislipidemia, neoplasias, doenças CV, fenômenos tromboembólicos e psiquiátricos, dentre outros.[10]

TABELA 3 Conduta sugerida conforme a glicemia pré-exercício[7]

Glicemia pré-exercício	Conduta
< 90 mg/dL	Ingerir 15-30 g de carboidratos de ação rápida antes do início do exercício, dependendo da atividade individual e pretendida; algumas atividades de curta duração (30 minutos) ou de intensidade muito alta (treinamento com pesos, treinamento em intervalos etc.) podem não exigir qualquer ingestão adicional de carboidratos Para atividades prolongadas com intensidade moderada, consumir carboidratos adicionais, conforme necessário (0,5-1 g/kg de massa corporal por hora de exercício), com base nos resultados dos testes de glicose no sangue
90-150 mg/dL	Consumir carboidratos a partir do início do exercício (0,5-1 g/kg de massa corporal por hora de exercício, dependendo do tipo de exercício e da quantidade de insulina)
150-250 mg/dL	Iniciar o exercício e atrasar o consumo de carboidratos até que os níveis de glicose no sangue sejam < 150 mg/dL
250-350 mg/dL	Testar cetonas e não realizar nenhum exercício se estiverem presentes em quantidades moderadas a grandes Iniciar exercício de intensidade leve a moderada. O exercício intenso deve ser adiado até que os níveis da glicose sejam < 250 mg/dL, pois o exercício intenso pode exacerbar a hiperglicemia
≥ 350 mg/dL	Dosar cetonas e não realizar nenhum exercício se estiverem presentes em quantidades moderadas a grandes. Se as cetonas são negativas (ou traços), considerar a correção conservadora da insulina (por exemplo, correção de 50%) antes do exercício, dependendo do *status* de insulina ativa Iniciar exercício leve a moderado e evitar exercícios intensos até diminuir os níveis de glicose

TABELA 4 Redução de *bolus* de insulina para refeições que antecedem os exercícios em até 90 minutos[8]

Intensidade do exercício	Duração 30 minutos	Duração 60 minutos
Aeróbio leve (~25% $VO_{2máx}$)	–25%	–50%
Aeróbio moderado (~50% $VO_{2máx}$)	–50%	–75%
Aeróbio pesado (70-75% $VO_{2máx}$)	–75%	NA
Aeróbio intenso/anaeróbio (> 80% $VO_{2máx}$)	Não reduzir	NA

NA = não avaliado porque a atividade é muito intensa para ser sustentada por 60 minutos.

REFERÊNCIAS

1. IDF Diabetes Atlas 10th ed. [Internet]. Disponível em: www.diabetesatlas.org.
2. Bailey DP, Hewson DJ, Champion RB, Sayegh SM. Sitting time and risk of cardiovascular disease and diabetes: a systematic review and meta-analysis. Am J Prev Med. 2019;57(3):408-16.
3. Davies MJ, Aroda VR, Collins BS, Gabbay RA, Green J, Maruthur NM, et al. Management of hyperglycaemia in type 2 diabetes, 2022. A consensus report by the American Diabetes Association (ADA) and the European Association for the Study of Diabetes (EASD). Diabetologia. 2022;65(12):1925-66.
4. Dempsey PC, Blankenship JM, Larsen RN, Sacre JW, Sethi P, Straznicky NE, et al. Interrupting prolonged sitting in type 2 diabetes: nocturnal persistence of improved glycaemic control. Diabetologia. 2017;60(3):499-507.
5. Silva Junior WS da, Fioretti AMB, Vancea DMM, Macedo CLD, Zagury R, Bertoluci M. Diretriz Oficial da Sociedade Brasileira de Diabetes. São Paulo: Sociedade Brasileira de Diabetes; 2022.
6. Swinburn BA, Walter LG, Arroll B, Tilyard MW, Russell DG. The green prescription study: a randomized controlled trial of written exercise advice provided by general practitioners. Am J Public Health. 1998;88(2):288-91.
7. Smarter Step Count Prescription. Can J Diabetes. 2018;42:S311.
8. Colberg SR, Sigal RJ, Yardley JE, Riddell MC, Dunstan DW, Dempsey PC, et al. Physical activity/exercise and diabetes: a position statement of the American Diabetes Association. Diabetes Care. 2016;39(11):2065-79.
9. Mul JD, Stanford KI, Hirshman MF, Goodyear LJ. Exercise and regulation of carbohydrate metabolism. Prog Mol Biol Transl Sci. 2015;135:17-37.
10. Pope HG, Wood RI, Rogol A, Nyberg F, Bowers L, Bhasin S. Adverse health consequences of performance-enhancing drugs: An Endocrine Society Scientific Statement. Endocr Rev. 2014;35(3):341-75.

45

Dislipidemia e exercícios

Marjorie Hayashida Mizuta
Marcio Hiroshi Miname

INTRODUÇÃO

A doença cardiovascular aterosclerótica constitui-se em uma das principais causas de morbidade e mortalidade no mundo. Sua fisiopatologia está intimamente relacionada aos fatores de risco clássicos: hipertensão arterial sistêmica, tabagismo, *diabetes mellitus*, dislipidemia, entre outros.[1] A dislipidemia é definida como alteração na concentração das lipoproteínas plasmáticas, as quais são identificadas por anormalidades no perfil lipídico, que incluem alterações das taxas do colesterol total, triglicérides, LDL-colesterol (LDL-c) e HDL-colesterol (HDL-c) e aumento da lipoproteína (a) [Lp(a)]. Em virtude da prevalência elevada de dislipidemia na população geral e seu elevado risco atribuível populacional na ocorrência do infarto do miocárdio, é de suma importância seu reconhecimento e manejo correto.[2]

As principais etapas no manejo das dislipidemias envolvem:[3]

- **Verificar etiologia da dislipidemia:** descartar causas secundárias e avaliar a possibilidade de causas primárias, porém pode haver combinação entre diferentes etiologias.
- **Estratificar o risco do paciente:** avaliar o risco de eventos cardiovasculares ou de recorrência, pois isso determina prognóstico e metas de tratamento lipídico e intensidade do tratamento.
- **Definir metas de tratamento de LDL-c e colesterol não HDL:** quanto maior o risco, mais baixas são as metas.
- **Definir tratamento:** modificação do estilo de vida apenas ou associação de terapia medicamentosa.

Em relação à modificação de estilo de vida, sabe-se que dieta e atividade física são pilares fundamentais no manejo de todos os pacientes dislipidêmicos.[3] A seguir, será discutido o impacto da atividade física sobre o perfil lipídico.

IMPACTO DA ATIVIDADE FÍSICA NO HDL

A lipoproteína HDL é conhecida por seus mecanismos protetores, que vão desde atividade antioxidante e anti-inflamatória até o transporte reverso do colesterol.[4] Estudos epidemiológicos apontam uma relação inversa entre nível de HDL-c e risco de doença cardiovascular aterosclerótica. Porém, estudos epidemiológicos recentes apontam para maior mortalidade, com níveis muito elevados de HDL-c, e soma-se a esse achado o fato de o tratamento farmacológico para elevação de HDL-c até o momento não demonstrar redução de evento cardiovascular.[5] Deve-se entender o HDL como um complexo que envolve não apenas seu conteúdo de colesterol, mas também um conjunto de mecanismos que medeiam sua atividade protetora, os quais não podem ser aferidos apenas pela dosagem laboratorial do HDL-c. Dessa forma, fármacos e fatores que visem utilizar o HDL como elemento protetor também devem objetivar otimizar seus mecanismos de proteção.

Existem evidências de que a atividade física aeróbica pode elevar o nível de HDL-c, porém de forma modesta.[4] O impacto seria maior em indivíduos com HDL-c de base mais elevado.[4] Aqueles com triglicérides elevados e HDL-c baixo também podem ter elevação de HDL-c com atividade física, contudo os indivíduos com HDL-c baixo isoladamente parecem ter menor impacto na elevação de seus níveis.[1]

O sexo também parece exercer influência: mulheres podem apresentar impacto de elevação do HDL-c com exercício aeróbico de baixa/moderada intensidade, enquanto os homens necessitam de exercícios de maior intensidade.[4] Existem evidências de que a elevação dos níveis de HDL-c com atividade física seriam promovidos por aumento na atividade enzimática de lecitina-colesterol aciltransferase e da lipase lipoproteica.

O efluxo de colesterol para HDL também aumenta com a atividade física. Existem diversos estudos com diferentes populações que mostram essa evidência.[6] A melhora na atividade antioxidante da HDL com atividade física foi demonstrada em pacientes portadores de síndrome metabólica após três meses de treino aeróbico com bicicleta ergométrica, os quais apresentaram aumento na atividade da paroxonase.[7] Dessa forma, pode-se concluir que a atividade física, em particular aeróbica, exerce papel benéfico sobre HDL, o qual deve ser mensurado não apenas sobre elevação do HDL-c, mas principalmente sobre suas propriedades protetoras.

IMPACTO DA ATIVIDADE FÍSICA NO LDL

A associação do LDL-c com doença aterosclerótica cardiovascular foi muito bem documentada por estudos epidemiológicos, genéticos e de tratamento.[8] As estatinas representam o pilar do tratamento medicamentoso do LDL-c pela redução de evento cardiovascular, segurança e baixo custo. Porém, a modificação do estilo de vida com dieta adequada e atividade física também é recomendação adotada pelas diretrizes para pacientes com hipercolesterolemia.[3]

Atividade física aeróbica parece exercer efeito benéfico sobre o LDL-c, porém as evidências não são consistentes quando é comparado o efeito sobre o HDL-c.[9] Uma metanálise prévia demonstra que a atividade física aeróbica pode reduzir o LDL-c, porém em pequena magnitude (cerca de 9 mg/dL).[10] Imediatamente após a atividade física, os níveis de LDL-c abaixam, porém tendem a retornar ao nível basal após o término. O exercício realizado de forma regular reduz o LDL-c em longo prazo. Outros trabalhos mostram resultados discordantes referentes à redução de LDL-c, modificação em subfrações de LDL-c e redução de apolipoproteína B.[9] O possível mecanismo de redução de LDL-c com atividade física ainda não está totalmente elucidado, mas uma das hipóteses aventadas seria inibição do PCSK9.[11]

IMPACTO DA ATIVIDADE FÍSICA NOS TRIGLICÉRIDES

A atividade física aumenta a atividade da lipase lipoproteica (LPL), uma enzima presente nos capilares do tecido adiposo e do músculo esquelético, responsável pela hidrólise dos triglicérides dos quilomícrons e do VLDL. Assim, há um maior consumo de triglicérides pelo músculo, resultando em uma redução dos níveis séricos dessa lipoproteína. Além disso, a ativação da LPL pode durar até 24 horas após realização de atividade física de intensidade moderada com duração de 1 hora, potencializando a queda dos triglicérides plasmáticos. O efeito da atividade física sobre os triglicérides sofre influência de vários fatores, como a dieta e a perda de peso corporal, o valor basal dos triglicérides e as características da atividade física (intensidade, duração e tipo).

Diversos estudos têm demonstrado que o efeito combinado da dieta com atividade física é eficaz em reduzir os triglicérides. Em uma metanálise com seis estudos randomizados, Kelley et al. avaliaram os efeitos combinados do exercício aeróbico com dieta, e houve uma redução dos triglicérides em torno de 10,6 mg/dL (IC 95%, −17,2 a −4,0), o que seria equivalente a uma redução de 18,2% dos triglicérides.[10] Nessa metanálise, os indivíduos praticaram cerca de 45 a 60 minutos de atividade aeróbica de intensidade moderada de 2 a 5 vezes por semana, e a duração das intervenções variou entre 9 e 52 semanas.

Além disso, os indivíduos tinham uma dieta com ingestão de gordura saturada/trans inferior a aproximadamente 10% do total de calorias e ingestão de fibras ≥ 25 g/dia em mulheres e ≥ 35 g/dia em homens.[10] As análises de metarregressão resultaram em diversas associações significativas, e as maiores metarregressão triglicérides foram associadas a maiores reduções do peso corporal. Em um estudo randomizado, Wood et al. avaliaram os efeitos da dieta *versus* atividade física aeróbica de intensidade moderada e, em comparação ao grupo controle, ambos os grupos com perda de peso tiveram reduções significativas dos triglicérides em aproximadamente −0,35 ± 0,14 com dieta *versus* −0,24 ± 0,12 mmol por litro com atividade física (P < 0,05).[12]

O valor basal do perfil lipídico parece ter influência sobre o efeito do exercício na redução dos triglicérides. Indivíduos com triglicérides basais mais baixos tendem a apresentar menor redução dos triglicérides; por outro lado, quando os triglicérides basais são elevados, há maior redução após atividade física. Especula-se que, como indivíduos com triglicérides basais elevados tendem a apresentar outros fatores de risco, como resistência insulínica e obesidade, ao realizarem atividade física, fatores secundários associados à hipertrigliceridemia também são tratados, potencializando o efeito sobre a redução dos triglicérides.

As características da atividade física também colaboram para o efeito sobre os triglicérides. No Estudo Longitudinal de Saúde do Adulto (ELSA), Silva et al. avaliaram a associação de intensidade e duração da atividade física com o perfil lipídico.[13] Após ajustes, a atividade física de intensidades moderada e vigorosa reduziu a média geométrica dos triglicérides em 0,98 mg/dL e 0,93 mg/dL, respectivamente.[13] Além disso, a prática de atividade física ≥ 150 min/semana reduziu a média geométrica de TG em 0,98 mg/dL. Em uma metanálise com 11 estudos, Wewege et al. avaliaram a associação dos tipos de atividade física (aeróbico, resistido, combinado) com fatores de risco cardiovascular em indivíduos com síndrome metabólica sem diabetes.[14] O exercício aeróbico, dentre outros benefícios, reduziu os triglicérides em −0,29 mmol/L (P < 0,01). Nenhum efeito significativo foi determinado após exercício resistido, possivelmente em razão de dados limitados. Em uma recente declaração da American Heart Association sobre exercício físico resistido em indivíduos com e sem doença cardiovascular, foi avaliado que, dentre diversos estudos e apesar de desenhos distintos, o tipo de atividade física (resistido, aeróbico ou combinado) não teve diferença significativa, e todos apresentaram melhora semelhante, em torno de 4 a 5%, no perfil lipídico.[15]

Por fim, a atividade física é capaz de exercer uma redução nos triglicérides e seu efeito depende diretamente de alguns fatores como dieta, perda de peso, perfil lipídico basal e características da atividade física (tipo, intensidade e duração).

MANEJO DAS DISLIPIDEMIAS EM PRATICANTES DE ATIVIDADE FÍSICA

A prática da atividade física é um dos pilares do tratamento das dislipidemias, porém muitas vezes é necessária a combinação de hipolipemiantes, principalmente estatinas. A atividade física a curto e longo prazo pode aumentar o risco de miopatia relacionada ao uso das estatinas, e isso ocorre por um conjunto de fatores dependentes do próprio mecanismo fisiológico dos atletas, bem como de comorbidades associadas e do tipo de hipolipemiante utilizado, requerendo um manejo individualizado desses pacientes.[16] Diversos mecanismos podem estar envolvidos, como disfunção mitocondrial, inflamação, colesterol intracelular e manipulação de cálcio, espécies reativas de oxigênio e alterações na integridade da membrana do músculo esquelético, dobramento e catabolismo de proteínas, ações da via do proteassoma da ubiquitina, transdução de sinal e metabolismo do músculo, deficiência de coenzima Q10 e vitamina D levando a disfunção muscular e disfunção tireoidiana, entre outros.[16] Alterações da função tireoidiana, principalmente hipotireoidismo, podem aumentar o risco de efeitos adversos induzidos por estatinas, como mialgia e até mesmo rabdomiólise. A recomendação é que a função tireoidiana seja dosada anualmente e tratada quando necessário a fim de controlar a dislipidemia e efeitos colaterais associados a estatinas.[3]

O início de exercícios físicos regulares juntamente com o início do tratamento com estatina pode intensificar o quadro de mialgias e, nesse cenário, torna-se necessária uma avaliação minuciosa para distinguir a verdadeira etiologia da dor muscular. Uma vez iniciada, a atividade física deve ser aumentada de forma gradativa, permitindo a adaptação do corpo às mudanças do metabolismo relacionadas ao exercício.[16] Assim, a biogênese mitocondrial e os mecanismos antioxidantes protetores vão se modulando e, consequentemente, protegendo o músculo esquelético dos efeitos colaterais da estatina.

Além disso, é recomendada a hidratação adequada desses indivíduos, pois a desidratação predispõe à rabdomiólise pelo exercício. Conforme o aumento gradativo do exercício físico e caso a creatinofosfoquinase (CPK) não ultrapasse > 4 vezes o limite superior da normalidade (LSN), as estatinas devem ser encorajadas e administradas conforme o risco cardiovascular do paciente, podendo ser suspensas por pelo menos 2 dias antes e 2 dias após atividade física de alta intensidade programada, como uma maratona.[5] A descontinuação a longo prazo do uso da estatina em um indivíduo com alto ou muito alto risco não é recomendada, dado o alto risco de eventos cardiovasculares. Em geral, indivíduos que utilizam estatina não requerem dosagem rotineira da CPK, entretanto indivíduos que praticam atividade física regular e usam estatina devem ter sua CPK dosada dentro de 4 a 6 semanas após o início do tratamento com estatina ou após o início da prática de exercícios em pacientes que já utilizavam estatina.[16] Também se deve levar em consideração os níveis basais da CPK de cada indivíduo; descendentes de africanos tendem a ter níveis plasmáticos de CPK quase 70% mais elevados do que indivíduos brancos. Além disso, mulheres tendem a ter valores mais baixos de CPK do que homens, talvez pela capacidade do estrogênio de manter a estabilidade da membrana muscular, evitando o extravasamento de CPK do músculo lesionado. O manejo da estatina e da atividade física de acordo com os níveis de CPK deve prosseguir da seguinte forma (Figura 1):[16]

- **CPK > 4 vezes o LSN:** a estatina deve ser descontinuada por pelo menos 2 semanas, com redução ou modificação da intensidade do exercício.
- **CPK aumentar ≤ 4 vezes o LSN:** deve-se avaliar o risco cardiovascular do indivíduo. Caso seja de muito alto risco ou alto risco, a redução ou modificação da atividade física deve ser considerada, priorizando o tratamento com a estatina.
- **CPK > 10 vezes o LSN:** a atividade física e o tratamento com estatinas devem ser descontinuados. Deve-se reavaliar a CPK a cada 2 semanas e, caso a CPK retorne aos valores normais, deve ser reiniciada estatina em dose baixa ou associada à ezetimiba, principalmente em pacientes de alto e muito alto risco cardiovascular.

A administração da estatina de meia-vida prolongada em dias alternados ou algumas vezes na semana tem eficácia na redução do perfil lipídico e maior tolerância pelos indivíduos, porém todos os estudos que avaliaram essa condição apresentavam um número pequeno de participantes, tiveram curta duração e utilizaram somente atorvastatina ou rosuvastatina; além disso, faltam evidências em relação à redução de evento cardiovascular associado a essa posologia. Apesar disso, é uma opção para indivíduos intolerantes a estatinas.

Não existem evidências robustas sobre o uso de ezetimiba ou inibidores da pró-proteína convertase subtilisina/kexina tipo 9 (PCSK9) em atletas ou indivíduos que praticam atividade física intensa. Entretanto, ezetimiba e os inibidores da PCSK9 são recomendados para pacientes intolerantes ao uso de estatinas, ambos com um perfil de segurança elevado.[16]

Por fim, o manejo das estatinas em atletas ou indivíduos com prática regular de atividade física deve ser individualizado, visando a risco cardiovascular, valor basal da CPK, comorbidades associadas e tipos de hipolipemiantes utilizados.

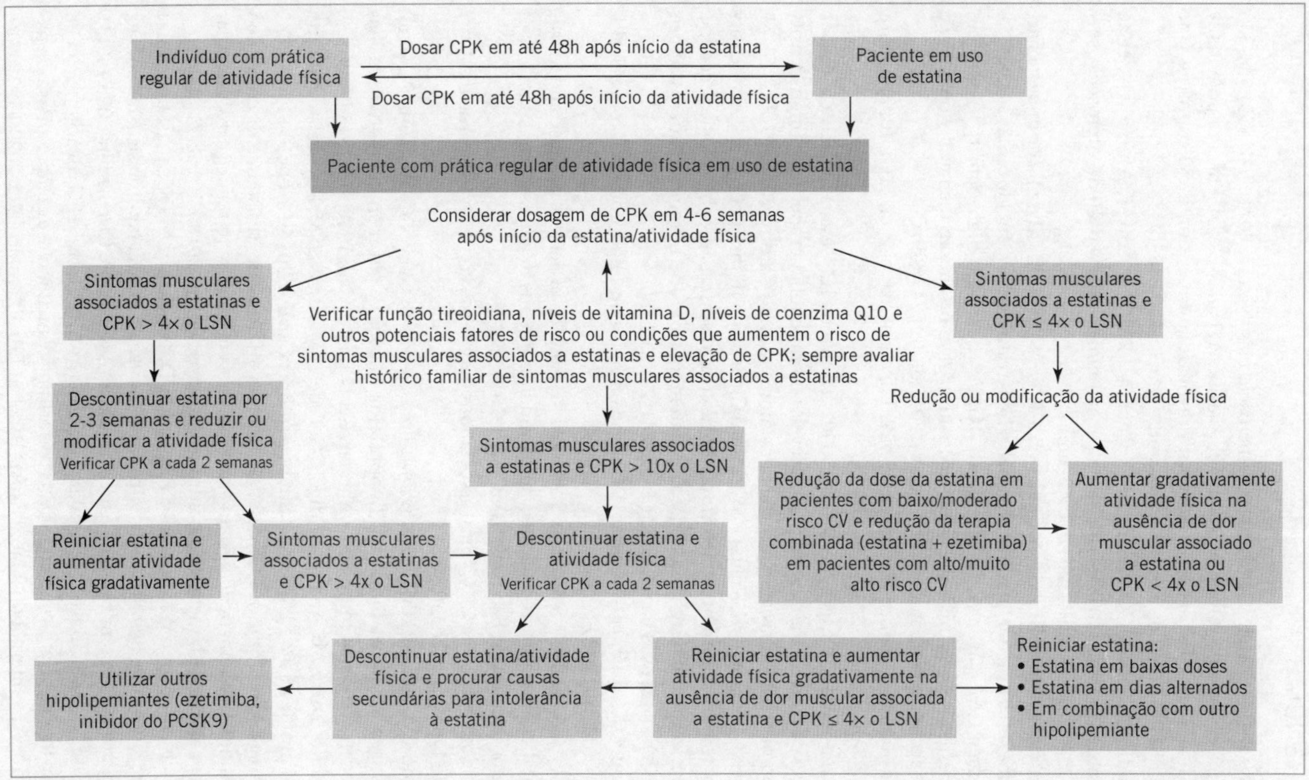

FIGURA 1 Recomendações da International Lipid Expert Panel[16] no manejo da estatina em praticantes de atividade física. CPK: creatinofosfoquinase; LSN: limite superior da normalidade; PCSK9: pró-proteína convertase subtilisina/kexina tipo 9.

REFERÊNCIAS

1. Libby P. The changing landscape of atherosclerosis. Nature. 2021;592(7855):524-33.
2. Yusuf S, Hawken S, Ounpuu S, Dans T, Avezum A, Lanas F, et al. Effect of potentially modifiable risk factors associated with myocardial infarction in 52 countries (the INTERHEART study): case-control study. Lancet. 2004;364(9438):937-52.
3. Faludi AA, Izar MCO, Saraiva JFK, Chacra APM, Bianco HT, Afiune AN, et al. Atualização da Diretriz Brasileira de Dislipidemias e Prevenção da Aterosclerose – 2017. Arq Bras Cardiol. 2017;109(2 Supl 1):1-76.
4. Franczyk B, Gluba-Brzozka A, Cialkowska-Rysz A, Lawinski J, Rysz J. The impact of aerobic exercise on hdl quantity and quality: a narrative review. Int J Mol Sci. 2023;24(5).
5. Madsen CM, Varbo A, Nordestgaard BG. Extreme high high-density lipoprotein cholesterol is paradoxically associated with high mortality in men and women: two prospective cohort studies. Eur Heart J. 2017;38(32):2478-86.
6. Ruiz-Ramie JJ, Barber JL, Sarzynski MA. Effects of exercise on HDL functionality. Curr Opin Lipidol. 2019;30(1):16-23.
7. Casella-Filho A, Chagas AC, Maranhao RC, Trombetta IC, Cesena FH, Silva VM, et al. Effect of exercise training on plasma levels and functional properties of high-density lipoprotein cholesterol in the metabolic syndrome. Am J Cardiol. 2011;107(8):1168-72.
8. Boren J, Chapman MJ, Krauss RM, Packard CJ, Bentzon JF, Binder CJ, et al. Low-density lipoproteins cause atherosclerotic cardiovascular disease: pathophysiological, genetic, and therapeutic insights: a consensus statement from the European Atherosclerosis Society Consensus Panel. Eur H J. 2020;41(24):2313-30.
9. Wang Y, Xu D. Effects of aerobic exercise on lipids and lipoproteins. Lipids Health Dis. 2017;16(1):132.
10. Kelley GA, Kelley KS, Roberts S, Haskell W. Efficacy of aerobic exercise and a prudent diet for improving selected lipids and lipoproteins in adults: a meta-analysis of randomized controlled trials. BMC Med. 2011;9:74.
11. Mendoza MF, Lavie CJ. Clinical associations between exercise and lipoproteins. Curr Opin Lipidol. 2022;33(6):364-73.
12. Wood PD, Stefanick ML, Dreon DM, Frey-Hewitt B, Garay SC, Williams PT, et al. Changes in plasma lipids and lipoproteins in overweight men during weight loss through dieting as compared with exercise. N Engl J Med. 1988;319(18):1173-9.
13. Silva RC, Diniz MF, Alvim S, Vidigal PG, Fedeli LM, Barreto SM. Physical activity and lipid profile in the ELSA-Brasil Study. Arq Bras Cardiol. 2016;107(1):10-9.
14. Wewege MA, Thom JM, Rye KA, Parmenter BJ. Aerobic, resistance or combined training: A systematic review and meta-analysis of exercise to reduce cardiovascular risk in adults with metabolic syndrome. Atherosclerosis. 2018;274:162-71.
15. Paluch AE, Boyer WR, Franklin BA, Laddu D, Lobelo F, Lee DC, et al. Resistance exercise training in individuals with and without cardiovascular disease: 2023 update: a scientific statement from the American Heart Association. Circulation. 2023;149(3).
16. Katsiki N, Mikhailidis DP, Bajraktari G, Miserez AR, Cicero AFG, Bruckert E, et al. Statin therapy in athletes and patients performing regular intense exercise – Position paper from the International Lipid Expert Panel (ILEP). Pharmacol Res. 2020;155:104719.

46

Prescrição de exercícios e treinamento esportivo

William Ricardo Komatsu

INTRODUÇÃO

A prescrição individualizada de exercícios físicos é extremamente importante para o desenvolvimento de massa muscular e a redução de gordura corporal, pois permite que o treinamento seja planejado e executado de forma eficiente e segura. As diferentes intensidades de exercício podem afetar significativamente os objetivos de ganho de massa muscular e perda de gordura corporal. Algumas maneiras como isso pode ocorrer:

- **Intensidades mais altas favorecem o ganho de massa muscular:** o treinamento de força com intensidades mais altas, geralmente entre 70 e 85% da carga máxima, é mais eficaz para o ganho de massa muscular. Isso ocorre porque essas intensidades provocam mais danos nas fibras musculares, o que estimula a síntese de proteínas musculares e, consequentemente, o crescimento muscular.
- **Intensidades mais baixas favorecem a perda de gordura corporal:** o treinamento de força com intensidades mais baixas, geralmente entre 50 e 70% da carga máxima, é mais eficaz para a perda de gordura corporal. Isso ocorre porque essas intensidades permitem que o corpo queime mais gordura como fonte de energia, além de aumentar o gasto calórico total do treino.
- **Combinação de intensidades pode ser benéfica:** a combinação de intensidades no treinamento de força pode ser benéfica para alcançar tanto o ganho de massa muscular quanto a perda de gordura corporal. Por exemplo, um treino com uma sequência de exercícios em diferentes intensidades

pode estimular a síntese de proteínas musculares e aumentar o gasto calórico total do treino, contribuindo para a queima de gordura.

- **Periodização pode otimizar resultados:** a periodização do treinamento é uma estratégia que permite a variação das intensidades ao longo do tempo, com o objetivo de otimizar os resultados. Por exemplo, um programa de treinamento que começa com intensidades mais baixas e vai aumentando gradualmente pode ser eficaz para estimular o ganho de massa muscular e a perda de gordura corporal ao longo do tempo.

Essas são apenas algumas maneiras como diferentes intensidades de exercício podem afetar os objetivos de ganho de massa muscular e perda de gordura corporal. É importante ressaltar que a prescrição adequada deve levar em consideração as necessidades individuais do praticante e ser realizada por um profissional capacitado.

PRINCÍPIOS DO TREINAMENTO

Os princípios básicos do treinamento de força são fundamentais para a prescrição de exercícios e para alcançar os objetivos desejados. A seguir serão apresentados alguns desses princípios e como eles influenciam a prescrição de exercícios:

- **Sobrecarga progressiva:** este princípio estabelece que, para obter adaptações positivas, é necessário aumentar gradualmente a carga, a intensidade ou o volume de treinamento ao longo do tempo.[1] Isso significa que o treino deve ser desafiador o suficiente para estimular o corpo a se adaptar e melhorar.
- **Especificidade:** este princípio afirma que o treinamento deve ser específico para alcançar os resultados desejados.[2] Por exemplo, se o objetivo é o desenvolvimento de massa muscular, é importante incluir exercícios de resistência com foco na hipertrofia muscular.
- **Individualidade:** este princípio reconhece que cada indivíduo é único e responde de maneira diferente ao treinamento.[3] A prescrição de exercícios deve levar em consideração as características individuais, como idade, sexo, nível de condicionamento físico e histórico de lesões.
- **Variedade:** este princípio sugere que a introdução de diferentes estímulos no treinamento pode promover melhores resultados.[4] Isso pode incluir variações nos exercícios, em sua ordem, nas séries e repetições, no tempo de descanso, entre outros.

PERIODIZAÇÃO

A periodização é importante porque permite a progressão gradual do treinamento, evitando a estagnação e promovendo adaptações contínuas. Ela também ajuda a evitar o *overtraining* e o risco de lesões, proporcionando períodos adequados de recuperação.[5] Classifica-se em: linear, ondulada e não linear.

- **Periodização linear:** caracterizada por um aumento gradual da intensidade e/ou volume ao longo do tempo, com reduções periódicas para permitir a recuperação.[4] É um modelo mais tradicional e amplamente utilizado.
- **Periodização ondulada:** envolve flutuações regulares nas variáveis de treinamento, como intensidade e volume, em períodos curtos (dias ou semanas).[6] Essas flutuações permitem uma alternância entre estímulos mais intensos e períodos de recuperação ativa.
- **Periodização não linear:** caracterizada pela variação constante das variáveis de treinamento dentro de cada sessão ou semana de treinamento.[3] É um modelo mais flexível, que permite maior individualização do treinamento.

A periodização do treinamento físico é uma estratégia que visa otimizar o desempenho esportivo e prevenir lesões, por meio da organização do treinamento em fases específicas. As fases da periodização podem variar de acordo com o objetivo do treinamento e a modalidade esportiva. As fases da periodização clássica incluem as seguintes etapas:

- **Fase de preparação geral:** fase inicial do treinamento, tem como objetivo desenvolver a base física do atleta, por meio de exercícios de baixa intensidade e volume. O foco é na melhora da resistência cardiovascular, força muscular e flexibilidade.
- **Fase de preparação específica:** nesta fase, o treinamento é direcionado para a modalidade esportiva específica do atleta. Os exercícios são mais intensos e focados nas habilidades específicas da modalidade.
- **Fase de pré-competição:** fase que antecede as competições e tem como objetivo aprimorar o desempenho do atleta. Os exercícios são de alta intensidade e volume, visando aperfeiçoar as habilidades específicas da modalidade.
- **Fase de competição:** fase em que ocorrem as competições e o treinamento é direcionado para manter o nível de desempenho do atleta.
- **Fase de transição:** fase de recuperação após as competições, em que o treinamento é reduzido em volume e intensidade, visando à recuperação física e mental do atleta.

FISIOLOGIA DO TREINAMENTO DE FORÇA

O treinamento de força estimula o crescimento muscular e a queima de gordura por meio de processos fisiológicos específicos descritos a seguir.

O treinamento de força provoca microlesões nas fibras musculares. Após o treino, ocorre um processo chamado síntese de proteínas musculares, em que o organismo sintetiza novas proteínas para reparar e fortalecer as fibras musculares danificadas. No treinamento de força, ocorre um estímulo mecânico nas fibras musculares, o que desencadeia uma série de respostas bioquímicas. Essas respostas incluem a ativação das vias de sinalização intracelular, como a via mTOR (alvo da rapamicina em mamíferos), que regula a síntese de proteínas musculares.[7] Esse processo resulta no crescimento e no fortalecimento dos músculos.

O treinamento aeróbio é mais eficaz na melhora da resistência cardiovascular e na queima de gordura. Além disso, pode promover a angiogênese, ou seja, o crescimento de novos vasos sanguíneos, o que melhora o suprimento de nutrientes e oxigênio aos músculos.[8]

O treinamento de força também aumenta o metabolismo basal, que é a quantidade de calorias que o corpo queima em repouso. O tecido muscular é metabolicamente mais ativo que o tecido adiposo, ou seja, os músculos consomem mais energia para se manterem. Com o aumento da massa muscular, o metabolismo basal aumenta, o que contribui para a queima de gordura, mesmo quando estamos em repouso.[9]

A mTOR e a AMPK (proteína quinase ativada por AMP) são duas importantes proteínas quinases que desempenham papéis opostos no metabolismo basal do organismo.

A mTOR é uma proteína quinase que está envolvida no controle do crescimento celular, síntese proteica e regulação do metabolismo energético. Ela é ativada em resposta a sinais anabólicos, como o aumento dos níveis de aminoácidos e insulina. A ativação da mTOR promove a síntese de proteínas e estimula o metabolismo anabólico, favorecendo o crescimento e a proliferação celular.[10]

Por outro lado, a AMPK é uma proteína quinase ativada em resposta a sinais catabólicos, como a diminuição dos níveis de energia celular (alta relação AMP/ATP) e o aumento da relação AMP/ATP (ciclo de carga-descarga de energia). A ativação da AMPK estimula processos metabólicos que promovem a produção de energia, como a glicólise e a oxidação de ácidos graxos, enquanto inibe processos anabólicos, como a síntese de proteínas e a lipogênese.[11]

O efeito pós-exercício (EPOC) é um fenômeno fisiológico que ocorre após uma sessão de treinamento de força intensa. Durante o EPOC, o organismo continua a queimar calorias em um ritmo acelerado para restaurar os níveis de oxigênio, remover metabólitos e recuperar o equilíbrio fisiológico.[12] Isso resulta em um aumento do gasto energético total, contribuindo para a queima de gordura.

Portanto, o treinamento de força pode ser uma estratégia eficaz para aumentar o gasto energético total e contribuir para a queima de gordura, não apenas durante a atividade física, mas também durante o período de recuperação pós-exercício.

Esses são apenas alguns dos processos fisiológicos envolvidos no estímulo ao crescimento muscular e na queima de gordura durante o treinamento de força. É importante ressaltar que a combinação de treinamento adequado, nutrição balanceada e descanso adequado é fundamental para otimizar esses resultados.

PRESCRIÇÃO DE EXERCÍCIOS PARA O DESENVOLVIMENTO MUSCULAR

Existem diferentes tipos de exercícios que podem ser utilizados para estimular o crescimento muscular, incluindo exercícios compostos e isolados. A manipulação de variáveis como volume, intensidade, frequência e tempo de descanso também é importante para otimizar os resultados.

- **Exercícios compostos:** envolvem múltiplas articulações e recrutam vários grupos musculares ao mesmo tempo. Exemplos incluem agachamento, levantamento terra e supino. Esses exercícios são eficazes para estimular o crescimento muscular de forma global.[4]
- **Exercícios isolados:** focam um grupo muscular específico. Exemplos incluem rosca bíceps, extensão de pernas e elevação lateral. Esses exercícios podem ser úteis para direcionar o estímulo a grupos musculares específicos.[13]

A manipulação das variáveis de treinamento é essencial para otimizar os resultados. Aqui estão algumas considerações:

- **Volume:** refere-se à quantidade total de trabalho realizado, incluindo o número de séries e repetições. Um volume adequado é necessário para promover o crescimento muscular.[14]
- **Intensidade:** refere-se à carga relativa ao máximo que o indivíduo pode levantar. Treinar com intensidades mais altas pode ser eficaz para o crescimento muscular.[15]

- **Frequência:** refere-se à frequência com que um grupo muscular é treinado. A frequência ideal pode variar, mas pode ser benéfico treinar um grupo muscular duas vezes por semana.[14]
- **Tempo de descanso:** refere-se ao intervalo entre as séries e exercícios. O tempo de descanso adequado permite a recuperação necessária para manter a qualidade do treino.[15]

TREINAMENTO AERÓBIO

São algumas maneiras pelas quais o treinamento aeróbio pode auxiliar no treinamento resistido para ganho de massa muscular:

- **Melhora da capacidade cardiovascular:** o treinamento aeróbio melhora a capacidade do sistema cardiovascular, fortalecendo o coração e os pulmões. Isso pode resultar em uma melhor capacidade de realizar exercícios intensos e prolongados durante o treinamento resistido, permitindo a execução de mais repetições e séries com maior qualidade.
- **Aumento do fluxo sanguíneo:** o treinamento aeróbio aumenta o fluxo sanguíneo para os músculos, o que pode melhorar a entrega de nutrientes e oxigênio às células musculares. Isso pode promover uma recuperação mais rápida entre as sessões de treinamento resistido, permitindo a realização de um treino com maior frequência e intensidade.
- **Queima de gordura:** o treinamento aeróbio é eficaz na queima de calorias e na redução da gordura corporal. Ao combinar o treinamento aeróbio com o treinamento resistido, é possível reduzir a gordura corporal e destacar a definição muscular, tornando os ganhos musculares mais visíveis.
- **Estímulo hormonal:** o treinamento aeróbio pode estimular a produção de hormônios benéficos para o ganho de massa muscular, como o hormônio do crescimento (GH) e a testosterona. Esses hormônios desempenham um papel importante na síntese proteica e no desenvolvimento muscular.

TREINAMENTO CONCORRENTE

O treinamento concorrente é um método que combina treinamentos aeróbio e resistido em uma única sessão de exercícios. Ele pode ser usado para melhorar a aptidão física geral, a saúde e o desempenho esportivo, mas também pode ter implicações para o ganho de massa muscular e a força.

Existem várias maneiras de estruturar o treinamento concorrente, incluindo a realização de exercícios aeróbios e resistidos em dias diferentes ou em sessões de treinamento separadas, ou a realização de ambos os tipos de exercícios na mesma sessão de treinamento. A escolha da estratégia dependerá dos objetivos individuais, do nível de condicionamento físico e da disponibilidade de tempo.

TREINAMENTO INTERVALADO DE ALTA INTENSIDADE

O treinamento intervalado de alta intensidade (HIIT) tem sido amplamente estudado em relação à perda de gordura e ao ganho de massa muscular. O HIIT pode influenciar esses processos da seguinte forma:

- **Perda de gordura:** o HIIT tem mostrado ser eficaz na promoção da perda de gordura corporal. Durante os períodos de exercício intenso do HIIT, ocorre um aumento no gasto energético total e na oxidação de gordura. Além disso, o HIIT pode aumentar a taxa metabólica após o exercício, levando a uma maior queima de gordura em repouso. Estudos têm demonstrado que o HIIT pode resultar em redução significativa da gordura corporal, especialmente na região abdominal.[16]
- **Ganho de massa muscular:** embora o HIIT seja mais conhecido por seus benefícios na perda de gordura, também pode contribuir para o ganho de massa muscular. O treinamento HIIT envolve exercícios que exigem esforço máximo e recuperação ativa, o que pode estimular a síntese de proteínas musculares.[17] Além disso, o HIIT pode promover o aumento na produção de hormônio do crescimento (GH) e da testosterona, que estão envolvidos no crescimento muscular.

TREINAMENTO BASEADO EM VELOCIDADE

O treinamento baseado em velocidade (VBT – *velocity-based training*) é uma abordagem de treinamento que utiliza a velocidade de execução dos exercícios como uma métrica principal para prescrever e monitorar a carga de treinamento. Essa metodologia é aplicada tanto a atletas profissionais quanto a amadores, visando melhorar força, potência e desempenho atlético.

No VBT, os atletas realizam os exercícios com o objetivo de atingir uma determinada velocidade de movimento, em vez de focar apenas na carga externa (p. ex., peso levantado). Isso permite uma abordagem mais individualizada, em que a intensidade do treinamento é ajustada com base na capacidade do atleta em produzir velocidade.

Um dos principais benefícios do treinamento VBT é a capacidade de otimizar a relação carga-velocidade, ou seja, garantir que o atleta esteja treinando na faixa ideal de intensidade para estimular as adaptações desejadas.

Isso pode ser especialmente importante para atletas que precisam desenvolver potência explosiva, como corredores, saltadores e jogadores de esportes coletivos.

SONO E TREINAMENTO

O sono desempenha um papel fundamental no processo de ganho de massa muscular e melhoria da performance atlética. Durante o sono, ocorrem importantes processos de recuperação e regeneração do tecido muscular, além de consolidação da memória e restauração do sistema nervoso central. Durante o sono profundo, o corpo libera hormônios anabólicos, como o GH, que promovem a síntese de proteínas e o crescimento muscular. Além disso, o sono adequado está relacionado à regulação hormonal, incluindo a produção de testosterona, que desempenha um papel crucial na construção muscular. A privação do sono ou sua má qualidade podem ter efeitos negativos no processo de ganho de massa muscular e na performance atlética. A falta de sono adequado pode levar a desequilíbrio hormonal, aumento do catabolismo muscular (degradação muscular) e diminuição da capacidade de recuperação após o exercício.

REFERÊNCIAS

1. Kraemer WJ, Ratamess NA. Fundamentals of resistance training: progression and exercise prescription. Med Science Sports Exerc. 2004;36(4):674-88.
2. American College of Sports Medicine. ACSM's guidelines for exercise testing and prescription. 10. ed. Philadelphia: Wolters Kluwer/Lippincott Williams & Wilkins Health; 2018.
3. Fleck SJ, Kraemer WJ. Designing resistance training programs. 4. ed. Champaign: Human Kinetics; 2014.
4. Ratamess NA, et al. Progression models in resistance training for healthy adults. Med Sci Sports Exerc. 2009;41(3):687-708.
5. Bompa TO, Hackett, D. Periodization: theory and methodology of training. 5. ed. Champaign, IL: Human Kinetics; 2009.
6. Zourdos MC, et al. Periodization: Part I – Theoretical models and methodological considerations. Sports Med. 2016;46(6):1-21.
7. Phillips SM. A brief review of critical processes in exercise-induced muscular hypertrophy. Sports Med. 2014;44:S71-S77.
8. Mackenzie B, Dionne IJ & Noble EG. Skeletal muscle adaptations to conditioning programs. In Comprehensive Physiology. Wiley-Blackwell. 2016 (pp. 1429-1474).
9. Hood MS, et al. Exercise-induced angiogenesis in skeletal muscle and the role of reactive oxygen species. Free Radic Biol Med. 2011;51(11):2077-89.

10. Wilmore JH, Costill DL. Fisiologia do esporte e do exercício. 4. ed. Barueri: Manole; 2008.
11. Laplante M, Sabatini DM. mTOR signaling in growth control and disease. Cell. 2012;149(2):274-93.
12. Hardie DG, et al. AMP-activated protein kinase: ancient energy gauge provides clues to modern understanding of metabolism. Cell Metab. 2009;9(6):521-5.
13. Brown MA, et al. Effects of aerobic and/or resistance training on body mass and fat mass in overweight or obese adults. J Appl Physiol. 2006;101(3):768-76.
14. Melby C et al. Effect of acute resistance exercise on postexercise energy expenditure and resting metabolic rate. Journal of Applied Physiology. 1993;75(4): 1847-1853.
15. Schoenfeld BJ, et al. Resistance training volume enhances muscle hypertrophy but not strength in trained men. Med Sci Sports Exerc. 2017;49(8):1599-608.
16. Schoenfeld BJ, et al. Dose-response relationship between weekly resistance training volume and increases in muscle mass: a systematic review and meta-analysis. J Sports Sci. 2016;35(11):1073-82.
17. Gentil P, et al. Effects of exercise order on upper-body muscle activation and exercise performance. J Strength Cond Res. 2017;31(4)902-7.

SEÇÃO 6

Ambiente e Genética nos Esportes

47

Exercícios e estresse ambiental

Daniela Silvestre
Luciana Zauhy Garms
Juliana Renofio Martins Schlaad

INTRODUÇÃO

Cada vez mais pessoas praticam atividades ao ar livre. Provas esportivas têm alcançado regiões remotas, como no caso das maratonas no Ártico e na Antártica, local onde a temperatura de −89,2 °C foi a mais baixa já registrada.[1] No Brasil, apesar de as temperaturas mínimas não serem muito baixas,* já foram reportados casos de hipotermia e óbito relacionados à exposição ao frio.[2] Ambientes com baixas temperaturas expõem o participante de atividades físicas ao risco de doenças como hipotermia, congelamento de extremidades ou *frostbite*, e outras lesões não congelantes.[2]

As doenças relacionadas ao calor correm por conta um desequilíbrio entre a produção e a dissipação de calor no organismo. Podem se manifestar de forma leve a severa, como câimbras, desmaios e edema, até quadros de insolação com risco de morte, se não reconhecidos e tratados a tempo.[3]

Altitudes elevadas são desafiadoras para a fisiologia do corpo humano e exigem aclimatação adequada. Os principais riscos de doenças são o mal agudo de montanha e os potencialmente fatais edema cerebral e edema pulmonar de alta altitude.[4]

Neste capítulo, serão abordadas as doenças provocadas pelo frio, as doenças relacionadas ao calor e os aspectos da nutrição em altitude.

---

* A temperatura mais baixa oficialmente registrada no Brasil foi -11,6 °C na cidade de Xanxerê, Santa Catarina, em 25 de junho de 1945.

FISIOLOGIA DA RESPOSTA AO FRIO

As respostas fisiológicas ao frio são individuais e variam com a duração da exposição ao frio, a intensidade da temperatura ambiente e as condições clínicas preexistentes do indivíduo.[5]

O corpo humano atua constantemente para manter a temperatura corporal em torno de 37 °C. Os tremores ajudam na produção de calor e a vasoconstrição periférica diminui a perda de calor, reduzindo o fluxo periférico da pele e impedindo a troca de calor do corpo com o ambiente.[5] Qualquer problema de saúde ou uso de medicamentos e drogas que afetem a termorregulação implicam maior risco de doenças provocadas pelo frio.

A temperatura ambiente isoladamente não pode ser usada para determinar os riscos de doenças provocadas pelo frio. Deve ser considerada a combinação entre temperatura, umidade e condições do vento, conhecida como *wind chill* ou sensação térmica.

O frio extremo estimula mudanças hormonais como resposta ao gasto energético da produção de calor. O efeito catabólico causado pelo aumento do cortisol e hormônio estimulador da tireoide (TSH), associado à proteólise, pode promover perda de massa muscular. Considerações para a avaliação prévia da dosagem hormonal e do estado nutricional do participante são importantes.[6]

DOENÇAS PROVOCADAS PELO FRIO

Hipotermia

Hipotermia é definida como temperatura corporal menor ou igual a 35 °C.[7] A medida da temperatura corpórea em campo não é factível. Por esse motivo, fatores clínicos são usados para guiar o diagnóstico. As principais manifestações clínicas da hipotermia são cerebrais e cardiovasculares. O resfriamento do cérebro leva a confusão, irritabilidade, letargia, perda da capacidade de tomada de decisões, sonolência e coma. Abaixo de 30 °C o débito cardíaco fica comprometido, ocorre bradicardia e é provável que ocorram arritmias. Abaixo de 28 °C o coração fica suscetível à fibrilação ventricular, que pode ser desencadeada pelo movimento.[7]

A hipotermia pode ser classificada de acordo com a temperatura corporal central em leve (32 a 35 °C), moderada (28 a 32 °C), severa (< 28 °C) e profunda (< 24 ou < 20 °C).[6] Os sintomas de hipotermia se correlacionam com a temperatura corporal. Na hipotermia leve, o indivíduo apresenta taquicardia e aumento de diurese; além disso, estão presentes tremores incoercíveis.

Podem ocorrer psicoses, confusão mental com dificuldade da capacidade de julgamento e perda do autocuidado. Na hipotermia moderada, os tremores cessam. Além disso, ocorrem bradicardia, bradipneia e perda de consciência. Na hipotermia severa, o indivíduo está inconsciente; podem ser difíceis a palpação de pulso e a detecção de respiração. Arritmias como fibrilação ventricular podem ocorrer com a manipulação da vítima. Midríase pode estar presente.[2] Porém, mesmo que o indivíduo pareça morto, "ninguém pode ser considerado morto até estar quente e morto".[7]

Frostbite

Frostbite é o congelamento de extremidades, mais comum em mãos, pés, nariz e orelhas, que ocorre geralmente em temperaturas abaixo de –15 °C.[8] A fisiopatologia da *frostbite* é composta por quatro fases, progredindo de lesão superficial de pré-congelamento até estase vascular com formação de trombos na microcirculação, isquemia e necrose tecidual, que pode ser irreversível, levando à amputação do membro afetado. A extremidade acometida só deve ser tratada em campo se não houver o risco de recongelamento.

Frostnip é uma lesão superficial não congelante associada à vasoconstrição intensa de áreas de pele exposta ao frio, geralmente em nariz, bochechas e orelhas, que ficam pálidos ou avermelhados e insensíveis. A lesão melhora com proteção e aquecimento; entretanto, se não reconhecida pode ser precursora de *frostbite*.[8]

As chamadas lesões não congelantes provocadas pelo frio são pé de trincheira, pérnio ou geladura e urticária. No pé de trincheira, frio, umidade e imobilidade por períodos prolongados causam danos a nervos periféricos, com perda de sensibilidade e alteração da cor e textura da pele, que podem resultar em necrose tecidual.[9]

Pérnio ou geladura são lesões avermelhadas em mãos, pés, pernas e coxas, com vesículas. Os sintomas são prurido, dor e sensação de queimadura que pioram com o aquecimento. É uma reação que aparece após 12 a 24 horas de exposição ao frio e tem evolução autolimitada, podendo durar de poucos dias a três semanas.[9]

A urticária pelo frio causa sintomas como hiperemia, prurido e edema na pele exposta. Podem ocorrer sintomas sistêmicos, como fadiga, cefaleia, dispneia e hipotensão. A causa da urticária ao frio é desconhecida, mas pode ser desencadeada por infecções virais e bacterianas. O tratamento com anti-histamínicos é a melhor opção. Sintomas graves podem necessitar de corticosteroides e adrenalina.[9]

FATORES DE RISCO PARA DOENÇAS RELACIONADAS AO FRIO

Fatores que impedem a termorregulação com vasoconstrição e a capacidade de produzir calor através de tremores aumentam o risco de doenças provocadas pelo frio. Ambientes frios exacerbam doenças cardíacas e respiratórias preexistentes.[5] A Tabela 1 apresenta os principais fatores de risco para doenças provocadas pelo frio.

PREVENÇÃO

Para minimizar os riscos de doenças provocadas pelo frio, os participantes devem investir no autocuidado. Para isso, precisam estar cientes dos fatores de risco, pesquisar e reconhecer mudanças nas condições meteorológicas antes da exposição ao ambiente e utilizar equipamentos e insumos para proteção.[10]

A avaliação médica deve incluir anamnese com perguntas direcionadas aos fatores de risco. Deve-se ter atenção ao nível de exigência física, antecedentes de doenças provocadas pelo frio, média da temperatura ambiente, velocidade do vento, altitude e potencial de imersão em água gelada.[11] O exame físico não é diferente de um exame médico detalhado. É importante ter considerações específicas sobre composição corporal, condições cardiovasculares, respiratórias, dermatológicas e exame neurológico.[11]

É fundamental o uso de vestimentas em sistema de camadas. A primeira camada fica em contato com a pele e não deve reter o suor. A camada intermediária mantém o calor e deve ser constituída de materiais como *fleece* ou lã. A terceira camada ou camada externa serve para proteção contra o vento e chuva, mas deve permitir ventilação e transferência da umidade.[11] Permanecer seco é fundamental. O acúmulo de suor na pele em um ambiente frio pode levar à hipotermia.[7] É importante lembrar que mudanças nas vestimentas são necessárias de acordo com as variações de temperatura e intensidade dos exercícios.[12] Os participantes devem ser encorajados a treinar previamente em ambientes com baixas temperaturas de maneira a adquirir experiência na própria adaptação.[12]

No caso de prevenção para *frostbite,* a recomendação é evitar roupas e calçados apertados, que dificultem a perfusão tecidual. Aquecedores de mãos e pés podem ser usados com o cuidado de não restringirem o fluxo sanguíneo dentro de meias e luvas. É fundamental a proteção de cabeça, pescoço, nariz, mãos, pés e olhos em situações de frio extremo. Além disso, recomenda-se que o indivíduo seja checado em dupla, de maneira intermitente, para lesões suspeitas.[8]

TABELA 1 Fatores de risco para doenças provocadas pelo frio

Redução da produção de calor	Aumento da perda de calor	Alteração da termorregulação	Outras	Condições que pioram com a exposição ao frio
Relacionados ao exercício • Inatividade e sedentarismo • Fadiga • Depleção de energia • Privação de sono	Fatores ambientais • Temperatura • Vento • Chuva • Suor • Imersão em água gelada	Origem periférica • Trauma • Neuropatias • Transecção da medula espinhal	Infecções	Respiratórias • Asma • Doença pulmonar obstrutiva crônica
Fatores endócrinos • Hipopituitarismo • Insuficiência adrenal • Hipotireoidismo • Hipoglicemia • Diabetes	Composição corporal • Baixo percentual de gordura	Origem central • Lesão ou trauma do SNC • AVC • Hemorragia subaracnóidea • Esclerose múltipla • Parkinson • Disfunção hipotalâmica	Insuficiência renal	Cardíacas • Doença arterial coronariana • Insuficiência cardíaca
Extremos de idade • Crianças • Idosos acima de 60 anos	Fatores dermatológicos • Queimaduras • Psoríase • Ictiose • Dermatites • Hiperidrose	• Abuso de álcool e drogas • Tabagismo • Medicamentos	Antecedente de doença provocada pelo frio	Vasculares • Síndrome de Raynaud
	Extremos de idade • Crianças • Idosos acima de 60 anos	Vascular • Doença arterial periférica • Síndrome de Raynaud • Diabetes		
	Roupas com isolamento inadequado	Luvas e calçados apertados		

AVC: acidente vascular cerebral; SNC: sistema nervoso central.
Fonte: adaptada de Castellani el al., 2016.[5]

O consumo de calorias deve ser adequado para o uso energético com produção de calor. Pode ocorrer aumento de 10 a 40% das demandas energéticas no frio em virtude das respostas fisiológicas para a manutenção da temperatura corporal. Manter uma boa hidratação é importante para manter o mecanismo de termorregulação cardiovascular.[11]

Recomendam-se avaliação e monitoramento psicológico. São reportadas alterações cognitivas e emocionais em participantes de atividades em ambientes isolados, confinados e extremos (ICE).[6,10] Alterações hormonais contribuem para mudanças comportamentais que podem causar impacto e prejuízo na performance e no convívio interpessoal, aumentando os riscos de adoecimento e acidentes.[10]

FISIOLOGIA DA RESPOSTA AO CALOR

A termorregulação é um conjunto de alterações fisiológicas que ocorrem no organismo com o objetivo de manter a temperatura central em torno de 37 °C.

Existem quatro processos principais que envolvem a perda de calor pelo corpo: condução, convecção, radiação e evaporação:[3]

- **Condução:** a troca de calor ocorre por contato entre duas superfícies.
- **Convecção:** o corpo troca calor com a passagem do ar ou imersão na água.
- **Radiação:** transferência de calor que ocorre por meio de raios ultravermelhos sem contato entre os objetos.
- **Evaporação:** a perda de calor se dá pela transferência através do suor. A taxa de evaporação depende de condições ambientais e climáticas. A alta umidade é um dos fatores de maior impacto durante a prática esportiva, podendo impedir a evaporação.

A aclimatação ao calor é uma adaptação do organismo com o objetivo de melhorar as respostas fisiológicas e a tolerância ao calor. Geralmente o processo dura entre 10 e 14 dias. As recomendações para os atletas que competirão em ambientes quentes são realizar treinos de 60 a 90 minutos/dia, com início de intensidade e duração menores, aumentando de acordo com a resposta adaptativa individual.[13] É importante o uso de roupas adequadas, períodos de descanso e atenção à reposição de sais e fluidos.

As principais respostas adaptativas ao calor são: aumento do volume plasmático, aumento da taxa de sudorese, vasodilatação periférica, redução da concentração de sódio no suor, aumento da produção de aldosterona e menor elevação da temperatura central.[3]

FATORES DE RISCO DAS DOENÇAS RELACIONADAS AO CALOR

Os fatores de risco para doenças provocadas pelo calor podem ser ambientais, individuais, condições médicas e uso de drogas e medicamentos.

Os fatores ambientais são considerados os mais relevantes no desenvolvimento das doenças relacionadas ao calor. Dentre eles estão temperatura elevada, umidade elevada, pouco vento e áreas de grande exposição, como desertos e regiões com poucas árvores.

A desidratação pode ser um fator de risco individual. Extremos de idade como crianças e idosos apresentam déficit na termorregulação e estão mais suscetíveis. Indivíduos sedentários ou com baixo condicionamento físico também têm maiores riscos, pois precisam produzir mais energia para realizar as atividades e, consequentemente, produzir mais calor se comparados aos indivíduos condicionados. O aumento de gordura corporal se apresenta como um fator de risco, pois o tecido adiposo age como um isolante térmico, dificultando a perda de calor pelo organismo.[13]

Algumas condições médicas funcionam como fatores de risco ao surgimento das doenças relacionadas ao calor. Dentre elas estão doenças que causam febre, doenças de pele, queimaduras, diarreias, transtornos endócrinos, doenças cardiovasculares, indivíduos que já apresentaram doença pelo calor previamente, traço falciforme e privação de sono.

Medicações e drogas ilícitas podem tanto atuar no aumento da produção interna de calor como interferir na capacidade do organismo em transferir calor para o ambiente de modo eficiente. Anticolinérgicos, antidepressivos, diuréticos, betabloqueadores, anfetaminas, álcool e cocaína são alguns exemplos.

DOENÇAS RELACIONADAS AO CALOR

Câimbras pelo calor

As câimbras pelo calor podem ser classificadas como subtipos das câimbras relacionadas ao exercício. São fatores causais: desidratação, fadiga muscular e distúrbios hidroeletrolíticos, fator fisiopatológico principal na etiologia quando associada ao exercício. O quadro clínico é caracterizado por contraturas musculares involuntárias e dolorosas, de modo intermitente, com duração média de 1 a 3 minutos. Não são graves, mas têm como característica a necessidade de interromper a atividade, trazendo prejuízo na performance.

O tratamento imediato é repouso e alongamento passivo. É importante realizar reposição de água e eletrólitos através de bebidas isotônicas ou hipertônicas, que contenham pelo menos de 2 a 5 mEq/L de potássio e de 20 a 30 mEq/L de sódio.

Exaustão pelo calor

Na exaustão pelo calor ocorre a elevação da temperatura central do corpo até o máximo de 40,5 °C, levando a uma incapacidade do indivíduo em manter suas atividades. É mais frequente em indivíduos que estão desidratados e não aclimatados.

Condições clínicas presentes na exaustão ao calor são: irritabilidade, fraqueza, hipotensão ortostática, cefaleia, suor excessivo, tontura, náuseas e vômitos, fotofobia, taquicardia, edema e aumento do fluxo sanguíneo periférico.

Na exaustão pelo calor, o aumento da temperatura central ainda não é capaz de causar grave prejuízo ao sistema de termorregulação, não ocorrendo lesão de órgãos-alvo nem comprometimento do sistema nervoso central (SNC). Entretanto, se não tratada, leva a quadros mais graves.[3]

As medidas de tratamento iniciais são retirar roupas e equipamentos que estiverem restringindo a capacidade de perda de calor pela evaporação, e remover o indivíduo para um local com sombra. Além disso, deve-se manter o decúbito dorsal com membros inferiores elevados para melhorar o retorno venoso.[3]

Podem ser feitas ações no local para resfriamento corporal, como colocar toalhas ou roupas molhadas ou, se disponível, saco de gelo próximo às artérias mais calibrosas em região de axilas e virilhas. A imersão de tronco e extremidades em água gelada é recomendada.

Como a desidratação é um fator de risco, deve-se aumentar a ingestão de líquidos, de 1 a 2 L em 2 a 4 horas, além de associar à ingestão de bebidas isotônicas ou hipertônicas para repor a perda de eletrólitos.

Insolação (*heat stroke*)

A insolação é a elevação da temperatura central corporal acima de 40,5 °C associada a alterações do SNC.[3] Há uma perda do controle da termorregulação pelo organismo. As condições ambientais mais frequentes nessa condição são altas temperatura e umidade. Entretanto, pode ocorrer quadro de insolação em condições ambientais mais amenas, quando há realização de atividades esportivas em alta intensidade.[13]

Além das desordens do SNC, ocorrem lesões de órgãos-alvo como rins, coração e tecido musculoesquelético, pela lesão em nível celular. O tecido cerebral é extremamente sensível ao estresse térmico e ataxia costuma ser uma manifestação precoce. Outros sintomas incluem: tontura, desorientação temporoespacial, confusão mental e mudanças de comportamento e diminuição do nível de consciência.

O manejo inicial é o mesmo da exaustão pelo calor, entretanto se deve avaliar prioritariamente as medidas de suporte básico de vida por se tratar de uma emergência médica. Com a vítima estabilizada, na sequência deve-se ter como objetivo principal o resfriamento do corpo. O protocolo de resfriamento visa baixar a temperatura corporal para 38,5 °C nos primeiros 30 minutos. Esse resfriamento pode ser feito por meio de imersão do tronco do paciente em água gelada, com temperatura em torno de 17 a 15 °C. A taxa de resfriamento deve ser de 1 °C a cada 5 minutos, com o cuidado de evitar o risco de afogamento em indivíduos com rebaixamento do nível de consciência.[3]

A hidratação do indivíduo deve ser realizada por via intravenosa. Utiliza-se de 1 a 2 litros de soro fisiológico 0,9% e, se houver suspeita de hiponatremia associada (sódio sérico menor que 130), administrar solução salina hipertônica (3%). A remoção hospitalar com suporte de UTI é necessária e faz parte do planejamento no manejo do paciente com insolação.[3]

ÍNDICE DE TEMPERATURA DO GLOBO ÚMIDO

O índice de temperatura de lobo úmido (ITGU) avalia a sobrecarga térmica sobre um indivíduo, calculado através de umidade, temperatura ambiente e índice de radiação solar. Esse índice é um recurso importante quando disponível, pois avalia o risco de doenças relacionadas ao calor, assim como auxilia na implementação de medidas e limitações a serem consideradas em atividades no calor.

NUTRIÇÃO EM ALTITUDE

A perda de peso é muito comum em indivíduos que vivem em baixas altitudes (abaixo de 1.500 m acima do nível do mar) e viajam para altitudes elevadas; isso ocorre em virtude da supressão de apetite e de alterações endócrino-metabólicas. A perda ponderal varia individualmente, porém, de uma forma geral, está diretamente relacionada ao tempo de exposição ambiental e à altitude absoluta. Assim, quanto mais tempo se passa em altitudes elevadas, e quanto mais elevada é a altitude, mais significativa tende a ser a perda de peso, gordura e massa livre de gordura.[12] Esse fenômeno parece ser mais intenso em homens que em mulheres.

Os principais fatores que influenciam no balanço energético em altitude estão ilustrados na Figura 1.

A necessidade energética varia consideravelmente conforme o esforço realizado e a altitude alcançada. Um estudo mostrou aumento da taxa metabólica basal (TMB) de 27% (no 2º dia) e 17% (após 10 dias) em homens, a 4.300 m de altitude, comparada à TMB ao nível no mar.[14] Maiores taxas de aumento da TMB e de perda de peso ocorrem em altitudes acima de 5.000 m.[14]

As principais causas da perda de peso em altitude são:

- **Fatores neuroendócrinos:**[15] muitos hormônios têm sido estudados por seu papel mediador nas sensações de fome e saciedade em altitude. Os principais são leptina, insulina e grelina, que têm relação mais direta com o HIF-1 (*hypoxia inducible factor 1*, um dos principais fatores de transcrição expressos no ambiente de hipóxia hipobárica e que atua em diversos processos metabólicos nesse ambiente).
- **Doenças agudas relacionadas à altitude:** especialmente mal agudo de altitude, que pode cursar com anorexia, náuseas e vômitos.

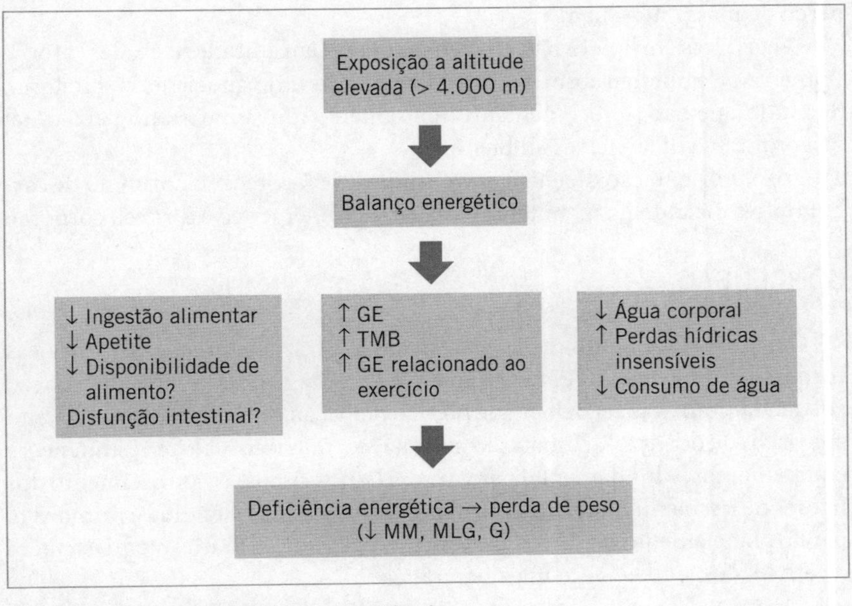

FIGURA 1 Balanço energético em altitude.

G: gordura corporal; GE: gasto energético; MLG: massa livre de gordura; MM: massa muscular; TMB: taxa metabólica basal.

Fonte: adaptada de Luks et al., 2021.[13]

- **Distúrbios do sono:** comuns em altitude, também podem contribuir para o efeito catabólico da hipóxia, em decorrência das alterações na produção de alguns hormônios hipofisários (GH, prolactina e progesterona).[14]
- **Fatores gastrintestinais:** o ambiente de hipóxia hipobárica pode interferir no fluxo sanguíneo para o trato gastrintestinal, com repercussões na digestão e absorção de macronutrientes. Esse mecanismo fisiopatológico não é completamente claro até o presente momento.

Recomendações dietéticas em ambiente de altas altitudes

Historicamente, as recomendações dietéticas em altitude têm sido baseadas fortemente em casos anedóticos, uma vez que as evidências científicas sobre o assunto são escassas. Entretanto, é consenso que o ponto fundamental é manter o balanço energético positivo, para minimizar a perda de peso.

Seria razoável supor que uma dieta hiperproteica atenuaria a perda de massa livre de gordura em altitude. No entanto, até o presente momento, essa hipótese não se confirmou. Para atenuar o catabolismo muscular, as estratégias que priorizam maior aporte de carboidratos são mais eficazes em amenizar a perda de massa muscular.

Dietas ricas em lípides não são bem toleradas em altitudes elevadas (provavelmente pela questão absortiva) e podem interferir no quociente respiratório, de modo que não se recomenda rotineiramente um aumento no percentual de gordura na dieta nesses ambientes.

Logo, a orientação dietética em altitude deve favorecer o consumo de carboidratos, focando na manutenção do balanço energético e do peso corporal.

CONCLUSÃO

O frio, o calor e a altitude são estressores que trazem mudanças fisiológicas corporais consideráveis. A prevenção é a chave para o sucesso. Uma preparação adequada, com avaliação de saúde pré-participação e aconselhamento quanto aos riscos de doenças, aclimatação, hidratação, nutrição, uso de vestimentas e equipamentos, é fundamental para minimizar os riscos. O conhecimento dos fatores de risco individuais, ambientais e da atividade pretendida é primordial para o planejamento das ações preventivas para que os praticantes desfrutem de atividades *outdoor* com mais segurança.

REFERÊNCIAS

1. Silvestre D, Arantes RME. Medicina polar. In: Schlaad JRM, Schlaad SW. Medicina em áreas remotas no Brasil. Barueri: Manole; 2019. p.458-75.
2. Ribeiro TC, Bizaco R. Hipotermia acidental e doenças relacionadas ao frio. In: Schlaad JRM, Schlaad SW. Medicina em áreas remotas no Brasil. Barueri: Manole; 2019. p.390-407.
3. Lipman GS, Gaudio FG, Eifling KP, Ellis MA, Otten EM Grissom CK. Wilderness Medical Society clinical practice guidelines for the prevention and treatment of heat illness: 2019 update. Wilderness Environ Med. 2019;30(4):S33-46.
4. Luks AM, Auerbach PS, Freer L, Grissom CK, Keyes LE, McIntosh SE, et al. Wilderness Medical Society practice guidelines for the prevention and treatment of acute altitude illness: 2019 update. Wilderness Environ Med [Internet]. 2019;30(4). Disponível em: https://www.mountainguides.com/pdf/WMS-Altitude-Guidelines.pdf. Acesso em 24 ago. 2024.
5. Castellani JW, Young AJ. Human physiological responses to cold exposure: Acute responses and acclimatization to prolonged exposure. Autonomic Neuroscience. 2016;196:63-74.
6. Moraes MM, Mendes TT, Gonçalves DAP, Arantes RE. Antártica em Minas Gerais. Avanços científicos nas áreas de medicina/fisiologia, microbiologia e arqueologia do polo Sul e sua importância para o Brasil. Belo Horizonte: Imprensa Universitária da UFMG; 2021. p.298-327.
7. Dow J, Giesbrecht GG, Danzl DF, Brugger H, Sagalyn EB, Walpoth B, et al. Wilderness Medical Society clinical practice guidelines for the out-of-hospital evaluation and treatment of accidental hypothermia: 2019 update. Wilderness Environ Med. 2019;30(4):S47-69.
8. McIntosh SE, Freer L, Grissom CK, Auerbach PS, Rodway GW, Cochran A, et al. Wilderness Medical Society Clinical practice guidelines for the prevention and treatment of frostbite: 2019 update. Wilderness Environ Med. 2019;30(4):S19-32.
9. Imray C, Castelinni JW. Non-freezing injuries. In: Auerbach PS. Wilderness medicine. 6. ed. Philadelphia: Elsevier; 2012. p.171-80.
10. Barros-Delben P, Cruz RM, Cardoso GDM, Ariño DO, Pereira GK, Lopez M. Gerenciamento do comportamento seguro para manutenção da vida na Estação Antártica Brasileira. Revista Psicologia Organizações e Trabalho, 2020;20(1):883-90.
11. Fudge JR, Bennett BL, Simanis JP, Roberts WO. Medical evaluation for exposure extremes. Clin J Sport Med. 2015;25(5):432-6.
12. Luks AM, Ainslie PN, Lawley JS, Roach RC, Simonson T. Ward, Milledge & West's high altitude medicine and physiology. 6. ed. Boca Raton: CRC Press; 2021. p.263-80.
13. Pryor RR, Bennett BL, O'Connor FG, Young JMJ, Asplund CA. Medical evaluation for exposure extremes: heat. Wilderness Environ Med. 2015;26(4):69-75.
14. Schlaad JRM, Roucourt MBLM. Nutrição e desnutrição em ambientes extremos. In: Schlaad JRM, Schlaad SW. Medicina em áreas remotas no Brasil. Barueri: Manole; 2019. p.76-89.
15. Matu J, Gonzalez JT, Ispoglou T, Duckworth L, Deighton K. The effects of hypoxia on hunger perceptions, appetite-related hormone concentrations and energy intake: a systematic review and meta-analysis. Appetite. 2018;125:98-108.

48

Excedendo os limites humanos

Cosme Franklim Buzzachera

INTRODUÇÃO

O treinamento físico-esportivo tem como finalidade preparar o atleta para atingir um determinado resultado competitivo. O sucesso de um programa de treinamento depende de sua organização ao longo da temporada competitiva e requer uma distribuição individualizada e progressiva de cargas de treinamento, buscando a otimização da performance atlética. A distribuição de cargas de treinamento deve respeitar as caraterísticas físicas, fisiológicas e psicológicas do atleta, proporcionando estímulos necessários para, no longo prazo, induzir respostas adaptativas capazes de atender às demandas severas do treinamento e da competição. Assim, os profissionais do esporte devem ser competentes para planejar, organizar e controlar minuciosamente a distribuição das cargas de treinamento ao longo das temporadas competitivas.

A relação entre a distribuição das cargas de treinamento e o desempenho atlético tem sido muito discutida na literatura científica nas últimas décadas.[1] Atualmente, acredita-se que períodos intensos de treinamento físico, nos quais cargas de treinamento elevadas são rigorosamente aplicadas ao atleta, são fundamentais para o sucesso competitivo. Quando aplicadas, essas cargas de treinamento elevadas causam uma piora momentânea no desempenho atlético, motivada por um processo natural de fadiga que pode se prolongar por horas ou dias. No entanto, essas cargas elevadas oferecem ao atleta um estímulo apropriado que favorece respostas adaptativas ideais, capazes de culminar na otimização da performance física. No entanto, as respostas adaptativas ideais dependerão do tempo de recuperação do atleta. Portanto, profissionais do esporte devem considerar não só a carga de treinamento, mas também o tempo de recuperação necessário para otimizar respostas adaptativas e favorecer o desempenho de seu atleta.

Em certos momentos da temporada, como na fase de polimento prévia à competição, busca-se privilegiar a recuperação completa do atleta, proporcionando um período de recuperação prolongado entre as sessões de treinamento físico. Embora um tempo de recuperação completo possa ser adequado para permitir que o atleta tolere novas cargas de treinamento, as respostas adaptativas podem ser atenuadas. Em outras ocasiões, recomenda-se um tempo de recuperação deliberadamente incompleto, favorecendo as respostas adaptativas do atleta. Esse modelo implica que a aplicação de uma carga de treinamento, somada a um tempo de recuperação insuficiente, resulte em uma piora momentânea no desempenho atlético. No entanto, um período de recuperação apropriado favorece estímulos adaptativos compensatórios, os quais, ao longo do tempo, culminam na melhoria da performance físico-esportiva.[2] Esse modelo de "supercompensação" é ilustrado na Figura 1.

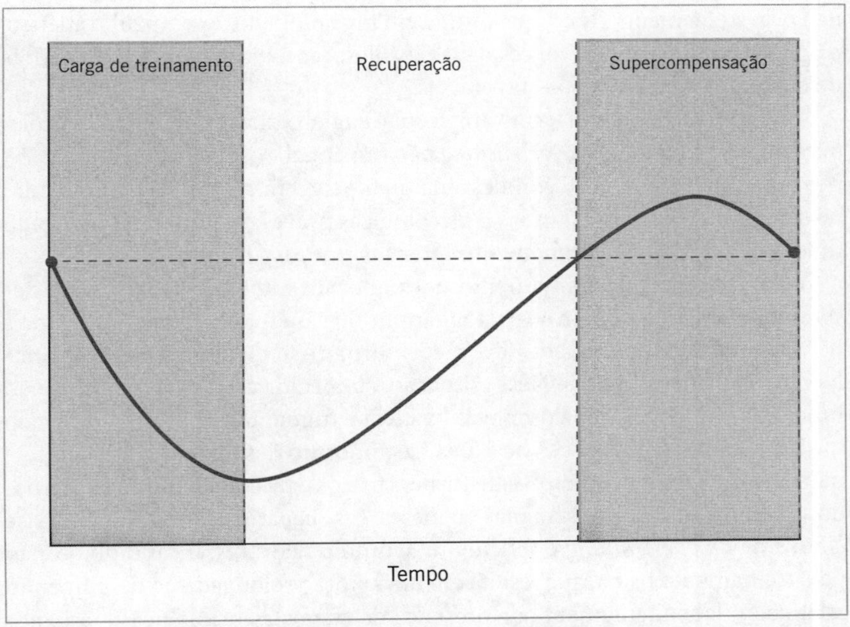

FIGURA 1 Modelo de "supercompensação" em um programa de treinamento físico.[2]

CONTINUUM DO *OVERTRAINING*

A fadiga é um fenômeno complexo, que tem sido amplamente estudado na literatura científica.[3] De maneira simplificada, fadiga refere-se a uma resposta natural aos estímulos agudos e crônicos do treinamento físico-esportivo. Contudo, por definição, fadiga induzida pelo esforço físico é uma redução momentânea no desempenho, refletida por um declínio na capacidade de produzir força muscular ou até mesmo pela incapacidade de produzir força.[3] As consequências inerentes à fadiga não se limitam às pioras nos aspectos motores do esforço físico, mas estendem-se à função cognitiva, envolvendo efeitos secundários típicos, como uma maior sensação de cansaço e fraqueza. A fadiga, portanto, é um processo necessário dentro de um programa de treinamento físico-esportivo, em que pioras momentâneas no desempenho atlético, que podem se prolongar por horas ou dias, serão compensadas posteriormente por respostas adaptativas favoráveis que induzem a uma melhor performance físico-esportiva do atleta no futuro.

Esse modelo de "supercompensação", ilustrado na Figura 1, alinha-se a um fenômeno temporário de enorme interesse na literatura científica, denominado *overreaching*. Por definição, *overreaching* é um acúmulo de estresse, causado ou não pelo treinamento físico, que resulta em uma piora no desempenho atlético, na presença ou ausência de respostas fisiológicas e psicológicas indicadoras de estímulos adaptativos desfavoráveis.

Overreaching é um termo amplo, que engloba duas diferentes condições: *overreaching* funcional e *overreaching* não funcional.[2] Especificamente, o *overreaching* funcional é uma condição na qual ocorrem pioras no desempenho na ausência de respostas físicas e psicológicas graves ou prolongados, sendo típicas de períodos de treinamento intensos (*training camps*).

Caso as cargas de treinamento permaneçam intensas, declínios no desempenho atlético podem se prolongar por dias ou mesmo semanas, e sinais de estímulos adaptativos desfavoráveis tornam-se evidentes nas respostas fisiológicas e psicológicas. Nessa situação, conhecida como *overreaching* não funcional, a recuperação completa do atleta é fundamental.

No entanto, em algumas ocasiões, declínios no desempenho atlético tornam-se ainda mais evidentes, e distúrbios físicos e psicológicos são exacerbados, prolongando-se por semanas ou meses. Esse cenário caótico denomina-se síndrome de *overtraining* e reflete um acúmulo de estresse, causado ou não pelo treinamento físico, que resulta em uma piora prolongada no desempenho atlético, independentemente da presença de respostas fisiológicas e psicológicas indicadoras de estímulos adaptativos pouco favoráveis. Nessa condição, atletas podem experimentar, além dos distúrbios físicos e psicológicos, como reduzido vigor e cansaço extremo, outras desordens que podem surgir simultaneamente e comprometer o desempenho atlético, incluindo distúrbios alimentares, privação de sono, doenças infecciosas, entre outros. A Tabela 1 ilustra as principais diferenças entre fadiga, *overreaching* e síndrome de *overtraining*, sob a forma de um modelo denominado *continuum* do *overtraining*.[2]

TABELA 1 *Continuum* do *overtraining*: fadiga, *overreaching* e *overtraining*.[2]

	Treinamento (sobrecarga)	Período intenso de treinamento físico		
Processo	Fadiga aguda	*Overreaching* funcional	*Overreaching* não funcional	Síndrome de *overtraining*
Período de recuperação	Dias	Dias-semanas	Semanas-meses	Meses-anos
Desempenho atlético	Melhoria	Piora temporária	Piora constante	Deterioração
Nível de estresse	Baixo	Moderado	Alto	Extremo

Atualmente, há pouco conhecimento sobre a prevalência e a incidência da síndrome de *overtraining* em atletas recreacionais e de elite. A dificuldade em diagnosticar a síndrome e seu surgimento explicam, ao menos em parte, o reduzido número de estudos na literatura científica. Investigações preliminares, contudo, indicam que a prevalência da síndrome de *overtraining* em atletas de *endurance* envolvidos em um programa de treinamento físico intenso pode ser elevada, variando entre 7 e 21%.[4] Além disso, o risco de desenvolvimento da síndrome ao longo da carreira esportiva é acentuado, variando de 33% em atletas recreacionais a 64% em atletas de elite.[5] É importante ressaltar, no entanto, que tais achados derivam de estudos observacionais com métodos retrospectivos, que apresentam um alto risco de viés de recordação, em que eventos passados podem ser relatados de maneira imprecisa ou incompleta. Diante disso, é evidente a necessidade do surgimento de novas técnicas capazes de diagnosticar objetivamente a síndrome do *overtraining*.

Diagnóstico e avaliação da síndrome de *overtraining*

Diagnosticar a síndrome de *overtraining* é um desafio e, na maioria dos casos, é feito retrospectivamente. Um declínio inexplicado no desempenho atlético, acompanhado por limitados estímulos adaptativos que persistem ao longo do tempo, pode contribuir para o diagnóstico clínico da síndrome.

Outros fatores bioquímicos, hormonais e fisiológicos podem ser úteis no diagnóstico, mas, pela grande variabilidade de respostas entre indivíduos e pela falta de robustez científica que evidencie seu papel diagnóstico, é necessário agir com cautela. De fato, houve vários avanços no conhecimento dos mecanismos patológicos responsáveis pela síndrome de *overtraining*, mas ainda há uma demanda considerável por ferramentas capazes de detectá-la precocemente. Uma solução proposta poderia ser o diagnóstico por exclusão, no qual são eliminados todos os possíveis fatores capazes de causar uma deterioração no desempenho atlético e no estado de humor, uma resposta psicológica típica na síndrome do *overtraining*. O diagnóstico definitivo da síndrome requer a exclusão de doenças infecciosas como miocardites, hepatites e mononucleose, doenças endocrinológicas, incluindo o diabetes, e anemia ferropriva. A exclusão de distúrbios alimentares, como bulimia e anorexia, também deve ser considerada.[6]

Um dos principais fatores determinantes para a síndrome de *overtraining* é o erro na prescrição da carga de treinamento em relação ao tempo de recuperação necessário. No entanto, a relação entre carga de treinamento e tempo de recuperação não é o único fator predisponente para a síndrome.

De fato, o número excessivo de eventos competitivos durante uma temporada, por exemplo, pode contribuir para o surgimento da síndrome. Outros fatores, contudo, podem exacerbar a síndrome de *overtraining*, e devem ser considerados no diagnóstico por exclusão. Um exemplo são os aspectos nutricionais, os quais incluem a redução da ingestão nutricional e/ou a depleção de substratos energéticos, principalmente carboidratos e proteínas, sem uma adequada reposição. A falta de minerais, como ferro, sódio, magnésio, e fósforo, e vitaminas do complexo B, além da redução nas concentrações de certos aminoácidos, como carnitina, glutationa e glutamina, ou aumento na concentração de triptofano, também devem ser considerados. A combinação desses aspectos nutricionais pode contribuir para um estado de imunossupressão, aumentando o risco para o advento de doenças infecciosas, as quais, por sua vez, dificultam o diagnóstico correto da síndrome de *overtraining*.

A síndrome de *overtraining* é o resultado do acúmulo de diversas fontes de estresse da vida cotidiana. Além do treinamento físico-esportivo *per se*, as principais fontes de estresse incluem privação de sono, exposição a condições ambientais adversas, como calor e frio extremos e altitude elevada, dificuldades interpessoais, mudança de residência, pressão no ambiente de trabalho, entre outras. Esses fatores estressores ativam o sistema endócrino, desencadeando respostas hormonais capazes de serem mensuradas. Nesse contexto, medidas das concentrações plasmáticas de hormônios dos principais eixos hipotalâmicos, como o eixo hipotálamo-hipófise-adrenal e o eixo hipotálamo-hipófise-gônadas, têm sido propostas como indicadores válidos para o reconhecimento prematuro da síndrome de *overtraining*.[7] Um exemplo é a relação entre as concentrações plasmáticas dos hormônios testosterona e cortisol, a qual tem sido sugerida há anos como um indicador precoce da síndrome.

No entanto, atualmente se acredita que a razão testosterona-cortisol seja apenas um marcador do estresse físico momentâneo, causado ou não pelo treinamento físico, e não um indicador precoce da síndrome de *overtraining*. Pode-se concluir, portanto, que medidas basais de concentrações plasmáticas de hormônios, como cortisol, testosterona e inúmeros outros, são incapazes de distinguir atletas suscetíveis ao surgimento da síndrome de *overtraining*.

A literatura científica sugere que múltiplas fontes de estresse associadas à síndrome de *overtraining* influenciam não só respostas hormonais, mas também respostas bioquímicas capazes de serem facilmente mensuradas.[2] De fato, uma redução no pico da concentração de lactato sanguíneo durante exercício físico máximo é um achado frequente em estudos científicos focados no *overtraining*. No entanto, tais respostas são influenciadas pelo nível de treinamento do atleta e/ou seus estoques iniciais de glicogênio muscular e hepático, reduzidos durante períodos intensos de treinamento. Outros parâmetros bioquímicos de interesse incluem a creatinoquinase (CK), que apresenta aumentos substanciais e prolongados em resposta a períodos intensos de treinamento, e a ureia.

Em uma investigação preliminar, Halson et al.[8] demonstraram que, após duas semanas de treinamento físico intenso, um grupo de ciclistas treinados apresentou declínios no desempenho atlético e no estado de humor, associados a aumentos nas concentrações de CK e ureia. Hoje, acredita-se que esses parâmetros bioquímicos e outros, como glutamina, glutamato, creatinina, proteína C-reativa e ferritina, entre outros, não sejam capazes de detectar precocemente a síndrome de *overtraining*, mas podem oferecer informações úteis sobre o estado de saúde atual do atleta, sendo assim valiosas para o diagnóstico por exclusão.[2]

A presença de aspectos psicológicos típicos pode auxiliar o diagnóstico da síndrome de *overtraining*. Com o uso de questionários validados pela literatura científica, como o Perfil de Estados de Humor (POMS), pode-se observar uma predominância de fatores negativos no estado de humor durante um período intenso de treinamento físico, como depressão, raiva e fadiga, entre outros, em contraposição à menor presença de fatores positivos.[9] Esses aspectos parecem variar de forma linear com a carga de treinamento, evidenciando uma associação direta entre aumentos no volume e/ou intensidade e distúrbios mais acentuados no estado de humor.

Esses padrões dose-resposta têm sido corroborados por outras medidas autorreportadas, como o esforço percebido e a sensação de dor muscular. É importante ressaltar que os distúrbios no estado de humor do atleta tendem a preceder alterações nos indicadores hormonais e bioquímicos relacionados ao aumento nas cargas de treinamento. Além disso, em atletas com sinais de síndrome de *overtraining*, esses distúrbios parecem ser mais graves e possuir características distintas em comparação aos atletas sem sintomas evidentes. Logo, o monitoramento do estado de humor pode desempenhar um papel crucial na gestão das cargas de treinamento físico, ajudando a mitigar o risco de desenvolvimento da síndrome de *overtraining*.

No entanto, avaliações psicológicas enfrentam um desafio único que afeta sua precisão: alguns atletas podem distorcer respostas, particularmente em questões sensíveis ou pessoais, apresentando-se de acordo com as expectativas sociais e fingindo estarem bem. Outras formas de distorção incluem coerção, fingir se sentir mal para aliviar as cargas de treinamento físico, ou até mesmo responder de forma aleatória por falta de interesse. Garantir um certo grau de confidencialidade das respostas, enfatizando que elas não serão utilizadas para critérios de seleção, e fornecer treinamento na aplicação dos questionários, podem ajudar a reduzir, pelo menos em parte, muitas dessas distorções.

Prevenção da síndrome de *overtraining*

Em virtude das graves consequências para o desempenho atlético e a saúde do atleta, a prevenção da síndrome de *overtraining* é crucial para os profissionais do esporte. Identificar precocemente desequilíbrios na relação entre cargas de treinamento e tempo de recuperação é fundamental para evitar o desenvolvimento da síndrome. Portanto, é recomendável monitorar a carga de treinamento do atleta, de preferência diariamente, utilizando ferramentas simples e informativas, como diários de treinamento, questionários retrospectivos e observação direta, além de parâmetros fisiológicos e psicológicos de reconhecida importância.[2] Um exemplo de ferramenta amplamente usada no âmbito esportivo para monitorar cargas de treinamento é a Session RPE. Nesse método, o esforço percebido durante a sessão de treinamento é reportado pelo atleta usando a escala categórica de Borg e multiplicado pela duração total da sessão de treinamento, em minutos. A utilidade da Session RPE no monitoramento de cargas de treinamento durante a temporada competitiva tem sido comprovada experimentalmente.[10]

Outro método eficiente para monitorar a relação entre as cargas de treinamento e o tempo de recuperação necessário para otimizar respostas adaptativas do atleta é a gestão adequada da recuperação e do sono. Atletas devem reservar, no mínimo, um dia de repouso passivo por semana. Esse período pode servir para aliviar os desafios inerentes ao esporte e incentivar o atleta a se dedicar a atividades cotidianas alheias ao esporte. A falta de um dia de repouso passivo na semana, particularmente durante períodos intensos de treinamento físico, parece desencadear sinais de recuperação incompleta e deve ser evitada. Além disso, atletas devem evitar a redução das horas de sono, pois isso afeta negativamente não só funções cognitivas, mas também o desempenho atlético. É importante ressaltar que as necessidades de sono variam entre os atletas e, desse modo, prescrever uma quantidade específica de sono pode ser inadequado. Recomenda-se, assim, que cada atleta busque uma quantidade de sono que os mantenha alerta durante o dia.

O cerne da síndrome de *overtraining* pode estar associado, ao menos parcialmente, a períodos intensos de treinamento físico, combinados com um tempo de recuperação insuficiente, o que pode resultar em uma deterioração do desempenho atlético. Logo, acredita-se que a reduzida disponibilidade de glicogênio muscular e hepático deve ser considerada, principalmente por sua relação com o sistema endócrino. De fato, níveis elevados de catecolaminas, cortisol e glucagon, combinados com níveis baixos de insulina, podem modificar a mobilização e utilização de carboidratos e lipídios durante o esforço físico. Portanto, recomenda-se aos atletas uma adequada reposição de carboidratos, particularmente durante períodos intensos de treinamento físico.

CONCLUSÃO

A falta de um critério definitivo no diagnóstico precoce da síndrome de *overtraining* é um problema a ser resolvido por profissionais do esporte no futuro. A necessidade de um indicador acurado para detectar precocemente a síndrome, capaz de se adaptar às variações na carga de treinamento físico, e não ser influenciado por outros fatores externos, é evidente. Tal indicador, quando possível, deveria ser prático, minimamente invasivo, econômico e amplamente disponível para a comunidade esportiva. Nesse contexto, profissionais do esporte devem concentrar-se na identificação prematura de declínios inexplicados no desempenho atlético, acompanhados por limitados estímulos adaptativos que persistem ao longo do tempo. Por fim, profissionais do esporte devem ainda considerar outras recomendações, as quais, embora especulativas, podem contribuir para evitar o surgimento da síndrome de *overtraining*:

- Monitorar a carga de treinamento do atleta, de preferência diariamente, e sua relação com pioras no desempenho atlético.

- Organizar e individualizar as cargas de treinamento físico, particularmente volume e intensidade, adaptando-as conforme necessário.
- Permitir ao atleta, quando necessário, um dia completo de repouso passivo, especialmente em períodos intensos de treinamento físico.
- Monitorar o tempo diário de sono, considerando aspectos individuais e fatores externos como viagens, fusos horários e agentes estressores externos, como calor/frio e altitude.
- Incentivar a manutenção de hábitos saudáveis, incluindo uma alimentação adequada em termos de macro e micronutrientes, juntamente com adequada hidratação.
- Reconhecer a importância de agentes estressores externos, como dificuldades interpessoais, mudança de residência, pressão no ambiente de trabalho, entre outros, que podem deteriorar o desempenho esportivo do atleta.
- Identificar precocemente distúrbios alimentares, privação de sono, possíveis lesões e doenças infecciosas que possam comprometer a saúde do atleta, ajustando o programa de treinamento físico-esportivo, se necessário.
- Trabalhar de forma multidisciplinar, reconhecendo a importância de numerosos profissionais capazes de atuar de modo decisivo na saúde e performance do atleta.

REFERÊNCIAS

1. West SW, Clubb J, Torres-Ronda L, Howells D, Leng E, Vescovi JD, et al. More than a metric: how training load is used in elite sport for athlete management. Int J Sports Med. 2021;42(4):300-6.
2. Meeusen R, Duclos M, Foster C, Fry A, Gleeson M, Nieman D, et al.; European College of Sport Science, & American College of Sports Medicine. Prevention, diagnosis, and treatment of the overtraining syndrome: Joint consensus statement of the European College of Sport Science and the American College of Sports Medicine. Med Sci Sports Exerc. 2013;45(1):186-205.
3. Enoka RM, Duchateau J. Translating fatigue to human performance. Med Sci Sports Exerc. 2016;48(11):2228-38.
4. Raglin J, Wilson G. Overtraining and staleness in athletes. In: Hanin YL, editor. Emotions in sports. Champaign: Human Kinetics; 2000. p.191-207.
5. Morgan W, O'Connor P, Sparling P, Pate R. Psychological characterization of the elite female distance runner. Int J Sports Med. 1987;8(Suppl 2):124-31.
6. Meeusen R, Buyse L, De Pauw K. Overtraining: what do we know? In: Mujika I, editor. Endurance training: science and practice. 2024. p.138-47.
7. Buyse L, Decroix L, Timmermans N, Barbé K, Verrelst R, Meeusen R. Improving the diagnosis of non-functional overreaching and overtraining syndrome. Med Sci Sports Exerc. 2019;51(12):2524-30.

8. Halson SL, Lancaster GI, Jeukendrup AE, Gleeson M. Immunological responses to overreaching in cyclists. Med Sci Sports Exerc. 2003;35(5):854-61.
9. O'Connor PJ, Morgan WP, Raglin JS, Barksdale CM, Kalin NH. Mood state and salivary cortisol levels following overtraining in female swimmers. Psychoneuroendocrinology. 1989;14(4):303-10.
10. Foster C. Monitoring training in athletes with reference to overtraining syndrome. Med Sci Sports Exerc. 1998;30(7):1164-8.

49

Lesões nos esportes

Ricardo Munir Nahas (*in memoriam*)

INTRODUÇÃO

No contexto multidisciplinar que envolve a medicina do esporte, o trauma se constitui na ocorrência de maior incidência, tanto na atividade física como nos esportes e no lazer. Este capítulo traz noções básicas para auxiliar no manejo dessas lesões.

As lesões podem ser divididas em crônicas, agudas e crônicas agudizadas.

LESÕES CRÔNICAS

Consequência dos traumas de repetição em baixa intensidade e habituais nos gestos que caracterizam as práticas esportivas. Sua ocorrência atinge principalmente os esportes de intensidade moderada, que exigem treinos e competições de longa duração. Erros de treinamento no gestual dos esportes de alta intensidade e curta duração, mas com muita repetição, também podem ser colocados nesta categoria. As principais são:

- **Pele:** hiperqueratoses.
- **Nervo:** compressão.
- **Bursa:** bursites.
- **Ligamento:** inflamação.
- **Músculos:** fibrose/rutura.
- **Articulação:** osteoartroses.
- **Tendão:** tendinoses.
- **Cartilagens:** artrite degenerativa.
- **Ossos:** fraturas/periostites.

LESÕES AGUDAS

Consequência de traumas instantâneos, repentinos e de maior intensidade, provocam lesões de natureza acidental, à semelhança das ocorrências do cotidiano. As principais são:

- Contusão.
- Ferida.
- Rupturas musculares e tendinosas.
- Entorse.
- Luxação.
- Fratura.

CRÔNICA AGUDIZADA

Parece ser acidental e consequência a trauma de maior intensidade; no entanto, ocorre em estruturas que já têm alteração tecidual patológica e na sua função por microlesões e microtraumas de repetição.[1]

FATORES PREDISPONENTES A LESÕES

O risco de lesão nos esportes é uma interação multifatorial, relacionada ao número de horas de treinamento e principalmente ao número de horas de competição. Os fatores predisponentes às lesões podem ser divididos em intrínsecos e extrínsecos.

Intrínsecos

Fatores que fazem parte da história pessoal e familiar, inerentes ao praticante e, portanto, considerados não modificáveis. Os principais são:

- Idade.
- Sexo.
- Habilidades.
- Relação da composição corporal (anatomia).
- Raça.
- Fatores psicológicos: tipo de personalidade.
- Sequelas de traumas anteriores.
- Recidiva da mesma lesão.

Destes relacionados, os que mais influenciam no rendimento esportivo e tornam o praticante mais vulnerável a lesões são os traumas anteriores e o envelhecimento.

Extrínsecos

Fatores que participam e influenciam o gesto esportivo direta ou indiretamente e são, portanto, modificáveis. Entre tantos, destacam-se:

- Equipamentos esportivos, incluindo o tipo de piso.
- Equipamentos de proteção.
- Massa magra e massa gorda corporal.
- Lateralidade.
- Treinamento: duração, frequência, intensidade semanal de treino e modalidade do esporte.
- Mudança súbita no volume (intensidade, duração e frequência) e tipo de treinamento.

Destes, o treinamento é o que deve receber maior atenção do médico na prevenção e no tratamento das lesões esportivas.

TENDINITES/TENDINOSES

Das lesões crônicas, por esforços repetitivos, são as mais frequentes nos esportes. Os autores consideram que sua cronicidade tem mais relação com destruição tecidual do que com processo inflamatório ativo, daí a terminologia correta ser tendinose.

São tão frequentes em alguns esportes que levam o nome da prática. É o caso das epicondilites laterais do cotovelo (músculos extensores do punho), chamadas de "cotovelo do tenista", pela alta incidência no tênis, embora não exclusiva.

Ainda tendo como exemplo o "cotovelo do tenista", determinar e corrigir a causa da doença é fundamental para correto tratamento, evitando sequelas ou recidivas que comprometam o desempenho no esporte. O cuidadoso interrogatório deve pesquisar desde a tensão das cordas da raquete, seu peso e material de que é feita, tipo de piso (rápido ou lento), fases do treino como iniciando o aprendizado e automatização do *backhand*, entre outros.

RUPTURA MUSCULAR

Talvez a lesão traumática mais próxima da atividade física e dos esportes, as rupturas musculares por trauma indireto ocorrem principalmente nos músculos de contração rápida e biarticulares, quando os comandos voluntários complexos e alternados de flexão e extensão, contração e relaxamento, são mais sujeitos a erros que provocam seu "alongamento" (sua ruptura).

Essas lesões teciduais podem ter reparação completa na forma e função se o tratamento tiver seu início o mais precocemente possível e o tempo de recuperação respeitado, sem que etapas sejam puladas e o retorno à atividade acelerado. A classificação que se segue é clínica e indica o quanto o músculo foi atingido, dependendo do número de fibras musculares acometidas:[2,3]

- **Grau I, estiramento:** poucas fibras musculares atingidas pelo trauma, com dor leve e local. O praticante consegue seguir no esforço, embora não seja recomendável, e o diagnóstico é feito por palpação, "alongamento" e contração isométrica dolorosa.
- **Grau II, distensão:** maior número de fibras comprometidas, gerando dor moderada e persistente à movimentação e palpação local. O praticante claudica e não consegue mais desempenho na atividade física. Equimose e hematoma são observados, bem como defeitos na continuidade do músculo palpado.
- **Grau III, ruptura:** o movimento é interrompido e há perda de função, com apoio impossível do membro acometido. Além de hematoma e equimose, a depressão formada pela descontinuidade muscular é visível, evidente e palpável, facilitando o diagnóstico.

Para essas lesões, o ultrassom dinâmico bem realizado é ótimo para diagnóstico, prognóstico e acompanhamento da cicatrização. A ressonância magnética é outro recurso também bastante útil, principalmente para músculos mais profundos e no diagnóstico diferencial.

FRATURA POR ESTRESSE[4,5,6]

As fraturas por estresse ocorrem em um osso normal no qual a atividade osteoclástica se sobrepõe à atividade osteoblástica, ou seja, o osso não tem tempo de recuperação adequado (maior reabsorção com menor reposição). Esse desequilíbrio também tem relação com o equilíbrio energético metabólico que opõe anabolismo e catabolismo, com predomínio deste.

Por definição, pelo menos uma das corticais do osso deve apresentar a descontinuidade característica das fraturas para o diagnóstico de fratura por estresse.

Os sintomas são de início insidioso e progridem à medida que o treinamento, que geralmente é excessivo e com recuperação ineficiente, persiste.

Sua maior incidência é nos ossos dos membros inferiores, tíbia e metatarsianos, embora existam relatos de casos de fratura por estresse em praticamente todos os ossos do corpo humano, o que se deve à ação muscular no osso relacionada com o gesto esportivo e treinamento inadequado.

A suspeita diagnóstica é clínica e facilitada nos ossos superficiais que são sensíveis ao toque, à palpação e à percussão, com dor no local da fratura, como a tíbia e a ulna, por exemplo. Nos mais profundos, como o fêmur, a suspeita é feita pela dor referida à movimentação das articulações adjacentes.

Exames de imagem não só completam o diagnóstico, mas indicam prognóstico. Na dúvida, a ressonância magnética é o mais sensível e preciso para diagnóstico. No entanto, as radiografias simples são indispensáveis, pois, se positivas, indicam um prognóstico ruim com tratamento mais prolongado e risco na consolidação.

As fraturas por estresse são, na sua maioria, de tratamento conservador, feito pelo equilíbrio energético e de treinamento, necessariamente. Algumas fraturas, em determinados ossos e localizações, são consideradas de alto risco por serem de indicação cirúrgica ou de difícil consolidação, ou mesmo com risco de se tornarem completas, retardando o retorno à prática esportiva. Como exemplo, as fraturas por estresse de colo de fêmur na sua face de tensão devem ter tratamento agressivo, com osteossíntese evitando a fratura completa. Já as fraturas por estresse na face onde atuam as forças de compressão têm tratamento conservador. O mesmo ocorre com a tíbia, nas faces de tensão e compressão.

REFERÊNCIAS

1. Aicale R, Tarantino D, Maffulli N. Overuse injuries in sport: a comprehensive overview. J Orthop Surg Res. 2018;13(1):309.
2. Almekinders LC, Engle CR. Common and uncommon injuries in ultra-endurance sports. Sports Med Arthrosc Rev. 2019;27(1):25-30.
3. Chang JS, Kayani B, Plastow R, Singh S, Magan A, Haddad FS. Management of hamstring injuries: current concepts review. Bone Joint J. 2020;102-B(10):1281-8.
4. Hoenig T, Ackerman KE, Beck BR, Bouxsein ML, Burr DB, Hollander K, et al. Bone stress injuries. Nat Rev Dis Primers. 2022;8(1):26.
5. Ishøi L, Krommes K, Husted RS, Juhl CB, Thorborg K. Diagnosis, prevention and treatment of common lower extremity muscle injuries in sport – grading the evidence: a statement paper commissioned by the Danish Society of Sports Physical Therapy (DSSF). Br J Sports Med. 2020;54(9):528-37.
6. Tooth C, Gofflot A, Schwartz C, Croisier JL, Beaudart C, Bruyère O, Forthomme B. Risk factors of overuse shoulder injuries in overhead athletes: a systematic review. Sports Health. 2020;12(5):478-87.

50

Polimorfismos genéticos e aptidão física

Adriana Brondani

INTRODUÇÃO

A performance física humana para determinadas modalidades esportivas sempre foi alvo de interesse de médicos especialistas em medicina desportiva e fisiologistas do exercício. Tradicionalmente, a confirmação de resultados de performance dos atletas vem sendo acompanhada de análises morfológicas e funcionais, utilizando técnicas histoquímicas, dosagens bioquímicas e análise de parâmetros cardiopulmonares.[1]

No passado, entendia-se que a performance dos atletas era decorrente apenas de treinamento e acompanhamento nutricional específicos. No entanto, tais fatores ambientais se mostraram insuficientes para caracterizar a performance física humana. A partir dessa constatação, surgiu o interesse por um terceiro fator determinante para a aptidão física, isto é, a predisposição genética, que, se não a mais importante, tem grandes implicações na caracterização do perfil de um atleta.

A identificação de sequências variantes no DNA de genes específicos, relacionando a heterogeneidade gênica a diferentes fenótipos, trouxe outro olhar para o tema. De fato, as diferenças genéticas baseadas em polimorfismos, com potencial de afetar a aptidão e a performance física humana, começaram a ser investigadas nos anos de 1990. Nesse período, passou-se a entender que uma simples alteração na sequência de bases do DNA de um gene que codifica uma proteína pode influenciar tanto sua expressão quanto sua atividade.

Com base na variabilidade das respostas mecânicas e biológicas dos diferentes sistemas dos atletas de elite, inaugurou-se uma nova área de estudo, conhecida como rastreamento dos "genes candidatos". A partir daí, a identificação de talentos foi fortemente impactada pelas descobertas, e a caracterização gênica do indivíduo tem sido incluída como parte significativa na decisão da seleção de jovens talentos.

Neste capítulo, pretende-se destacar a importância de algumas variantes genéticas nos fenótipos relacionados à performance, física humana em atletas. Exemplifica-se com alguns genes, selecionados pelo seu potencial de influenciar o desempenho de atletas em modalidades que exigem resistência ou força/potência muscular, discutindo os mecanismos biológicos pelos quais o polimorfismo contribui para a caracterização do indivíduo como um atleta de elite.[2]

GENÉTICA E TREINAMENTO DE ATLETAS

Diversos genes já foram pesquisados e mostram associação com fenótipos de performance física. Entretanto, é importante ressaltar que múltiplos fatores biológicos e ambientais são determinantes da performance, e a análise de um único gene, isoladamente, não necessariamente determina o fenótipo de um atleta. A lógica do novo esquema de treinamento guiado pela genética considera os achados genéticos, investindo no parâmetro em que o atleta se destaca no teste de DNA. Por exemplo, no treinamento de jogadores de futebol, se o exame aponta que o atleta possui genes com mutações que lhe conferem mais força muscular, esse deveria ser o aspecto enfatizado em sua preparação. Se o ponto forte é a resistência aeróbica, o foco principal dos treinos seria manter em alta a capacidade de resistência ao cansaço.

POLIMORFISMOS DE NUCLEOTÍDEO ÚNICO

A expressão "mutação genética" é comumente interpretada como um sinal de alerta sobre o risco de desenvolver doenças ou a causa direta de certos problemas de saúde. Mas a maioria das alterações genéticas é neutra ou não patológica. São vistas como polimorfismos, ou como as possíveis formas alternativas, variantes que um gene pode apresentar.

Polimorfismos de nucleotídeo único (SNP) são pontos do genoma que diferem por um único par de nucleotídeos entre uma porção da população e outra. Em média, podemos contar com 1 SNP para cada mil pares de nucleotídeos, e eles representam os tipos mais comuns de polimorfismos no genoma humano.

Em mais de 3 mil trabalhos científicos publicados nos últimos 15 anos, polimorfismos em 350 genes humanos (cerca de 1% do total de nossa espécie) foram associados ao menos uma vez ao desempenho esportivo dos atletas. A despeito desse elevado número de publicações, a possível influência da maioria dessas alterações genéticas sobre a prática de esportes ainda é vista com cautela. Algumas dessas mutações, no entanto, seriam promissoras candidatas a se tornarem marcadores genéticos, uma assinatura molecular, do DNA de potenciais campeões.[3,4]

De forma resumida, o escore molecular indicaria se a maior vantagem física do esportista é a resistência, um requisito para provas de longa duração, ou a força/explosão muscular, que geralmente se traduz em grande velocidade em termos competitivos. Ou, ainda, se ele seria um caso intermediário entre os dois extremos.[5]

Polimorfismo do gene da alfa-actinina 3

A predominância de determinados tipos de fibras da musculatura esquelética é reconhecida como um fenótipo bem caracterizado em atletas de diferentes modalidades. Em adultos, esse fenótipo é determinado pela expressão de três genes distintos que, quando transcritos e traduzidos, sintetizam isoformas de cadeia pesada da miosina, determinando, em parte, a distribuição percentual dos diferentes tipos de fibra no músculo. Essa distribuição constitui-se em um dos fatores determinantes da performance em modalidades esportivas.

Independentemente da heterogeneidade e da distribuição dos diferentes tipos de fibra na musculatura esquelética, a contração muscular é regulada pela interação das proteínas miofibrilares, miosina e actina. A organização estrutural e a manutenção do aparato muscular contrátil são dependentes ainda de complexos proteicos que ligam os sarcômeros entre si e os sustentam na membrana da fibra muscular. Nesse contexto, a alfa-actinina constitui a proteína predominante. Ela é um componente da linha Z sarcomérica, pertencente à família das proteínas ligantes da actina, importante no ancoramento dos miofilamentos de actina e manutenção do arranjo miofibrilar. Quatro genes para a alfa-actinina foram descritos em humanos – *ACTN* 1, 2, 3 e 4 –, sendo as isoformas 2 e 3 constituintes do citoesqueleto muscular. Sabe-se ainda que a isoforma *ACTN3* é específica das fibras de contração rápida (tipo II), responsáveis pela geração de força contrátil em alta velocidade.[6]

Foi identificada a troca de nucleotídeo C/T na posição 1.747 do éxon 16 no gene *ACTN3*, isto é, uma mutação resultante na conversão do aminoácido arginina no resíduo 577 (R577X). Indivíduos homozigotos para o alelo 577X não expressam a alfa-actinina 3. Indivíduos que expressam o gene *ACTN3* (genótipos RR ou RX) podem apresentar vantagem em modalidades que exigem explosão e força muscular quando comparados aos indivíduos com genótipo XX. O aparente benefício da presença do alelo 577R em atletas velocistas/de força é consistente com a localização da alfa-actinina 3 em fibras da musculatura esquelética de rápida contração. Por outro lado, as publicações indicam que a ausência da expressão do gene *ACTN3* (genótipo XX) estaria relacionada à melhor performance em provas de resistência.

Uma alteração em uma única base nitrogenada faz com que esse gene possa apresentar duas formas na população humana: a versão "normal", funcional, denominada R, que produz alfa-actinina 3; e a variante alterada, chamada X, em que tal proteína não é sintetizada. As pessoas carregam duas cópias do *ACTN3*. Podem ser, portanto, homozigotas (RR ou XX) ou heterozigotas (RX). Muitos estudos internacionais com esportistas de alto nível indicam que corredores de provas de curtas distâncias, os chamados velocistas, tendem a possuir ao menos uma cópia, às vezes duas, da variante R, a forma funcional do gene. A maior quantidade da proteína melhoraria o desempenho dos atletas em tarefas que dependem da ação das fibras rápidas. Os fundistas, que precisam ser resistentes ao cansaço, tendem a ser XX. A ausência total da proteína levaria o organismo a se adaptar melhor a exercícios de longa duração, que retiram energia do consumo de oxigênio. A constatação levou o *ACTN3* a ser apelidado de gene da velocidade.

Diante do número de estudos e achados, o gene *ACTN3* é considerado o mais confiável para discriminar se um atleta tem mais força ou resistência. A forma do gene *ACTN3* que parece conferir maior resistência em provas longas é, por exemplo, mais comum em africanos do que nos caucasianos. Por isso há mais de uma dezena de iniciativas internacionais, sobretudo na Europa, nos Estados Unidos e na Ásia, fazendo a genotipagem de seus atletas.

Polimorfismo da enzima conversora de angiotensina

O sistema renina-angiotensina (SRA) endócrino desempenha importante função no controle e na homeostasia do sistema circulatório. Produzida pelas células renais justaglomerulares, um tipo modificado de célula muscular lisa localizada nas arteríolas aferentes, a renina atua sobre a globulina angiotensinogênio, liberando um peptídeo de 10 aminoácidos, a angiotensina I. Esse peptídeo tem propriedades vasoconstritoras leves, porém, quando quebrado no peptídeo de oito aminoácidos, angiotensina II (Ang II), por ação da enzima conversora de angiotensina (ECA), adquire capacidade vasoconstritora. Essa resposta fisiológica é mediada predominantemente pela ação em receptores específicos para Ang II (AT1 e AT2) localizados na superfície celular. Além de sua ação vasoconstritora, a Ang II provoca aumento da pressão arterial pela retenção de sais e água nos túbulos renais, secundária à ação da aldosterona liberada pelas suprarrenais. Também tem sido documentada a existência de SRA nos tecidos cardíaco, adiposo e muscular esquelético.

Outra função da ECA concentra-se na hidrólise da bradicinina pela remoção de um dipeptídeo da região C terminal, o que provoca sua desativação. A bradicinina é um peptídeo de ação vasodilatadora e inibidora do crescimento celular e promove seu efeito pela ação em receptores específicos B1R e B2R. O gene da ECA (21 Kbp) está localizado no cromossomo 17 q23 e é composto de 26 éxons. Uma variante genética comum no gene da ECA foi descrita e consiste na ausência (deleção ou alelo "D") ou presença (inserção ou alelo "I") de 287 pares de base no íntron 16. O alelo D está associado com níveis aumentados de ECA. O polimorfismo I/D da ECA apresenta associação com a performance física humana. Os estudos demonstraram que o alelo I é mais frequente em atletas de resistência, enquanto o alelo D, em atletas de força e explosão muscular.[7]

Os achados sugerem que o alelo I melhora a performance em atletas de resistência, fato mediado pela maior eficiência mecânica da musculatura esquelética e por seu efeito na proporção das fibras musculares, enquanto o alelo D mostrou relação com o fenótipo de força e explosão muscular, mediado pelo efeito hipertrófico muscular, secundário ao aumento na concentração plasmática e tecidual de Ang II.

Polimorfismo do gene da AMP deaminase

Durante contrações musculares intensas e de curta duração, a súbita demanda de ATP excede a capacidade de ressíntese da célula. Nessa situação, a depleção do ATP pode atingir valores de aproximadamente 40%. O consequente aumento do ADP (queda na razão ATP/ADP) em atividade contrátil intensa, ou seja, um fator inibidor do processo contrátil e componente característico da fadiga muscular, é antagonizado por vias bioquímicas, mediadas por enzimas com atividade quinase e deaminase.

Na tentativa de manter as necessidades energéticas da célula, a reação catalisada pela AMP deaminase (AMP $\rightarrow$ IMP + NH3) minimiza indiretamente o acúmulo de ADP por remover o AMP e deslocar o equilíbrio da reação da adenilato quinase (2ADP $\rightarrow$ ATP + AMP). Essa reação catalisada pela AMP deaminase e ativada durante a atividade metabólica intensa no músculo esquelético é mediada pela isoforma M (mioadenilato deaminase) codificada pelo gene *AMPD1*, localizado no cromossomo 1 p13-p21. Essa isoforma corresponde a mais de 95% do total de AMPD e está presente principalmente em fibras musculares do tipo II. Uma mutação do nucleotídeo C $\rightarrow$ T na posição 34 do gene *AMPD1* converte o códon CAA (glutamina) em um *stop codon* (TAA), resultando na interrupção prematura da síntese da proteína. Em consequência, indivíduos que apresentam a sequência polipeptídica mutante, homozigoto

TT ou heterozigoto CT apresentam, respectivamente, menor e intermediária atividade enzimática da mioadenilato deaminase, quando comparados com os indivíduos homozigotos CC.

A população que expressa o gene mutante (2% da população caucasiana é homozigota e aproximadamente 20% é heterozigota) é suscetível a sintomas de câimbras musculares, dores e fadiga prematura durante exercícios. De forma geral, a reduzida capacidade ao exercício associada à deficiência de mioadenilato deaminase estaria fundamentada no maior acúmulo de ADP e AMP durante o exercício.

Observou-se a distribuição do polimorfismo C34T do gene *AMPD1* em atletas de elite de resistência (ciclistas e corredores). Rubio e colaboradores identificaram frequência de 4,8% do alelo T nesses atletas, enquanto em indivíduos saudáveis não atletas a frequência foi de 8,5% (~50% superior).[8]

Polimorfismo do receptor de bradicinina

Uma vez que a ECA desempenha importante papel no metabolismo da bradicinina, é esperado que os níveis de bradicinina tenham relação inversa com o polimorfismo I/D da ECA, ou seja, concentrações elevadas de ECA (decorrente do alelo "D") resultam em concentrações reduzidas de bradicinina, enquanto baixas concentrações de ECA (associada ao alelo "I") estão vinculadas a níveis altos de bradicinina.

Portanto, os níveis de bradicinina podem ser dependentes dos genótipos da ECA, influenciando tanto a captação de glicose e o fluxo sanguíneo muscular como o crescimento do ventrículo esquerdo (VE) via ativação dos receptores (B2R) para bradicinina. Para o gene do receptor β2 (B2R) da bradicinina, *BDKRB2*, localizado no cromossomo 14 q32.1-q32.2, foi encontrada uma variante, na qual a ausência (–9) e não presença (+9) de um segmento de nove pares de base está associada com a alta atividade transcricional do gene e, consequentemente, alta resposta do receptor. Dessa forma, se a bradicinina pode modular a resposta hipertrófica do VE, é de esperar que os diferentes genótipos do gene *BDKRB2* tenham potencial de alterar a magnitude desse crescimento.

O efeito da ECA na hipertrofia do VE parece ser mediado, pelo menos em parte, pela bradicinina. Considerando que parte dos efeitos da ECA na função contrátil muscular pode ser mediada pela bradicinina, foram conduzidos estudos para avaliar a eficiência muscular contrátil para os diferentes genótipos do gene *BDKRB2*. Como resultado, o genótipo –9/–9 do *BDKRB2* mostrou influenciar os indivíduos com genótipo II para ECA, indicando forte associação com variantes funcionais de genes adjacentes, auxiliando na determinação da característica fenotípica do atleta. Dessa forma, as variantes no gene da ECA e do B2R são consideradas mediadores da performance física humana.

Ainda que o mecanismo pelo qual o aumento de expressão de B2R e a liberação de bradicinina possam afetar a performance física não esteja totalmente elucidado, a via de sinalização mais provável já foi caracterizada. Nela, na ativação dos B2R, a bradicinina aumenta a translocação de GLUT4 para a membrana durante o exercício via aumento da atividade da tirosina quinase induzida pela insulina nos seus receptores, levando a aumento transiente do inositol 1,4,5-trifosfato, envolvido no mecanismo de acoplamento excitação-contração via aumento do cálcio citoplasmático.

CONCLUSÃO

Por décadas, cientistas e fisiologistas do exercício se perguntaram o que faz com que certos indivíduos alcancem resultados em modalidades esportivas que os destacam do restante da população. Sempre se acreditou que fatores como *status* nutricional, composição corporal e circunstâncias psicológicas e sociais deveriam estar presentes e, quando em equilíbrio com uma variedade de propriedades biológicas e mecânicas, determinariam as características de performance física. No entanto, a otimização de todos esses fatores não é suficiente para explicar as diferenças encontradas na prática esportiva.

O genoma humano compartilha aproximadamente 30 mil genes. Teoricamente, os genes determinantes das características estruturais e funcionais intrínsecas da nossa espécie deveriam apresentar exatamente o mesmo comportamento. Contudo, temos conhecimento das pequenas variações na sequência de bases do DNA, descritas como polimorfismos ou variantes genéticas. Tal diversidade genética, em interação com condições ambientais específicas, determina um fenótipo, explicando muitas das diferenças observadas na performance física humana.

Nesse sentido, com o avanço das técnicas de sequenciamento genético, elevou-se o número de estudos de sequências variantes de genes candidatos relacionados às características de performance. Mas é importante dizer que a caracterização de um fenótipo não é produto de um único gene exclusivamente. Esse fato eleva a complexidade de análises e dificulta a interpretação dos achados.[9]

Atualmente, reconhece-se que a genética tem um enorme potencial para determinar o fenótipo de um atleta, por mais que a interação de aspectos biológicos e sociais esteja envolvida na participação de variantes genéticas. Mais de 350 polimorfismos estão associados com a performance física e, desses, cerca de 155 têm sido encontrados nos atletas. Sem deixar de considerar que o desempenho de um atleta é multifatorial, ou seja, dependente de fatores como treinamento, nutrição, perfil psicológico, biomecânica e genética, é difícil afirmar qual desses fatores estaria contribuindo de forma mais significativa.[4]

Uma das dificuldades associadas aos estudos genéticos na performance física decorre de o modelo padrão para separação dos componentes genéticos de variações fenotípicas ser baseado em estudos com gêmeos, em que os monozigóticos compartilham 100% de seus genes e os dizigóticos 50%, em média. Se for considerada a baixa frequência de gêmeos na população, a metodologia impõe forte limitação às análises.

O mapeamento dos polimorfismos relacionados ao ganho muscular e ao gasto energético da atividade física visa identificar sua atuação e o quanto podem influenciar no fenótipo de cada indivíduo. A importância das pesquisas está em interpretar o quanto indivíduos podem ser favorecidos geneticamente para desempenhar atividades específicas e o quanto as habilidades decorrentes da expressão genética podem ser melhoradas por influências externas.[10]

Entretanto, é importante considerar que a genética não se sustenta sozinha. Além da biologia inata, outros fatores influenciam a prática e o desempenho esportivo: a nutrição, o tipo e a quantidade de treinos, aspectos psicológicos e motivacionais, políticas públicas, cultura local. Enfim, como em boa parte das doenças, o peso dos aspectos externos não pode ser desprezado e deve ser analisado ao lado das informações moleculares. Mas é importante mapear os genes-chave para a prática esportiva, até porque, em alguns casos, as informações de um único gene podem ser suficientes para produzir efeitos perceptíveis.

REFERÊNCIAS

1. Sarzynski MA, Bouchard C. World-class athletic performance and genetic endowment. Nat Metab. 2020;2:796-8.
2. MacArthur DG, North KN. A genetic influence on muscle function and athletic performance. Exerc Sport Sci Rev. 2007;35(1):30-4.
3. Vellers HL, Kleeberger SR, Lightfoot JT. Inter-individual variation in adaptations to endurance and resistance exercise training: genetic approaches towards understanding a complex phenotype. Mamm Genome. 2018;29:48-62.
4. Murtagh CF, Brownlee TE, Rienzi E, Roquero S, Moreno S, Huertas G, et al. The genetic profile of elite youth soccer players and its association with power and speed depends on maturity status. PLoS One. 2020;15(6):e0234458.
5. Chen C, Sun Y, Liang H, Yu D, Hu S. A meta-analysis of the association of CKM gene rs8III989 polymorphism with sport performance. Biol Sport. 2017; 34(4):323-30.
6. Gunel T, Gumusoglu E, Hosseini MK, Yilmazyildirim E, Dolekcap I, Aydinli K. Effect of angiotensin I-converting enzyme and α-actinin-3 gene polymorphisms on sport performance. Mol Med Rep. 2014;9(4):1422-6.

7. Yang N, MacArthur DG, Gulbin JP, Hahn AG, Beggs AH, Easteal S, et al. ACTN3 genotype is associated with human elite athletic performance. Am J Hum Genet. 2003;73(3):627-31.
8. Rubio JC, Martin MA, Rabadán M, Gómez-Gallego F, San Juan AF, Alonso JM, et al. Frequency of the C34T mutation of the AMPD1 gene in world-class endurance athletes: does this mutation impair performance? J Appl Physiol. 2005;98(6):2108-12.
9. Pickering C, Kiely J, Grgic J, Lucia A, Del Coso J. Can genetic testing identify talent for sport? Genes (Basel). 2019;10(12):972.
10. Puthucheary Z, Skipworth JRA, Rawal J, Loosemore M, Van Someren K, Montgomery HE. Genetic influences in sport and physical performance. Sports Med. 2011;41(10): 845-59.

51

Esportômica e performance*

Renan Muniz-Santos
Emanuel Pereira Alves
Max Ferrão
Luiz Claudio Cameron

INTRODUÇÃO

A esportômica (descrita originalmente em inglês como *sportomics*) é uma abordagem científica para investigações no âmbito da ciência para o esporte e exercício.[1] O conceito foi cunhado a partir dos conceitos de esporte (*sports*) e o sufixo "-ômica" ("*-omics*"),** como uma evolução natural do emprego das ciências ômicas no esporte (p. ex., genômica e metabolômica). O conceito de esportômica foi introduzido em um trabalho do nosso grupo de pesquisa em 2011 e despertou bastante interesse na comunidade científica, em atletas e sua *entourage*.[2,3] Dentre os avanços introduzidos pela esportômica, pode-se destacar importantes aplicações fora do campo científico, auxiliando milhares de atletas de elite, entre eles olímpicos, paralímpicos e de nível mundial, distribuídos em cinco continentes.

---

* Todas as grandezas físicas foram utilizadas de acordo com as correntes e usuais na física newtoniana. Assim, força é a resultante da massa e da derivada da velocidade; a massa de um corpo é constante, mas não o peso; energia é o que produz trabalho. Note que utilizamos a etimologia correta quando nos referimos à concentração de determinado analito no sangue, utilizando o sufixo -emia. Como exemplo, uremia se refere à concentração de ureia no sangue e não ao estado mórbido, como geralmente é utilizado.

** O sufixo *-omics* resulta da fusão das palavras "*oma*" (grupos) e "*ics*" (campos de conhecimento). As abordagens ômicas são campos de pesquisa que buscam entender integralmente determinado conjunto de respostas, analisando dados em estados específicos ou em resposta a perturbações causadas por doenças ou outras influências externas. Exemplos incluem *genomics, transcriptomics, proteomics, metabolomics, petroleomics, foodomics* e, mais recentemente, *sportomics*.

Neste capítulo, serão explorados a origem, a evolução e os fundamentos do conceito, além de sua aplicabilidade na monitorização de atletas dos mais diversos níveis ou praticantes de atividade física regular. Sobretudo, cabe destacar que os dados obtidos em protocolos esportômicos têm sido e poderão, cada vez mais, ser de interesse na compreensão do metabolismo em situações normais de estresse, inclusive para o tratamento de diversos eventos mórbidos, sejam eles infecciosos, traumáticos ou doenças crônicas não transmissíveis (DCNT).[4,5] No futuro, a utilização de achados em protocolos esportômicos talvez possa contribuir para a elucidação de doenças de progressão lenta e envelhecimento.

NO PRINCÍPIO, UM MODELO PARA INVESTIGAR O ESTRESSE METABÓLICO

Simplificadamente, pode-se dividir o avanço da ciência do exercício em duas grandes frentes correlacionadas à grande área da saúde. A primeira corresponde a investigações que analisam o impacto da atividade física na saúde humana. Essa frente visa entender o exercício como possível fator protetor ou de risco para diversas doenças. A segunda frente corresponde a investigações de possíveis intervenções de treinamento e nutrição visando à melhoria do rendimento atlético.

No entanto, a origem da esportômica não está relacionada a qualquer das frentes supracitadas. Inicialmente, entende-se o exercício como um modelo para investigar o metabolismo humano sob estresse hipermetabólico. De fato, mudanças induzidas pelo exercício podem se assemelhar ao estresse metabólico observado em determinadas condições, como doenças hepáticas e erros inatos do metabolismo.[4,5]

As alterações induzidas pelo exercício ocorrem de acordo com parâmetros como intensidade e duração, tornando-se potencialmente mais evidentes em protocolos que levam os indivíduos a situações de "exaustão". Todavia, o estado de exaustão é inalcançável sob condições regulares humanas, uma vez que é limitado pelo nível de motivação de um dado indivíduo. A fadiga e a exaustão se comparam metaforicamente com as relações de predador e presa. O leão deixa de perseguir a zebra quando avalia termodinamicamente que a perseguição não vale a fadiga gerada. No entanto, a zebra deve correr até a exaustão, ou morrerá. Portanto, supondo que não conseguiríamos gerar exaustão em voluntários de estudos científicos, buscamos modelos de voluntários que chegassem o mais perto de seu máximo esperado. Nesse sentido, as análises esportômicas priorizam a participação de atletas de alto rendimento.[6-11] Acreditamos que lidar com atletas de elite em nível mundial em suas sessões de treinamento e competições seria o mais representativo de um modelo de estresse metabólico induzido pelo exercício.

Um artigo que evidencia a promissora utilização de população de atletas altamente adaptados em situações reais de treinamento foi recentemente publicado por nosso grupo. Neste estudo, utilizamos o exercício de alta intensidade e a investigação de mecanismos de estresse metabólico, em uma investigação esportômica em atletas da primeira divisão do Campeonato Brasileiro de futebol. Observamos uma alteração no metabolismo da tirosina nos atletas similar a um erro inato raro do metabolismo, a hawkinsinúria. Ao detectar e analisar milhares de analitos por meio de cromatografia líquida acoplada à espectrometria de massas, propusemos a presença de uma hawkinsinúria induzida pelo exercício. Demonstrou-se que o exercício pode servir como um modelo de estudo para a hawkinsinúria, o que é particularmente importante considerando a escassez de estudos sobre essa condição, dada sua raridade.[5]

DA CIÊNCIA PARA OS CAMPOS: A NATURAL INTERAÇÃO ENTRE ESPORTÔMICA E DESENVOLVIMENTO ATLÉTICO

Com o avançar do tempo, as análises esportômicas migraram da academia para o mundo de competições esportivas reais, almejando auxiliar a tomada de decisões para o desenvolvimento atlético. Foram realizadas análises esportômicas bem-sucedidas no Laboratório Olímpico Brasileiro durante competições como a Copa do Mundo Fifa de 2018, a Liga dos Campeões da Uefa (2018-2019), os Jogos Olímpicos de 2008, 2012 e 2016; os Jogos Sul-Americanos de 2010 e 2014; os Jogos Pan-Americanos de 2011 e 2015; os Jogos da Lusofonia de 2009; a Liga Ucraniana de 2017-2018; os Jogos do Sudeste Asiático de 2017; e Jogos Multiesportivos Continentais e Campeonatos Mundiais na maioria dos esportes olímpicos.

Com adaptações oportunas e redução dos custos de compra e operação de determinados métodos analíticos, os princípios da esportômica, uma vez restritos a estudos científicos e grandes competições, agora podem ser aplicados à população em geral. Com vasta experiência na aplicação e aprimoramento da esportômica para monitorar atletas de alto rendimento, estabelecemos fundamentos significativos para a avaliação esportiva.

Fundamento básico da esportômica para avaliação de atletas: múltiplas coletas *in field*

O desempenho esportivo de um atleta é uma interação complexa entre suas diversas habilidades físicas e emocionais, assim como suas reações às variadas situações e estímulos. Por sua vez, os fatores que compõem a performance esportiva são modulados por microcausas metabólicas e fisiológicas subjacentes. Consideramos inútil analisar os macroefeitos na performance sem investigar o micro. Nesse contexto, é rotineiro solicitar quantificações de vários analitos nas matrizes biológicas dos atletas para guiar possíveis ajustes na conduta de treinamento, nutrição ou prescrição. Como exemplo, compreendemos a relevância de marcadores específicos, como a creatinoquinase (CK) e sua correlação com lesões de miócitos, ou lactato e sua correlação com a intensidade do exercício.[12] Contudo, a análise de amostras sanguíneas em um ambiente clínico oferece uma perspectiva limitada do desempenho de um atleta, por ser frequentemente realizada com os atletas em jejum e em repouso, o que resulta em uma representação incompleta e atrasada do que é a complexidade de um atleta. Nesse cenário, há uma evidente demanda de tecnologias *point-of-care*, como há em unidades de emergência e terapia intensiva, que valorizam a monitorização em tempo quase real para detectar mudanças e responder a possíveis agudizações ou intercorrências. No esporte, esse tipo de análise ainda é incipiente, ainda que haja demanda. De fato, já existe uma considerável popularização de equipamentos que prometem mensurar sinais vitais e outros parâmetros biológicos durante atividade física, embora o poder de análise dos métodos empregados popularmente ainda seja baixo.

Tendo em vista a baixa quantidade e qualidade de informações reportadas pelos dispositivos atuais e que a análise laboratorial convencional limita a análise *point-of-care*, uma base importante da esportômica é a análise *in field*. Buscamos coletar amostras de diferentes matrizes biológicas (p. ex., sangue, urina e suor) do atleta dentro de seu hábitat natural, em treinos ou competições. A avaliação de um atleta "em campo" varia consideravelmente quando se trata de um jogador de futebol de um prestigiado clube da Premier League, em comparação com a avaliação de ultramaratonistas ou montanhistas em ambientes remotos e selvagens. A análise *point-of-care* permite levar o laboratório ao atleta com respostas de análises em minutos (Figura 1).

Avaliar a resposta dos atletas durante treinos, competições e recuperação amplia a compreensão de seu metabolismo, possibilitando a identificação de condutas que talvez não fossem evidentes em análises laboratoriais convencionais. Além disso, a análise no campo considera as respostas a estímulos externos que não são replicados em laboratório, como variações de temperatura, terreno, umidade, vento, entre outros. Diversos protocolos de avaliação esportômica em atletas já foram utilizados em estudos científicos, desde dois pontos de coleta até mais de 15. Portanto, uma análise longitudinal no campo pode criar uma base de dados única para cada atleta, revelando como cada indivíduo responde a diferentes estímulos.

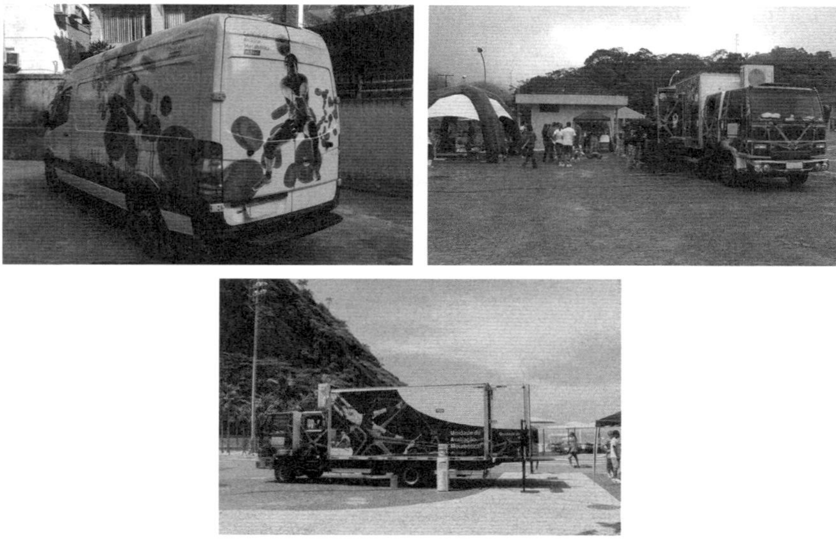

FIGURA 1 Nosso "CAM-*mobile*", uma adaptação do Laboratório de Bioquímica de Proteínas para explorar o campo de jogo dos atletas. CAM refere-se à Central de Análise Metabólica.

Fonte: acervo dos autores.

Reconhecemos que a seleção dos pontos de coleta também depende da disponibilidade de recursos materiais e de pessoal capacitado. Além disso, fatores logísticos podem impor limitações em alguns casos, especialmente em esportes de aventura ou competições realizadas em áreas remotas. A seguir, discutiremos de maneira pragmática dois casos reais de atletas de nível mundial que exemplificam alguns benefícios e desafios de uma análise esportômica.

CASO 1: AVALIAÇÃO ESPORTÔMICA DE UM ATLETA OLÍMPICO DE WINDSURF

Os dados apresentados neste caso são referentes a um atleta multicampeão mundial e multimedalhista Pan-americano da categoria windsurf RS:X e compõem um estudo completo publicado anteriormente pelo nosso grupo.[3] Exposto a um ambiente dinâmico, fato que mimetiza situações reais de competições, ou seja, no mar – sujeito às diferentes condições meteorológicas, radiações e de corrente. Embora os estudos tenham sido baseados em condições ambientais similares (baseadas na vasta experiência do atleta), há diversas variáveis incontroláveis, como ocorre na maioria dos estudos esportômicos.

Ressaltamos que considerar a presença de variáveis intangíveis dificulta a inferência de causalidade entre eventos. Essa abordagem, por outro lado, reproduz as experiências rotineiras vivenciadas pelo atleta e nos permite analisar a influência em níveis sistêmicos e celulares de macrofenômenos, que é o que de fato importa em treinamentos ou competições reais. Idealmente, a exclusão (ou diminuição) de variáveis confundidoras é crucial para determinar causalidades, porém diminui o poder de uma análise holística, como a esportômica pretende ser. A investigação *hands-on* precisa considerar o somatório do impacto dessas variáveis (ainda que não saibamos a contribuição parcial delas) na performance do atleta. Em um artigo recente, exploramos a imprevisibilidade das análises realizadas em campo.

O atleta em questão foi analisado durante um protocolo real de treinamento em dois diferentes momentos, separados por três meses. Na primeira avaliação (A), o atleta foi avaliado em sua situação basal - seguindo o modelo de treino, alimentação e repouso prescritos pela sua equipe de acompanhamento. Após essa análise, o diagnóstico metabólico foi feito e diferentes intervenções foram incorporadas à rotina do atleta. Após três meses, foram realizadas a segunda avaliação (B) e a comparação entre os resultados A e B. Nesse experimento, comparamos respostas metabólicas ao mesmo treinamento em duas situações distintas.

Entre os analitos analisados, incluímos marcadores clássicos de integridade de miócitos - avaliados por forma cinética e imunoquímica. Durante a avaliação A, houve aumento da atividade de lactato desidrogenase e CK entre 150 e 250% e a massa de CKMB de 200% (A), sugerindo dano às fibras musculares e *leaking* enzimático (sem, necessariamente, lesão muscular clínica) (Figura 2A). Com isso, foram adotadas propostas para mitigar microlesões objetivando minimizar riscos de lesão clínica futura e subsidiar uma performance mais sustentada ao longo do evento esportivo. Após as intervenções, os analitos associados às lesões miocitárias flutuaram pouco durante a avaliação B. Tal fato sugere uma maior adaptação do atleta ao treino após a incorporação das intervenções propostas a partir da análise dos dados obtidos na avaliação A.

Também analisamos a resposta dos aminoácidos no sangue. Os aminoácidos são importantes substratos no metabolismo energético, sendo oxidados ou utilizados para manutenção da glicemia. É amplamente aceito que o *pool* de aminoácidos circulantes e seu metabolismo podem impactar a performance atlética, afetando o estabelecimento das fadigas central e periférica.[1,13] Durante a avaliação A, houve aumento de ~70% na glicemia e queda de 65% na insulinemia, em uma típica resposta neoglicogênica (Figura 2B). Os aminoácidos de cadeia ramificada (BCAA: isoleucina, leucina e valina) foram consideravelmente consumidos durante a avaliação A (Figura 2C).

As intervenções diminuíram o consumo de BCAA durante o exercício, produzindo menor impacto nos níveis plasmáticos e restabelecimento mais rápido aos níveis basais. As intervenções também reduziram drasticamente a utilização de aminoácidos de cadeia aromática cetoglicogênicos (fenilalanina, tirosina e triptofano) e os de maior contribuição neoglicogênica (alanina, glutamato e glutamina) (Figuras 2D e 2E). Esses dados reforçam a ideia de um estresse metabólico maior no ensaio A do que no ensaio B.

Parte do racional que justifica o objetivo de manter uma baixa flutuação nos níveis plasmáticos dos aminoácidos é evitar o estabelecimento da fadiga central, que pode ocorrer com o aumento da amonemia e alteração na proporção basal de aminoácidos (teoria da fadiga da razão de Fischer e serotoninérgica).[13] Exercícios intensos e prolongados podem sinalizar para um aumento considerável do metabolismo de aminoácidos, aumentando a produção de amônia em um estado associado com redução de fluxo sanguíneo esplâncnico – diminuindo o *clearance*. Além do consumo de aminoácidos, a reação da mioquinase (2 ADP –> 1 ATP + 1 AMP) garante considerável produção de ATP durante um exercício intenso. A posterior desaminação de AMP desloca a reação da mioquinase para a direita, mantendo a produção de ATP.[13] Nesse contexto, o urato emerge como marcador indireto da atividade da mioquinase, tendo em vista que ele é o produto final no metabolismo do IMP.[3] Após as intervenções propostas, houve aumento similar da amonemia na primeira regata e menor aumento induzido na segunda. Além disso, a avaliação B revelou aumento 20% menor da uremia e uratemia em comparação à avaliação A, indicando: 1) menor demanda da ativação de sinalização de tamponamento da amônia; 2) adaptação metabólica que diminuiu a produção de ATP pela mioquinase e aminoácidos.

Também analisamos analitos associados à hidratação, função renal, lesão tecidual, sistema imunológico, compartimento eletrolítico e outros marcadores do metabolismo energético e de fadiga central. Resultados e discussão completa podem ser encontrados no estudo publicado.[3] Note que a escolha dos pontos de coleta e de quais marcadores utilizar revela uma importância primordial no sucesso de sua avaliação. Portanto, dedique-se à escolha de quais alvos analíticos e quais pontos de coleta monitorar.

CASO 2: AVALIAÇÃO ESPORTÔMICA DE UM ATLETA DE FUTEBOL DA PREMIER LEAGUE

Previamente discutimos e exemplificamos que a análise *in field* não controlada é um pilar crucial de uma análise esportômica. Todavia, seu potencial pode ser ampliado por meio de análises longitudinais. Note que, no caso

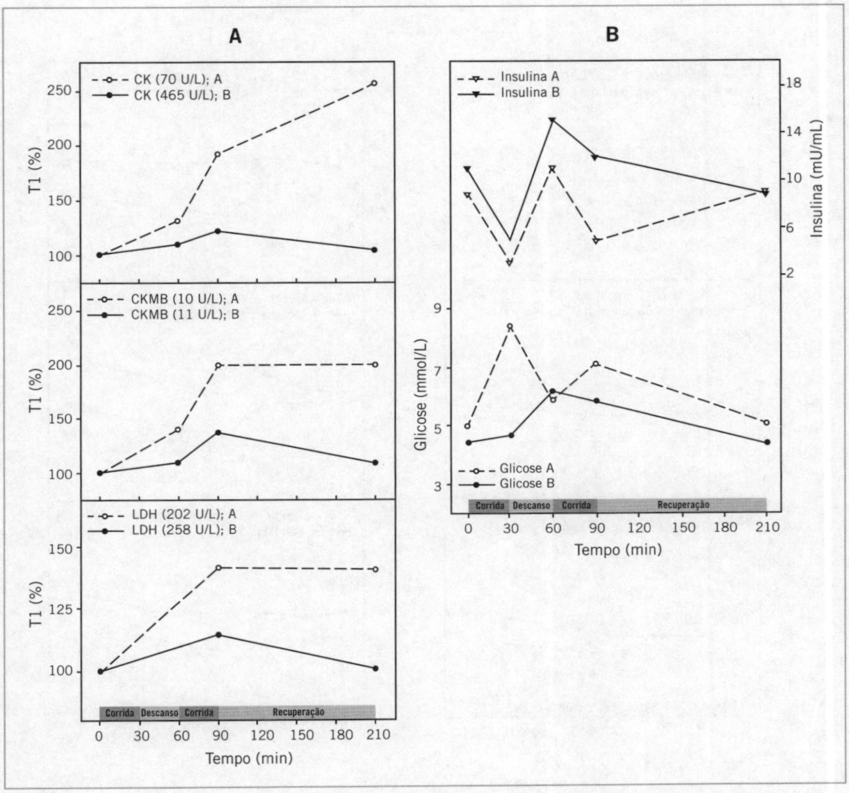

FIGURA 2 Avaliação esportômica de um atleta de windsurf. A: marcadores de integridade de miócitos. B: metabolismo energético, glicemia e insulinemia. C: aminoácidos de cadeia ramificada. D: aminoácidos aromáticos. E: aminoácidos de importância neoglicogênica (alanina, glutamina e glutamato). F: marcadores relacionados ao metabolismo energético e fadiga (amônia, urato e ureia). (*Continua*).

anterior, discutimos apenas uma análise esportômica basal para sugerir pontos de intervenção e outra pós-intervenção para avaliar a intervenção. Caso isso seja replicado por diversas vezes, teremos uma base de dados de como o metabolismo de um atleta se comporta, por exemplo, sob determinado regime alimentar, condição ambiental, estado mental ou emocional. Nesse contexto, o atleta funciona como seu próprio controle, com valores de referência próprios ajustados para as diversas condições.

Os dados apresentados neste caso são referentes a um atleta de futebol durante as competições mais importantes de seu esporte, como Premier League;

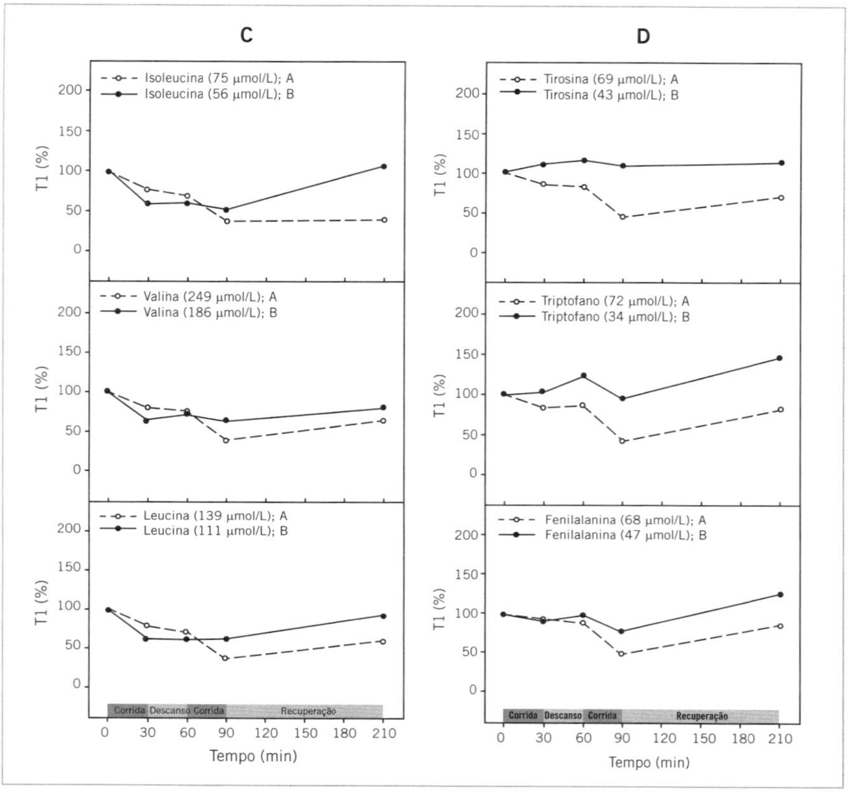

FIGURA 2 *Continuação.*

Champions League e Copa do Mundo Fifa. O atleta em questão realizou uma série de análises esportômicas com diversas intervenções ao longo de três anos. Durante esse período, foi avaliado por períodos de 4 a 7 dias, cerca de dez vezes por ano. Tal fato subsidiou ao meio-campista atingir uma marca elevada de número de jogos e ser o atleta com o segundo maior deslocamento em campo durante uma temporada na Europa, com menor tempo de recuperação e sem lesão clínica durante o todo período analisado.

Neste estudo de caso, destacaremos três avaliações esportômicas realizadas durante um período prévio ao retorno às competições. O desenho experimental das duas primeiras avaliações (A e B) foi idêntico, com uma sessão de treinamento seguida de período de recuperação e uma sessão de treino resistido ao final. A terceira avaliação (C) contou com a mesma sessão inicial de treinamento, acrescida de uma partida de futebol (em condições oficiais)

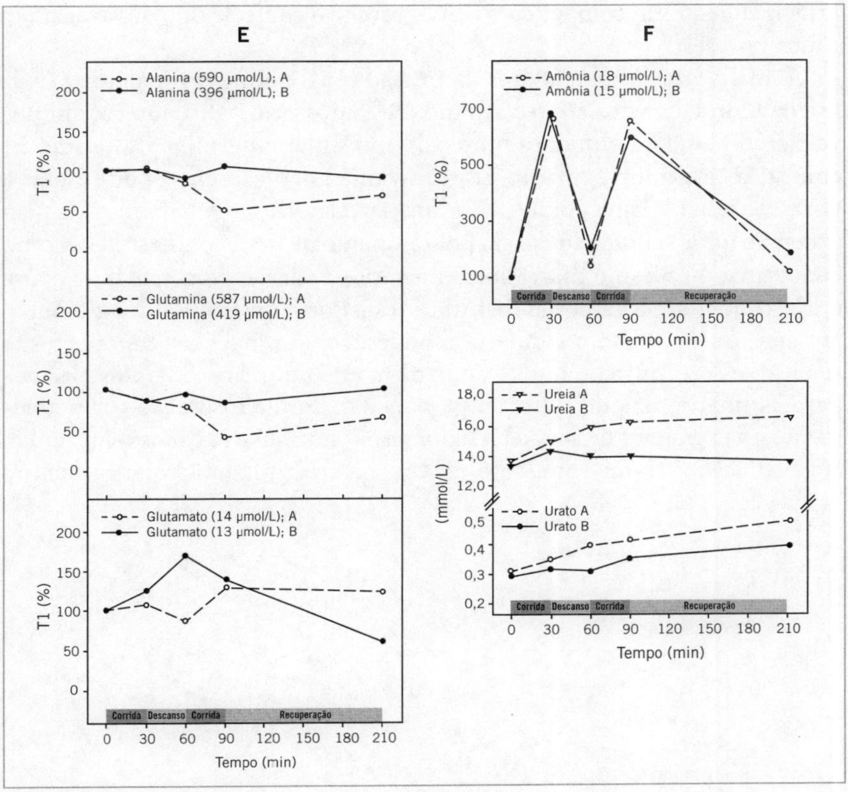

FIGURA 2 *Continuação.*

realizada no dia seguinte ao da execução do protocolo (1.300 min após). Entre as sessões A e B e B e C, houve propostas de diferentes intervenções incorporadas à rotina do atleta.

A correta hidratação é crucial na prevenção de hipo ou hiperidratação. O hematócrito e a albuminemia têm sido utilizados como ferramentas de avaliação indireta da hidratação em atletas, sendo inclusive sugeridas para esse fim no passaporte biológico do atleta. Durante a avaliação A, o treinamento induziu ao aumento de 17% no hematócrito (hemoconcentração), porém após as intervenções diminuiu a elevação na avaliação B (8%), caindo ainda mais durante a avaliação C (3%). Note que a partida de futebol (avaliação C) – atividade mais intensa que a sessão de treinamento – não provocou hemoconcentração (Figura 3). Na verdade, durante a partida houve pontos de coleta com discreta hemodiluição. A análise seriada em campo de jogo, e principalmente em competições reais, permite o controle fino das avaliações e intervenções.

A análise de biomarcadores da função renal pode ser integrada à análise de hidratação dos atletas. Ao induzir sudorese e redistribuição do fluxo sanguíneo com aumento no tecido muscular e derme para promover contração e termorregulação, respectivamente, o exercício pode afetar a perfusão renal.[14] Uma possível diminuição da perfusão renal induzida pelo exercício pode ser diagnosticada pelo aumento de marcadores séricos como creatinina, ou mesmo marcadores urinários de lesão glomerular. De fato, o exercício pode levar a um distúrbio transitório na arquitetura glomerular, em um mecanismo similar a uma lesão pré-renal (i.e., hipoperfusão renal).[14] A creatinina é o marcador mais utilizado em contextos clínicos para estimar a taxa de filtração glomerular, com a limitação (principalmente no exercício) de ser afetada por lesões musculares e massa muscular. Na avaliação A, houve aumento de 42% na creatininemia, que aumentou

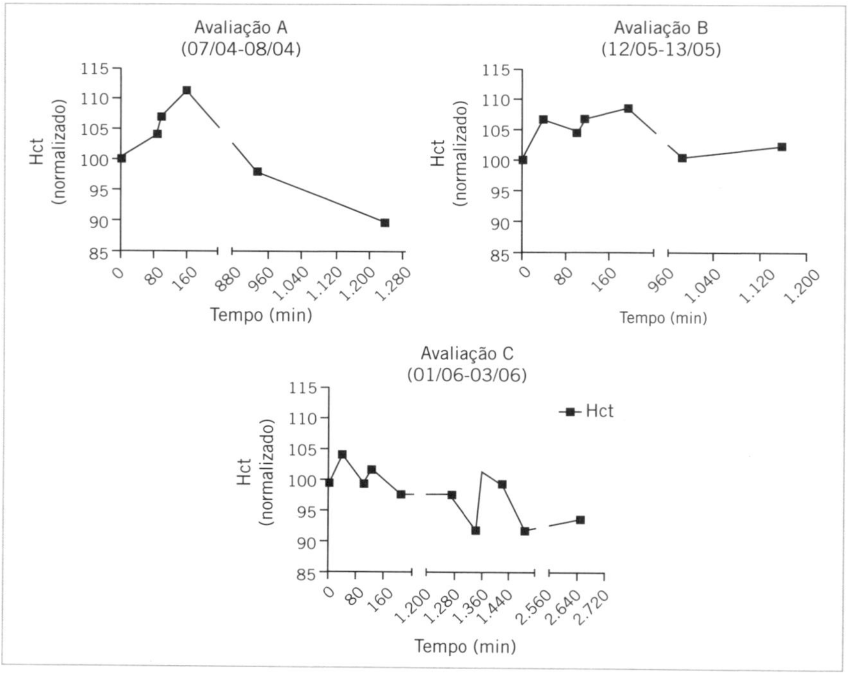

FIGURA 3 Avaliação indireta de variação da volemia durante atividade física através do hematócrito (Hct). Gráficos cartesianos apresentando variação percentual em relação ao pré-exercício durante as três avaliações realizadas (A, B e C).

24% na avaliação B e 28% na avaliação C durante a primeira sessão de treinamento. Durante a partida realizada na avaliação C, houve aumento de 100% na creatininemia (Figura 4). Esse maior aumento provavelmente está relacionado à redistribuição mais intensa do fluxo sanguíneo, tendo em vista que outros marcadores de hidratação não foram afetados. A estimativa da filtração glomerular pela avaliação da cistatina C (CysC) tende a ser outra ferramenta importante em uma análise esportômica, já que a CysC parece não ser afetada pelo metabolismo muscular ou outras condições de base.[14] Outro biomarcador interessante, de coleta fácil, não invasiva e barata é a albuminúria. Recentemente, realizamos um estudo com atletas profissionais de MMA (*mixed martial arts*), durante uma sessão de Cross Combat™ (treino intervalado de alta intensidade associado a movimentos de combate, idealizado pela Team Nogueira) avaliando creatinina, cistatina C, albuminúria e diversos outros marcadores.[14] Nesse artigo, vimos que a creatinina e a CysC se elevaram durante a sessão; no entanto, o aumento

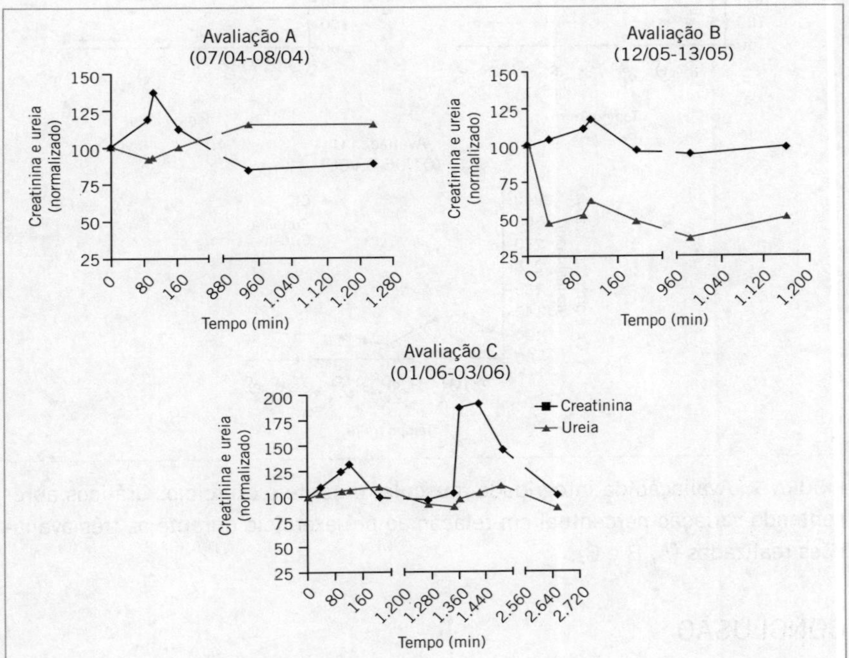

FIGURA 4 Avaliação de creatinina, marcador usual de função renal durante atividade física. Gráficos cartesianos apresentando variação percentual em relação ao pré-exercício durante as três avaliações realizadas (A, B e C).

foi precedido por um pico de excreção de albumina urinária, sugerindo a albuminúria como marcador sensível e precoce para hipoidratação. A hipótese é que a queda na perfusão renal (podendo ser causada por hipoidratação ou outras causas) pode impactar a arquitetura glomerular antes de ser evidente na avaliação da creatinina ou CysC.

A CK aumentou durante a sessão de treinamento nas avaliações A, B e C (48, 33 e 37%, respectivamente) (Figura 5). No entanto, durante a recuperação na avaliação A, a CK manteve sua progressão tardiamente, ultrapassando 240% do valor basal, evidenciando um maior estresse muscular.

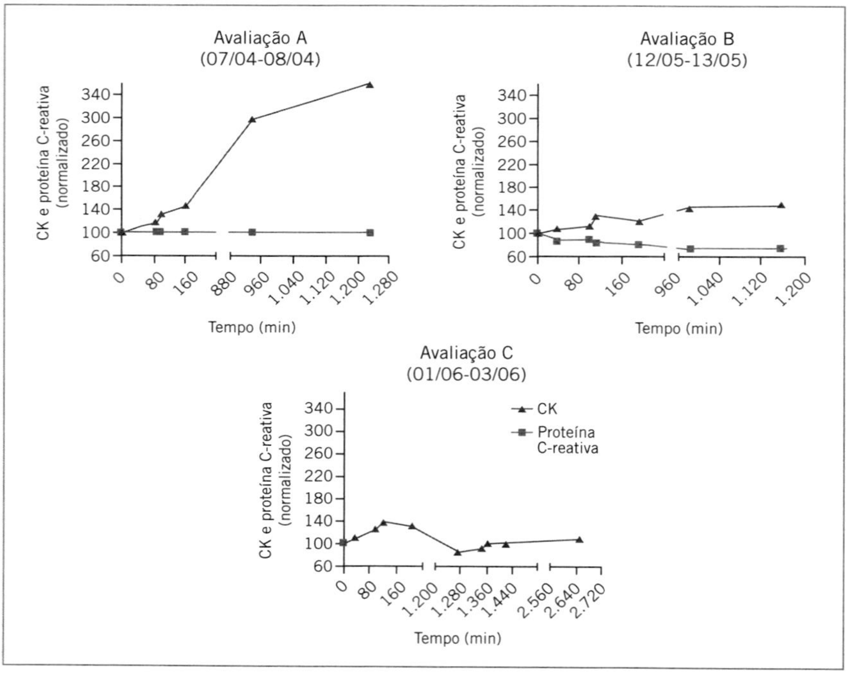

FIGURA 5 Avaliação da integridade muscular durante o exercício. Gráficos apresentando variação percentual em relação ao pré-exercício durante as três avaliações realizadas (A, B e C).

CONCLUSÃO

Note que discutimos apenas poucos dados referentes a dois de nossos casos. Nas últimas duas décadas, pudemos aplicar princípios da esportômica no atendimento a mais de 2.500 atletas de elite, coletando mais de 20 mil amostras e analisando aproximadamente meio milhão de analitos. A intenção das discussões de casos apresentadas foi evidenciar aplicabilidades básicas da esportômica que permitem uma análise que outrora era improvável em um contexto clínico. Apresentamos e sucintamente discutimos alguns dos analitos básicos que consideramos cruciais em uma análise *in field* durante sessões de treinamento de dois atletas. Adicionalmente, as coletas *in field* e análises por *point-of-care* também podem ser utilizadas durante competições reais. Como exemplo, realizamos análises durante jogos em estádios como Wembley (Londres, UK) e Old Trafford (Manchester, UK).

Reiteramos que, adicionalmente às coletas *in field*, uma análise sem alvo (*non-targeted analysis*, NTA) pode fornecer dados para responder perguntas ainda não formuladas. Ou seja, muitas vezes uma NTA esportômica provê dados ainda não compreendidos, nos fornecendo a oportunidade de postular perguntas ou hipóteses a esses achados, para posterior confirmação e replicação. Além disso, a grande quantidade de dados obtidos se torna acessível para análises retroativas.

Note que a NTA é uma técnica analítica comumente utilizada em análises metabolômicas por espectrometria de massas em diferentes áreas do conhecimento.[15] Uma NTA no campo científico não deve ser confundida com solicitações de exames ao acaso ou previamente estabelecidas, não embasadas por hipóteses. Simplificadamente, o tradicional raciocínio de diagnóstico em saúde passa pelo método científico, que por vezes é negligenciado (Figura 6).

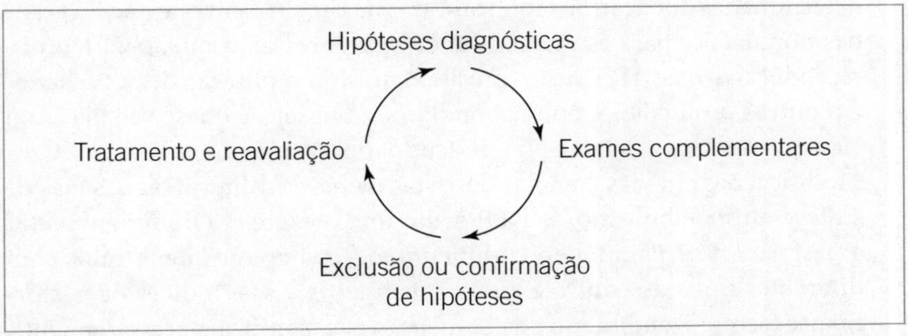

FIGURA 6 Fluxograma simplificado do uso do método científico em diagnóstico e terapêutica.

Análises do tipo NTA demandam um extremo esforço pelo enorme número de variáveis envolvidas, necessitando de diferentes áreas do conhecimento para análise e interpretação dos dados. Note, por exemplo, que um clássico "exame de urina" contém menos de 20 variáveis a serem interpretadas, enquanto a NTA é capaz de identificar mais de 4 mil diferentes compostos na urina. As NTA são amplamente utilizadas no meio científico e em áreas como o controle de *doping*, ao contrário da prática clínica. Infelizmente, as NTA ainda apresentam alto custo com identificação de, literalmente, milhares de moléculas. No meio científico, com a ajuda do avanço de sistemas para análise de grandes bases de dados, pode-se identificar padrões e correlações improváveis de percepção à análise humana desassistida ou destreinada. No controle de *doping*, existe a clara utilidade de identificar qualquer molécula ou comportamento fisiológico irregular que venha a estar presente nas matrizes analisadas. No contexto clínico, concordamos que futuramente a NTA pode apresentar utilidades interessantes, caso seja cautelosamente empregada e com consciência de suas limitações (na dúvida, use seu Grilo Falante interno*).

Destacamos que quaisquer métodos analíticos não são por natureza bons ou ruins. O problema emerge quando são mal empregados ou mal interpretados. Uma análise honesta, criteriosa e que aceita suas inerentes limitações é importante em qualquer contexto. Como exemplo, a publicação recente do nosso estudo citado na introdução, *A sportomics soccer investigation unveils an exercise-induced shift in tyrosine metabolism leading to hawkinsinuria*, só foi possível graças a uma reanálise de dados originados por NTA (Figura 7).

Conclusões honradas dessa NTA precisam equacionar as limitações dos protocolos e análises, e poderiam incluir:

1. Que o exercício poderá vir a ser utilizado como modelo para investigar determinadas doenças metabólicas raras da tirosina, em que não há grandes populações para estudos. É fundamental ressaltar que, para tanto, a reprodução – mãe da ciência – precisará mostrar replicação desses achados em outros protocolos e outras populações. Ou seja, é quase vedada a um cientista a extrapolação segura de seus dados.**
2. Modificações em vias como as descritas na hawkinsinúria ou nas vias de síntese ou metabolismo de DOPA durante o exercício poderiam afetar a performance? Para tal entendimento, necessitaremos de estudos com diferentes tipos de controle que cotejem essas vias e índices de performance (sempre lembrando que correlação não significa, necessariamente, causalidade).

---

* Nota do autor responsável: caso a referência nada lhe comunique, como aconteceu aos meus jovens Padawans, sugiro que veja uma das obras-primas da Disney: *Pinocchio*. Caso não saiba o que é um Padawan, então você está perdido mesmo.

** Nota do autor responsável: a extrapolação de dados em Ciências Biológicas deve ser muito mais cautelosa, do que, por exemplo, na Astrofísica.

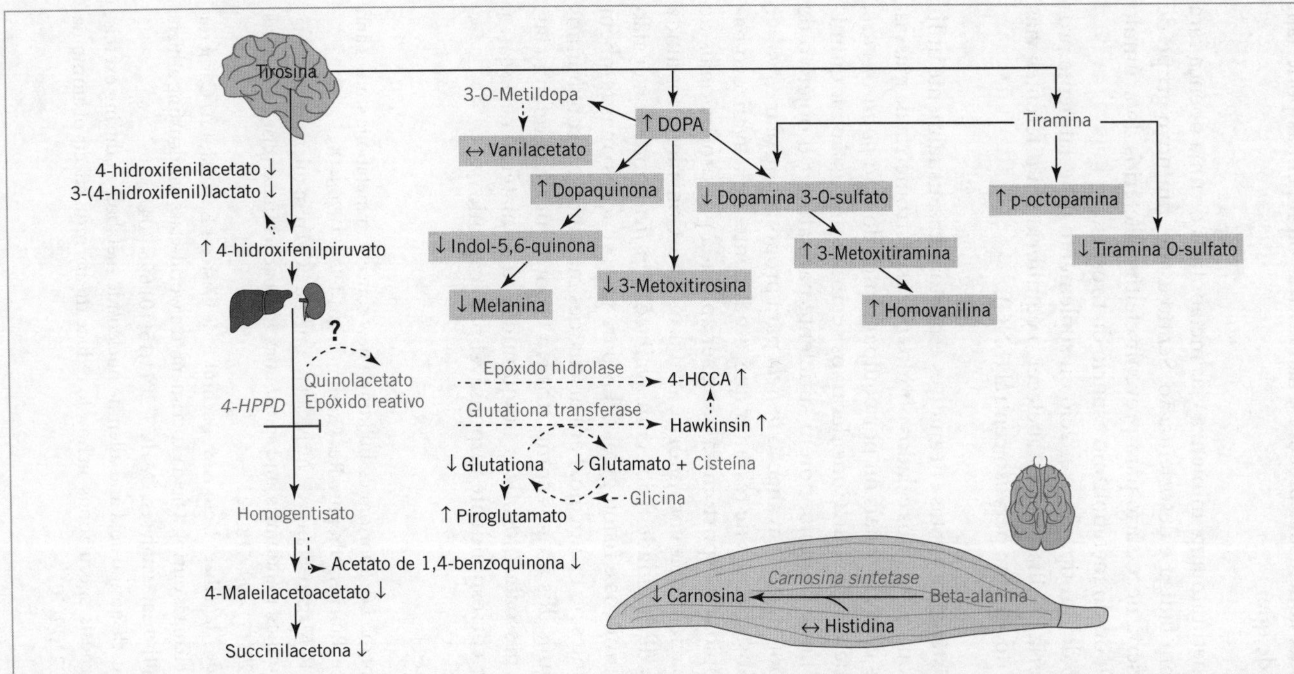

FIGURA 7 Mudança postulada no metabolismo de tirosina durante o exercício, levando a um aumento na hawkinsinúria. Mudanças metabólicas medidas em nosso estudo em resposta ao exercício e sua possível especificidade tecidual. Mudanças em metabólitos intermediários no metabolismo da tirosina são mostrados: ↓ redução; ↑ aumento; ↔ inalterado; em cinza claro: não encontrado. Setas sólidas representam vias estabelecidas, enquanto linhas tracejadas representam vias acessórias. Os órgãos na figura indicam os principais contribuintes metabólicos.

Por outro lado, conclusões precoces, não críticas ou ingênuas poderiam produzir ideias de que:

1. O exercício naturalmente mimetiza vias metabólicas de uma doença rara que cursa com fadiga e desorientação. Sendo assim, um novo grupo de prescrições seria necessário para prevenir efeitos deletérios do acúmulo de hawkinsin ou do metabolismo espúrio da tirosina.
2. A prescrição de um tipo de exercício ou suplemento especialmente produzido poderia auxiliar em restabelecer o equilíbrio em diferentes vias metabólicas do sistema nervoso central (SNC).

Durante assistência a atletas em análises esportômicas, usualmente utilizamos diversos outros analitos e dados obtidos por espectrometria de massas, análises clínicas convencionais ou por equipamentos do tipo *point-of-care*, que não foram descritos aqui. Consideramos sucinta a discussão bioquímica apresentada neste capítulo, porém suficiente para atingir o objetivo de exemplificar o potencial da avaliação *in field* para propor, controlar e avaliar intervenções. Gostaríamos de ressaltar que, atualmente, uma avaliação baseada em princípios da esportômica pode ser aplicada por profissionais de saúde em seus pacientes de consultório, atletas ou não. Consideramos ainda que uma sessão de atividade física com avaliações *in field* pode trazer não só *insights* bioquímicos e fisiológicos úteis para intervenções, mas também engajar os pacientes no protocolo. Para discussões mais amplas, convidamos o leitor a ler alguns dos artigos completos em esportômica nas referências. Para discussões pessoais, filosóficas, bioquímicas ou de material necessário, contatar o autor correspondente responsável pelo capítulo.

REFERÊNCIAS

1. Bassini A, Cameron LC. Sportomics: building a new concept in metabolic studies and exercise science. Biochem Biophys Res Commun. 2014;445(4):708-16.
2. Muniz-Santos R, Magno-França A, Jurisica I, Cameron LC. From microcosm to macrocosm: the -omics, multiomics, and sportomics approaches in exercise and sports. OMICS. 2023;27(11):499-518.
3. Resende NM, de Magalhães Neto AM, Bachini F, de Castro LE, Bassini A, Cameron LC. Metabolic changes during a field experiment in a world-class windsurfing athlete: a trial with multivariate analyses. OMICS. 2011;15(10):695-704.
4. Holeček M. Muscle amino acid and adenine nucleotide metabolism during exercise and in liver cirrhosis: speculations on how to reduce the harmful effects of ammonia. Metabolites. 2022;12(10).

5. França TCL, Muniz-Santos R, Caetano LC, Souza GHMF, Goulart HF, Assis M, et al. A sportomics soccer investigation unveils an exercise-induced shift in tyrosine metabolism leading to hawkinsinuria. Front Nutr. 2023;10:1169188.
6. Bassini A, Sartoretto S, Jurisica L, Magno-França A, Anderson L, Pearson T, et al. Sportomics method to assess acute phase proteins in Olympic level athletes using dried blood spots and multiplex assay. Sci Rep. 2022;12(1):19824.
7. Coelho WS, Viveiros de Castro L, Deane E, Magno-França A, Bassini A, Cameron LC. Investigating the cellular and metabolic responses of world-class canoeists training: a sportomics approach. Nutrients. 2016;8(11).
8. Bassini-Cameron A, Monteiro A, Gomes A, Werneck-de-Castro JP, Cameron L. Glutamine protects against increases in blood ammonia in football players in an exercise intensity-dependent way. Br J Sports Med. 2008;42(4):260-6.
9. Bessa A, Nissenbaum M, Monteiro A, Gandra PG, Nunes LS, Bassini-Cameron A, et al. High-intensity ultraendurance promotes early release of muscle injury markers. Br J Sports Med. 2008;42(11):889-93.
10. Bassini-Cameron A, Sweet E, Bottino A, Bittar C, Veiga C, Cameron LC. Effect of caffeine supplementation on haematological and biochemical variables in elite soccer players under physical stress conditions. Br J Sports Med. 2007;41(8):523-30; discussion 530.
11. Carvalho-Peixoto J, Alves RC, Cameron LC. Glutamine and carbohydrate supplements reduce ammonemia increase during endurance field exercise. Appl Physiol Nutr Metab. 2007;32(6):1186-90.
12. Lazarim FL, Antunes-Neto JM, da Silva FO, Nunes LA, Bassini-Cameron A, Cameron LC, et al. The upper values of plasma creatine kinase of professional soccer players during the Brazilian National Championship. J Sci Med Sport. 2009;12(1):85-90.
13. Wilkinson DJ, Smeeton NJ, Watt PW. Ammonia metabolism, the brain and fatigue; revisiting the link. Prog Neurobiol. 2010/07/01/ 2010;91(3):200-19.
14. Gonçalves LCO, Magalhães-Neto AM, Bassini A, Prado ES, Muniz-Santos R, Verli MVA, et al. Sportomics suggests that albuminuria is a sensitive biomarker of hydration in cross combat. Sci Rep. 2022;12(1):8150.
15. Chen X, Liu Y, Pu J, Gui S, Wang D, Zhong X, et al. Multi-omics analysis reveals age--related microbial and metabolite alterations in non-human primates. Microorganisms. 2023;11(10).

52

Doping não intencional*

Renan Muniz-Santos
Emanuel Pereira Alves
Pedro Celso Braga Alexandre
Luiz Claudio Cameron

INTRODUÇÃO

A busca por substâncias capazes de otimizar o rendimento de diferentes funções biológicas sempre pareceu tentadora para os humanos. Como exemplo, há milênios já ocorria o consumo de *ma huang*, uma planta pertencente à família Ephedraceae, que contém efedrina. Tal busca também se difundiu no contexto esportivo. Um exemplo marcante foram as anfetaminas, cujo uso se destacou na chamada "década da anfetamina" (1960-1970), que culminou com a morte do ciclista britânico Tom Simpson durante o Tour de France em 1967.

Após diversas outras polêmicas, iniciou-se um movimento contrário ao uso indiscriminado de determinadas substâncias, visando promover isonomia competitiva e mitigar riscos à saúde. Em 1999, foi estabelecida a World Anti-Doping Agency (Wada), fundada, entre outros, pelo eminente brasileiro Professor Eduardo De Rose. A Wada caracteriza como *doping* o uso de uma substância ou método que cumpra pelo menos dois dos seguintes critérios: 1. potencial melhora do desempenho; 2. potencial risco à saúde; e 3. violação do espírito esportivo.

---

* Neste capítulo, utilizamos a nomenclatura de humanos para os indivíduos da espécie *Homo sapiens* que vivem em suas vidas de relação, praticando ou não atividades físicas regulares, e atletas, outros exemplares da espécie que treinam e competem profissionalmente ou não, mas em alto rendimento.

Todas as grandezas físicas foram utilizadas de acordo com as correntes e usuais na física newtoniana. Assim, força é a resultante da massa e da derivada da velocidade; a massa de um corpo é constante, mas não o peso; energia é o que produz trabalho.

A Wada desenvolveu o Código Antidoping e mantém uma lista anualmente atualizada de substâncias e métodos proibidos. A entidade possui diversos laboratórios acreditados para testar as amostras, visando fiscalizar a adequação dos atletas às normas. As análises envolvem principalmente amostras urinárias, buscando identificar diretamente as substâncias proibidas. Amostras sanguíneas também são eventualmente coletadas e integram o "passaporte biológico". O conceito do passaporte é monitorar diversos analitos e variáveis longitudinalmente, buscando identificar variações que indiretamente sugiram o uso de uma substância proibida para futura análise confirmatória.

Nesse contexto, é fundamental que os profissionais de saúde, ao atenderem atletas amadores ou profissionais, verifiquem se as prescrições estão em conformidade com a lista completa de substâncias proibidas. Destaca-se que medicamentos amplamente utilizados sem qualquer estigma popular negativo também podem ser considerados *doping*. Exemplos incluem furosemida, hidroclorotiazida, sibutramina, betabloqueadores (p. ex., atenolol), beta-agonistas (p. ex., salbutamol), insulina, corticosteroides, estimulantes (p. ex., metilfenidato) e albumina intravenosa. Ademais, os profissionais de saúde devem se manter informados sobre possíveis mudanças na lista proibida. Como exemplo, fármacos recentemente adicionados incluem tramadol e corticosteroide intra-articular. Outros medicamentos também podem constar no programa de monitoramento da Wada para potenciais proibições, como a semaglutida e a cafeína.

Caso algum atleta apresente uma condição clínica que justifique o uso de algum fármaco proibido, o médico responsável pode solicitar uma Autorização de Uso Terapêutico (AUT). Essa solicitação envolve a apresentação de um laudo médico detalhado, incluindo um exame clínico minucioso, e a comprovação da necessidade do uso do fármaco, juntamente com o esquema terapêutico. Se a condição for urgente, inviabilizando a espera pela solicitação e aprovação de uma AUT convencional, o profissional de saúde deve solicitar uma AUT retroativa, que será aprovada mediante demonstração da urgência do caso.

DOPING NÃO INTENCIONAL

Desafortunadamente, atletas podem ser acusados pelo aparecimento de moléculas proibidas em suas amostras, mesmo na ausência de uso intencional ou de vantagem competitiva. O "*doping* não intencional" está relacionado à detecção de qualquer substância proibida na amostra de um atleta que não a utilizou intencionalmente. Com o aumento da sensibilidade analítica dos métodos *antidoping*, diversas fontes de *doping* não intencional têm sido reportadas. Como exemplo, em 2016 um atleta apresentou excreção de O-defenilandarina (metabólito da andarina, um fármaco banido). Durante a investigação, um dos autores identificou que a O-defenilandarina também é metabólito da flutamida, uma substância antiandrogênica não proibida presente no xampu para tratamento de alopécia androgênica que o atleta utilizava. Outras fontes de *doping* não intencional também foram descritas, como alimentos, beijo e inalação passiva.

É importante enfatizar que a confirmação de um *doping* não intencional não exime o atleta de sanções esportivas. O atleta é responsável por tudo o que é encontrado em suas matrizes. Em casos de *doping* não intencional, o atleta é punido por um tempo proporcional ao que foi considerado seu grau da negligência ao se expor à fonte em questão.

SUPLEMENTOS CONTAMINADOS E SUA IMPORTÂNCIA NO UNIVERSO DO *DOPING*

Uma fonte comum de *doping* não intencional é o uso de suplementos (industrializados ou manipulados). Suplementos podem apresentar risco para atletas por possivelmente; 1. estarem contaminados com substâncias proibidas, intencionalmente ou não; 2. apresentarem erros de rotulagem; 3. reportarem sinônimos de substâncias proibidas que não são facilmente reconhecidos pelos atletas.

Organizações nacionais *antidoping*, como a agência *antidoping* dos Estados Unidos (USADA) e a Autoridade Brasileira de Controle de Dopagem (ABCD), já manifestaram preocupação com a temática. O tópico recebeu atenção inclusive de laboratórios acreditados pela Wada. Como exemplo, o laboratório acreditado em Colônia (Alemanha) investigou o perfil de excreção urinária de um fármaco proibido (ostarina) após a ingestão simulando suplementos contaminados.[1] Casos de *doping* advindos de suplementos contaminados normalmente são associados a uma pequena concentração urinária da substância identificada, diferente do que seria esperado durante um ciclo de uso intencional com doses maiores e tempo prolongado. No entanto, pequenas concentrações também podem sugerir vestígios finais da excreção originada em um uso intencional e abusivo. Em tais casos, a diferenciação entre *doping* não intencional via suplementos contaminados e vestígio de excreção após uso intencional é complexa e muitas vezes não categoricamente solucionável. Nesse contexto sem resposta definitiva, o julgamento passa a ser probabilístico.

Considerando esse complexo cenário supracitado e que as sanções previstas podem ser substancialmente pesadas econômica e emocionalmente, a abordagem mais valiosa é a prevenção. Atualmente, observa-se um movimento de consultoria dedicado à prevenção do *doping*, oferecendo suporte tanto para atletas quanto para profissionais da saúde em seus acompanhamentos. Com relação à diminuição do risco advindo da utilização de suplementos contaminados, a orientação principal das organizações esportivas, assim como o de vários *experts* (incluindo os autores deste capítulo), é simplesmente evitar o uso. Como exemplo, o CrossFit®, uma modalidade não regulada pela Wada, enfatiza a importância de os atletas estudarem minuciosamente os suplementos antes de consumi-los.[2] O CrossFit® destaca que termos nos rótulos como "saudável" ou "totalmente natural" não garantem que esses produtos estejam isentos de substâncias proibidas.

A USADA afirma que a única maneira de eliminar completamente o risco de ingestão desses compostos proibidos é abster-se de usar qualquer tipo de suplemento. Além disso, reforçam que os atletas que decidem utilizá-los o fazem por sua própria conta e risco. Objetivando auxiliar os atletas, a organização criou o programa educacional Supplement Connect, disponível no site da USADA, baseado em três pilares: 1. entender os riscos associados ao uso de suplementos; 2. reconhecer produtos potencialmente contaminados; 3. reduzir as chances de testar positivo para *doping* e ter a saúde comprometida em decorrência da ingestão de suplementação alimentar.

A Comissão de Atletas da Organização Antidoping do Reino Unido (UKAD) promove o conceito *food first*. A comissão aconselha a substituição de suplementos por receitas e alimentos naturais, reduzindo o risco de *doping* não intencional associado aos suplementos. Em suma, uma alimentação baseada em alimentos minimiza (embora não impeça) o risco de *doping* não intencional por suplementos contaminados. Caso essa não seja uma opção viável, o atleta e sua equipe devem intensificar os cuidados com a suplementação. Esses cuidados podem incluir o armazenamento de réplicas lacradas dos suplementos utilizados para eventual análise. Além disso, há classes de suplementos que apresentam maior risco de contaminação e podem ser evitados a fim de diminuir a probabilidade de um resultado analítico adverso (AAF, do inglês *adverse analytical finding*).[3]

Contrário à crença popular, o risco também existe com suplementos advindos de farmácias de manipulação. Apesar de o conceito de venda de farmácias de manipulação se basear em uma formulação automatizada, contendo exatamente aquilo que está descrito, a prática nos mostra a falibilidade do processo. Há diversos pontos de produção manuais e, portanto, suscetíveis a erros. Reforçamos que, para uma prescrição de manipulação estar contaminada, não precisa ocorrer qualquer erro grotesco ou intencional. Ademais, erros diminutos relacionados à variação de dosagem ou mesmo a contaminação com substâncias não prescritas em concentrações pequeníssimas podem não afetar a maioria dos usuários, todavia apresentam alto risco para atletas em exames *antidoping*. Atualmente, o poder de detecção dos parques de espectrometria de massas dos laboratórios da Wada pode chegar a pg/mL (10^{-12} g por mL, ou seja, 0,000000000001 g/mL).[4]

Apesar dos riscos supracitados dos suplementos contaminados, algumas poucas categorias de suplementos podem otimizar a performance de um atleta, além de possibilitar uma maior conveniência para sua rotina alimentar (para conhecer uma boa análise de revisão sobre a pequena lista de suplementos com ação cientificamente comprovada, sugerimos a leitura da série e do consenso do Comitê Olímpico Internacional).[5] Nesse sentido, é fundamental a busca por marcas e fornecedores que sejam confiáveis. Os argumentos de promoção de cada marca são inúmeros, sendo a apresentação de laudo de aprovação por agências governamentais fiscalizadoras o mais aclamado. Todavia, esses laudos são de pouca valia para o atleta que deseja minimizar o risco de *doping* não intencional. Muitos controles de qualidade utilizam métodos utilizados na indústria alimentar para realizar a testagem dos produtos, como Kjeldahl para avaliação de proteínas ou Folin para carboidratos, com vieses de interpretação e baixa acurácia se comparados com análises mais modernas, como a própria espectrometria de massas. Todavia, a maior limitação dos laudos de aprovação resulta de serem empregadas análises quantitativas. Por exemplo, nosso laboratório esteve envolvido em uma análise por espectrometria de massas em conjunto com o Instituto Nacional de Metrologia, Qualidade e Tecnologia (Inmetro) para estudar marcas de *whey protein* no mercado. Essa análise tem clara relevância para o planejamento nutricional de um atleta, mas não para o *doping*.

Para o *doping*, o mais importante não é o que está rotulado, mas sim moléculas presentes e não declaradas por desconhecimento das matérias-primas utilizadas ou por fraude intencional. Para ser considerado seguro em termos de *doping*, um suplemento deveria conter um laudo, por lote, com análise sem alvo (NTA). A NTA pode revelar compostos não declarados em um suplemento, envidando segurança aos atletas. Imagine por exemplo um certo *whey protein* isolado 99% que foi aprovado pelas instituições de vigilância sanitária e por controles de qualidade (índice de impureza adequado associado à quantidade de proteína dentro do valor esperado). Uma contaminação com substância proibida (no 1% remanescente) não seria identificada pelos métodos usuais, que não identificam, necessariamente, as impurezas. Níveis aceitáveis de contaminantes podem variar ao redor da faixa de 0,005 a 0,1% (50-100 µg/g). Em uma dose usual de creatina de 5 g, a impureza esperada pode resultar em uma ingestão de 250 a 500 µg de uma substância que poderia ser facilmente identificada utilizando espectrometria de massas. De fato, contaminações ainda menores, como $5{,}10^{-7}$%, podem ser identificadas.[6]

FONTES ALIMENTARES – ALIMENTOS *IN NATURA* E INDUSTRIALIZADOS

Fontes alimentares também foram descritas como causadoras de AAF.[7] Em relação à contaminação alimentar por hormônio tireoidiano, é clássica a história da tireotoxicose ocorrida em 1984 nos estados de Iowa, Dakota do Sul e Minnesota (EUA). Atletas sujeitos ao controle de *doping* podem ser surpreendidos com concentrações de moléculas banidas que não teriam efeito deletério ou farmacológico em humanos e, portanto, não seriam percebidas pelos organismos sanitários de controle.

Carnes

A carne (tecido animal comestível) é a maior causa de AAF entre as fontes alimentares. Diversos atletas já foram alvos de investigação após a ingestão de carne de animais tratados com hormônios ou outras moléculas, havendo inclusive relatos de intoxicação por clembuterol após a ingestão. Cabe aqui ressaltar o estudo de Moreno-González e colaboradores, que identificou mais de 20 fármacos, muitos deles banidos como *doping*, em pescados.[8] Tais episódios ocorrem principalmente em países que permitem o uso de moléculas banidas nas diferentes atividades pecuárias, como a China e alguns países da América andina, onde fármacos banidos são legalmente utilizadas como promotores de crescimento.

Diversos fatores influenciam na quantidade ou concentração desses fármacos na carne ingerida pelo atleta. A dose administrada ao animal e o tempo de retiro são variáveis importantes para o cálculo da distribuição sistêmica do fármaco. Em casos isolados, deve-se ainda considerar a via de administração, a distância entre o local de administração (caso via intramuscular) e a distribuição do corte no animal. Concentrações na ordem de µgs e eventualmente mgs já foram descritas previamente, que poderiam culminar em um AAF.

Um possível viés da análise ocorreria em casos de carnes contaminadas por esteroides endógenos, como a testosterona. Atualmente, as análises por espectrometria de massas por razão isotópica (IRMS) podem facilmente distinguir se a testosterona presente em uma amostra foi produzida endogenamente ou se é de origem exógena.[9] Em tais circunstâncias, torna-se desafiador discernir se a fonte exógena se originou a partir do uso intencional de anabolizantes ou da ingestão de carne contaminada. A equipe responsável por um atleta deve orientá-lo quanto ao consumo de carnes provenientes de regiões de risco já mencionadas e, se necessário, buscar outras fontes de proteínas. É importante destacar que mesmo carnes servidas em vilas olímpicas, em competições ou em restaurantes sofisticados apresentam um sério risco de contaminação. Além da provável subnotificação, dados ainda não publicados de um laboratório acreditado pela Wada em Montreal revelam que 25% das carnes colombianas, por exemplo, são contaminadas com alguma molécula proibida.

Vegetais

Não é novo o conhecimento dos riscos à saúde por contaminação de fontes alimentares. Embora ainda menos conhecida que a contribuição de alimentos de origem animal para o aparecimento de AAF, algumas espécies de vegetais também produzem certas substâncias banidas. Assim, o consumo alimentar ou cultural inadvertido pode produzir efeitos espúrios. Apesar de existirem poucos estudos que investigaram moléculas banidas em alimentos vegetais, recentes achados têm influenciado o rumo das avaliações *antidoping* no mundo.

Higenamina

Abrindo novos caminhos nesse campo da ciência, nosso grupo se envolveu na primeira avaliação da excreção urinária de higenamina após a ingestão de frutas em humanos.[7,10,11] A higenamina é um beta-agonista banido pela Wada. Em nosso estudo, demonstramos que a ingestão única de frutas pertencentes à família Annonaceae, graviola (*Annona muricata*) e fruta-do-conde (*Annona squamosa*), resultou na excreção de higenamina. A análise da presença de higenamina foi controlada pela ingestão de mamão (*Carica papaya*), que não produz tal molécula.

Ao conhecer esses resultados, a Wada solicitou que realizássemos um novo estudo em colaboração com seu laboratório credenciado em Colônia (Alemanha), utilizando um número maior de participantes, múltiplas ingestões da fruta e outras variáveis de interesse.[7] Essa nova investigação confirmou a hipótese da anterior. Apesar de a concentração de higenamina na urina não ter atingido o valor mínimo para ser considerado um AAF (MRL, do inglês *minimum report level*), a excreção de alguns sujeitos chegou próximo. Isso pode suscitar questionamentos como: "E se, em vez de uma porção de fruta, o caso envolver um suco ou um sorvete?". Nesse caso, a concentração de higenamina poderia aumentar consideravelmente, atingindo o valor de corte para um AAF.

Outras investigações citadas em nossos estudos apresentaram produtos como pastilhas para garganta de *Nandina domestica* e infusão de flor de lótus, da medicina tradicional oriental, como possíveis fontes de higenamina, aumentando o risco de *doping* não intencional.[12] Assim, é mister ressaltar o cuidado com formulações herbáceas que possam conter higenamina e ser utilizadas como matéria-prima para a confecção de infusões, pomadas, elixires e xaropes.

COCAÍNA

A coca (*Erythroxylum coca*) é uma planta ancestral utilizada na América andina há mais de 4 mil anos como um estimulante. A planta é utilizada para prevenir o mal agudo de altitude e potencialmente melhorar o desempenho físico. A benzoilmetilecgonina (BME, cocaína) é um alcaloide presente na coca. Embora BME e cocaína sejam sinônimos, para o melhor entendimento deste capítulo vamos nos referir à cocaína como o composto enriquecido comercializado e considerado ilícito e à BME a molécula.

A BME é extraída de duas espécies da família Erythroxylaceae, cultivadas na região dos Andes. O método mais comum de consumo dessas plantas é na forma de chá e, de acordo com investigações prévias, o consumo de chá de coca também pode levar à detecção de cocaína e seus metabólitos na urina. Nos envolvemos no caso de um jogador de futebol profissional peruano que foi sancionado pela Wada pela identificação de um metabólito da BME em sua urina. No entanto, após uma análise detalhada de outras variáveis e matrizes (como o cabelo), a probabilidade do uso intencional de cocaína foi minimizada. Assim, em uma análise retrospectiva, o atleta comprovou que consumiu um chá fornecido pela própria delegação peruana durante o período de concentração antes de uma importante partida das eliminatórias para a Copa do Mundo. Após diversos debates em cortes internacionais, o atleta foi liberado e pôde jogar a Copa do Mundo Fifa 2018. A saga da história real do atleta está relatada na série *Contigo, Guerrero*, produzida pela Netflix.

OPIOIDES

A presença de alguns alcaloides banidos pela Wada como codeína e morfina em sementes representa uma antiga fonte de *doping* não intencional. Um estudo realizado com sementes de papoula (*Papaver* spp.) disponíveis para compra na Alemanha investigou a presença de morfina na urina de indivíduos saudáveis que ingeriram fatias de bolo com sementes de papoula como ingrediente. Os níveis de morfina encontrados na urina desses indivíduos atingiram ou até mesmo ultrapassaram, dependendo da quantidade de sementes ingeridas e do tempo transcorrido após a ingestão, os níveis de corte definidos pela Wada para o atleta testar positivo para *doping* (1 μg/mL). Em alguns indivíduos, os níveis permaneceram acima de 1 μg/mL após 48 horas.[13] Mesmo antes da publicação desse artigo, em 1997, um jogador de futebol, meio-campista do Internacional, havia sido acusado de *doping* por morfina, sendo absolvido após sua defesa provar que havia ingerido pão com sementes de papoula.[14]

Dessa forma, é importante enfatizar a possibilidade de que outras substâncias proibidas poderão ser identificadas em fontes alimentares, já que o conhecimento nesta área está em constante expansão e os métodos de detecção da Wada também estão avançando rapidamente. Como resultado, laboratórios credenciados estão conseguindo detectar concentrações cada vez menores de substâncias proibidas. Isso significa que mesmo pequenas quantidades dessas moléculas em fontes alimentares podem representar um risco para os atletas.

Nesse cenário em constante mudança, é fundamental que a equipe de apoio ao atleta esteja atualizada quanto às possíveis fontes de *doping* não intencional, tanto relacionadas à alimentação quanto a outras fontes, a fim de prevenir esses casos de maneira eficaz.

MOLÉCULAS A SEREM OBSERVADAS

Derivados esteroides de origem animal ou entomológica devem ser cuidadosamente observados pelas autoridades de controle, assim como atletas e sua equipe. O uso de ergoesteroides pode eventualmente causar surpresas, pois pouco se sabe do metabolismo dessas moléculas em mamíferos. Ademais, há descrições de fraude em ergoesteroides com esteroides anabólicos androgênicos (EAA).

VARIAÇÃO FARMACOCINÉTICA INTERINDIVIDUAL

No entanto, é importante notar que a janela de detecção e excreção dessas moléculas pode se estender por prazos variáveis, especialmente em casos de uso crônico. Isso se deve, em parte, às variações consideráveis na farmacocinética de diferentes medicamentos, que dependem das características de cada pessoa. Esse fato não apenas é relevante para o controle de *doping*, mas também desempenha um papel fundamental no planejamento nutricional e no entendimento de farmacocinética e posologias.

Em 2013, realizamos um estudo abordando os efeitos da suplementação de cafeína no aminograma e metabolismo de amônia em atletas profissionais de futebol. Os atletas receberam 5 mg/kg de cafeína uma hora antes do exercício, com o objetivo de atingir a concentração máxima aproximadamente no início do protocolo. Para confirmarmos a disponibilidade de cafeína após a suplementação, medimos sua concentração no sangue, utilizando a técnica de referência GC/MS. Observamos que a cafeinemia aumentou de duas maneiras distintas. Esse resultado nos levou a subdividir o grupo que consumiu cafeína em outros dois grupos, um com aumento moderado na cafeinemia (< 900%) e outro com aumento maior (> 10.000%).[15]

O mesmo princípio se aplica aos esteroides. Um estudo sobre o metabolismo da boldenona e a excreção urinária revelou que, após o consumo da mesma dose de boldenona, o pico de excreção variou de 100 a 2.500 ng/mL. Isso demonstra claramente a diferença interindividual na magnitude da excreção de fármacos.[16]

Além disso, não apenas a magnitude pode variar, mas também o perfil da excreção. Em um artigo no qual avaliamos a possibilidade de detecção de higenamina na urina após o consumo de frutas da família Annonaceae, observamos uma clara diferença nos padrões de excreção entre os indivíduos. Por exemplo, alguns apresentavam um único pico seguido de decaimento, enquanto outros apresentavam múltiplos picos ou picos mais prolongados.

REFERÊNCIAS

1. Walpurgis K, Rubio A, Wagener F, Krug O, Knoop A, Görgens C, et al. Elimination profiles of microdosed ostarine mimicking contaminated products ingestion. Drug Test Anal. 2020;12(11-12):1570-80.
2. United States Coast Guard. U.S. Department of Homeland Security. Drug Testing Program. 2023. Disponível em: https://www.dco.uscg.mil/nmc/drug_testing/. Acesso em: 27 ago. 2024.
3. Lauritzen F, Gjelstad A. Trends in dietary supplement use among athletes selected for doping controls. Front Nutr. 2023;10:1143187.
4. Watson P, Judkins C, Houghton E, Russell C, Maughan RJ. Urinary nandrolone metabolite detection after ingestion of a nandrolone precursor. Med Sci Sports Exerc. 2009;41(4):766-72.
5. Maughan RJ, Burke LM, Dvorak J, Larson-Meyer DE, Peeling P, Phillips SM, et al. IOC consensus statement: dietary supplements and the high-performance athlete. Br J Sports Med. 2018;52(7):439-55.
6. Reznik Y, Dehennin L, Coffin C, Mahoudeau J, Leymarie P. Urinary nandrolone metabolites of endogenous origin in man: a confirmation by output regulation under human chorionic gonadotropin stimulation. J Clin Endocrinol Metab. 2001;86(1): 146-50.
7. Rubio A, Thomas A, Euler L, Geyer H, Krug O, Reis G, et al. Investigations into Annona fruit consumption as a potential source of dietary higenamine intake in the context of sports drug testing. Drug Test Anal. 2023;15(11-12):1488-502.
8. Moreno-González R, Rodríguez-Mozaz S, Huerta B, Barceló D, León VM. Do pharmaceuticals bioaccumulate in marine molluscs and fish from a coastal lagoon? Environ Res. 2016;146:282-98.

9. Baba S, Shinohara Y, Kasuya Y. Differentiation between endogenous and exogenous testosterone in human plasma and urine after oral administration of deuterium-labeled testosterone by mass fragmentography. J Clin Endocrinol Metab. 1980;50(5):889-94.
10. Muniz-Santos R, Avezum J, Abidão-Neto B, Cameron LC. Dietary higenamine from Annonaceae family fruits as a possible source of unintentional doping. Forensic Sci Int. 2023;342:111539.
11. World Anti-Doping Agency (Wada). Can the ingestion of fruits from the Annona family lead to the detection of the Beta 2-Agonist Higenamine in doping control urine samples? Disponível em: https://www.wada-ama.org/en/resources/scientific-research/can-ingestion-fruits-annona-family-lead-detection-beta-2-agonist. Acesso em: 27 ago. 2024.
12. Rangelov Kozhuharov V, Ivanov K, Ivanova S. Higenamine in plants as a source of unintentional doping. Plants (Basel). 2022;11(3).
13. Thevis M, Opfermann G, Schänzer W. Urinary concentrations of morphine and codeine after consumption of poppy seeds. J Anal Toxicol. 2003;27(1):53-6.
14. Anderson é absolvido de acusação de doping. Folha de S.Paulo [Internet]. 28 de janeiro de 1998. Disponível em: https://www1.folha.uol.com.br/fol/esp/s2051545.htm. Acesso em: 27 ago. 2024.
15. Bassini A, Magalhães-Neto AM, Sweet E, Bottino A, Veiga C, Tozzi MB, et al. Caffeine decreases systemic urea in elite soccer players during intermittent exercise. Med Sci Sports Exerc. 2013;45(4):683-90.
16. Wu X, Gao F, Zhang W, Ni J. Metabolism study of boldenone in human urine by gas chromatography-tandem mass spectrometry. J Pharm Biomed Anal. 2015;115:570-5.

Índice remissivo

B

E

F

G

H

P

Q